耳鼻咽喉头颈外科
护理标准操作流程

▶ 主审 ◎ 李亚敏　杨新明

▶ 主编 ◎ 彭　霞　谢常宁　肖　欢

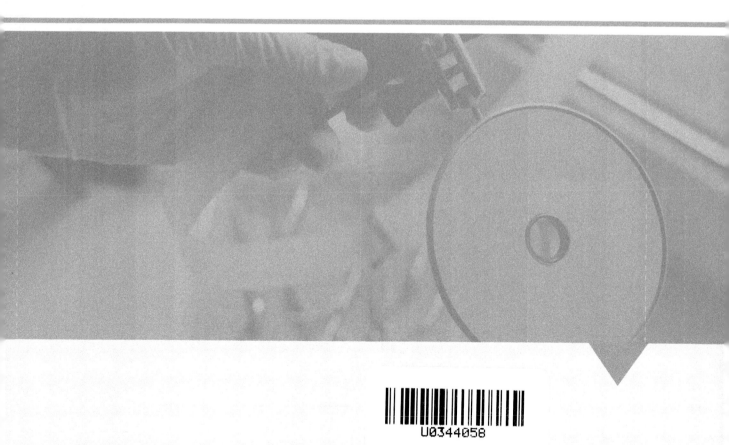

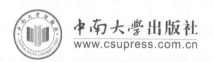

U0344058

中南大学出版社
www.csupress.com.cn

图书在版编目（CIP）数据

耳鼻咽喉头颈外科护理标准操作流程／彭霞，谢常宁，肖欢主编. —长沙：中南大学出版社，2023.9
ISBN 978-7-5487-5495-4

Ⅰ. ①耳… Ⅱ. ①彭… ②谢… ③肖… Ⅲ. ①耳鼻咽喉病—护理—技术操作规程—教材②头部—疾病—护理—技术操作规程—教材③颈—疾病—护理—技术操作规程—教材 Ⅳ. ①R473.76-65

中国国家版本馆 CIP 数据核字（2023）第 146424 号

耳鼻咽喉头颈外科护理标准操作流程
ERBI YANHOU TOUJING WAIKE HULI BIAOZHUN CAOZUO LIUCHENG
彭霞　谢常宁　肖欢　主编

□责任编辑	陈　娜
□责任印制	李月腾
□出版发行	中南大学出版社
	社址：长沙市麓山南路　　　　邮编：410083
	发行科电话：0731-88876770　传真：0731-88710482
□印　　装	广东虎彩云印刷有限公司

□开　本	889 mm×1194 mm 1/16	□印张 19.75	□字数 606 千字
□版　次	2023 年 9 月第 1 版	□印次 2023 年 9 月第 1 次印刷	
□书　号	ISBN 978-7-5487-5495-4		
□定　价	98.00 元		

编委会

前　言

　　近年来，随着医疗设备的不断更新和高科技成果在耳鼻咽喉科领域的广泛应用，耳鼻咽喉学科作为一门独立的临床学科，在深度和广度方面均有长足的发展；同时，也更丰富了耳鼻咽喉科护理的外延和内涵，使耳鼻咽喉科护理工作的技术性和专科性大大提高。为了培养高质量的耳鼻咽喉科护理专业人才，提高护士专业素质，扎实专业知识和娴熟专业技能，规范护士的日常护理工作行为，给患者提供安全、优质的护理服务，我们编写耳鼻咽喉科护理标准操作流程（standard operation procedure，SOP）非常必要。

　　全书分为三章，第一章为耳鼻咽喉头颈外科护理管理标准操作流程，探讨耳鼻咽喉头颈外科门、急诊护理管理，病房护理管理，日间病房护理管理的标准管理流程及规范；第二章为耳鼻咽喉头颈外科专科疾病护理标准操作流程，分别讲述了耳科、鼻科、咽科、喉科、头颈外科及气管食管疾病患者的标准护理流程；第三章为耳鼻咽喉头颈外科专科技术操作，介绍了专科技术操作的标准流程及评分标准，用以指导和规范日常工作，使临床耳鼻咽喉科护士在工作中有章可循，有据可依，形成工作标准常态化，工作行为规范化，确保患者安全。

　　编者在编写过程中已做了很大的努力及精心核对，但仍难免存在疏漏之处，恳请同道和读者斧正。

彭　霞　谢常宁　肖　欢

2023 年 5 月

目 录

第一章 耳鼻咽喉头颈外科护理管理标准操作流程 ………………………………… 1

第一节 门、急诊护理管理标准操作流程 1

一、预约挂号标准操作流程 1

二、门诊预检分诊标准操作流程 2

三、门诊患者就诊服务标准操作流程 3

四、急诊预检分诊标准操作流程 5

五、急诊绿色通道标准操作流程 6

第二节 病房护理管理标准操作流程 8

一、患者入院标准操作流程 8

二、患者转科标准操作流程 10

三、患者外出检查标准操作流程 11

四、患者出院标准操作流程 13

五、医院探视陪护管理标准操作流程 14

六、护理交接班标准操作流程 16

七、分级护理标准操作流程 18

八、送手术患者标准操作流程 21

九、接手术患者标准操作流程 22

十、手术安全核查标准操作流程 25

第三节 日间病房护理管理标准操作流程 26

一、日间手术术式、术种准入管理制度 26

二、日间手术患者院前预约标准操作流程 29

三、日间手术患者住院护理标准操作流程 30

四、日间手术患者健康宣教标准操作流程 34

五、日间手术患者出院随访标准操作流程 37

第二章 耳鼻咽喉头颈外科疾病护理标准操作流程 ………………………………… 39

第一节 耳鼻咽喉头颈外科急症患者护理标准操作流程 39

一、突发性耳聋患者的护理标准操作流程 39

二、耳郭外伤患者的护理标准操作流程 42

三、鼻出血患者的护理标准操作流程 45

四、鼻骨骨折患者的护理标准操作流程 50

五、小儿急性喉炎患者的护理标准操作流程 54

六、急性会厌炎患者的护理标准操作流程 58

七、喉梗阻患者的护理标准操作流程 62

八、颈部外伤患者的护理标准操作流程 …… 66

九、食管异物患者的护理标准操作流程 …… 70

十、气管、支气管异物患者的护理标准操作流程 …… 74

第二节 耳科疾病手术患者护理标准操作流程 …… 78

一、先天性耳前瘘管患者的护理标准操作流程 …… 78

二、先天性外耳及中耳畸形患者的护理标准操作流程 …… 81

三、先天性内耳畸形患者的护理标准操作流程 …… 86

四、分泌性中耳炎患者的护理标准操作流程 …… 92

五、慢性化脓性中耳炎患者的护理标准操作流程 …… 95

六、中耳胆脂瘤患者的护理标准操作流程 …… 100

七、耳硬化症患者的护理标准操作流程 …… 104

八、听神经瘤患者的护理标准操作流程 …… 108

九、颈静脉球体瘤患者的护理标准操作流程 …… 114

十、中耳癌患者的护理标准操作流程 …… 118

第三节 鼻科疾病手术患者护理标准操作流程 …… 124

一、鼻中隔偏曲患者的护理标准操作流程 …… 124

二、鼻息肉患者的护理标准操作流程 …… 130

三、真菌性鼻窦炎患者的护理标准操作流程 …… 136

四、鼻中隔穿孔患者的护理标准操作流程 …… 142

五、鼻腔鼻窦良性肿瘤患者的护理标准操作流程 …… 148

六、鼻腔鼻窦恶性肿瘤患者的护理标准操作流程 …… 154

七、鼻腔鼻窦异物患者的护理标准操作流程 …… 160

八、脑脊液鼻漏患者的护理标准操作流程 …… 163

第四节 咽科疾病手术患者护理标准操作流程 …… 170

一、慢性扁桃体炎患者的护理标准操作流程 …… 170

二、腺样体肥大患者的护理标准操作流程 …… 174

三、阻塞性睡眠呼吸暂停低通气综合征患者的护理标准操作流程 …… 177

四、鼻咽纤维血管瘤患者的护理标准操作流程 …… 182

第五节 喉科疾病手术患者护理标准操作流程 …… 188

一、声带息肉患者的护理标准操作流程 …… 188

二、喉乳头状瘤患者的护理标准操作流程 …… 192

三、喉癌患者的护理标准操作流程 …… 196

四、气管切开术患者的护理标准操作流程 …… 202

第六节 头颈外科疾病手术患者护理标准操作流程 …… 208

一、甲状舌管囊肿及瘘管患者的护理标准操作流程 …… 208

二、鳃裂囊肿及瘘管患者的护理标准操作流程 …… 213

三、颈动脉体瘤患者的护理标准操作流程 …… 218

四、甲状腺癌患者的护理标准操作流程 …… 224

五、神经鞘膜瘤患者的护理标准操作流程 …… 230

六、腮腺肿瘤患者的护理标准操作流程 …… 236

第三章 耳鼻咽喉头颈外科技术标准操作流程及评分细则 …… 242

第一节 耳鼻咽喉头颈外科专科技术标准操作流程 …… 242

一、外耳道冲洗标准操作流程　242
二、外耳道滴药标准操作流程　244
三、耳部手术备皮标准操作流程　246
四、鼓膜穿刺抽液标准操作流程　248
五、耳部加压包扎标准操作流程　250
六、咽鼓管导管吹张标准操作流程　252
七、鼻腔冲洗标准操作流程　254
八、鼻腔滴药/鼻喷雾标准操作流程　256
九、剪鼻毛标准操作流程　258
十、鼻窦负压置换标准操作流程　260
十一、经鼻雾化吸入标准操作流程　262
十二、上颌窦穿刺冲洗标准操作流程　264
十三、喉部雾化吸入标准操作流程　266
十四、气管内套管清洗消毒标准操作流程　269
十五、经气管套管吸痰标准操作流程　272
十六、气管切开换药标准操作流程　274
十七、环甲膜穿刺标准操作流程　277
十八、颈部负压引流器更换标准操作流程　279
十九、声带滴药标准操作流程　281
二十、咽喉部喷雾标准操作流程　283
第二节　专科技术操作考核评分细则　285
一、外耳道冲洗操作考核评分细则　285
二、外耳道滴药操作考核评分细则　286
三、耳部手术备皮操作考核评分细则　287
四、鼓膜穿刺抽液操作考核评分细则　288
五、耳部加压包扎操作考核评分细则　289
六、咽鼓管导管吹张操作考核评分细则　290
七、鼻腔冲洗操作考核评分细则　291
八、鼻腔滴药/鼻喷雾操作考核评分细则　292
九、剪鼻毛操作考核评分细则　293
十、鼻窦负压置换操作考核评分细则　294
十一、经鼻雾化吸入操作考核评分细则　295
十二、上颌窦穿刺冲洗操作考核评分细则　296
十三、喉部雾化吸入操作考核评分细则　297
十四、气管内套管清洗消毒操作考核评分细则　298
十五、经气管套管吸痰操作考核评分细则　299
十六、气管切开术后换药操作考核评分细则　300
十七、环甲膜穿刺操作考核评分细则　301
十八、颈部负压引流器更换操作考核评分细则　302
十九、声带滴药操作考核评分细则　303
二十、咽喉部喷雾操作考核评分细则　304
参考文献　305

第一章

耳鼻咽喉头颈外科护理管理标准操作流程

第一节　门、急诊护理管理标准操作流程

一、预约挂号标准操作流程

【目的】

1. 减少患者现场排队等候时间。

2. 合理分流患者，减少院内拥挤情况，减少院内交叉感染发生。

3. 医院提前掌握就诊患者信息，便于提供一站式服务，充分利用医疗服务资源。

【规程】

1. 医院多途径(门诊咨询台护士，门诊护理服务志愿者，挂号大厅的图示、指引、视频，医院网页，微信、支付宝平台等)向患者宣传预约挂号的方式，包括现场人工预约、网络预约、现场自助机预约、诊间预约等。

2. 预约挂号采取实名制，患者预约、就诊均应提供真实、有效的身份信息和联系电话。接待人员必须做好预约患者相关信息和就诊需求登记，安排好预约就诊相关工作。

3. 实行实名制就诊，使用患者本人二代身份证办理诊疗卡，如挂号信息与就诊患者身份信息不符，此次挂号视为无效。

4. 预约挂号时填写的手机号码务必正确，如遇特殊情况(医生停、改诊)，会通过微信预约平台或患者所留的手机号码推送信息。因特殊原因不能按时就诊者，可于就诊前一日的22：00前在预约平台自行取消预约。

5. 网络预约(微信、支付宝平台预约)，每晚8点开放预约号源，预约周期为7天。每张诊疗卡每天限预约不同专科的3个号源。

6. 预约成功后按照预约时间段提前半小时至专科楼层自助机上报到取号，进入门诊楼需全程正确佩戴口罩。

7. 有诊疗卡的患者携带诊疗卡到医院专科诊区自助机处报到取号就诊；无诊疗卡的患者凭身份证和预约信息到医院门诊收款窗口或自助机上换取诊疗卡，然后到专科诊区自助机上报到取号就诊。

8. 取号成功的患者可在大厅等候，根据门诊叫号系统显示屏叫号进相应诊室就诊，超过24小时未能取号者，预约作废，患者需重新挂号就诊或另行预约。

9. 诊疗过程当天需复诊的患者，应取复诊号排队复诊；需间隔几天复诊的患者，可向坐诊医生询问下次就诊时间，保证复诊时顺利挂号。

10. 请注意防止电信网络诈骗。

【操作流程】

预约挂号标准操作流程及要点说明见图 1-1-1。

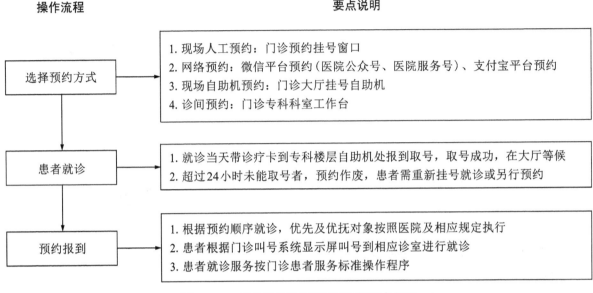

图 1-1-1 预约挂号标准操作流程及要点说明

二、门诊预检分诊标准操作流程

【目的】

1. 快速识别耳鼻咽喉头颈外科危急重症患者，判断患者就诊的紧急程度，使之得到及时的救治，挽救患者生命。

2. 识别患有或疑似患有传染性疾病的患者，使患者得到恰当处理，防止院内交叉感染。

3. 及时为来诊患者提供就诊指导，根据患者病情安排对应就诊区、治疗区，缩短患者就诊治疗时间，提高患者满意度。

4. 及时评估患者病情、年龄、行动能力等，必要时安排导诊员陪同就诊，确保患者安全。

【规程】

1. 护士应主动热情接待每一位来就诊患者，对初诊患者要简单扼要询问病史，观察病情后进行简单迅速的评估，了解其医疗需求，判断就诊的紧急程度，使患者在恰当的时机、恰当的治疗区域获得恰当的治疗护理。

2. 根据患者的主诉、症状体征，快速识别危急重症患者，对合并有全身症状者，测量生命体征并记录；鼻出血的患者送到鼻内镜室予以止血处理；喉梗阻呼吸困难的患者及时收至病房，使之得到及时救治。

3. 如果就诊患者有传染性疾病，须引导到隔离诊室就诊，嘱其戴好口罩，护士按要求予以消毒隔离处置，并做好登记。

4. 指导初诊患者填写基本信息，办理诊疗卡挂号；复诊患者凭诊疗卡或病历挂号。指导患者使用预约挂号和自助服务系统。

5. 指引患者缴费、取药并到相应的辅助科室进行诊治。

6.根据患者需要协助其就诊,提供便利服务。

7.解答患者疑问,为患者及家属提供疾病的相关知识。

8.维持就诊环境安静、清洁、有序。

【操作流程】

门诊预检分诊标准操作流程及要点说明见图1-1-2。

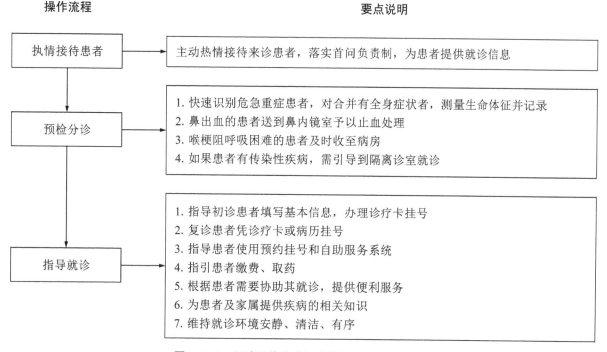

图1-1-2 门诊预检分诊标准操作流程及要点说明

三、门诊患者就诊服务标准操作流程

【目的】

1.及时、准确向患者提供就医信息,优化就诊流程,提高患者就医体验。

2.增强医护人员主动服务意识和责任心。

【规程】

1.患者根据实际情况选择挂号方式,带诊疗卡在专科楼层自助机上报到取号,根据门诊叫号系统在显示屏上的叫号就诊。对年老体弱和优抚对象安排优先就诊。

2.安排患者及家属在候诊大厅休息,患者等待门诊叫号系统显示屏叫号,护士提醒患者不要错过就诊时间。定时巡视候诊患者,评估患者病情,患者病情发生变化时安排优先就诊,对于有疑问的患者及时予以解答,安抚患者情绪。

3.安排患者按序就诊,做到一诊室一医一患,一患一陪人,保护患者隐私。患者保持诊室安静,必要时配合医生完成相关检查。

4.告知患者各种检查、治疗、缴费、取药等部门的相应位置及相关指导,其中缴费可采用多种缴费方式:门诊大厅窗口缴费、门诊大厅自助机缴费、微信或支付宝平台扫码缴费,实现快速缴费不排队。

5.告知患者做完检查,如听力检测、内镜检查等,拿到结果后需先到专科自助机上取复诊号,根据显示屏叫号再回诊室请医生看结果;同时患者也可采用手机微信、支付宝平台查询结果报告单，达到高效便捷智能化的目的，节省患者就诊时间、节约人力。

6. 指导患者到相应地方取药，提醒患者处方当天有效。告知患者取药的方法，取药前先到药房的自助机上取号，根据号码纸上显示的数字到相应取药窗口等待叫号取药。

7. 指导或协助需住院治疗的患者办理住院手续，协助急诊患者办理住院或补办挂号手续。

8. 患者结束就诊后，护士应协助医生做好相关宣教。患者如需复诊，告知患者下次复诊的时间及预约挂号方式。

【操作流程】

门诊患者就诊服务标准操作流程及要点说明见图 1-1-3。

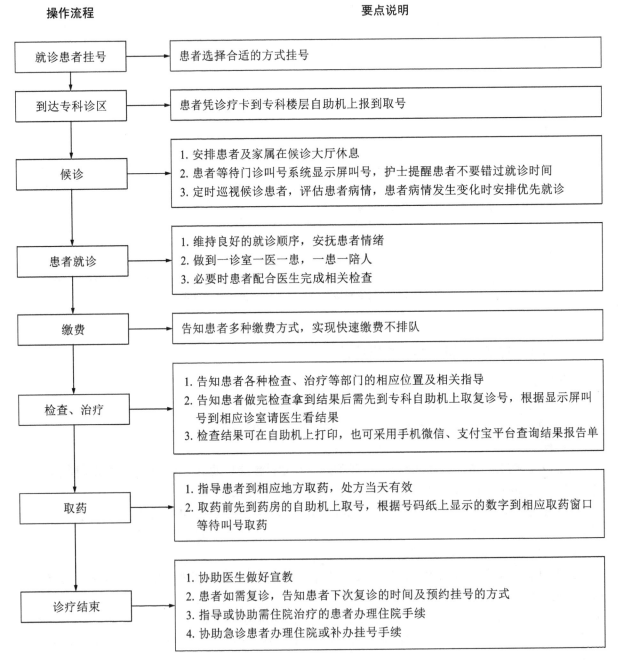

图 1-1-3　门诊患者就诊服务标准操作流程及要点说明

四、急诊预检分诊标准操作流程

【目的】

1. 快速识别、处理耳鼻咽喉科危急重症患者，使之得到及时救治，挽救患者生命。

2. 判断患者就诊、处置的紧急程度，提高急救效率。

3. 及时为急诊患者提供就诊指导，使患者在恰当的时机、恰当的治疗区域获得恰当的治疗护理，提高患者满意度。

4. 识别患有或疑似患有传染性疾病的患者，指引患者到隔离区域诊治，防止院内交叉感染。

5. 突发公共卫生事件或接受大批伤病员时，上报相关部门，启动应急预案和院内急救绿色通道，使患者得到及时有效的处置。

【规程】

1. 护士主动接待每一位来诊患者，发现数量在3人以上的成批伤病员，如爆炸伤，机械性耳、鼻、咽、喉、颈部外伤，化学伤等伤病员，立即启动医院突发公共事件应急预案。

2. 根据耳鼻咽喉科急诊预检分诊标准及急诊分级指南对来诊患者简单扼要询问病史，迅速评估，判断就诊的紧急程度，进行分诊并安排患者接受救治。

(1) 病情危急，需要分秒必争地进行抢救的耳鼻咽喉科急症，定为Ⅰ级。包括：①严重的鼻出血；②气道异物；③严重的气管损伤呼吸困难；④食管异物并发大血管破裂出血；⑤Ⅲ度及Ⅲ度以上的喉梗阻；⑥咽喉头颈颌面部外伤后大出血。患者出现以上症状，应立即护送到抢救室或手术室急救处理，随时监测和维持生命体征并记录。

(2) 病情紧急，如不尽快处理，会出现病情变化或加重感染，或可导致永久性功能损伤的耳鼻咽喉科急症，定为Ⅱ级。包括：①外周性眩晕；②耳源性颅内外并发症；③鼻源性颅内并发症；④鼻腔鼻窦异物、耳内异物；⑤食道异物并发颈部或纵隔脓肿；⑥Ⅱ度喉梗阻；⑦急性会厌炎；⑧小儿急性喉炎；⑨扁桃体周围脓肿；⑩咽后脓肿，咽旁间隙感染，耳部、鼻部、喉部、颈部贯穿伤、挫裂伤、鼻面部外伤后导致的视神经损伤。患者出现以上症状，应送患者到诊室优先诊治。

(3) 近期发病且病情严重，不及时处理会预后不良的耳鼻咽喉科急症，定为Ⅲ级。包括：①急性化脓性中耳炎及乳突炎；②耳带状疱疹病毒感染；③脑脊液耳漏；④突发性耳聋；⑤急性化脓性鼻窦炎；⑥脑脊液鼻漏；⑦急性侵袭型鼻真菌病；⑧急性化脓性扁桃体炎；⑨急性传染性疾病导致的耳鼻咽喉科感染症状；⑩耳、鼻、咽喉、头颈部肿瘤导致的严重并发症。患者出现以上症状，应协助患者或指导患者家属凭身份证办理挂号手续，安排患者到相应专科优先诊治。

3. 有传染性疾病患者，将患者引导至隔离诊室就诊，并做好传染病登记。

4. 动态评估患者病情，根据病情调整救治次序。

5. 对危急重症患者先抢救后付费。处置完毕，协助患者或指导患者家属填写患者基本信息，办理诊疗卡，完成缴费手续。

6. 解答患者或家属疑问，安抚患者及家属情绪，为患者及家属提供疾病的相关知识。

7. 维持就诊环境安静、清洁、有序。

【操作流程】

急诊预检分诊标准操作流程及要点说明见图1-1-4。

操作流程　　　　　　　　　　　　　　　要点说明

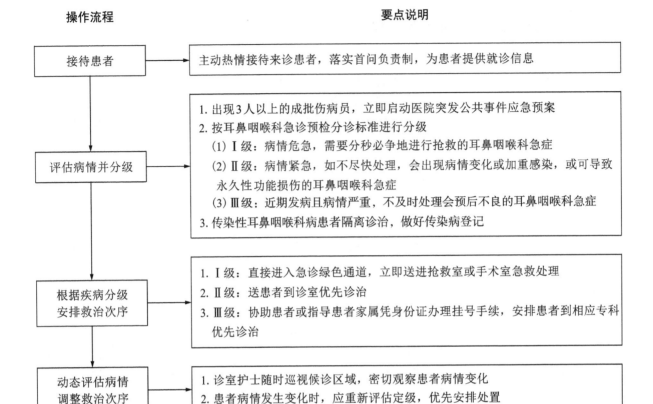

| 接待患者 | 主动热情接待来诊患者,落实首问负责制,为患者提供就诊信息 |

评估病情并分级
1. 出现3人以上的成批伤病员,立即启动医院突发公共事件应急预案
2. 按耳鼻咽喉科急诊预检分诊标准进行分级
　(1)Ⅰ级:病情危急,需要分秒必争地进行抢救的耳鼻咽喉科急症
　(2)Ⅱ级:病情紧急,如不尽快处理,会出现病情变化或加重感染,或可导致永久性功能损伤的耳鼻咽喉科急症
　(3)Ⅲ级:近期发病且病情严重,不及时处理会预后不良的耳鼻咽喉科急症
3. 传染性耳鼻咽喉科病患者隔离诊治,做好传染病登记

根据疾病分级安排救治次序
1. Ⅰ级:直接进入急诊绿色通道,立即送进抢救室或手术室急救处理
2. Ⅱ级:送患者到诊室优先诊治
3. Ⅲ级:协助患者或指导患者家属凭身份证办理挂号手续,安排患者到相应专科优先诊治

动态评估病情调整救治次序
1. 诊室护士随时巡视候诊区域,密切观察患者病情变化
2. 患者病情发生变化时,应重新评估定级,优先安排处置

图1-1-4　急诊预检分诊标准操作流程及要点说明

五、急诊绿色通道标准操作流程

【目的】

1. 确保耳鼻咽喉科危急重症患者得到及时救治。

2. 使危急重症患者得到快速有效的医疗服务,提高抢救成功率。

【规程】

1. 快速识别耳鼻咽喉科危急重症患者,启用绿色通道。如遇重大突发事件导致出现3名以上患者的群体事件,立即报告急诊科主任、护士长,启动医院突发公共事件应急预案。

2. 根据耳鼻咽喉科急诊预检分诊标准及急诊分级指南对来就诊患者简单扼要询问病史,迅速评估,判断就诊的紧急程度,进行分诊并安排患者接受救治。

3. 耳鼻咽喉科急症Ⅰ~Ⅱ级均进入绿色通道,病历本加盖急诊分级印章。确定患者进入绿色通道后,分诊护士立即送患者到急救室,通知医生及时处理。对耳鼻咽喉科危急重症患者,实行先抢救后付费。

4. 对合并有全身症状者,测量生命体征并记录。如患者出现生命危险,就地抢救,在医生到来前,护士根据患者病情给予抢救措施,如吸氧、吸痰、建立静脉通路、心肺复苏等。对合并严重的系统疾病或创伤,可能会有生命危险或比耳鼻咽喉科专科疾病病情更严重的患者,进行必要的耳鼻咽喉科专科处理后转至相应专科。

5. 抢救过程中及时、正确执行医嘱,医生下达口头医嘱时,护士应当复述一遍。暂时保留所有抢救药品安瓿,抢救结束后经两人核对记录后方可丢弃。

6. 严密观察患者病情变化。外伤患者,须警惕颅脑及内脏损伤。应密切观察患者意识、瞳孔及病情变化,动态测量生命体征。密切观察患者呼吸、血压变化、用药效果及不良反应。患者病情发生变化时,应重新评估定级,优先安排处置。

7. 及时、准确记录患者病情变化、抢救经过及用药情况等，若因抢救患者未能及时记录，应在抢救结束后 6 小时内补记。

8. 抢救结束后，做好药品、物品、器械清理消毒，及时补充物品及药品，保证抢救设备和抢救药品完好率为 100%。

9. 各相关科室或部门根据患者病历本急诊分级印章，提供绿色通道优先服务。

10. 遇到需要立即手术的患者，联系检验科、麻醉科和手术室安排手术并按术前护理常规处置。

11. 遇到需要立即住院或留院观察的患者，协助办理住院手续。医护人员送患者到病房，做好交接班。

12. 指导患者或家属凭身份证到挂号处挂号。对于不需要留院的患者，向患者说明离院后注意事项、复诊时间、科室和地点。

【操作流程】

急诊绿色通道标准操作流程及要点说明见图 1-1-5。

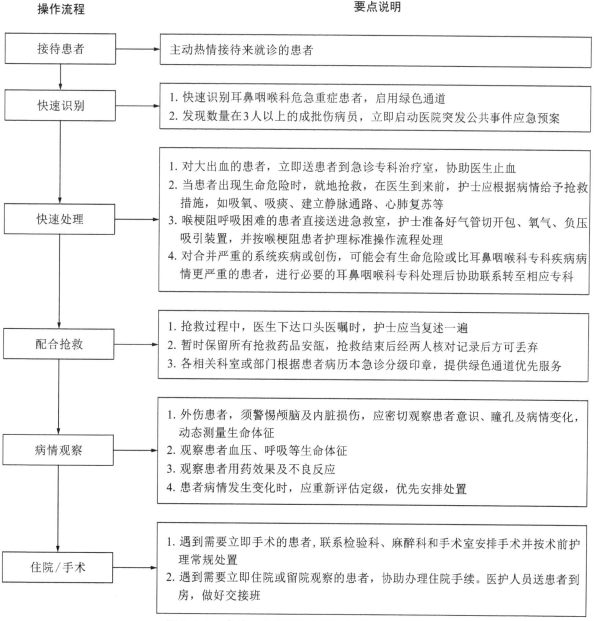

图 1-1-5　急诊绿色通道标准操作流程及要点说明

第二节 病房护理管理标准操作流程

一、患者入院标准操作流程

【目的】

1. 使患者及家属了解办理入院的流程，在医务人员的指导下顺利办理入院手续。

2. 通过入院智能化管理平台及优化流程，缩短患者办理入院的时间。

3. 及时准确地进行评估，配合医生给予正确的处置，确保患者安全。

【规程】

1. 门诊医生在电脑上为患者开具电子住院证，患者住院信息同步到病房护士站电脑上，主班护士初步评估患者病情，了解患者年龄、性别，安排合适的床位，并通过发送入院短信或电话通知患者办理入院，指导患者及家属凭患者有效身份证件、医保卡、诊疗卡、通知入院的手机短信等到大厅入院缴费窗口办理入院手续。

2. 主班护士通知责任护士根据患者的病情做好床单位、用物、手腕带及病历准备。对急诊手术或危重患者立即做好手术或抢救的准备工作。

3. 患者到达病房后，责任护士热情接待患者及家属，核对、确认患者的身份，查对患者的身份证、医保信息、入院信息是否一致，协助患者佩戴手腕带。如为病重或急诊患者，责任护士应与护送人员口头交接病情，仔细查看患者皮肤、伤口、管道、门诊病历等，送患者到病床休息。

4. 通知主管医生为患者进行诊查。

5. 入院宣教。介绍主管医生和责任护士、护士长、病房环境、住院相关制度、医保制度、膳食安排等，并采用入院告知书、医保报销比例告知签字单进行书面指导，请患者或家属自行阅读后签名；提醒患者注意住院期间的安全，保管好随身物品，戴口罩，防止跌倒、坠床等意外事故的发生。

6. 对患者进行入院评估，并及时执行医嘱。

(1) 给予新患者入院卫生处置，如修剪指甲、剃胡须、更换病号服等。

(2) 查看患者的入院检查结果，为患者测量生命体征。完善入院护理记录。

(3) 通过入院评估了解患者的心理状态、自理能力、经济情况、家庭及社会支持情况等。

(4) 详细询问患者疾病史、过敏史、用药史及家族有无遗传病史等，耐心倾听患者主诉。

(5) 对患者的全身及耳、鼻、咽喉等局部情况进行全面的评估，制订针对性的护理措施。

(6) 如发现患者有上呼吸道感染、发热、高血压或高血糖(未能控制在适合手术的范围内)、心功能不全、腹泻、感冒、月经来潮、服用抗凝药物等手术禁忌证，应及时报告医生，暂时推迟手术，避免术后并发症的发生。

(7) 遵医嘱为患者安排相关的检查或治疗，对需要急诊手术者，应协助完善术前检查，做好术前准备，送患者到手术室。

7. 做好患者住院基本资料的登记，完善患者电脑信息一体化管理平台。根据护理程序，执行分级护理制度，落实卓越护理措施。

8. 健康指导。告知患者及家属疾病相关知识、疾病预后及转归，养成良好的生活习惯，避免容易引起疾病发生的行为。

【操作流程】

患者入院标准操作流程及要点说明见图1-2-1。

操作流程　　　　　　　　　　　　　　　　　　要点说明

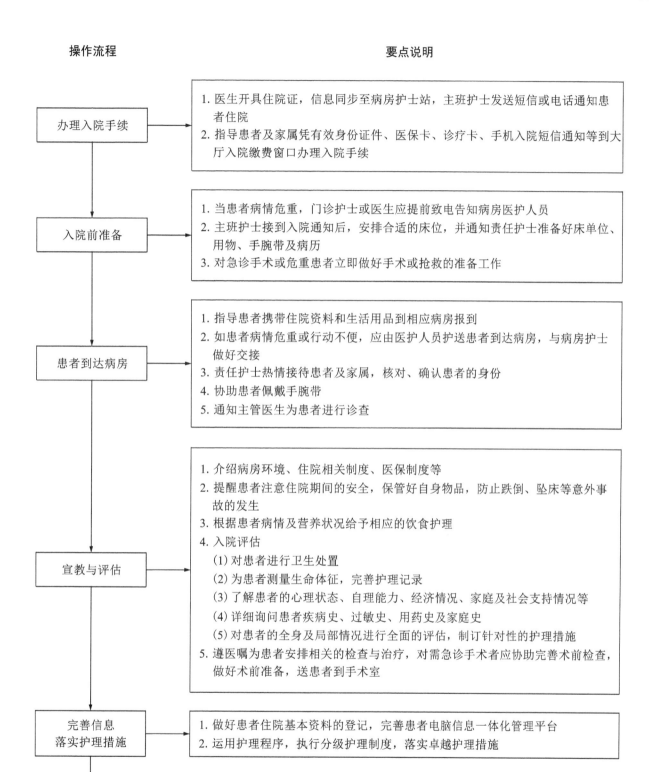

办理入院手续
1. 医生开具住院证，信息同步至病房护士站，主班护士发送短信或电话通知患者住院
2. 指导患者及家属凭有效身份证件、医保卡、诊疗卡、手机入院短信通知等到大厅入院缴费窗口办理入院手续

入院前准备
1. 当患者病情危重，门诊护士或医生应提前致电告知病房医护人员
2. 主班护士接到入院通知后，安排合适的床位，并通知责任护士准备好床单位、用物、手腕带及病历
3. 对急诊手术或危重患者立即做好手术或抢救的准备工作

患者到达病房
1. 指导患者携带住院资料和生活用品到相应病房报到
2. 如患者病情危重或行动不便，应由医护人员护送患者到达病房，与病房护士做好交接
3. 责任护士热情接待患者及家属，核对、确认患者的身份
4. 协助患者佩戴手腕带
5. 通知主管医生为患者进行诊查

宣教与评估
1. 介绍病房环境、住院相关制度、医保制度等
2. 提醒患者注意住院期间的安全，保管好自身物品，防止跌倒、坠床等意外事故的发生
3. 根据患者病情及营养状况给予相应的饮食护理
4. 入院评估
   (1) 对患者进行卫生处置
   (2) 为患者测量生命体征，完善护理记录
   (3) 了解患者的心理状态、自理能力、经济情况、家庭及社会支持情况等
   (4) 详细询问患者疾病史、过敏史、用药史及家庭史
   (5) 对患者的全身及局部情况进行全面的评估，制订针对性的护理措施
5. 遵医嘱为患者安排相关的检查与治疗，对需急诊手术者应协助完善术前检查，做好术前准备，送患者到手术室

完善信息落实护理措施
1. 做好患者住院基本资料的登记，完善患者电脑信息一体化管理平台
2. 运用护理程序，执行分级护理制度，落实卓越护理措施

健康指导
告知患者及家属疾病相关知识、疾病预后及转归，养成良好的生活习惯，避免容易引起疾病发生的行为

图1-2-1　患者入院标准操作流程及要点说明

二、患者转科标准操作流程

【目的】

1. 规范转科流程,保障患者转科过程中安全。

2. 使患者及家属理解转科的目的并积极配合。

【规程】

1. 医生下达转科医嘱,并停止本科室医嘱。主班护士电话通知转入科室提前做好准备。

2. 主班护士注销本科室医嘱执行卡,清算相关账目;通知责任护士协助患者及家属转科,交代转科目的、转科途中的注意事项,取得患者及家属的理解和配合。

3. 护士指导或协助患者及家属携带转科通知单到住院结算中心办理转科手续。

4. 转入科室准备好床单位后通知主班护士,主班护士告知患者基本情况、所需物品准备(必要时备好抢救药物及仪器)以及患者到达时间。

5. 责任护士书写转科记录,包括患者生命体征、全身皮肤情况、伤口敷料、引流管道等。

6. 整理病历资料,做好登记,将患者住院电脑信息发送至转入科室。

7. 责任护士协助患者及家属整理携带好患者的生活用品。

8. 根据病情选择适合患者的转运工具,并确认转运工具符合安全标准,如有必要,需要提前电话通知救护车协助转运。

9. 一般患者由医生或护士携带病历资料、转科交接本,护送前往所转科室,注意转科途中安全;危急重症患者由医务人员两人一起护送转科,并准备好氧气、抢救用物等。

10. 转入科室护士严格执行患者身份识别制度,协助妥善安置患者。

11. 与转入科室护士详细交接患者病情、治疗(输液情况、治疗药物、过敏史等)、护理(皮肤情况、各类管道等)、物品等情况。将病历资料交给转入科护士。交接无误后双方在转科交接本上签名。

12. 转入科室护士办理转入手续,通知医生查看患者,评估患者生命体征,及时执行医嘱。

13. 转出科对患者床位进行终末消毒,更新床位信息。

【操作流程】

患者转科标准操作流程及要点说明见图1-2-2。

操作流程   要点说明

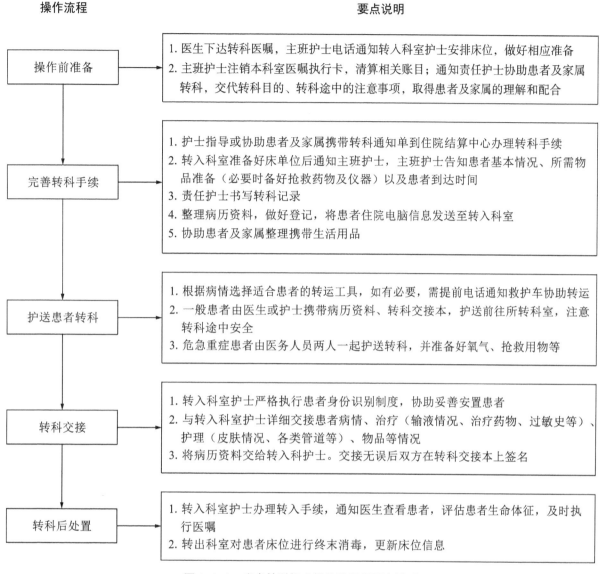

图 1-2-2   患者转科标准操作流程及要点说明

三、患者外出检查标准操作流程

【目的】

1. 规范患者外出检查流程，保障患者安全。

2. 使患者及家属知晓外出检查的目的，并积极配合，顺利完成检查。

【规程】

1. 医生开具检查医嘱，主班护士核对医嘱和检查单(纸质版和电子版)。

2. 责任护士核对患者基本信息，与患者及家属沟通，告知检查项目、部位、目的及检查注意事项，并提醒患者如进行泌尿系统的 B 超检查需要憋尿，行 CT、MRI 检查时不可佩戴金属物品，行肝脏、胆囊等腹腔脏器的 B 超检查时需要禁饮禁食等。

3. 发放检查单或预约单，落实特殊治疗及检查前用药。

4. 评估患者病情，对危急重症患者，观察其神志意识、瞳孔变化、配合程度等，测量生命体征并记录。

5.指导患者做好检查前准备,告知患者及家属检查的简要流程、注意事项,保持平和的心态,检查时尽量配合医生。

6.准备并双人核对检查前用药。

7.根据患者病情及身体状况选择合适的运送工具,对不能采取坐位者,均采用平车或病床运送;神志清楚、能主动配合者,可坐轮椅。运送前均要检查运送工具性能是否完好、安全。

8.对行动不便、年龄偏大或不熟悉相关检查科室位置的患者,责任护士安排陪检人员进行陪同检查;病情危重者,由医生、护士双人共同协助外出检查,通知电梯,并与检查科室联系做好准备,途中密切观察患者病情。

9.按病情需要备好抢救药物和抢救器材。

10.检查完毕安全护送患者回病房,协助患者处于舒适卧位。告知患者及家属检查后的相关注意事项,检查结果出来的大概时间。嘱患者放松心情,切勿紧张焦虑。

11.书写护理记录单。

【操作流程】

患者外出检查标准操作流程及要点说明见图1-2-3。

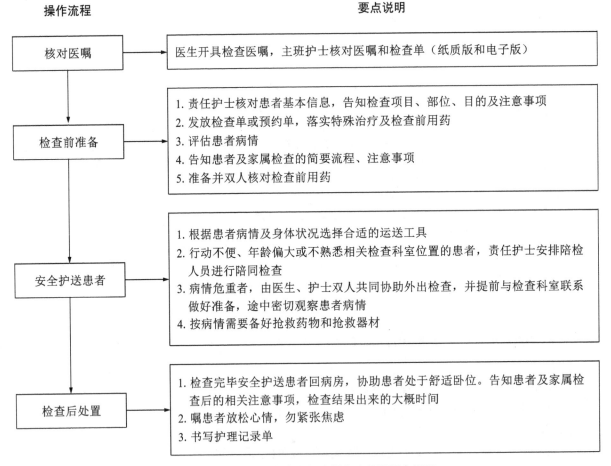

图1-2-3 患者外出检查标准操作流程及要点说明

四、患者出院标准操作流程

【目的】

1. 使患者及家属了解办理出院的流程，在责任护士的指导下顺利办理出院手续。

2. 通过出院信息化管理平台及简化流程，缩短患者及家属办理出院手续的时间。

3. 通过出院指导，提高患者及家属的居家照护能力，遵医嘱用药与定期回院复查。

【规程】

1. 护士接到患者出院通知，双人核对医嘱，核查出院带药、医保办理、住院费用等情况。

2. 责任护士告知患者及家属出院的时间，办理出院流程及需要携带的资料，如身份证、诊疗卡、医保卡、住院缴费票据等。

3. 责任护士对患者进行出院前评估，了解患者对于疾病相关护理、用药知识的掌握情况，有针对性地对患者及家属进行出院指导，提高患者及家属的居家照护能力。在评估的过程中，如发现患者病情变化不宜出院，应及时向主管医生反映。

4. 做好出院指导，健康宣教。如告知患者及家属出院活动、饮食、复查时间、预约挂号的方法；告知预防疾病发生的要点、重点，伤口观察和护理的方法；指导患者及家属关注耳鼻咽喉科公众号，定期推送耳鼻咽喉科相关疾病知识及居家护理操作视频；将患者及家属加入医护病友微信群，有疾病相关问题随时可进行沟通交流；如患者的病情需要，为其安排出院后的延续性护理服务。缓解患者出院后的紧张和不安心理，提高患者对身体恢复的自信心。

5. 征求患者及家属对医院护理工作的意见，让其填写患者住院满意度表。

6. 指导或协助患者及家属到住院缴费处办理出院手续。医生将盖好章的出院小结、疾病诊断病案单交给责任护士，责任护士指导或协助患者及家属携带诊疗卡、病案单、出院小结、医保卡、身份证、住院缴费票据到大厅出院结算窗口办理出院手续。

7. 责任护士将患者出院资料及复印的患者住院期间所有检查结果一起进行整理装订，并用文件袋装好交给患者及家属。

8. 双人核对出院带药医嘱，指导患者及家属药物的用法、时间及注意事项。

9. 协助患者更衣及整理物品，撤下患者手腕带。责任护士护送患者到病房门口或电梯口，如患者行动不便，则用轮椅或平车将患者送到车辆旁。

10. 正确书写出院护理记录，更新住院信息，整理、审核病历后保存。

11. 做好床单位的终末消毒处理，防止院内交叉感染的发生。

【操作流程】

患者出院标准操作流程及要点说明见图1-2-4。

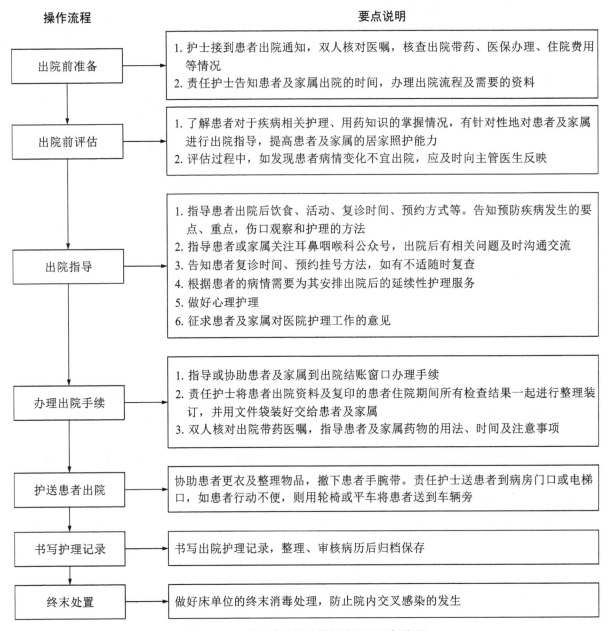

操作流程	要点说明

出院前准备 → 1. 护士接到患者出院通知，双人核对医嘱，核查出院带药、医保办理、住院费用等情况
2. 责任护士告知患者及家属出院的时间，办理出院流程及需要的资料

出院前评估 → 1. 了解患者对于疾病相关护理、用药知识的掌握情况，有针对性地对患者及家属进行出院指导，提高患者及家属的居家照护能力
2. 评估过程中，如发现患者病情变化不宜出院，应及时向主管医生反映

出院指导 → 1. 指导患者出院后饮食、活动、复诊时间、预约方式等。告知预防疾病发生的要点、重点，伤口观察和护理的方法
2. 指导患者或家属关注耳鼻咽喉科公众号，出院后有相关问题及时沟通交流
3. 告知患者复诊时间、预约挂号方法，如有不适随时复查
4. 根据患者的病情需要为其安排出院后的延续性护理服务
5. 做好心理护理
6. 征求患者及家属对医院护理工作的意见

办理出院手续 → 1. 指导或协助患者及家属到出院结账窗口办理手续
2. 责任护士将患者出院资料及复印的患者住院期间所有检查结果一起进行整理装订，并用文件袋装好交给患者及家属
3. 双人核对出院带药医嘱，指导患者及家属药物的用法、时间及注意事项

护送患者出院 → 协助患者更衣及整理物品，撤下患者手腕带。责任护士送患者到病房门口或电梯口，如患者行动不便，则用轮椅或平车将患者送到车辆旁

书写护理记录 → 书写出院护理记录，整理、审核病历后归档保存

终末处置 → 做好床单位的终末消毒处理，防止院内交叉感染的发生

图 1-2-4 患者出院标准操作流程及要点说明

五、医院探视陪护管理标准操作流程

【目的】

1. 控制探视陪护人数，为患者营造良好的就医环境，有助于患者恢复健康。

2. 确保医疗护理工作有序进行，患者能得到及时的治疗、护理，预防医院感染的发生。

3. 使住院患者及家属能理解探视陪护制度并积极配合。

【规程】

1. 责任护士热情接待患者，向患者及家属解释医院探视、陪护制度。谢绝探视，如有病情特殊需要探视者，医护人员要做好解释工作，且探视者应在指定的时间内探视患者，学龄前儿童不宜带入病房，探视时只允许1人进入。

2.病房大门实行门禁管理。患者凭病号服、手腕带或检查单出入病房。

3.非必要不陪护，确实需要陪护者时实行"一患一陪"；患者是否需要陪护由患者的病情决定，同时要评估陪护者照顾患者的能力，有下列情况可留陪人1名，包括：

（1）各种疾病导致多器官脏器损害，病情严重，且不在专科监护室监护者。

（2）病情有可能突然发生严重并发症的患者。

（3）疾病诊断不清或病情反复、发展等情况而致生活不能自理者。

（4）各种原因造成的精神异常、意识障碍者。

（5）各种复杂治疗、手术后的患者。

（6）语言沟通障碍、失明或失聪、行动不便的患者。

（7）有自杀倾向、焦虑失眠等心理疾病的患者。

（8）年龄过大（65岁以上）、年龄过小（15岁以下）者，或术后生活自理能力重度依赖的患者。

（9）医生认为诊疗需要陪伴的其他患者。

4.符合陪护条件者，责任护士指导陪人在医院公众号上办理电子陪护证，陪人凭电子陪护证出入，对无智能手机者发放纸质陪护证，盖专科科室公章。安排专人在病区门口核实陪护人员的身份。

5.陪护者必须遵守法律法规、医院及病区的规章制度，不使用患者的用具，不在病床上坐卧，不在病房吸烟、喝酒，爱护公物，节约水电；不谈论有碍患者健康和治疗的事宜，不擅自翻阅病历和其他医疗记录，不私自将患者带出院外。陪护人员有事离开患者，必须告知医护人员。

6.患者出院或患者无须陪护人员陪护时责任护士收回纸质陪护证；电子陪护证在患者出院时会随着信息更新自动取消。

【操作流程】

医院探视陪护管理标准操作流程及要点说明见图1-2-5。

操作流程 | 要点说明

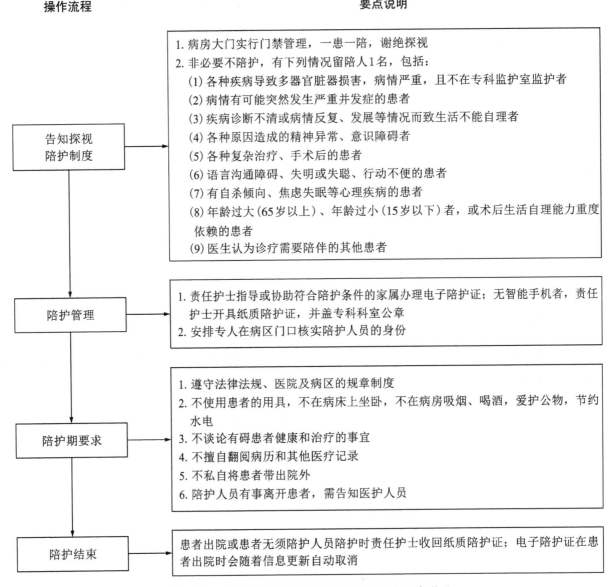

告知探视陪护制度

1. 病房大门实行门禁管理，一患一陪，谢绝探视
2. 非必要不陪护，有下列情况留陪人1名，包括：
   (1) 各种疾病导致多器官脏器损害，病情严重，且不在专科监护室监护者
   (2) 病情有可能突然发生严重并发症的患者
   (3) 疾病诊断不清或病情反复、发展等情况而致生活不能自理者
   (4) 各种原因造成的精神异常、意识障碍者
   (5) 各种复杂治疗、手术后的患者
   (6) 语言沟通障碍、失明或失聪、行动不便的患者
   (7) 有自杀倾向、焦虑失眠等心理疾病的患者
   (8) 年龄过大（65岁以上）、年龄过小（15岁以下）者，或术后生活自理能力重度依赖的患者
   (9) 医生认为诊疗需要陪伴的其他患者

陪护管理

1. 责任护士指导或协助符合陪护条件的家属办理电子陪护证；无智能手机者，责任护士开具纸质陪护证，并盖专科科室公章
2. 安排专人在病区门口核实陪护人员的身份

陪护期要求

1. 遵守法律法规、医院及病区的规章制度
2. 不使用患者的用具，不在病床上坐卧，不在病房吸烟、喝酒，爱护公物，节约水电
3. 不谈论有碍患者健康和治疗的事宜
4. 不擅自翻阅病历和其他医疗记录
5. 不私自将患者带出院外
6. 陪护人员有事离开患者，需告知医护人员

陪护结束

患者出院或患者无须陪护人员陪护时责任护士收回纸质陪护证；电子陪护证在患者出院时会随着信息更新自动取消

图 1-2-5　医院探视陪护管理标准操作流程及要点说明

六、护理交接班标准操作流程

【目的】

1. 使接班护士能准确掌握患者的病情变化，确保患者治疗及护理工作连续性、安全性。

2. 使病区对于贵重物品及药品(尤其是有毒药品、精神类药品及抢救药品)、器械、仪器的管理更加有序，保证病区管理的有效性。

3. 展现护士的良好形象，加强医、护、患之间的交流，促进医患关系和谐发展，提升护理质量。

【规程】

1. 值班人员须在交班前完成本班的各项工作，做好记录，处理好使用过的物品，为下一班做好用物准备。做到"十不交接"（衣着穿戴不整齐不交接；危重患者抢救时不交接；患者入院、出院或死亡、转科未处理好不交接；皮试结果未观察、未记录不交接；医嘱未处理好不交接；床边处置未做好不交接；物品数目不清楚不交接；清洁卫生未处理好不交接；未为下一班工作做好用物准备不交接；

交班志未完成不交接)。需要下一班完成的治疗、护理,必须口头、文字交代清楚。接班时如发现问题,应由交班者负责;接班后如因交班不清发生差错事故或物品遗失,应由接班者负责。

2. 交班前准备。

(1)交班者准备:

1)完成本班工作,包括各项记录、医嘱、治疗、护理等。

2)掌握患者的病情变化,重点关注手术、全身有重大疾病、呼吸困难等危急重症患者。

3)保持护士站、病房环境整洁,物品放置有序。

4)为接班者做好用物准备,如注射器、消毒物品、常备器械等。

5)交班者要求做到"三清",即书面写清、口头交清、床边看清。

(2)接班者准备:

1)着装整齐,提前15分钟到科室进行交接。

2)交接检查贵重物品及药品(尤其是麻醉药、精神类药品及抢救药品),检查器械、仪器的数量、功能状态,并签全名。

3)查对各治疗本,包括注射、口服药的执行情况。

4)接班者要求做到"三清一明":听清、看清、记清,查明。接班过程中发现患者病情、物品等交代不清,应立即查问。

3. 集体交接班。

(1)交接班礼仪:仪表整齐,声音洪亮,向大家问好后汇报班内情况,全体人员应严肃认真地倾听交班内容。

(2)交班内容:

1)汇报病区患者总人数,出、入院患者人数,转科、转院患者人数,手术患者及危重患者、特殊患者病情及治疗护理等情况。

2)汇报手术前后或有特殊检查处理、有行为异常、有自杀倾向的患者的病情变化及心理问题。

3)汇报有关患者投诉意见、查房时存在的问题。

4)汇报医嘱执行、各种检查标本采集及各种处置完成情况,对尚未完成的工作,应告知接班者。

4. 交接班者及护士长共同巡视病房,查看患者,并进行床旁交接班。

(1)参加人员:护士长、交班护士、责任护士。

(2)进病房顺序:交班护士—责任护士—护士长—其余护士。

(3)交接班站位:交班护士于患者左侧,接班管床护士站在患者右侧,护士长位于床尾。床边交接班按床号顺序依次进行。

(4)交接班内容:

1)重点巡视危重患者、手术前后患者、新入院患者、特殊病情及行动不便的患者。不同患者侧重点不同,新入院患者侧重宣教;危重患者侧重病情观察及基础护理;手术前患者侧重术前准备;术后患者侧重专科病情观察;出院患者侧重出院指导。

2)护士长或责任护士根据交接情况、患者病情,对重点患者的护理进行检查,提出存在的问题及指导性的意见,对患者的护理措施做好质控,提升优质护理服务。

【操作流程】

护理交接班标准操作流程及要点说明见图1-2-6。

操作流程　　　　　　　　　　　　　　　　要点说明

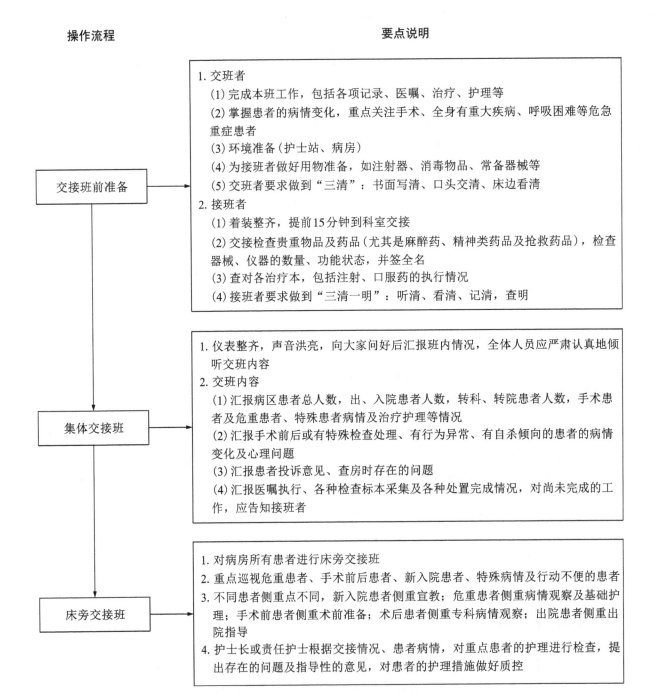

交接班前准备

1. 交班者
(1) 完成本班工作，包括各项记录、医嘱、治疗、护理等
(2) 掌握患者的病情变化，重点关注手术、全身有重大疾病、呼吸困难等危急重症患者
(3) 环境准备（护士站、病房）
(4) 为接班者做好用物准备，如注射器、消毒物品、常备器械等
(5) 交班者要求做到"三清"：书面写清、口头交清、床边看清
2. 接班者
(1) 着装整齐，提前15分钟到科室交接
(2) 交接检查贵重物品及药品（尤其是麻醉药、精神类药品及抢救药品），检查器械、仪器的数量、功能状态，并签全名
(3) 查对各治疗本，包括注射、口服药的执行情况
(4) 接班者要求做到"三清一明"：听清、看清、记清，查明

集体交接班

1. 仪表整齐，声音洪亮，向大家问好后汇报班内情况，全体人员应严肃认真地倾听交班内容
2. 交班内容
(1) 汇报病区患者总人数，出、入院患者人数，转科、转院患者人数，手术患者及危重患者、特殊患者病情及治疗护理等情况
(2) 汇报手术前后或有特殊检查处理、有行为异常、有自杀倾向的患者的病情变化及心理问题
(3) 汇报患者投诉意见、查房时存在的问题
(4) 汇报医嘱执行、各种检查标本采集及各种处置完成情况，对尚未完成的工作，应告知接班者

床旁交接班

1. 对病房所有患者进行床旁交接班
2. 重点巡视危重患者、手术前后患者、新入院患者、特殊病情及行动不便的患者
3. 不同患者侧重点不同，新入院患者侧重宣教；危重患者侧重病情观察及基础护理；手术前患者侧重术前准备；术后患者侧重专科病情观察；出院患者侧重出院指导
4. 护士长或责任护士根据交接情况、患者病情，对重点患者的护理进行检查，提出存在的问题及指导性的意见，对患者的护理措施做好质控

图 1-2-6　护理交接班标准操作流程及要点说明

七、分级护理标准操作流程

【目的】
1. 使患者在住院期间得到与病情和生活自理能力相符的护理，确保治疗及护理的连续性、安全性。
2. 规范不同护理级别的分级依据，保证临床护理质量。
3. 为临床合理安排护理人力资源及落实管床责任制提供依据。

【规程】

1.责任护士对新入院患者进行首次评估,了解患者病情的严重程度,运用 Barthel 指数评定量表对患者生活自理能力进行评定。

2.医生根据患者病情和生活自理能力开具护理等级医嘱,级别分为特级护理、一级护理、二级护理、三级护理。

3.医生下达护理等级医嘱,患者床头智能显示屏上自动更新护理等级颜色,不同颜色代表不同的护理级别;特级护理为红色,标签注明"特"字;一级护理为红色标签;二级护理为蓝色标签;三级护理为黄色标签或可不设标记。

4.患者住院期间责任护士依据护理级别,给予相应的照护,包括病情观察、正确执行医嘱、健康宣教、安全指导、专科护理、基础护理、填写护理文书等。

(1)特级护理:

1)及时进行心理护理,了解患者心理状况,适时进行健康教育。对病情危急、随时需要抢救、各种复杂及大型手术后、有各种严重损伤和在监护室的患者应给予特别护理。

2)设专人 24 小时看护,严密观察病情变化;急救药品、器材准备齐全,随时准备抢救。

3)设立特别护理记录单,及时、准确记录患者生命体征及出入水量,以保持水电解质平衡,并严格交接班。

4)制订护理计划,适时提出护理问题,认真落实各项护理措施,及时进行效果评价。

5)保持患者衣、被及床单位整洁,做好患者口腔、头发和皮肤护理,保持各导管通畅;按时对患者翻身进行预防压疮护理,防止并发症。

6)向患者提供合适的饮食,以保证足够的营养。

7)保持患者肢体功能位置,防止足下垂或其他体位性神经损伤。

8)严格执行消毒隔离制度,防止院内感染。

(2)一级护理常规:

1)对危重、病危,各种大手术后,生活不能自理,各种内出血、外伤、高热、昏迷、肝肾衰竭、休克、瘫痪、惊厥、早产、晚期癌症等患者应给予一级护理。

2)患者应绝对卧床休息。护士服务患者生活上的各种需要,应做到饭、水、便器、药物、治疗"五到床头"。

3)严密观察病情。按要求测量患者生命体征,根据病情制订护理计划,提出护理问题,落实各项有效护理措施。观察患者用药的效果及反应,按规定做好各项护理记录。

4)按要求及时巡视患者,与患者进行有效沟通,向患者实施心理护理及健康教育。

5)落实各项生活护理。随时保持患者衣被及床单位整洁,保持各导管通畅。

6)协助或督促患者按时翻身,根据病情进行预防压疮护理。

7)协助并指导患者按要求进食,以保证营养的供给。

8)根据病情协助患者进行功能锻炼,并设床栏以防止坠床。

9)做好消毒隔离工作,预防院内交叉感染。

(3)二级护理常规:

1)对病重期急性症状消失、特殊复杂手术及大手术后病情稳定及生活不能自理、年老体弱或有慢性病、不宜过多活动、一般手术后或轻型子痫等患者应给予二级护理。

2)指导患者卧床休息。在病情允许的情况下,可协助患者在床上活动或在室内适当活动。

3)协助并指导患者参与各项生活护理,保持皮肤、口腔、衣被等清洁,防止并发症。

4)按要求及时巡视患者,注意观察病情变化、特殊治疗用药后的反应和效果,做好各项护理记录。

5)协助并指导患者按要求进食,以保证营养的供给。

6)做好心理护理及健康教育,与患者进行及时有效的沟通。

(4)三级护理常规:

1)对轻症、一切慢性病、择期手术前、检查准备阶段、正常妊娠、各种疾病及手术后恢复期或即待出院、可下床活动、生活能自理等的患者应给予三级护理。

2)指导患者进行自我生活护理,保持皮肤、口腔、衣、被等的清洁,防止并发症;根据病情参加室内集体活动。

3)注意观察患者病情,及时巡视患者,了解用药反应,掌握患者心理状态及生活所需。

4)指导患者按要求进食,以保证营养的供给。

5)做好心理护理及健康教育,与患者进行及时有效的沟通。

5.责任护士在护理过程中应关心、爱护患者,及时评估患者状态并与主管医生沟通,根据患者的病情变化对护理级别进行动态的调整。

6.护士长或责任组长应定期督查级别护理落实的情况,根据患者的护理级别调配护理人力和责任护士,确保护理质量、安全。

7.护理部定期组织护理质量检查,抽查护士对分级护理内容的掌握情况及分级护理执行率,并对检查结果进行分析,采取整改措施,使分级护理的内容落实到位。

【操作流程】

分级护理标准操作流程及要点说明见图1-2-7。

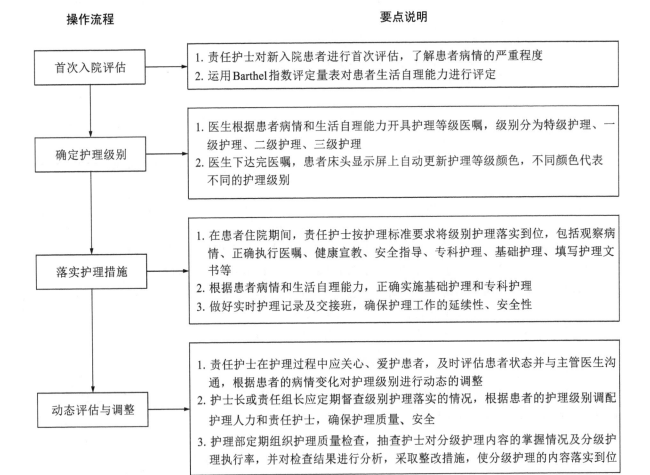

图1-2-7 分级护理标准操作流程及要点说明

八、送手术患者标准操作流程

【目的】

1.通过对患者进行全面的术前评估与准备,减少手术过程中的风险及手术后并发症。

2.护士正确执行手术医嘱,确保手术部位标识正确、患者安全转运。

3.使患者及家属了解送手术的流程,在医护人员的指导下顺利完成术前准备。

【规程】

1.手术室提前15分钟电话通知主班护士,主班护士核对手术医嘱,并告知责任护士做好术前准备。

2.执行术前医嘱,做好药敏试验、术前用药等。

3.为患者测量生命体征,再次评估患者有无上呼吸道感染、发热、心功能不全、腹泻、感冒、局部皮肤及全身感染病灶等手术禁忌证,高血压、糖尿病患者血压或血糖是否控制在适合手术的范围内。

4.查看患者手术同意书、麻醉签字单是否签字,各种检验单、心电图、胸片、医嘱单、术前安全核查单等是否齐全,检查结果有无阳性体征,病历资料是否完整并按序排列。

5.交代患者继续禁饮禁食,嘱患者排空大小便,穿好病号服,女性绑好头发,取下佩戴的首饰,戴活动义齿的患者需要取下义齿;手机、钱包、首饰等贵重物品交给家属保管。

6.告知患者及家属送手术的流程及配合事项,嘱患者尽量放松,告知手术时间、手术目的,减轻患者紧张恐惧心理,使其将自己调整至接受手术的最佳状态。

7.认真填写护理记录,包括送手术的时间、患者生命体征等。

8.责任护士和手术室工作人员到病床前对患者进行共同核对交接,根据术前安全核查单逐条逐项进行核对确认。核对交接的内容包括:

(1)核对患者基本信息,包括科室、床号、姓名、性别、年龄、住院号等;查看患者的手腕带内容、字迹是否清晰,使用手腕带作为识别患者身份的标识。

(2)核对患者生命体征是否异常,女性患者是否在月经期。

(3)核对全身麻醉患者是否禁食、禁饮。

(4)核对患者手术名称、手术部位(标识)及手术时间、术野皮肤、药物过敏试验结果等。

(5)交接术前准备情况:术前、术中用药,留置管道,皮肤完整性等。

(6)交接患者的病历、术中所需要的仪器材料,以及CT、MRI、B超的检查结果并将数量记录在术前安全核查单上。

(7)双人核对交接无误后,双方在术前安全核查单上签名确认。

9.责任护士提前预约好电梯,并根据患者病情、年龄、行动能力等情况选择合适的转运工具,注意保暖及安全防护。一般手术患者由手术室工作人员带至手术室;危急重症、特殊治疗的患者由医护人员携带氧气袋、血氧仪等仪器设备护送至手术室。

10.责任护士根据患者的手术和麻醉方式,准备好床单位;对全身麻醉患者,应确保吸痰、吸氧装置及心电监护等仪器设备处于备用状态,等待患者术后安返病房。

【操作流程】

送手术患者标准操作流程及要点说明见图1-2-8。

操作流程 　　　　　　　　　　　　　要点说明

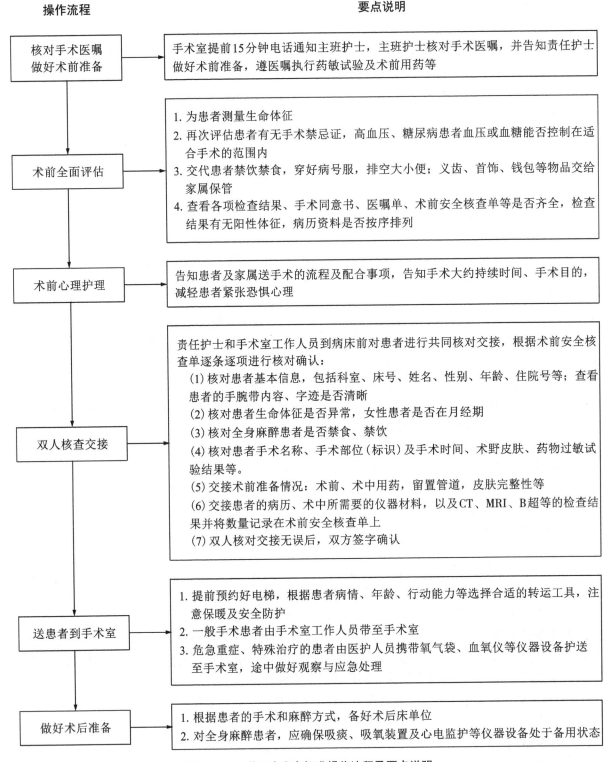

核对手术医嘱 做好术前准备	手术室提前15分钟电话通知主班护士，主班护士核对手术医嘱，并告知责任护士做好术前准备，遵医嘱执行药敏试验及术前用药等
术前全面评估	1. 为患者测量生命体征 2. 再次评估患者有无手术禁忌证，高血压、糖尿病患者血压或血糖能否控制在适合手术的范围内 3. 交代患者禁饮禁食，穿好病号服，排空大小便；义齿、首饰、钱包等物品交给家属保管 4. 查看各项检查结果、手术同意书、医嘱单、术前安全核查单等是否齐全，检查结果有无阳性体征，病历资料是否按序排列
术前心理护理	告知患者及家属送手术的流程及配合事项，告知手术大约持续时间、手术目的，减轻患者紧张恐惧心理
双人核查交接	责任护士和手术室工作人员到病床前对患者进行共同核对交接，根据术前安全核查单逐条逐项进行核对确认： 　(1) 核对患者基本信息，包括科室、床号、姓名、性别、年龄、住院号等；查看患者的手腕带内容、字迹是否清晰 　(2) 核对患者生命体征是否异常，女性患者是否在月经期 　(3) 核对全身麻醉患者是否禁食、禁饮 　(4) 核对患者手术名称、手术部位（标识）及手术时间、术野皮肤、药物过敏试验结果等。 　(5) 交接术前准备情况：术前、术中用药，留置管道，皮肤完整性等 　(6) 交接患者的病历、术中所需要的仪器材料，以及CT、MRI、B超等的检查结果并将数量记录在术前安全核查单上 　(7) 双人核对交接无误后，双方签字确认
送患者到手术室	1. 提前预约好电梯，根据患者病情、年龄、行动能力等选择合适的转运工具，注意保暖及安全防护 2. 一般手术患者由手术室工作人员带至手术室 3. 危急重症、特殊治疗的患者由医护人员携带氧气袋、血氧仪等仪器设备护送至手术室，途中做好观察与应急处理
做好术后准备	1. 根据患者的手术和麻醉方式，备好术后床单位 2. 对全身麻醉患者，应确保吸痰、吸氧装置及心电监护等仪器设备处于备用状态

图 1-2-8　送手术患者标准操作流程及要点说明

九、接手术患者标准操作流程

【目的】

1. 规范接手术患者流程，落实护理措施。

2.保障患者安全，提高护理质量。

3.减轻患者及家属对手术的恐惧心理。

【规程】

1.手术室提前15分钟告知病房准备接收手术后的患者，主班护士立即告知责任护士提前做好准备。

2.责任护士根据患者病情、麻醉方式、手术部位做好相应准备。对全麻手术患者，铺好麻醉床，备好氧气、负压吸引装置和吸痰管，确保心电监护仪器处于完好备用状态。

3.手术室送患者入病房，责任护士核对患者身份(手腕带核对、开放式询问核对)，与手术室护士共同协助患者过床，过床时注意患者安全，避免剧烈震荡。可采用多种方法协助患者过床：

(1)临床上使用最多的过床工具就是过床易，具有安全、方便、省力等优点。将平车移至与病床平齐，调节平车高度与病床平齐，将闸制动，由病房护士抓住垫在患者身下的过床易将患者缓慢移到病床上，手术室护士协助患者侧身，病房护士将滑移垫卷至患者身下，然后手术室护士协助患者向另一侧侧身，由病房护士将滑移垫撤出，并为患者盖好被褥。

(2)单人搬运法用于病情许可、体重较轻者，如儿童。将平车推至床尾，使平车端和床尾成钝角，告知患者配合，患者的一侧手臂从搬运者的腋下穿出，另一臂自搬运者对侧的肩上绕过，两手在搬运者颈后握住。搬运者抱住患者并将其轻轻放在车上，盖好被褥。

(3)采用三人搬运法。将平车移至患者床尾，使平车头端与床尾成钝角，将闸制动，责任护士托住患者的头、颈、肩及胸部，手术室护士托住患者的背、腰和臀部，麻醉医生托住患者的膝部和足跟部，三人同时抬起，使患者身体稍向三人倾斜，同时移步轻轻将患者放于病床上，盖好被褥。

4.根据麻醉方式和手术情况指导患者采取正确的体位。全麻手术患者平卧4~6小时，如患者有恶心、呕吐，指导患者头偏向一侧。颈部有伤口的患者可在颈部垫一软枕，避免颈部伤口过度牵拉。对局麻手术患者，可根据病情适当抬高床头30°~45°。

5.遵医嘱给予患者心电监护、吸氧，测量生命体征、血氧饱和度等；保持患者呼吸道通畅，如呼吸道分泌物过多、痰液黏稠患者无力咳出，可给予吸痰。

6.手术室护士与责任护士共同检查交接：

(1)患者意识状态、面色等。

(2)患者皮肤有无压疮、破溃等。

(3)患者有无肢体活动功能障碍。

(4)检查患者伤口情况，伤口敷料是否干燥、伤口出血量是多少。

(5)检查液体输注情况：所输注液体名称、输液是否通畅、输液部位有无肿胀、留置针有无脱出、特殊药物的输注有无醒目标识，根据患者病情、年龄调节合适的输液速度。

(6)检查患者身上管道情况，如胃管、导尿管、伤口引流管等各种管道是否固定牢靠，引流是否通畅，引流袋(引流球)是否有破损、漏气等。仔细观察并记录引流液的量与性质。伤口置入引流管须明确引流管置入位置。所有管道必须标识醒目、字迹清晰，标明管道名称、置入时间、置入深度、置入人。

(7)手术室护士及麻醉医生向责任护士交接患者病情、手术情况，以及术中用药、特殊治疗、护理要点、注意事项等，责任护士认真交接，针对不同手术进行重点检查，发现问题或有疑问应立即询问手术室护士或手术医生，给予及时准确的处理。

(8)责任护士清点从手术室带回来的物品，如病历资料、CT片等。

(9)交接无误，双方在交接单上签名确认后，手术室护士方可离开。

7.责任护士向患者及家属仔细交代术后注意事项、观察要点，并遵医嘱指导患者饮食、活动。

8.做好心理护理，告知患者及家属疾病转归，提高患者及家属战胜疾病的信心。安慰、鼓励患者及家属，减轻患者及家属对手术的恐惧心理。

【操作流程】

接手术患者标准操作流程及要点说明见图1-2-9。

操作流程   要点说明

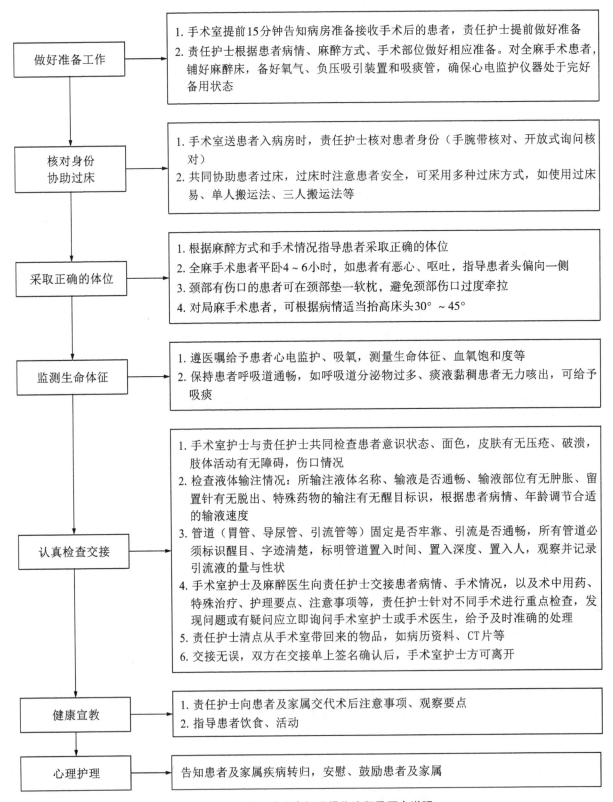

图 1-2-9   接手术患者标准操作流程及要点说明

十、手术安全核查标准操作流程

【目的】

1. 规范手术核查流程, 夯实手术安全核查制度。

2. 在麻醉实施前、手术开始前和患者离开手术室前对患者身份、手术部位、手术方式等进行多方参与、多方面的核查, 以保障患者安全, 提高医疗质量。

【规程】

1. 所有手术均须实行手术安全核查, 包括门诊手术、局麻手术、介入手术及活检手术等各级各类手术。

2. 病房应给住院手术患者佩戴好有患者身份识别信息的手腕带以便核查, 手腕带标识字迹清晰无误。

3. 手术安全核查是由具有执业资质的手术医生、麻醉医生和手术室护士三方, 分别在麻醉实施前、手术开始前和患者离开手术室前, 共同对患者身份和手术部位等多项内容进行核查的工作, 相应责任人逐项认真填写手术安全核查表并签名。

4. 麻醉实施前: 由麻醉医生发起, 手术室护士协同依次核查手腕带信息、患者身份(姓名、性别、年龄)、有无手术部位标识, 确认手术部位是否与手术同意书上的相同、手术同意书和麻醉同意书签署情况、麻醉方式、麻醉设备安全检查、有无假牙、术野备皮情况、有无压疮、静脉通路建立情况、患者过敏史、抗生素皮试结果、术前备血情况、导尿与否、有无影像学资料等。

5. 手术开始前: 由手术医生(主刀/一助)发起, 与麻醉医生、手术室护士三人共同核查患者身份(姓名、性别、年龄)、手术部位、手术方式, 并确认手术和麻醉风险预警等内容, 手术物品准备情况的核查由手术室护士执行并向手术医生和麻醉医生报告。手术医生完成手术后亲自补签名。

6. 患者离开手术室前: 在手术结束后患者离开手术室前由手术室护士发起, 与麻醉医生、手术医生共同核查实际手术方式、术中用药及输血、手术用物清点是否正确、手术标本、皮肤有无压疮、影像学资料和患者物件是否带回、各种管道的确认及标识、患者去向确认等内容。

7. 术中用药、输血由麻醉医生或手术医生根据情况需要下达医嘱, 由麻醉医生做好相应记录, 由巡回护士与麻醉医生共同核查。

8. 局麻手术麻醉实施前和手术开始前由手术医生(主刀/助手)发起, 患者离开手术室前由手术室护士发起, 共同负责核查所有手术安全工作。

9. 手术安全核查必须按照上述步骤依次进行, 每一步核查无误并达到要求后方可进行下一步操作, 必须如实填写手术安全核查表格, 不得提前填写。

【操作流程】

手术安全核查标准操作流程及要点说明见图1-2-10。

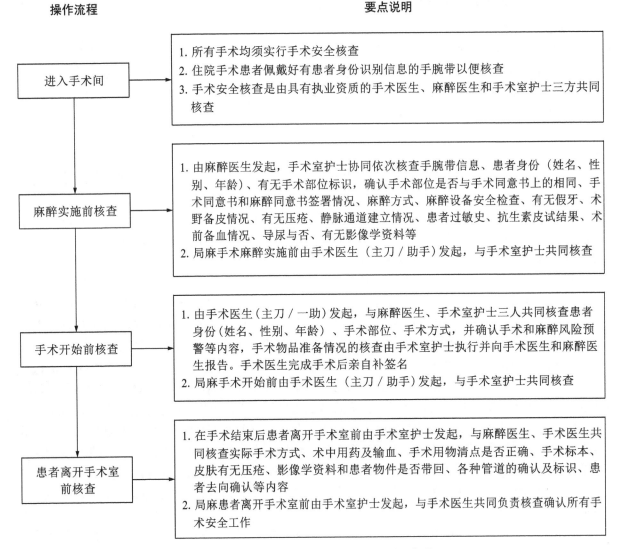

图 1-2-10　手术安全核查标准操作流程及要点说明

第三节　日间病房护理管理标准操作流程

一、日间手术术式、术种准入管理制度

【目的】

1. 规范日间手术术式、术种，保障医疗安全。

2. 规范日间手术临床路径标准化流程。

【规程】

1. 准入原则：

（1）日间手术病种的选择应以住院部已经开展的、成熟的术式为主，对开展日间手术的术种应进行严格的把控，术种应同时满足以下要求：

1）临床诊断明确。

2）手术时长不宜超过 2 小时。

3）术中对麻醉和气道的建立无特殊要求。

4）术后气道风险小。

5）术后出血风险小。

6）术后疼痛可耐受或可通过口服药物缓解。

7）术后对饮食、饮水无特殊要求。

8）术后对日常活动无特殊要求。

9）术后无须特殊护理。

（2）目前可开展日间手术的病种及术式包括腺样体肥大、扁桃体肥大、咽喉部乳头状瘤、咽部肿物、声带息肉、会厌囊肿、耳前瘘管、鼻前庭囊肿、鼻中隔偏曲、鼻骨骨折、小儿耵聍堵塞、小儿分泌性中耳炎，以及鼓室成形术、腮腺良性肿物切除术等，病变范围较小的慢性鼻窦炎、颈部肿物等在充分评估病情的前提下也可进行日间手术。

2. 由于日间手术的特殊性，进行日间手术的患者应经过严格的筛选，具有严格的准入条件：

（1）符合相应术种的适应证，耳鼻咽喉科日间手术的适应证应与择期手术保持一致。

（2）排除手术禁忌证和麻醉禁忌证，如急性感染、合并有严重基础疾病、有严重的出血风险等，按 ASA 分级为 I ～ III 级。

（3）患者应意识清楚，有足够的社会支持，术后和出院后有陪人进行照护，患者或家属能够理解并具备术前术后的护理知识。

（4）患者对手术效果有充分的认知，理解并愿意承担日间手术并发症的风险。

（5）患者理解术后饮食、生活习惯的改变，有固定通畅的联系方式并愿意配合术后随访，要求术后居住场所附近有医疗机构，以便出院后发生紧急事件能得到及时处理。

（6）采取局麻手术的患者应能充分配合手术过程，对于小儿患者应谨慎考虑局麻手术。

（7）若患者入院前评估、术前评估确认不宜进行日间手术治疗，或术后出现较严重的并发症需要住院治疗的，应由专科医生认真评估患者病情并详细记录后转专科病房进行治疗。

3. 医务人员资质和专业技术：日间手术应该由经验丰富的高年资（3 年及以上主治医师）并已获授权手术的外科医生主刀；由经验丰富的高年资（3 年及以上主治医师）并已获授权的麻醉医生实施安全、无痛的麻醉评估及麻醉；由训练有素的护理团队进行全程优质护理，专科医生、麻醉医生、护理人员的协同合作是日间手术成功的保障。

4. 日间手术应选择技术成熟、风险较小的病种和术式开展，门诊手术、操作、检查不能纳入日间手术管理。日间手术均实行临床路径管理并有详细的临床路径内容，未开展临床路径的病种和术式，不能开展日间手术。进入临床路径的患者出现以下情况之一时，应当退出临床路径：

（1）出现严重并发症，需要改变原治疗方案的。

（2）因个人原因无法继续实施的。

（3）对入院第一诊断进行修正的。

（4）因合并症或检查发现其他疾病，需要转科住院治疗的。

（5）其他严重影响临床路径实施的。

【操作流程】

日间手术临床路径标准化流程及要点说明见图 1-3-1。

操作流程

要点说明

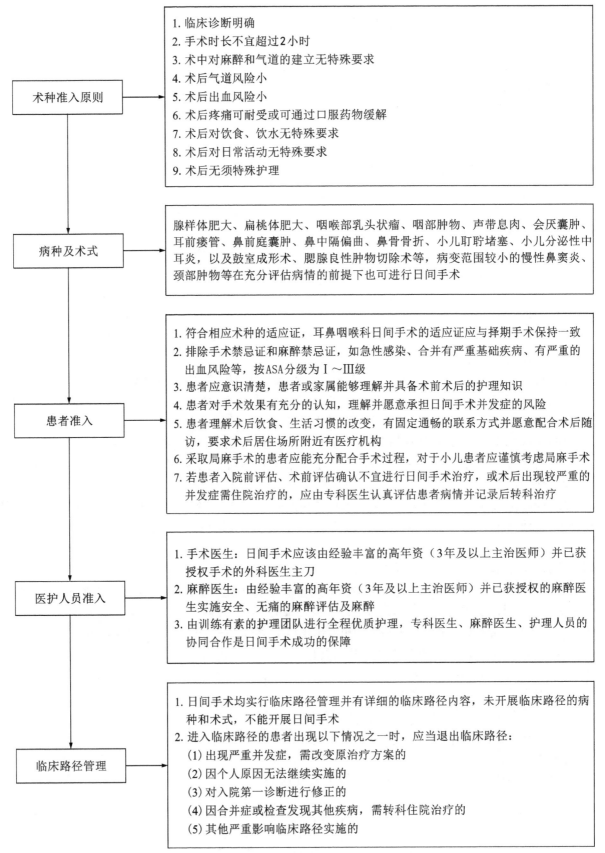

术种准入原则

1. 临床诊断明确
2. 手术时长不宜超过2小时
3. 术中对麻醉和气道的建立无特殊要求
4. 术后气道风险小
5. 术后出血风险小
6. 术后疼痛可耐受或可通过口服药物缓解
7. 术后对饮食、饮水无特殊要求
8. 术后对日常活动无特殊要求
9. 术后无须特殊护理

病种及术式

腺样体肥大、扁桃体肥大、咽喉部乳头状瘤、咽部肿物、声带息肉、会厌囊肿、耳前瘘管、鼻前庭囊肿、鼻中隔偏曲、鼻骨骨折、小儿盯聍堵塞、小儿分泌性中耳炎，以及鼓室成形术、腮腺良性肿物切除术等，病变范围较小的慢性鼻窦炎、颈部肿物等在充分评估病情的前提下也可进行日间手术

患者准入

1. 符合相应术种的适应证，耳鼻咽喉科日间手术的适应证应与择期手术保持一致
2. 排除手术禁忌证和麻醉禁忌证，如急性感染、合并有严重基础疾病、有严重的出血风险等，按ASA分级为Ⅰ～Ⅲ级
3. 患者应意识清楚，患者或家属能够理解并具备术前术后的护理知识
4. 患者对手术效果有充分的认知，理解并愿意承担日间手术并发症的风险
5. 患者理解术后饮食、生活习惯的改变，有固定通畅的联系方式并愿意配合术后随访，要求术后居住场所附近有医疗机构
6. 采取局麻手术的患者应能充分配合手术过程，对于小儿患者应谨慎考虑局麻手术
7. 若患者入院前评估、术前评估确认不宜进行日间手术治疗，或术后出现较严重的并发症需住院治疗的，应由专科医生认真评估患者病情并记录后转科治疗

医护人员准入

1. 手术医生：日间手术应该由经验丰富的高年资（3年及以上主治医师）并已获授权手术的外科医生主刀
2. 麻醉医生：由经验丰富的高年资（3年及以上主治医师）并已获授权的麻醉医生实施安全、无痛的麻醉评估及麻醉
3. 由训练有素的护理团队进行全程优质护理，专科医生、麻醉医生、护理人员的协同合作是日间手术成功的保障

临床路径管理

1. 日间手术均实行临床路径管理并有详细的临床路径内容，未开展临床路径的病种和术式，不能开展日间手术
2. 进入临床路径的患者出现以下情况之一时，应当退出临床路径：
   (1) 出现严重并发症，需改变原治疗方案的
   (2) 因个人原因无法继续实施的
   (3) 对入院第一诊断进行修正的
   (4) 因合并症或检查发现其他疾病，需转科住院治疗的
   (5) 其他严重影响临床路径实施的

图1-3-1 日间手术临床路径标准化流程及要点说明

二、日间手术患者院前预约标准操作流程

【目的】

1.规范日间患者预约住院流程。

2.使日间手术患者及家属知晓院前预约流程，提升患者就医体验。

【规程】

1.门诊医生对患者进行评估，对符合日间手术纳入标准者，开具电子住院证，选择日间手术。电脑自动发送住院信息到患者手机上。

2.医生根据患者病情开具与手术相关的检查，如抽血、胸片、心电图、喉镜等，门诊护士指导协助患者到相应的地方进行检查。

3.完善检查后患者在门诊护士指导下前往麻醉科门诊进行术前麻醉评估。明确告知患者麻醉风险。患者签署麻醉同意书。

4.手术医生评估患者术前检查结果是否异常，有无手术禁忌证等。详细告知患者及家属手术方式、手术大概时间、麻醉方式等，明确告知手术风险、手术注意事项等。

5.评估完毕患者即可到护士站进行日间手术预约。护士热情接待患者，核对患者信息，预约好手术日期并登记。女性患者在预约日期时注意避开月经期。

6.护士向患者及家属解释日间住院的方法、目的及意义，详细告知患者及家属日间住院手续办理方法、如何办理医保手续、日间手术注意事项、麻醉方式，指导饮食(责任护士根据患者手术安排顺序，个体化指导全麻手术患者进行术前禁食禁饮，如全麻手术前8小时禁食固体食物，6小时禁食牛奶，2小时禁食清水、糖水等。局麻手术患者无须禁饮禁食，手术当天以清淡饮食为主)。日间手术患者住院需携带的物品有水杯、纸巾、身份证等。

7.手术前一天护士再次采用电话或短信的方式告知患者及家属日间住院、医保手续办理方法及手术大概时间，提醒患者及家属术前饮食、手术注意事项及麻醉方式等。

【操作流程】

日间手术患者院前预约标准操作流程及要点说明见图1-3-2。

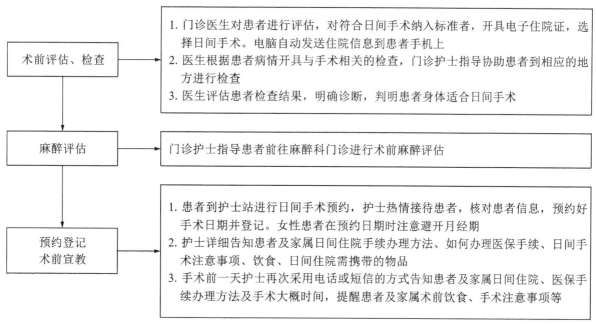

图1-3-2 日间手术患者院前预约标准操作流程及要点说明

三、日间手术患者住院护理标准操作流程

【目的】

1. 规范日间手术患者住院流程，加速患者康复。

2. 优化日间手术患者就医流程，提高患者就医体验。

【规程】

1. 患者及家属在护士的指导下凭住院短信、诊疗卡在住院窗口办理日间住院手续。

2. 患者到达病房，责任护士热情接待，核对患者信息，并把患者安排到合适的床位。

3. 责任护士向患者及家属介绍病房环境，告知责任护士和手术医生名字，让患者佩戴手腕带，发放病号服；指导患者及家属办理入院手续，告知日间住院规章制度、医保制度、探视制度、"一患一陪"等医院科室相关规定，并签字明确告知。

4. 通知手术医生再次核对患者术前检查，评估患者手术适应证及禁忌证，确认患者符合日间手术准入标准，详细告知患者及家属手术相关风险，并签署相关文书。医生开具手术等医嘱，做好手术部位标记，嘱患者不要随意擦拭。

5. 责任护士评估患者生命体征、过敏史、用药史、疾病史、遗传史等。对全麻手术患者，询问饮食情况。询问女性患者是否在月经期。询问高血压、糖尿病患者血压或血糖是否控制在适合手术的范围内。全麻禁饮禁食的患者，如等待手术时间较长或者饥饿感强烈，遵医嘱予以补液。需要备皮的患者，根据手术情况确定备皮范围，避免用刀片直接刮除毛发。

6. 遵医嘱进行药敏试验等。

7. 完善电子病历，填写护理记录单。打印医嘱单、术前核查单，整理病历。

8. 鼓励、安慰患者及家属，以减轻其对手术的恐惧感。告知疾病的相关知识，提高患者及家属战胜疾病的信心。

9. 手术室提前 15 分钟电话通知主班护士，主班护士核对手术医嘱，并告知责任护士做好术前准备。

10. 查看患者手术同意书、麻醉签字单是否签字，各种检验单、心电图单、胸片报告单、医嘱单、手术安全核查单等是否齐全，检查结果有无阳性体征，病历资料是否完整并按序排列。

11. 交代患者继续禁饮禁食，嘱患者排空大小便，穿好病号服，女性绑好头发，取下佩戴的首饰，戴活动义齿的患者需要取下义齿，手机、钱包、首饰等贵重物品交给家属保管。

12. 告知患者及家属手术的流程及配合事项，嘱患者尽量放松，告知手术时间、手术目的，减轻患者紧张恐惧心理，使其将自己调整至接受手术的最佳状态。

13. 责任护士和手术室工作人员到病床前对患者进行共同核对交接，根据术前安全核查单逐条逐项进行核对确认。核对交接的内容包括：

(1) 核对患者基本信息，包括科室、床号、姓名、性别、年龄、住院号等；查看患者的手腕带内容、字迹是否清晰，使用手腕带作为识别患者身份的标识。

(2) 核对患者生命体征是否异常，女性患者是否在月经期。

(3) 核对全身麻醉患者是否禁食、禁饮。

(4) 核对患者手术名称、手术部位(标识)及手术时间、术野皮肤、药物过敏试验结果等。

(5) 交接术前准备情况：术前、术中用药，留置管道，皮肤完整性等。

(6) 交接患者的病历、术中所需要的仪器材料，以及 CT、MRI、B 超等的检查结果并将数量记录在术前安全核查单上。

(7) 双人核对交接无误后，双方在术前安全核查单上签名确认。

14. 责任护士提前预约好电梯，手术室工作人员护送患者进手术室。

15. 责任护士填写护理记录单，记录手术时间、手术名称、麻醉方式等；根据患者的手术和麻醉

方式，准备好床单位及氧气装置、负压吸引装置等，必要时遵医嘱备好心电监护仪等待患者术后返回病房。

16. 手术室提前15分钟告知病房准备接收手术后的患者，主班护士立即告知责任护士提前做好准备。

17. 手术室送患者入病房，责任护士核对患者身份(手腕带核对、开放式询问核对)，与手术室护士共同协助患者过床，过床时注意患者安全，避免剧烈震荡。

18. 根据麻醉方式和手术情况指导患者采取正确的体位。全麻手术患者去枕平卧4~6小时，如患者有恶心、呕吐，指导患者头偏向一侧。对局麻手术患者，根据病情适当抬高床头30°~45°。

19. 遵医嘱给予患者吸氧，测量生命体征、血氧饱和度等，保持患者呼吸道通畅。

20. 手术室护士与责任护士共同检查交接：

(1)患者意识状态、面色等。

(2)患者皮肤有无压疮、破溃等。

(3)患者有无肢体活动功能障碍。

(4)检查患者伤口情况，伤口敷料是否干燥、伤口出血量是多少。

(5)检查液体输注情况：所输注液体名称、输液是否通畅、输液部位有无肿胀、留置针有无脱出，根据患者病情、年龄调节合适的输液速度。

(6)手术室护士及麻醉医生向责任护士交接患者病情、手术情况，以及术中用药、护理要点、注意事项等，责任护士认真交接，针对不同手术进行重点检查，发现问题或有疑问应立即询问手术室护士或手术医生，给予及时准确的处理。

(7)责任护士清点从手术室带回来的物品，如病历资料、CT片等。

(8)交接无误，双方在交接单上签名确认后，手术室护士方可离开。

21. 责任护士向患者及家属仔细交代术后注意事项、观察要点。局麻手术患者无须禁饮禁食，饮食宜选择营养丰富、易消化的食物。全麻手术患者手术4小时后适当饮水，手术6小时后可进食清淡、温凉的流质食物，若无不适且术后无特殊要求，可逐渐过渡至软食。指导全麻手术患者如病情允许，尽早下床活动。

22. 做好心理护理，告知患者及家属疾病转归，提高患者及家属战胜疾病的信心。安慰、鼓励患者及家属，减轻患者及家属对手术的恐惧心理。

23. 医生根据PADS评分量表以及患者个体情况、疾病病情特点对日间手术后的患者进行综合评估，判断患者能否办理出院。PADS评分量表内容包括五个项目：①基本生命体征；②活动能力；③疼痛；④术后恶心和呕吐；⑤切口出血。各单项评分0~2分，各个项目相加后总分10分为满分，总分>9分时，方可准许患者离院。因此，医生在查看患者时应注意询问患者身体有无不适，评估患者生命体征是否平稳，意识是否清醒，伤口有无出血还是只有轻微渗出、出血，全麻手术患者小便是否已解，经多重评估后方可开具出院医嘱。

24. 责任护士进行健康宣教，做好沟通，告知患者密切观察手术后伤口部位有无出血，保持伤口清洁干燥，指导患者切勿进食辛辣刺激食物，近期不要剧烈活动，将科室电话告知患者，如有不适，随时电话沟通。提醒患者出院后7个工作日即可在微信平台上查看病检结果，并告知复诊时间。发放相关疾病科普知识小册子，告知患者正确认识疾病。指导患者关注公众号，定期推送疾病相关知识、护理要点、医院通知等。

25. 告知患者及家属办理出院的时间、流程，指导患者及家属办理出院手续、医保报销等，填写住院满意度调查表。

26. 护士做好回访工作，术后第3天、第7天、第14天进行电话回访，询问患者伤口恢复情况、是否疼痛、有无出血、进食情况等，并对患者疑问进行耐心解答。

【操作流程】

日间手术患者住院护理标准操作流程及要点说明见图1-3-3。

操作流程	要点说明

热情接待
1. 患者及家属在护士的指导下凭住院短信、诊疗卡在住院窗口办理日间住院手续
2. 患者到达病房，责任护士热情接待，核对患者信息，安排床位
3. 责任护士向患者及家属介绍病房环境，告知责任护士和手术医生名字，让患者佩戴手腕带，发放病号服；指导患者及家属办理入院手续，告知日间住院相关规章制度并签字

评估患者
1. 评估患者生命体征、过敏史、用药史、疾病史、遗传史等，监视患者有无异常指标，血压、血糖是否控制在适合手术的范围内
2. 评估患者饮食情况：全麻禁饮禁食的患者，根据情况，遵医嘱补液
3. 评估患者手术部位确定备皮范围，做好术前备皮
4. 评估患者病历资料是否填写完整，资料是否打印齐全

术前心理护理
鼓励、安慰患者及家属，以减轻其对手术的恐惧感。告知疾病的相关知识，提高患者及家属战胜疾病的信心

做好术前准备
1. 手术室提前15分钟电话通知主班护士，主班护士核对手术医嘱，并告知责任护士做好术前准备
2. 查看患者手术同意书、麻醉签字单是否签字，各种检验单、心电图、胸片报告单、医嘱单、手术安全核查单等是否齐全，检查结果有无阳性体征
3. 交代患者继续禁饮禁食，嘱患者排空大小便，穿好病号服，女性绑好头发，取下佩戴的首饰，戴活动义齿的患者需取下义齿；手机、钱包、首饰等贵重物品交给家属保管
4. 告知患者及家属手术的流程及配合事项，嘱患者尽量放松，告知手术时间、手术目的，减轻患者紧张恐惧心理，使其将自己调整至接受手术的最佳状态

双人核查交接
责任护士和手术室工作人员到病床前对患者进行共同核对交接，根据术前安全核查单逐条逐项进行核对确认：
1. 核对患者基本信息，包括科室、床号、姓名、性别、年龄、住院号等；查看患者的手腕带内容、字迹是否清晰，使用手腕带作为识别患者身份的标识
2. 核对患者生命体征是否异常，女性患者是否在月经期
3. 核对全身麻醉患者是否禁食、禁饮
4. 核对患者手术名称、手术部位(标识)及手术时间、术野皮肤、药物过敏试验结果等
5. 交接术前准备情况：术前、术中用药，留置管道，皮肤完整性等
6. 交接患者的病历、术中所需要的仪器材料，以及CT、MRI、B超等的检查结果并将数量记录在术前安全核查单上
7. 双人核对交接无误后，双方签字确认

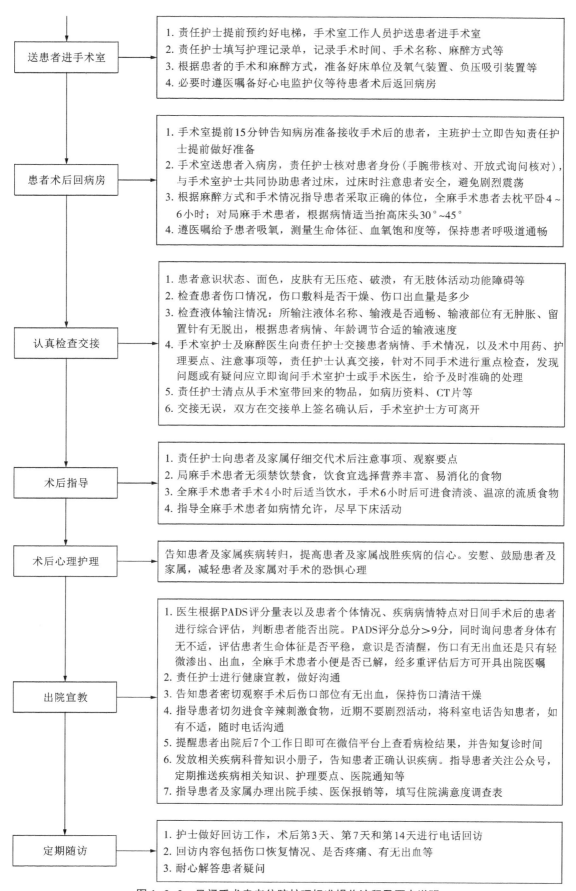

送患者进手术室
1. 责任护士提前预约好电梯，手术室工作人员护送患者进手术室
2. 责任护士填写护理记录单，记录手术时间、手术名称、麻醉方式等
3. 根据患者的手术和麻醉方式，准备好床单位及氧气装置、负压吸引装置等
4. 必要时遵医嘱备好心电监护仪等待患者术后返回病房

患者术后回病房
1. 手术室提前15分钟告知病房准备接收手术后的患者，主班护士立即告知责任护士提前做好准备
2. 手术室送患者入病房，责任护士核对患者身份（手腕带核对、开放式询问核对），与手术室护士共同协助患者过床，过床时注意患者安全，避免剧烈震荡
3. 根据麻醉方式和手术情况指导患者采取正确的体位，全麻手术患者去枕平卧4～6小时；对局麻手术患者，根据病情适当抬高床头30°~45°
4. 遵医嘱给予患者吸氧，测量生命体征、血氧饱和度等，保持患者呼吸道通畅

认真检查交接
1. 患者意识状态、面色，皮肤有无压疮、破溃，有无肢体活动功能障碍等
2. 检查患者伤口情况，伤口敷料是否干燥、伤口出血量是多少
3. 检查液体输注情况：所输注液体名称、输液是否通畅、输液部位有无肿胀、留置针有无脱出，根据患者病情、年龄调节合适的输液速度
4. 手术室护士及麻醉医生向责任护士交接患者病情、手术情况，以及术中用药、护理要点、注意事项等，责任护士认真交接，针对不同手术进行重点检查，发现问题或有疑问应立即询问手术室护士或手术医生，给予及时准确的处理
5. 责任护士清点从手术室带回来的物品，如病历资料、CT片等
6. 交接无误，双方在交接单上签名确认后，手术室护士方可离开

术后指导
1. 责任护士向患者及家属仔细交代术后注意事项、观察要点
2. 局麻手术患者无须禁饮禁食，饮食宜选择营养丰富、易消化的食物
3. 全麻手术患者手术4小时后适当饮水，手术6小时后可进食清淡、温凉的流质食物
4. 指导全麻手术患者如病情允许，尽早下床活动

术后心理护理
告知患者及家属疾病转归，提高患者及家属战胜疾病的信心。安慰、鼓励患者及家属，减轻患者及家属对手术的恐惧心理

出院宣教
1. 医生根据PADS评分量表以及患者个体情况、疾病病情特点对日间手术后的患者进行综合评估，判断患者能否出院。PADS评分总分>9分，同时询问患者身体有无不适，评估患者生命体征是否平稳，意识是否清醒，伤口有无出血还是只有轻微渗出、出血，全麻手术患者小便是否已解，经多重评估后方可开具出院医嘱
2. 责任护士进行健康宣教，做好沟通
3. 告知患者密切观察手术后伤口部位有无出血，保持伤口清洁干燥
4. 指导患者切勿进食辛辣刺激食物，近期不要剧烈活动，将科室电话告知患者，如有不适，随时电话沟通
5. 提醒患者出院后7个工作日即可在微信平台上查看病检结果，并告知复诊时间
6. 发放相关疾病科普知识小册子，告知患者正确认识疾病。指导患者关注公众号，定期推送疾病相关知识、护理要点、医院通知等
7. 指导患者及家属办理出院手续、医保报销等，填写住院满意度调查表

定期随访
1. 护士做好回访工作，术后第3天、第7天和第14天进行电话回访
2. 回访内容包括伤口恢复情况、是否疼痛、有无出血等
3. 耐心解答患者疑问

图1-3-3 日间手术患者住院护理标准操作流程及要点说明

四、日间手术患者健康宣教标准操作流程

【目的】

1. 日间手术患者住院时间短，做好健康宣教有助于提高患者及家属的理解与配合度，同时有助于增强患者的安全感。

2. 使患者及家属充分知晓日间手术的流程及意义，并高度配合，保障日间手术顺利完成。

3. 减轻患者及家属对日间手术的焦虑，加速患者康复，提高患者日间住院满意度。

【规程】

1. 在患者完成手术预约后，对患者及家属进行入院前宣教，内容包括：

(1) 指导患者及家属办理住院手续的流程、方法及注意事项，告知具体入院时间、住院地点、医保资料准备等。

(2) 根据患者理解能力，深入浅出讲解手术相关知识，包括手术方式、手术过程、手术时长、手术注意事项、麻醉方式及术后镇痛方案。

(3) 根据患者麻醉方式及患者手术安排顺序，个体化指导全麻手术患者术前禁食禁饮，如术前8小时禁食固体食物，6小时禁食牛奶，2小时禁食清水、糖水等。局麻手术患者无须禁饮禁食，手术当天以清淡饮食为主。

(4) 患者术前居家做好自身准备，作息规律，加强营养，避免感冒发热；住院当天避免佩戴珠宝首饰、术区勿涂抹化妆品等。前来陪同的家属必须能够起到照顾患者生活及支持鼓励患者的作用，强调家属的参与。

(5) 为患者及家属介绍医院的交通、停车场、住院日常生活需要携带的生活用品等。

(6) 发放日间手术疾病的相关知识科普宣传册，提高患者及家属对日间手术的认识。指导患者及家属关注公众号，定期推送日间手术术前、术后注意事项及康复指导等相关内容。让患者多渠道获取日间手术治疗等相关知识，减轻对日间手术的恐惧感。

(7) 手术前一天护士再次采用电话或短信的方式告知患者及家属日间住院事项、医保手续办理方法、手术大概时间，提醒患者及家属手术饮食、手术注意事项、麻醉方式等。

2. 入院宣教。

(1) 介绍手术医生、责任护士、病房环境及基础设施，使患者及家属尽快适应环境，消除陌生感。向患者及家属解释日间住院规章制度、医保制度、探视制度、"一患一陪"等医院科室相关规定。

(2) 专科医生应与患者及家属针对手术的具体方案、手术相关风险及后果进行详尽的沟通交流，引导患者及家属对手术疗效和手术风险具备正确认知，并将术后注意事项及相应的处理(如疼痛管理)告知患者及家属，减轻患者术后的焦虑感或恐惧感。

(3) 小儿患者术后可能无法准确表达感受，导致手术并发症发现延迟，增加家长的焦虑感以及对医疗过程的不信任，医护人员可根据临床经验提前告知患儿家长术后注意事项，既能及时进行处理，又能使患儿家长设定正确的心理预期值，提高术后满意度。

3. 术前宣教。

(1) 交代全麻手术患者继续禁饮禁食，嘱患者排空大小便，穿好病号服，女性绑好头发，取下佩戴的首饰，戴活动义齿的患者需要取下义齿；手机、钱包、首饰等贵重物品交给家属保管。

(2) 告知患者及家属手术的流程及配合事项，嘱患者尽量放松，告知手术时间、手术目的，减轻患者紧张恐惧心理，使其将自己调整至接受手术的最佳状态。

(3) 通过视频、PPT 等形式向患者及家属讲解手术流程、手术过程等内容，提高患者及家属对日间手术治疗的信心。

4. 术后宣教。

(1) 术后根据麻醉与手术的不同指导患者尽早经口进食。如局部麻醉患者术后返回病房可立即

进食；全身麻醉患者术后 2 小时、无恶心呕吐则可开始少量饮水，患者如无不适，术后 4 小时可进食少量流质饮食，6 小时后可进食半流质和普食，特殊情况遵医嘱执行。

（2）护士应根据患者的实际情况，协助指导患者早期下床活动。

（3）指导患者及家属正确认识疼痛，采用疼痛数字评分法进行动态评估，及时干预，采用多模式镇痛及预防性镇痛，最大限度地减轻患者的术后疼痛，提升患者手术体验。

（4）告知患者及家属术后观察要点及护理要点，一旦发现异常，立即告知医护人员。

5. 出院宣教。

（1）告知患者及家属出院手续、医保报销手续办理方法，保障患者手续办理顺利。

（2）责任护士和医生对患者及家属进行饮食、术后伤口护理、康复锻炼等内容的指导和宣教，可借助公众号等网络平台，或以书面形式提供出院指南，详细告知出院后的护理内容和注意事项。

（3）指导患者养成良好的生活习惯，例如戒烟、戒酒等，加强锻炼，提高机体抵抗力。

（4）告知患者及家属复诊时间、科室 24 小时电话，病情发生变化或有疑问时及时与医护人员沟通。

6. 健康宣教方式。

（1）口头讲解，护士与患者进行充分的心理交流，根据病情适时做好心理护理。向患者和家属介绍手术目的、手术方式、麻醉方式、护理安全措施以及术后可能出现的不适等，使患者尽快适应环境，适应角色的转换。

（2）发放健康教育资料，将日间手术中心的常见手术如腺样体手术、支撑喉镜下声带息肉切除术、声带囊肿手术等资料印成宣传册发放给患者及家属。宣传资料内容包括疾病的病因、术前注意事项、术后并发症及康复指导、随访时间和内容等。

（3）采用简短生动的 PPT 为患者及家属讲解疾病的病因、治疗方式、预后和注意事项等，让患者及家属对疾病有更专业的认识，更好地理解手术和术后注意事项，便于患者更好地配合、家属更专业地照护。

（4）播放关于手术的术前准备、治疗过程、术后可能发生的并发症及护理要点的讲解视频，使患者及家属直观、充分地了解手术治疗的基本情况及全程积极配合治疗的重要性，减少患者对手术的恐惧感。

（5）在公众号定期推送日间手术和相关疾病的科普知识，各类手术术后的注意事项、家庭护理要点等，让患者及家属全面地认识日间手术，正确指导患者及家属进行居家护理。

（6）采用线上直播形式，让更多的患者及家属参与连线，进行答疑解惑，以提升患者主动学习的能动性、便捷性，同时这种扩大受众范围的宣教方式，可更好地帮助患者认识疾病与手术，更积极地参与配合。

【操作流程】

日间手术患者健康宣教标准操作流程及要点说明见图 1-3-4。

耳鼻咽喉头颈外科护理标准操作流程

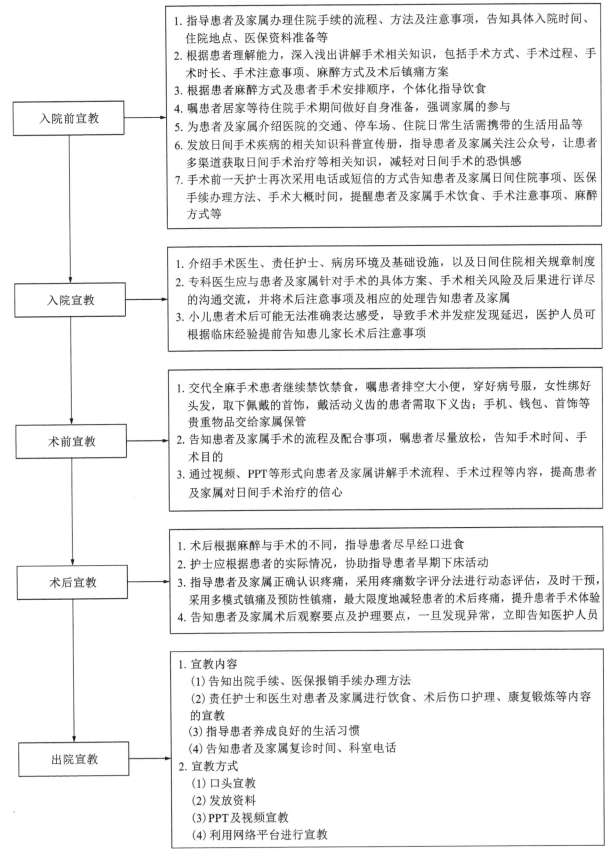

操作流程　　　　　　　　　　　　　　**要点说明**

入院前宣教

1. 指导患者及家属办理住院手续的流程、方法及注意事项，告知具体入院时间、住院地点、医保资料准备等
2. 根据患者理解能力，深入浅出讲解手术相关知识，包括手术方式、手术过程、手术时长、手术注意事项、麻醉方式及术后镇痛方案
3. 根据患者麻醉方式及患者手术安排顺序，个体化指导饮食
4. 嘱患者居家等待住院手术期间做好自身准备，强调家属的参与
5. 为患者及家属介绍医院的交通、停车场、住院日常生活需携带的生活用品等
6. 发放日间手术疾病的相关知识科普宣传册，指导患者及家属关注公众号，让患者多渠道获取日间手术治疗等相关知识，减轻对日间手术的恐惧感
7. 手术前一天护士再次采用电话或短信的方式告知患者及家属日间住院事项、医保手续办理方法、手术大概时间，提醒患者及家属手术饮食、手术注意事项、麻醉方式等

入院宣教

1. 介绍手术医生、责任护士、病房环境及基础设施，以及日间住院相关规章制度
2. 专科医生应与患者及家属针对手术的具体方案、手术相关风险及后果进行详尽的沟通交流，并将术后注意事项及相应的处理告知患者及家属
3. 小儿患者术后可能无法准确表达感受，导致手术并发症发现延迟，医护人员可根据临床经验提前告知患儿家长术后注意事项

术前宣教

1. 交代全麻手术患者继续禁饮禁食，嘱患者排空大小便，穿好病号服，女性绑好头发，取下佩戴的首饰，戴活动义齿的患者需取下义齿；手机、钱包、首饰等贵重物品交给家属保管
2. 告知患者及家属手术的流程及配合事项，嘱患者尽量放松，告知手术时间、手术目的
3. 通过视频、PPT等形式向患者及家属讲解手术流程、手术过程等内容，提高患者及家属对日间手术治疗的信心

术后宣教

1. 术后根据麻醉与手术的不同，指导患者尽早经口进食
2. 护士应根据患者的实际情况，协助指导患者早期下床活动
3. 指导患者及家属正确认识疼痛，采用疼痛数字评分法进行动态评估，及时干预，采用多模式镇痛及预防性镇痛，最大限度地减轻患者的术后疼痛，提升患者手术体验
4. 告知患者及家属术后观察要点及护理要点，一旦发现异常，立即告知医护人员

出院宣教

1. 宣教内容
   (1) 告知出院手续、医保报销手续办理方法
   (2) 责任护士和医生对患者及家属进行饮食、术后伤口护理、康复锻炼等内容的宣教
   (3) 指导患者养成良好的生活习惯
   (4) 告知患者及家属复诊时间、科室电话
2. 宣教方式
   (1) 口头宣教
   (2) 发放资料
   (3) PPT及视频宣教
   (4) 利用网络平台进行宣教

图1-3-4　日间手术患者健康宣教标准操作流程及要点说明

五、日间手术患者出院随访标准操作流程

【目的】

1. 通过随访及时发现患者病情变化，确保术后医疗安全。

2. 规范随访制度，保障随访顺利完成。

3. 了解患者日间手术后康复情况，落实延续护理措施，提高患者满意度。

【规程】

1. 随访要求。

（1）安排专人负责日间手术患者术后随访工作，建立随访档案严格执行随访计划。档案记录内容包括随访日期及时间，患者姓名、性别、年龄、科室、住院号、出院诊断、手术日期、手术名称及备注，备注里填写患者有关疾病病情描述或需要解决的问题，在问题后面写上回复日期及时间、回复者姓名等。

（2）随访人员须工作认真负责，临床经验丰富，保持良好的态度，注意护理礼仪。

（3）全天候 24 小时为患者服务。随访人员应将患者的病情变化或康复情况进行详细记录，便于动态分析存在的问题，若有患者意见或建议也应如实记录，以便日间手术管理流程的优化，管理质量持续改进，更好地为患者服务。

（4）随访人员在随访咨询时应严谨、及时，如遇患者病情危急应及时向医生汇报处理，并做好患者病情变化的相应记录，同时指导患者及时到附近医院急诊就诊，并启动院外应急预案。

2. 随访计划。

（1）随访时间及频次：根据不同日间手术病种，术后有不同的随访频次，日间手术术后 1 个月内常规随访 3~5 次，一般在术后第 3 天、第 7 天、第 14 天随访，特殊情况下，根据患者病情变化则增加随访频次。

（2）随访内容：

1）常规随访内容包括出院后有无恶心呕吐、头痛，术后伤口恢复情况、出血情况，呼吸、疼痛、康复疑问解答，以及患者术后饮食、活动、生活及心理能力恢复等。

2）针对不同病种应制订个体化随访内容，如对日间手术声带息肉患者需要评估患者术后声音是否恢复，有无发声费力、气息声等情况出现；腺样体切除术后需要重点评估患者术后是否张口呼吸，有无打鼾等症状。

3）对患者症状缓解的评估，是否发生远期并发症等，必要时应结合鼻内镜、电子纤维喉镜、听力检查或鼻部 CT 等专科检查进行评估。若患者出院后出现手术相关紧急情况，可随时拨打电话进行咨询，或随时至医院耳鼻咽喉科急诊进行诊治。

（3）术后随访形式：主要包括电话随访、门诊随访、网络平台随访。

1）电话随访是较常规的传统的随访方式，可直接与患者沟通，为患者提供及时有效的康复指导，可以早期发现术后并发症，以便及时处理，保障患者出院后医疗安全。电话随访不仅可以节约随访时间，还可节约患者到医院就诊的时间及经济成本。特殊情况下，当电话随访不能准确判断患者病情变化时，需要指导患者到医院门诊或急诊就诊处理。

2）告知患者或家属医生门诊坐诊时间、挂号流程。门诊随访有助于增加医生和患者的交流和沟通，建立信任感，同时也能直观地发现潜在的并发症或者病情变化。

3）采用网络多平台对患者术后进行随访，主要包括微信公众号、支付宝平台及医护患病友群等。网络多平台随访，能融合语音、视频、图像等多种形式数据，使医患之间的随访沟通不受时间、地点、空间的限制，而且更为灵活、便捷。患者在病情变化时，可以通过微信实时上传图片或视频，观察诸如伤口是否感染、是否渗血，鼻出血的患者血液颜色、出血量等，通过图片或视频形式，医护人员可以准确判断患者病情是否需要及时就诊。同时，网络多平台可以及时、准确地收集大量随访数据，并进行定期统计，可以对日间手术随访工作进行持续质量改进。

3. 随访注意事项。

（1）随访前应做好准备工作，充分了解并核对随访术后患者的基本信息、手术情况及伤口情况，

熟悉随访内容。只有充分了解患者的病情，才能与患者进行有效的交流，才能从患者那里获得准确的反馈意见，保障随访的成功。

（2）随访人员的态度应诚恳、语言亲切、具有亲和力、耐心倾听患者的讲述，要让患者感觉到真诚和耐心。

（3）对于随访时间，应尽量避开用餐和休息时间，注意随访技巧，提高随访的成功率。

（4）对于随访内容，应根据患者手术相关病情询问，按医疗常规给予康复指导。回答患者医疗问题时须谨慎，避免简单判断和随意指导。随访是对患者的康复指导，而非远程医疗，对于无把握的治疗和反馈问题，应及时联系主刀医生解决问题，或向医生咨询了解后再答复患者，在病情需要时，应指导患者在主刀医生的门诊复诊再制订康复或治疗方案。

【操作流程】

日间手术患者出院随访标准操作流程及要点说明见图1-3-5。

操作流程   要点说明

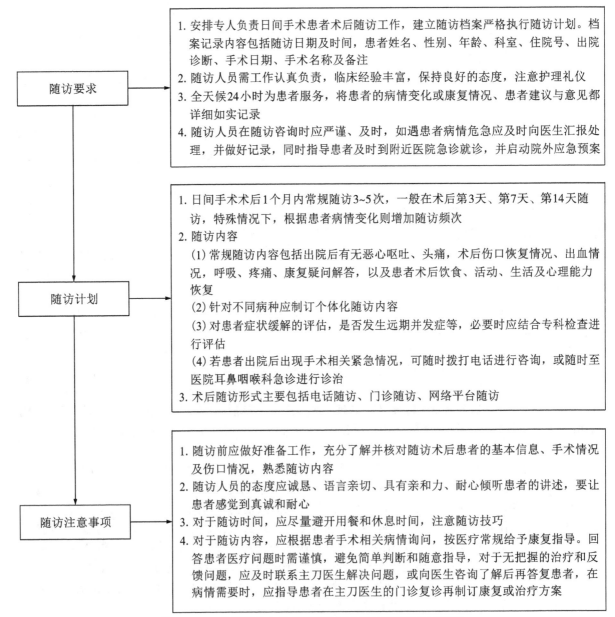

图1-3-5 日间手术患者出院随访标准操作流程及要点说明

第二章

耳鼻咽喉头颈外科疾病护理标准操作流程

第一节　耳鼻咽喉头颈外科急症患者护理标准操作流程

一、突发性耳聋患者的护理标准操作流程

【目的】

1.规范突发性耳聋患者的护理过程,为患者提供全程优质护理服务。

2.落实护理措施,保障患者安全,提高患者身心舒适度。

【规程】

1.责任护士接到接收患者入院电话后准备床单位及治疗物品。

2.热情接待患者,立即通知医生,向患者介绍医院与病区的环境设施、相关制度、主管医生、责任护士等。

3.快速对患者进行评估。

(1)局部评估:观察患者是否有恶心、呕吐、眩晕、耳鸣等症状,了解患者听力下降的程度,评估患者耳部有无外伤、耳部有无畸形等。

(2)全身评估:

1)询问患者发病前是否有感冒、过度劳累、睡眠不足、情绪激动等情况。

2)了解患者是否存在病毒感染性疾病及耳毒性药物用药史。

3)了解患者是否存在颅脑外伤史。

(3)安全评估:询问患者是否伴有眩晕、耳鸣等不适,评估患者是否存在跌倒等护理安全问题。

(4)心理评估:突发性耳聋患者听力突然丧失,患者易产生恐惧、焦虑情绪,护理人员应评估患者的情绪及知识需求,通过相关宣教及心理干预提高患者对疾病的认知,提高患者的配合度。

4.护理措施。

(1)心理护理:护士应主动与患者沟通交流,态度和蔼、语言亲切,告知患者疾病的发生、发展、转归及治疗过程可能出现的反应,需要接受的检查等,若患者无法进行语言沟通,可通过眼神、表情、手势、写字板等方法与其进行交流,以消除其紧张、焦虑的情绪。

(2)严密观察患者病情变化。

1)对伴有眩晕的患者,应加强防跌倒/坠床相关健康宣教,指导其安静卧床休息,待眩晕减轻之后,可以在家属或医护人员的陪同下进行适当的活动,保证患者安全,避免意外事故的发生。

2）对伴有恶心、呕吐的患者，嘱其取半卧位、侧卧位，及时清理呕吐物，尽量使患者保持舒适。

3）对需要辅助高压氧治疗或鼓室内注射治疗的患者进行相应健康宣教。高压氧治疗健康宣教：为患者介绍治疗流程、配合要点及注意事项等，告知患者入舱前排空大小便，禁止携带易爆、易燃物品进入氧舱；患者出舱后及时询问患者感受，如出现关节痛和腰痛等情况，及时采取有效的解决措施。

（3）医嘱下达后完善相关检查，详细耐心告知患者检查项目、检查的注意事项、检查地点、检查方式等，对患者提出的相关问题进行解答。

（4）用药护理：对治疗期间遵医嘱使用糖皮质激素、改善微循环等药物的患者，告知其药物使用的目的及注意事项，观察用药后反应，尤其注意有无胃肠道反应、血压变化、面色潮红、皮下出血等。

（5）饮食与活动。

1）鼓励患者多食用高蛋白和高纤维类食物，以清淡、少盐、低脂为主。

2）根据患者身体状况，做好安全活动指导，严防跌倒、坠床等不良事件发生。若患者生活自理能力受限，护理人员应勤巡视病房，及时发现患者的生活需求，协助患者如厕、活动等，确保安全。

（6）做好基础护理，保持床单位整洁，及时更换床单。

5. 出院指导。

（1）指导患者正确认识此疾病，讲解引起突发性耳聋的病因，嘱患者出院后保持情绪稳定，养成良好的生活习惯，戒烟戒酒，进食清淡、富含维生素、高蛋白的食物，保证充足睡眠，避免过度劳累。

（2）嘱患者远离噪声，避免在噪声过大的场所停留过久，避免内耳听觉细胞受损。

（3）嘱患者避免突然用力和改变体位，如用力排便、剧烈呕吐、咳嗽、打喷嚏、游泳、潜水、高空飞行等。

（4）嘱患者遵医嘱服用糖皮质激素、扩血管类药物，不可擅自停药、改药，定期门诊复查，不适随诊。

（5）嘱患者积极治疗基础病，如高血压、糖尿病等。

【操作流程】

突发性耳聋患者的护理标准操作流程及要点说明见图2-1-1。

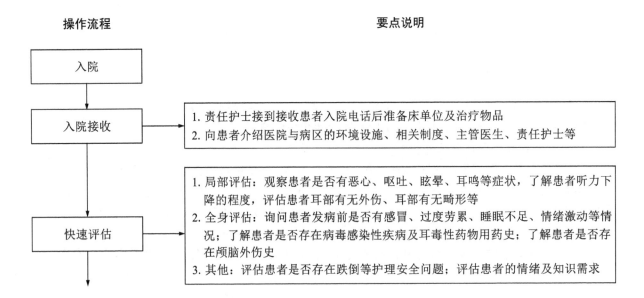

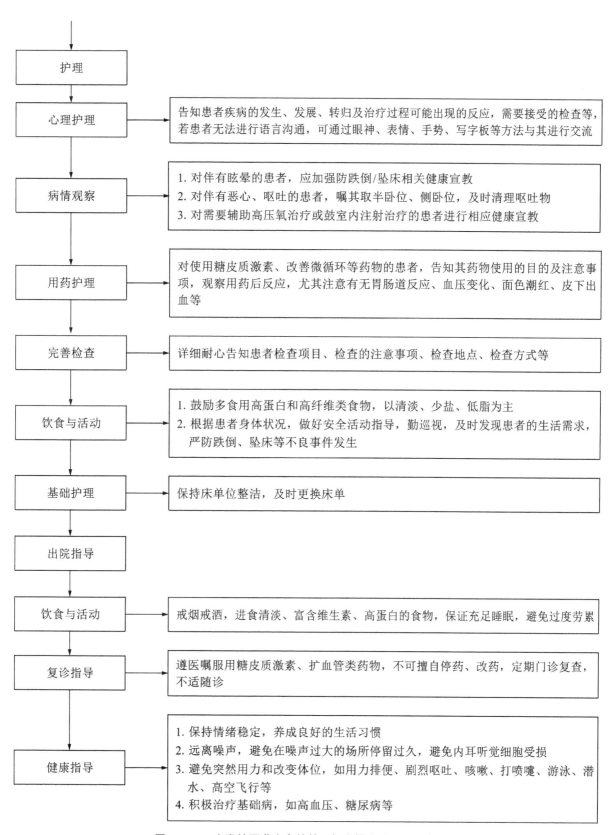

图 2-1-1　突发性耳聋患者的护理标准操作流程及要点说明

二、耳郭外伤患者的护理标准操作流程

【目的】

1. 规范耳郭外伤患者的护理过程，为患者提供全程优质护理服务。

2. 落实护理措施，保障患者安全。

【规程】

1. 责任护士接到接收患者入院电话时，应先了解患者的性别、年龄，耳郭外伤原因、程度，在门诊做过什么处理、入院后需要进行什么处理（是否需要手术、禁食、抽血、辅助检查等）。

2. 准备治疗物品、床单位。

3. 热情接待患者，立即通知医生。

4. 快速对患者进行评估。

（1）局部评估：评估患者耳郭外伤严重程度、创面性质，询问有无耳闷胀感、耳部剧烈疼痛等不适；观察患者耳部有无肿胀、畸形等。

（2）全身评估：

1）了解患者有无耳外伤史，询问患者既往史、过敏史、用药史。

2）询问患者的主要受伤原因，如锐器损伤、动物抓（咬）伤、交通事故损伤；评估患者生活环境。

（3）安全评估：评估患者是否存在护理安全问题，是否由疼痛、失血过多引起头晕、四肢活动无力等。

（4）心理评估：评估患者及其家属的心理状态。患者因耳郭外伤多有恐惧、紧张等情绪，尤其是儿童患者，可能会出现哭闹、暴躁、拒绝接受治疗等现象，护理人员需要针对患者的年龄、心理特征以及受伤情况与患者进行沟通交流。

5. 术前护理。

（1）心理护理：护士应加强与患者的沟通，进行专业的心理疏导，耐心安慰患者，缓解其恐惧、焦虑等情绪，尤其是家长对于儿童患者手术治疗和护理的担忧，告知患者及家属及时治疗对预后的重要性，建立良好的护患关系，提高其对护士的信赖感，使其能够积极配合治疗和护理工作。

（2）观察评估患者血压、脉搏等常规指标有无异常，查看其是否具有相关手术禁忌，配合医生查看是否存在其他复合伤口，并根据实际情况给予患者建立静脉通路。

（3）用药护理：遵医嘱行药物过敏试验。伤口污染严重者，须及时肌内注射破伤风免疫球蛋白或者破伤风抗毒素，并适量给予抗生素抗感染。

（4）完善全身检查和专科检查，如血常规、凝血功能、输血前四项、血型、心电图等，确保手术安全。

（5）做好手术准备，积极配合医生进行清创缝合。

1）提前准备手术中所需要用到的手术器械、敷料绷带等，并保证手术环境无菌，以免在手术过程中发生感染。需要时于患者外耳道口填塞消毒棉球，避免血水流入外耳道引发炎症。

2）辅助患者选择侧卧位，在手术过程中对患者的身体状态、常规指标以及受压部位皮肤的现象实施监测。

3）嘱患者治疗时要配合医生，如有特殊不适应以手势示意，不要活动头部，避免意外发生。

（6）饮食与活动。

1）指导患者进食温凉的清淡易消化的食物。

2）根据患者身体状况和自理能力，做好安全活动指导，对伴有头晕、四肢乏力等症状的患者，注意预防跌倒、坠床等不良事件发生。

（7）做好基础护理，及时协助患者清洁耳部、面部血渍，保持清洁。保持床单位清洁，衣服、被褥、枕头等被血渍污染时及时更换，保证患者舒适。

6. 术后护理。

（1）心理护理：及时安慰患者，使其保持良好的情绪，分散注意力，减轻恐惧感。

（2）遵医嘱监测患者生命体征，对外伤较重、失血过多的患者，观察其面色、甲床、精神状态。

（3）随时观察患者耳部伤口敷料是否清洁干燥、伤口有无渗血渗液，告知患者和家属术后应注意避免沾水，以免污染伤口，敷料一般2天换一次，如有必要及时更换，严格执行无菌原则；注意耳部加压包扎的力度，避免包扎过紧使血液受阻，导致压力性损伤的发生。

（4）饮食与活动。

1）术后患者如无特殊不适即可进食，宜选择清淡、易消化、温凉软食，避免进食辛辣刺激性食物。

2）术后取健侧卧位，避免压迫患侧。

（5）用药护理：遵医嘱使用抗炎、补液等药物对症治疗。

（6）疼痛护理：评估患者的疼痛程度，教会其自我放松的方法，如听音乐、转移注意力，以减轻疼痛。对疼痛较重不能耐受的患者，必要时可遵医嘱使用止痛药。

7. 出院指导。

（1）戒烟戒酒，进食富含维生素、高蛋白的食物。

（2）短期内避免剧烈运动，保护耳部勿受外力碰撞。

（3）注意患侧耳郭保暖，防止耳郭冻伤，避免碰水。

（4）待伤口结痂自然脱落后可用抑制瘢痕增生药膏或瘢痕贴，以促进伤口愈合；若遗留严重畸形有碍外貌，可做耳郭整形修复。

（5）缝线者一般1周后门诊拆线复查，不适随诊。

【操作流程】

耳郭外伤患者的护理标准操作流程及要点说明见图2-1-2。

操作流程　　　　　　　　　　　　　　　　　要点说明

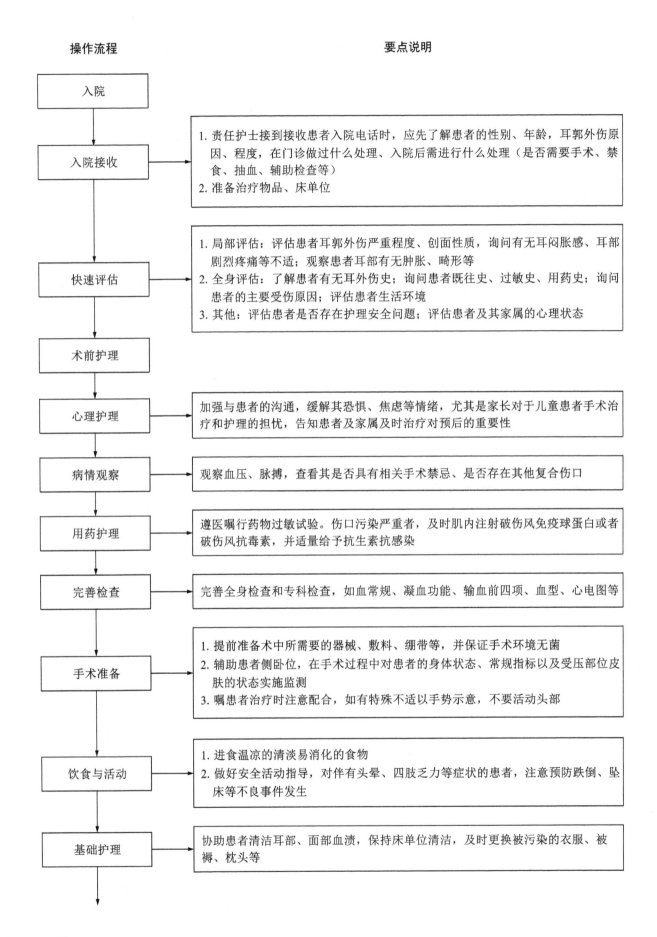

入院

入院接收
> 1. 责任护士接到接收患者入院电话时，应先了解患者的性别、年龄，耳郭外伤原因、程度，在门诊做过什么处理、入院后需进行什么处理（是否需要手术、禁食、抽血、辅助检查等）
> 2. 准备治疗物品、床单位

快速评估
> 1. 局部评估：评估患者耳郭外伤严重程度、创面性质，询问有无耳闷胀感、耳部剧烈疼痛等不适；观察患者耳部有无肿胀、畸形等
> 2. 全身评估：了解患者有无其他外伤史；询问患者既往史、过敏史、用药史；询问患者的主要受伤原因；评估患者生活环境
> 3. 其他：评估患者是否存在护理安全问题；评估患者及其家属的心理状态

术前护理

心理护理
> 加强与患者的沟通，缓解其恐惧、焦虑等情绪，尤其是家长对于儿童患者手术治疗和护理的担忧，告知患者及家属及时治疗对预后的重要性

病情观察
> 观察血压、脉搏，查看其是否具有相关手术禁忌、是否存在其他复合伤口

用药护理
> 遵医嘱行药物过敏试验。伤口污染严重者，及时肌内注射破伤风免疫球蛋白或者破伤风抗毒素，并适量给予抗生素抗感染

完善检查
> 完善全身检查和专科检查，如血常规、凝血功能、输血前四项、血型、心电图等

手术准备
> 1. 提前准备术中所需要的器械、敷料、绷带等，并保证手术环境无菌
> 2. 辅助患者侧卧位，在手术过程中对患者的身体状态、常规指标以及受压部位皮肤的状态实施监测
> 3. 嘱患者治疗时注意配合，如有特殊不适以手势示意，不要活动头部

饮食与活动
> 1. 进食温凉的清淡易消化的食物
> 2. 做好安全活动指导，对伴有头晕、四肢乏力等症状的患者，注意预防跌倒、坠床等不良事件发生

基础护理
> 协助患者清洁耳部、面部血渍，保持床单位清洁，及时更换被污染的衣服、被褥、枕头等

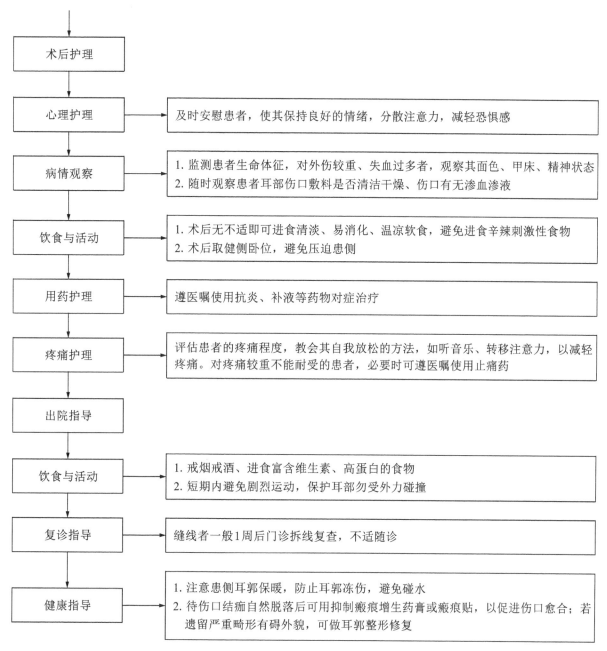

图 2-1-2 耳郭外伤患者的护理标准操作流程及要点说明

三、鼻出血患者的护理标准操作流程

【目的】

1. 规范鼻出血患者的护理过程，为患者提供全程优质护理服务。

2. 及时发现患者病情变化，及时处理。

3. 落实护理措施，保障患者安全。

【规程】

1. 责任护士接到接收急症患者入院电话时，应先了解患者的性别、年龄、出血原因、出血时间、出血频率、出血量、精神状态、个人史，在门诊做过什么处理、入院后需要进行什么处理（是否需要手术、禁食、抽血、辅助检查等），并立即通知值班医生。

2. 准备治疗物品，如负压吸引装置、氧气装置、静脉滴注物品，必要时床旁备气管切开包、后鼻孔填塞止血包。准备好床单位、病房环境（温度、湿度适宜，清洁）、病历。

3.热情接待患者，立即通知医生。

4.快速对患者进行评估。

(1)鼻部评估：鼻部的完整性，外鼻、鼻腔内有无创口，鼻部解剖结构是否异常；了解患者鼻部开始出血的时间、频率、出血量，有无鼻部外伤、手术、不良挖鼻习惯等局部因素。

(2)全身评估：

1)了解患者有无高血压、凝血功能障碍、使用抗凝药等全身性因素，有无出血倾向的家族史。询问患者有无过敏史、疾病史，评估患者精神状态、面色、甲床等。

2)了解患者既往有无鼻出血，此次出血有无自觉病因，有无便秘等其他伴随症状等。

3)出血状况评估：准确评估出血量。血红蛋白数值是反映出血量的重要指标，密切观察患者面色、神志、生命体征变化等，以辅助评估患者的出血量。①少量出血：出血量 ≤ 50 mL，患者表现为鼻腔滴血、流血，可无其他体征变化。②出血量较多：出血量 ≥ 50 mL，患者表现为鼻腔不停地流出鲜血或反复出血，可有新鲜渗血从口中吐出、呕出，患者可出现头晕、恶心、口渴、乏力、面色苍白等症状。③大量出血：出血量 ≥ 200 mL，患者可表现为从口鼻涌出大量鲜血。④当出血量达 500 ~ 1000 mL 时，患者可出现出汗、血压下降、脉速无力等，若收缩压低于 80 mmHg，提示患者出现休克征兆，须迅速抢救。

(3)安全评估：评估患者是否存在护理安全问题，是否由失血过多引起头晕、四肢活动无力、误咽、误吸甚至窒息等。

(4)心理评估：评估患者及其家属的心理状态。患者因鼻腔出血多有恐惧、紧张等情绪，此时要建立良好的护患关系，说明手术的重要性，术前、术后配合知识，耐心解答患者提问，消除其紧张心理，增强信心。评估患者职业、文化程度、自理能力、家族及社会支持等。

5.术前护理。

(1)心理护理：护士应加强与患者的沟通，耐心安慰患者，消除其恐惧、焦虑等情绪，防止患者因情绪波动加重出血。向患者解释手术的目的并取得配合，同时向患者及家属介绍鼻出血的预后及转归，消除其紧张焦虑情绪。

(2)严密观察患者生命体征变化，观察患者有无脉搏细弱、心率过快、血压升高或下降等变化，患者有头痛、头晕等不适主诉时须及时测量血压，必要时遵医嘱行心电监护，如有异常及时通知医生。

(3)观察患者鼻腔有无活动性出血，若鼻腔仅有少许渗血且量逐渐减少，则表示未再继续出血；若鼻腔流出的鲜血增多，或从口中吐出，则表示鼻腔有活动性出血，须立即告知医生查看进行相应处理，如局部冰敷、鼻腔填塞，必要时在鼻内镜下行高频电凝止血术。同时，指导患者及家属正确配合出血的观察。口腔有渗血时要吐出勿咽下，以利于出血量的观察，同时也可避免血液刺激胃黏膜引起恶心、呕吐。有血液从前鼻孔流出时要及时用柔软的纸巾擦拭，嘱患者将擦拭后的纸巾放入指定的医疗垃圾袋内，以便正确评估出血量。大量鼻出血时患者取半坐卧位或侧卧位，嘱患者将流入口咽部的血液及时吐出以防误吸和窒息。备负压吸引装置在床旁，必要时予以抽吸。

(4)积极配合医生进行鼻腔止血。

1)迅速备齐物品及药品，如负压吸引装置、鼻内镜及光源、止血药及填塞敷料等。

2)患者配合医生止血，注意观察患者面色、神志，保持患者呼吸道通畅，安抚患者勿紧张，嘱其张口呼吸将血轻轻吐出，勿将血液咽下而引起恶心、呕吐等胃部不适。

3)嘱患者鼻腔填塞时要配合医生，如有特殊不适应以手势示意，不要活动头部，避免意外发生。

4)局部冷敷：给予患者冰袋冷敷额部。冷疗可使患者局部血管收缩，以减少出血。对出血严重者，可酌情双侧颈部外侧予以冰敷。

(5)用药护理：遵医嘱行药物过敏试验，迅速建立静脉通路，必要时备两条静脉通道，确保静脉通路安全。

(6)完善全身检查和专科检查，如胸片、血常规、凝血功能、输血前四项、血型、心电图等，必要时交叉配血；了解患者全身疾病，排除手术禁忌，确保手术安全。

(7)饮食与活动。

1)指导患者进食温凉的清淡易消化的食物；如须进行手术止血，告知患者术前按全麻手术患者常规禁食禁饮，防止术中呕吐引起窒息。

2)根据患者身体状况和自理能力，做好安全活动指导，大量出血的患者常伴有头晕、四肢乏力等症状，容易发生跌倒、坠床等不良事件。当患者生活自理能力受限时，护士应勤巡视病房，及时发现患者的生活需求，协助患者如厕、活动等，确保安全。

3)患者有活动性出血时，应绝对卧床休息。采用半卧位头偏向一侧，一旦出血及时将血液吐出，切勿吞下。

(8)做好基础护理，及时协助患者清洁鼻面部血渍，保持清洁。做好口腔护理，采用生理盐水清洁口腔，每日3次，保持口腔清洁防止口腔感染，增加患者的舒适度。注意保持床单位清洁，衣服、被褥、枕头等被血渍污染时及时更换，保证患者舒适。

6. 术后护理。

(1)心理护理：及时安慰患者，使其保持良好的情绪，分散注意力，减轻恐惧感。

(2)病情观察。

1)遵医嘱监测患者生命体征，既往高血压病史患者做好血压监测，一方面避免血压过高加重鼻出血，另一方面血压过低可能提示失血过多；观察患者面色、甲床、精神状态。

2)及时了解患者各项生化指标，如血红蛋白、血清离子等，谨防失血性休克的发生。

3)鼻腔填塞观察：①观察患者鼻腔填塞效果，是否仍有活动性出血。②填塞物一般于48~72小时拔除，注意观察填塞物有无松动、脱落，避免填塞物意外脱落导致患者出血或窒息。③填塞期间，患者常会出现头痛、头晕、口腔黏膜干燥等不适，应给予有针对性的护理，以减轻患者的痛苦，并告知患者头痛、头晕等不适症状在撤出纱条后可逐渐缓解。④指导患者鼻腔填塞期间尽量避免打喷嚏，以免鼻腔填塞物松动脱落，告知患者不要随意抽出鼻腔填塞物。⑤填塞期间指导患者张口呼吸，协助和指导患者多饮水，使用空气加湿器，维持空气湿度，以保持鼻腔黏膜湿润，避免黏膜干燥导致鼻腔再次出血。⑥填塞物取出后，黏膜干燥时可遵医嘱给予红霉素软膏或磺胺冰片膏、复方薄荷脑滴鼻剂等涂抹。

(3)饮食与活动。

1)全麻清醒后患者如无特殊不适，4~6小时后即可进食，先试进流质，无不良反应后逐渐过渡到温凉软食或普食，避免进食辛辣刺激性食物，多饮水，保持大便通畅。禁食过热、酸辣刺激性饮食，给予清淡、易消化、温凉、富含粗纤维的软食，保持大便通畅，避免排便用力而导致鼻腔再次出血。注意口腔卫生，可复方氯己定和康复新液漱口水交替使用，去除口鼻异味，预防感染。

2)体位护理：全麻清醒后取半坐卧位，以减轻局部肿胀，利于鼻腔分泌物的引流。无活动性出血、无高危跌倒风险的患者，鼓励尽早下床活动。告知患者下床活动的正确方法，首先从床上坐起1分钟，无头晕、乏力等不适，可在床边站立1分钟，若无不适，可以在病房内适当活动；嘱患者勿剧烈运动，注意休息。

(4)用药护理：遵医嘱使用抗炎、补液等药物对症治疗。密切观察患者用药反应。

7. 出院指导。

(1)保持空气湿润，鼻出血多发生在秋冬气候干燥的季节，特别是北方地区，因此，应保持室内空气湿度≥60%。

(2)积极锻炼身体，增强抵抗力，预防感冒；养成良好的生活习惯，戒烟戒酒，进食清淡、富含维生素、高蛋白饮食，进食易消化的食物；避免用力咳嗽、打喷嚏，保持大便通畅。

(3)鼻出血术后患者短期内避免剧烈运动，保护鼻部，勿受外力碰撞，同时改掉大力擤鼻、抠鼻、挖鼻等不良习惯。

(4)正确使用滴鼻剂保持鼻腔黏膜湿润，防止鼻黏膜干燥而引起出血。

(5)术后3天内及1个月后复查。积极治疗原发性疾病，高血压患者积极控制血压，保持心情放松，避免情绪激动血压升高而导致鼻腔出血。过敏季节积极控制鼻部症状，加强鼻腔冲洗及局部治疗。鼻腔反复出血或出血量增多者，应及时到医院就诊。

【操作流程】

鼻出血患者的护理标准操作流程及要点说明见图2-1-3。

操作流程   要点说明

```
┌─────────────┐
│    入院     │
└─────────────┘
       │
       ▼
┌─────────────┐
│  入院接收   │─────▶
└─────────────┘
```

1. 责任护士接到接收急症患者入院电话时，应了解患者的性别、年龄、出血原因、出血时间、出血频率、出血量、精神状态、个人史，在门诊做过什么处理、入院后需进行什么处理(是否需要手术、禁食、抽血、辅助检查等)并立即通知值班医生
2. 准备好床单位、病房环境(温度、湿度适宜，清洁)、病历

```
┌─────────────┐
│  快速评估   │─────▶
└─────────────┘
```

1. 鼻部评估：鼻部的完整性，外鼻、鼻腔内有无创口，鼻部解剖结构是否异常；了解患者鼻部开始出血的时间、频率、出血量，有无鼻部外伤、手术、不良挖鼻习惯等局部因素
2. 全身评估：了解患者现病史、既往史、家族史、过敏史、有无活动性出血等；了解患者既往有无鼻出血，此次出血有无自觉病因，有无便秘等其他伴随症状等；评估患者精神状态、面色、甲床等
3. 其他：评估患者是否存在护理安全问题；评估患者心理状态、建立良好的护患关系

```
┌─────────────┐
│  术前护理   │
└─────────────┘
       │
       ▼
┌─────────────┐
│  心理护理   │─────▶
└─────────────┘
```

加强护患沟通，消除患者及家属的恐惧、紧张情绪，防止患者因情绪波动加重出血，向患者及家属说明手术目的并取得配合

```
┌─────────────┐
│  病情观察   │─────▶
└─────────────┘
```

1. 严密观察患者生命体征变化，观察患者有无脉搏细弱、心率过快、血压升高或下降等变化，患者有头痛、头晕等症状时，立即告知医生
2. 观察患者鼻腔有无活动性出血，正确评估出血量，根据出血量的多少协助医生予以对应处理，如局部冰敷、鼻腔填塞，必要时在鼻内镜下行高频电凝止血术。同时，指导患者及家属正确配合出血的观察

```
┌─────────────┐
│  用药护理   │─────▶
└─────────────┘
```

遵医嘱予以补液、抗炎、止血等药物对症治疗。仔细询问患者过敏史，遵医嘱予以药物过敏试验。观察患者用药反应

```
┌─────────────┐
│  完善检查   │─────▶
└─────────────┘
```

完善全身检查和专科检查，必要时交叉配血；了解患者全身疾病，排除手术禁忌，确保手术安全

```
┌─────────────┐
│  饮食与活动 │─────▶
└─────────────┘
```

1. 需全麻手术患者常规禁食禁饮，防止术中呕吐引起窒息
2. 做好安全活动指导，大量出血的患者常伴有头晕、四肢乏力等症状，容易发生跌倒、坠床等不良事件。当患者生活自理能力受限时，护士应勤巡视病房，及时发现患者的生活需求，协助患者如厕、活动等，确保安全
3. 鼻出血的患者有活动性出血时，应绝对卧床休息。采用半卧位头偏向一侧，一旦出血及时将血液吐出，切勿吞下

```
┌─────────────┐
│  基础护理   │─────▶
└─────────────┘
       │
       ▼
```

1. 做好口腔护理，保持口腔清洁
2. 保持床单位整洁舒适

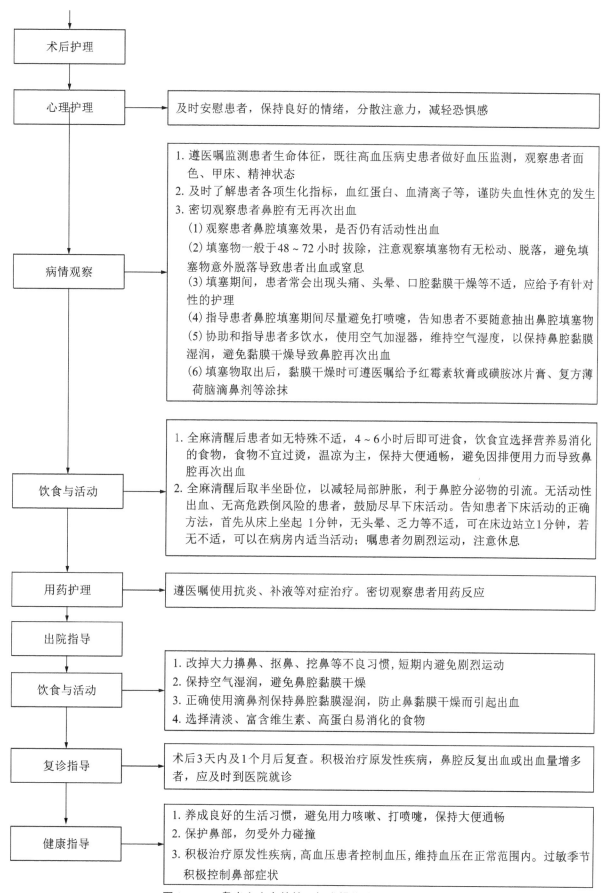

图 2-1-3　鼻出血患者的护理标准操作流程及要点说明

四、鼻骨骨折患者的护理标准操作流程

【目的】

1. 规范鼻骨骨折患者的护理过程,为患者提供全程优质护理服务。

2. 及时发现患者病情变化,及时处理。

3. 落实护理措施,保障患者安全。

【规程】

1. 责任护士接到接收急症患者入院电话时,应先了解患者的性别、年龄、外伤原因和时间、精神状态、个人史,在门诊做过什么处理、入院后需要进行什么处理(是否需要手术、禁食、抽血、辅助检查等)。

2. 准备治疗物品,如负压吸引装置、氧气装置、静脉滴注物品,必要时床旁备气管切开包。准备好床单位、病房环境(温度、湿度适宜,清洁)、病历。

3. 热情接待患者,立即通知医生。

4. 快速对患者进行评估。

(1)局部评估:

1)了解鼻骨骨折发生的时间。

2)评估鼻部皮肤的完整性,外鼻、鼻腔内有无创口,鼻部解剖结构是否异常。

3)评估鼻腔肿胀情况:外鼻有无畸形、肿胀、淤血,眼眶有无水肿,颜面部有无皮下气肿。

4)评估有无眼部损伤情况:眼球有无移位,视力有无变化,眼球活动是否正常等。

5)评估鼻腔分泌物的性质:鼻腔黏膜是否有出血,鼻腔分泌物的颜色、性质和量,特别关注是否有清亮液体或清水样液体流出。

(2)全身评估:

1)评估患者年龄、精神状况,了解患者有无高血压、凝血功能障碍、使用抗凝药等全身性因素。询问患者既往有无外伤史、过敏史。

2)评估患者有无颅脑损伤:有无头痛、头晕、恶心、呕吐等颅脑损伤的表现。

(3)安全评估:评估患者是否存在护理安全问题,是否由外伤引起头晕、四肢活动无力、恶心呕吐等。

(4)心理评估:评估患者的心理状态。外伤性鼻骨骨折对患者面部可能造成一定损伤,容易引起患者紧张、担忧、恐惧等负面情绪,护理人员需要加强健康教育及护理指导,提升患者对各项治疗及护理工作的理解和配合度,分散患者当前紧张情绪,并了解患者的期望值。

5. 术前护理。

(1)心理护理:加强与患者的沟通,耐心安慰患者,消除其恐惧、焦虑等情绪,可指导患者深呼吸、听舒缓音乐。此外,还须详细向患者及家属介绍创伤的发生程度、疾病发展状况,详细介绍手术方案、预期的手术效果、术中可能出现的不良情况,以及各类紧急事件的预防处理措施,避免患者出现不必要的担忧。

(2)严密观察患者的心率、血压等,患者有头痛、头晕等不适主诉时须及时测量血压,必要时遵医嘱行心电监护,如有异常及时通知医生。对于并发严重颌面损伤的患者,应密切关注患者生命体征变化,定期对患者的瞳孔和意识进行监测,同时查看患者有无头痛、恶心呕吐、颈项强直等脑膜刺激征的症状。

(3)用药护理:遵医嘱行药物过敏试验,迅速建立静脉通路。

(4)完善全身检查和专科检查,如胸片、血常规、凝血功能、输血前四项、血型、心电图等检查;了解患者全身疾病,排除手术禁忌,确保手术安全。

(5)饮食与活动。

1)指导患者进食温凉的清淡易消化的食物;患者如需手术,告知患者术前按全麻手术患者常规禁食禁饮,防止术中呕吐引起窒息。

2)协助患者保持半卧位或头高足低位,以利于患者呼吸,并减轻头部充血,促进面部消肿。对受伤较严重的患者,为防止其出现逆行感染,以及促进其头、面部的消肿,应让其偏侧于脑脊液流出侧。

3)患者有颅内出血或合并其他严重并发症时,应绝对卧床休息。

(6)做好基础护理,保持病房安静、整洁,减少强光、噪声刺激,保持空气的清新与湿润。保持床单位清洁,衣服、被褥、枕头等被血渍污染时及时更换;及时协助患者清洁鼻面部血渍,保持患者舒适状态。

(7)做好口腔护理,采用生理盐水清洁口腔,每日3次,保持口腔清洁,防止口腔感染,提升患者的舒适度。

(8)由于术后患者需要填塞鼻腔,因此术前应告知并教会患者学会用口呼吸,以减轻患者术后的不适反应。

6. 术后护理。

(1)心理护理:及时安慰患者,使其保持良好的情绪,分散注意力,减轻恐惧感。

(2)遵医嘱监测患者生命体征。填塞期间注意观察患者鼻腔分泌物的情况,鼻骨复位后鼻腔内常规填塞凡士林纱条,填塞物一般于术后24~48小时抽出,嘱患者避免剧烈活动,尽量避免搓鼻、打喷嚏、用力擤鼻、咳嗽等,以免填塞物脱出引起出血。告知患者在此期间感到头胀、鼻部胀痛、通气障碍属正常现象,可以张口呼吸,口上覆盖湿纱布缓解干燥,并可使用空气加湿器,保持室内温湿度适宜。

(3)饮食与活动。

1)术后可食用少量温凉流质食物,鼓励患者进食富含高蛋白、高热量的饮食;由于鼻腔填塞后呼吸通过口腔进行,容易造成口干,应少量多次饮水,多食新鲜富含维生素的蔬菜、水果,细嚼慢咽,防止便秘。

2)全麻清醒后取半坐卧位,以减轻局部肿胀,利于鼻腔分泌物的引流。无活动性出血、无高危跌倒风险的患者,鼓励尽早下床活动。告知患者下床活动的正确方法,首先从床上坐起1分钟,无头晕、乏力等不适,可在床边站立1分钟,若无不适,可以在病房内适当活动;嘱患者勿剧烈运动,注意休息。

(4)用药护理:遵医嘱使用抗炎、消肿、补液等药物对症治疗。

(5)疼痛护理:鼻腔填塞期间,头部轻微疼痛或鼻部胀痛属正常现象,做好健康宣教和心理护理,教会患者自我放松的方法,如听音乐、转移注意力,以减轻疼痛。疼痛较重不能耐受的患者,必要时可遵医嘱使用镇痛药。

7. 出院指导。

(1)注意休息,适当活动,避免剧烈活动、避免打架,防止再次外伤,避免情绪激动和过激行为。

(2)预防感冒,避免抠鼻和打喷嚏。如鼻腔仍有出血或不通畅,应及时就诊。

(3)佩戴眼镜者,尽量暂停佩戴2~3周,或适时需要再佩戴,确保骨折处愈合良好。

(4)洗脸时,不要用力擦洗鼻部,以免骨折处移位;尽量不穿套头的衣服,以免穿脱时碰伤鼻部。

(5)进食清淡、温冷的食物,忌食坚硬食物,避免因咀嚼引起疼痛,多饮水,保持空气湿润,多食水果及粗纤维食物,保持大便通畅。

(6)1周后门诊复查,清理鼻腔内残余物;定期门诊随访,以便观察骨折复位效果。

【操作流程】

鼻骨骨折患者的护理标准操作流程及要点说明见图2-1-4。

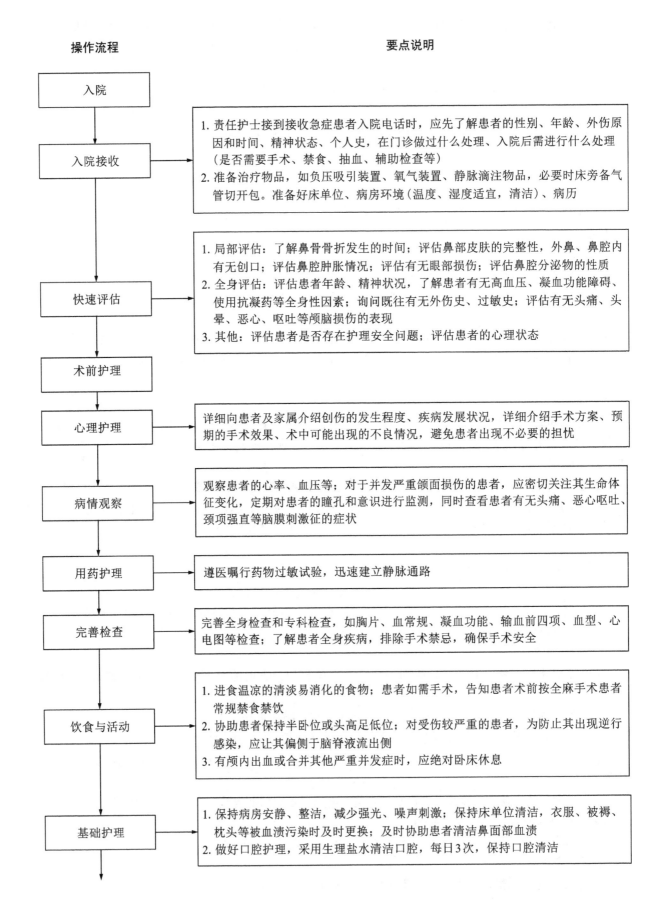

操作流程

- 入院
- 入院接收
- 快速评估
- 术前护理
- 心理护理
- 病情观察
- 用药护理
- 完善检查
- 饮食与活动
- 基础护理

要点说明

1. 责任护士接到接收急症患者入院电话时，应先了解患者的性别、年龄、外伤原因和时间、精神状态、个人史，在门诊做过什么处理、入院后需进行什么处理（是否需要手术、禁食、抽血、辅助检查等）
2. 准备治疗物品，如负压吸引装置、氧气装置、静脉滴注物品，必要时床旁备气管切开包。准备好床单位、病房环境（温度、湿度适宜，清洁）、病历

1. 局部评估：了解鼻骨骨折发生的时间；评估鼻部皮肤的完整性，外鼻、鼻腔内有无创口；评估鼻腔肿胀情况；评估有无眼部损伤；评估鼻腔分泌物的性质
2. 全身评估：评估患者年龄、精神状况，了解患者有无高血压、凝血功能障碍、使用抗凝药等全身性因素；询问既往有无外伤史、过敏史；评估有无头痛、头晕、恶心、呕吐等颅脑损伤的表现
3. 其他：评估患者是否存在护理安全问题；评估患者的心理状态

详细向患者及家属介绍创伤的发生程度、疾病发展状况，详细介绍手术方案、预期的手术效果、术中可能出现的不良情况，避免患者出现不必要的担忧

观察患者的心率、血压等；对于并发严重颌面损伤的患者，应密切关注其生命体征变化，定期对患者的瞳孔和意识进行监测，同时查看患者有无头痛、恶心呕吐、颈项强直等脑膜刺激征的症状

遵医嘱行药物过敏试验，迅速建立静脉通路

完善全身检查和专科检查，如胸片、血常规、凝血功能、输血前四项、血型、心电图等检查；了解患者全身疾病，排除手术禁忌，确保手术安全

1. 进食温凉的清淡易消化的食物；患者如需手术，告知患者术前按全麻手术患者常规禁食禁饮
2. 协助患者保持半卧位或头高足低位；对受伤较严重的患者，为防止其出现逆行感染，应让其偏侧于脑脊液流出侧
3. 有颅内出血或合并其他严重并发症时，应绝对卧床休息

1. 保持病房安静、整洁，减少强光、噪声刺激；保持床单位清洁，衣服、被褥、枕头等被血渍污染时及时更换；及时协助患者清洁鼻面部血渍
2. 做好口腔护理，采用生理盐水清洁口腔，每日3次，保持口腔清洁

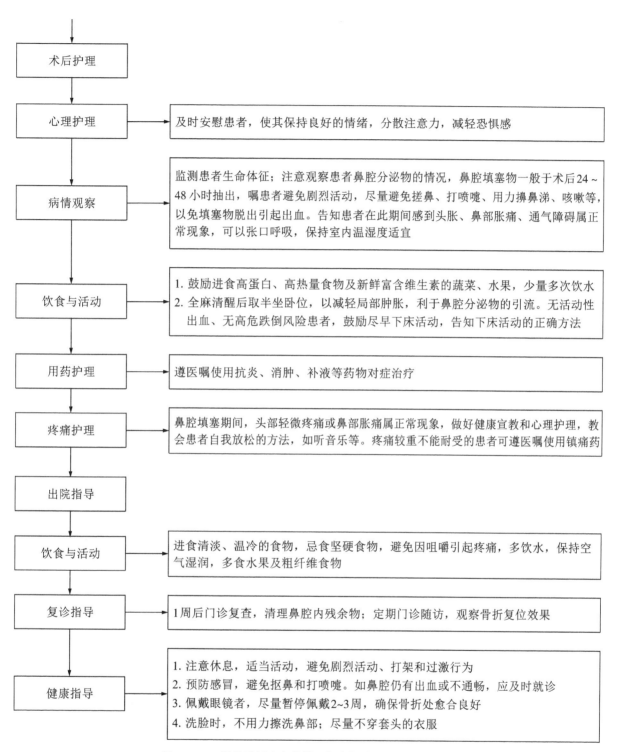

图 2-1-4 鼻骨骨折患者的护理标准操作流程及要点说明

五、小儿急性喉炎患者的护理标准操作流程

【目的】

1. 规范小儿急性喉炎的护理过程，提供全程优质护理服务。

2. 及时发现患者病情变化，及时处理。

3. 落实护理措施，保障患儿安全。

【规程】

1. 责任护士接到接收急症患儿入院电话时，应先了解患儿的性别、年龄，有无出现呼吸困难以及呼吸困难的程度，在门诊做过什么处理、入院后需要进行什么处理（是否需要手术、禁食、抽血、辅助检查等）。

2. 准备治疗物品，如负压吸引装置、氧气装置、雾化吸入器、心电监护仪、气管切开包、气管插管物品、静脉滴注物品。准备好床单位、病房环境（温度、湿度适宜，清洁）、病历。

3. 热情接待患儿及家属，立即通知医生。

4. 快速对患儿进行评估。

（1）局部评估：观察患儿有无空空样咳嗽、犬吠样咳嗽，甚至出现吸气性喉喘鸣、吸气性呼吸困难等，评估患儿有无三凹征等体征。

（2）全身评估：

1）评估患儿营养及发育状况，是否为变应性体质。询问患儿过敏史、疾病史。

2）评估患儿近期有无受凉，是否有上呼吸道感染史、上呼吸道慢性病等。

3）评估患儿发热、咳嗽、咳痰、呼吸困难的发生和持续时间。

（3）安全评估：评估患儿是否存在护理安全问题，是否由剧烈咳嗽引起呼吸困难甚至窒息等。

（4）心理评估：评估患儿及其家属的心理状况，评估不同年龄、文化程度的家长对疾病认识的程度，消除患儿及其家属紧张心理，增强信心。

5. 术前护理。

（1）心理护理：护士应主动与家长进行沟通、交流，给予耐心安慰，消除其恐惧、紧张等情绪，通过语言、眼神、抚摸等方式缓解患儿不良情绪。告知患儿及家属小儿急性喉炎的预后及转归，并解释必要时行气管插管或气管切开的目的并取得配合，使患儿家长保持情绪稳定，消除其紧张情绪。

（2）严密观察患儿呼吸频率与节律、咳嗽、面色、唇色、肤色、意识状态，遵医嘱予吸氧、监测血氧饱和度；加强巡视，当发现患儿出现缺氧加重、鼻翼扇动、口唇发绀或苍白、指（趾）端发绀、血氧饱和度下降、出汗、心动过速、烦躁不安甚至抽搐等呼吸道梗阻症状时，立即告知医生，迅速行气管切开及其他解除喉梗阻的紧急措施。

（3）注意观察患儿体温变化，调节室内温度和湿度，保持空气流通，必要时采用物理降温或根据医嘱使用药物降温。及时发现和处理高热，指导家属多喂水，更换潮湿衣物，提高患儿舒适度。

（4）保持患儿呼吸道通畅，及时清理患儿呼吸道分泌物，预防窒息，可通过拍背、雾化等方法，促进分泌物排出，保持其呼吸道通畅。严重呼吸困难患儿，做好气管切开术前准备。

（5）遵医嘱行药物过敏试验，迅速建立静脉通路，必要时备两条静脉通道，遵医嘱采用激素、抗生素治疗，并观察患儿有无胃部不适、疼痛、吞咽困难等症状有无缓解。

（6）雾化吸入治疗时，协助患儿取半卧位，年龄较小者需要家长环抱，家长将一只手托住患儿枕部，另外一只手持雾化面罩，适当抬高患儿头部 30°～45°。对于呼吸道分泌物较多的患者，指导取侧卧位，促进膈肌降低，提高气体交换量，预防误吸。在雾化吸入治疗中，避免喂奶、进食等，保持患儿情绪稳定以免患儿哭闹。

（7）饮食与活动。

1）若患儿没有吞咽困难则无须禁食。鼓励患儿多饮水，指导选择清淡、无刺激、流质或半流质饮食，减少刺激。对进食障碍者遵医嘱留置胃管，予以鼻饲。

2）嘱患儿尽量卧床休息，保持安静，避免哭闹，以减少体力消耗、减轻呼吸困难，并防止跌倒、坠床等不良事件发生。

（8）保持病房空气清新、环境卫生，控制合理的温湿度。做好患儿基础护理，尤其是口腔护理，进食后用漱口液漱口，预防口腔溃疡、口腔黏膜炎，同时提升患儿的舒适度。

6. 术后护理。

（1）当患儿病情发生变化呼吸困难时，立即协助医生行气管切开术。术后安慰鼓励患儿及家属，保持情绪稳定，积极面对。告知术后护理及观察要点，提高其对疾病相关知识的认识，加强沟通，赢得积极配合。

（2）密切观察患儿病情变化，尤其是呼吸、血氧饱和度等；观察气管导管是否通畅，有无分泌物等。做好气切护理常规。

（3）饮食与活动。

1）指导患儿进食温凉流质、半流质饮食，禁食辛辣刺激性食物，多喝温水。

2）告知患儿家属放置气管导管的重要性，切莫让患儿将气管导管拉扯出来，影响生命安全。

（4）遵医嘱使用抗炎、消肿等药物进行对症治疗，患儿痰液较多时遵医嘱予以雾化吸入。

7. 出院指导。

（1）加强营养，适当运动，增强患儿的抵抗力。

（2）保持口腔卫生，养成饭后漱口、早晚刷牙的好习惯。

（3）指导家长督促患儿平时不要过度喊叫，上呼吸道疾病和传染病高发季节不去公共场合，如有不适及早就医。

（4）告知家长患儿感冒后不能随意喂服镇咳、镇静药物，因为有些药物会引起排痰困难，加重呼吸道阻塞。

（5）指导家长学会观察患儿的呼吸及咳嗽情况，发现异常及时与医护人员沟通。

（6）告知家长小儿急性喉炎的特点是起病急、进展快，若诊断、治疗不及时会危及患儿生命，如患儿出现声嘶、犬吠样咳嗽、吸气性喉喘鸣、呼吸困难等症状，应立即拨打急救电话，就近求医就诊。

【操作流程】

小儿急性喉炎患者的护理标准操作流程及要点说明见图2-1-5。

操作流程 　　　　　　　　　　　　　　　　　　　　　　要点说明

```
┌─────────────┐
│    入院     │
└─────────────┘
      │
      ▼
┌─────────────┐
│  入院接收   │────────▶
└─────────────┘
```

1. 责任护士接到接收急症患儿入院电话时，先了解患儿的性别、年龄，有无呼吸困难以及呼吸困难的程度，在门诊做过什么处理、入院后需进行什么处理
2. 准备治疗物品，如负压吸引装置、氧气装置、雾化吸入器、心电监护仪、气管切开包、气管插管物品、静脉滴注物品。准备好床单位、病房环境（温度、湿度适宜，清洁）、病历

```
      │
      ▼
┌─────────────┐
│  快速评估   │────────▶
└─────────────┘
```

1. 局部评估：观察患儿有无空空样咳嗽声、犬吠样咳嗽，甚至出现吸气性喉喘鸣、吸气性呼吸困难等，评估患儿有无三凹征等体征
2. 全身评估：评估患儿营养及发育状况，是否为变应性体质；询问患儿过敏史、疾病史；评估患儿近期有无受凉，是否有上呼吸道感染史、上呼吸道慢性病等；评估患儿发热、咳嗽、咳痰、呼吸困难的发生和持续时间
3. 其他：评估患儿是否存在护理安全问题；评估患儿及家属的心理状况；评估不同年龄、文化程度的家长对疾病认识的程度

```
      │
      ▼
┌─────────────┐
│  术前护理   │
└─────────────┘
      │
      ▼
┌─────────────┐
│  心理护理   │────────▶
└─────────────┘
```

主动与家长沟通，告知其小儿急性喉炎的预后及转归，并解释必要时行气管插管或气管切开的目的并取得配合；通过语言、眼神、抚摸等方式缓解患儿不良情绪

```
      │
      ▼
┌─────────────┐
│  病情观察   │────────▶
└─────────────┘
```

严密观察患儿呼吸频率与节律、咳嗽、面色、唇色、肤色、意识状态

```
      │
      ▼
┌─────────────┐
│  用药护理   │────────▶
└─────────────┘
```

1. 遵医嘱行药物过敏试验，迅速建立静脉通路，遵医嘱采用激素、抗生素治疗，并观察患儿有无胃部不适
2. 雾化吸入治疗时，协助患儿取半卧位，年龄较小者需要家长环抱，适当抬高患儿头部30°~45°。对于呼吸道分泌物较多的患者，指导取侧卧位，治疗中避免喂奶、进食等

```
      │
      ▼
┌─────────────┐
│  饮食与活动 │────────▶
└─────────────┘
```

1. 若患儿没有吞咽困难则无须禁食。鼓励多饮水，选择清淡、无刺激、流质或半流质饮食。对进食障碍者遵医嘱留置胃管，予以鼻饲
2. 嘱患儿尽量卧床休息，保持安静，并防止跌倒、坠床等不良事件发生

```
      │
      ▼
┌─────────────┐
│  基础护理   │────────▶
└─────────────┘
      │
      ▼
```

1. 保持病房空气清新、环境卫生，控制合适的温湿度
2. 进食后用漱口液漱口，做好口腔护理

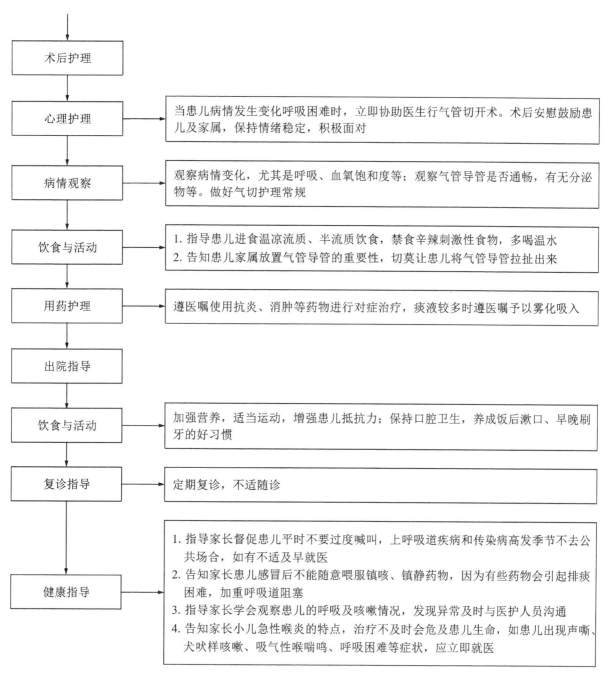

图 2-1-5 小儿急性喉炎的护理标准操作流程及要点说明

六、急性会厌炎患者的护理标准操作流程

【目的】

1.规范急性会厌炎患者的护理过程，为患者提供全程优质护理服务。

2.及早、准确、迅速地对患者施行抢救，提高患者救治率。

3.落实护理措施，保障患者安全。

【规程】

1.规范患者入院前准备，责任护士一旦接到门急诊患者确认入院电话，立即安排病房床位，尽量靠近护士站安置，便于观察与护理。

2.备好氧气装置、负压吸引装置，并确保其处于完好备用状态，必要时床旁备气管切开包和抢救包。

3.患者入院时处置：热情接待患者，立即通知医生。

4.快速对患者进行评估。

(1)局部评估：密切观察患者病情，包括呼吸、脉搏、血氧饱和度、血压、神志、面色、口唇颜色，发现异常及时汇报医生。

(2)全身评估：

1)了解患者有无大量吸烟及过度喝烈性酒、进酸辣刺激性食物史，有无扁桃体炎发作及鱼刺、肉骨戳伤咽部等病史。

2)了解患者既往史、用药史、过敏史等；有无头颈部放射线的损伤，如头颈部放疗后。

3)喉梗阻程度评估：急性会厌炎最危急的情况就是病情发展成为喉梗阻，学会判断患者的呼吸困难程度是首要任务，判断标准如下。①喉梗阻Ⅰ度：平静时无症状，活动时有轻度吸气性呼吸困难，稍有吸气性喉喘鸣及胸廓周围软组织凹陷。②喉梗阻Ⅱ度：安静时有轻度吸气性呼吸困难，吸气性喉喘鸣及胸廓周围软组织凹陷，活动时加重，但不影响睡眠和进食，缺氧症状不明显。③喉梗阻Ⅲ度：吸气期呼吸困难明显，喉鸣声较响，胸骨上窝、锁骨上窝等软组织吸气期凹陷明显。患者因缺氧会出现烦躁不安、难以入睡、不愿进食、脉搏加快、血压升高等表现。④喉梗阻Ⅳ度：呼吸极度困难。由于严重缺氧和体内二氧化碳积聚，患者会出现坐卧不安、出冷汗、面色苍白或发绀、大小便失禁、脉搏细弱、定向力丧失、心律不齐、血压下降等表现。

(3)安全评估：评估患者是否存在护理安全问题，是否会因缺氧而出现躁动导致跌倒或摔跤等。

(4)心理评估：评估患者及家属对疾病的认知程度和心理反应。本病发病急骤，患者常以剧烈咽痛、吞咽困难、呼吸困难而紧急就医，多数患者及家属也由此表现出恐惧、紧张、焦虑的情绪，应给予耐心安慰，嘱尽量放松，卧床休息，取半卧位，减少耗氧量，告知患者及家属急性会厌炎的愈合和转归，以消除患者及家属的紧张心理。

5.术前护理。

(1)心理护理：向患者解释咽痛的原因及疾病过程，鼓励患者树立信心。住院期间多休息，少说话，保持情绪稳定。告知患者本病特点及危害，保证患者就医安全。

(2)严密观察患者生命体征变化，预防窒息。

(3)重点监测患者呼吸形态模式和变化，评估喉梗阻的程度：喉梗阻Ⅲ度患者用药无缓解则须做好气管切开的准备，喉梗阻Ⅳ度呼吸困难者应立即配合医生在短时间内完成气管切开术，同时给予高流量吸氧，尽快改善缺氧状况，情况紧急者可先行环甲膜切开术。

(4)夜间迷走神经兴奋容易导致软组织松弛和舌后坠，因此要特别加强夜间的巡视。

(5)部分急性会厌炎患者体温有不同程度升高，体温过高时要及时采取适宜的降温处理。

(6)积极配合医生治疗：入院即迅速建立静脉通路，采用留置针静脉输液，并妥善固定，为抢救时用药争取时间，医生下达医嘱后迅速执行，首先应用激素药，尽快减轻会厌部水肿，保持呼吸道

通畅。遵医嘱行药敏试验，密切观察有无药物过敏反应。

（7）完善相关检查，如血常规、电解质、电子喉镜等。

（8）饮食与活动。

1）指导患者进食温凉无刺激的米汤、稀饭、面条等清淡流质或半流质饮食，特别是多吃含钾丰富的蔬菜和水果汁。禁烟酒，避免进食辛辣刺激性食物，以不刺激咽部为宜。

2）指导患者取半卧位休息，角度为 30°~60°，以使患者既能休息又不影响呼吸为宜。如有严重呼吸困难者，绝对卧床休息，减少活动，也可取端坐位，以患者感觉舒适为宜。告知患者及家属切勿随意离开病房，以免发生意外。

（9）疼痛护理：采用 VAS 疼痛评估表对患者疼痛的程度、部位、性质等进行评估。关心、体贴患者，教会其自我放松的方法，如听音乐、转移注意力，以减轻疼痛。必要时遵医嘱使用止痛药物，注意观察止痛效果及药物不良反应。

（10）做好基础护理，尤其注意口腔卫生，保持口腔清洁，每次进食后用漱口水漱口，防止口腔感染。

（11）注意交流方式。多数患者有咽痛表现，部分伴有不同程度的呼吸困难，在与患者交流时应注意方式方法，简明扼要，避免引起患者的反感和不配合。同时，尽量少使用开放式提问，可使用闭合式提问，患者可以用点头摇头的方式表达，或是采取书写的方式沟通，避免患者多说话加重咽痛不适。

6. 术后护理

（1）心理护理：患者由于呼吸困难行气管切开术，容易产生紧张焦虑情绪，告知患者呼吸形态的变化，告知患者及家属气管切开的必要性及重要性。

（2）密切观察患者病情变化，尤其是呼吸、血氧饱和度等，观察患者气管导管是否通畅，有无分泌物等。

（3）行气管切开后，按气管切开术后标准操作流程加强气道管理。

（4）饮食与活动。

1）指导患者进食温凉流质、半流质饮食，禁食辛辣刺激性食物，多喝温水。

2）患者如无头晕、乏力，则嘱患者早期下床活动。

（5）遵医嘱使用抗炎、消肿等药物进行对症治疗，患者痰液较多时遵医嘱予以雾化吸入。

7. 出院指导。

（1）急性会厌炎的发生及预后与发病时间、喉局部病变、饮酒史、过敏史 4 项因素密切相关，应利用多种渠道宣传此病的危害及预防措施。

（2）积极锻炼身体，增强抵抗力，预防感冒；养成良好的生活习惯，规律作息，戒烟戒酒，进食清淡、富含维生素、高蛋白质、易消化的食物。

（3）对佩戴气管套管出院的患者，嘱多饮水，室内干燥时注意对室内空气进行加湿，保持室内温、湿度适宜，空气清新，必要时向气管内滴入湿化液，以防止痰液干燥结痂。洗澡时避免水流入气管，不进行水上运动。外出时可用透气的小口罩或三角巾遮盖套管口，防止异物吸入及冷空气刺激，不到人群密集处活动。

（4）定期门诊随访，如有不适，立即就近求医就诊。

【操作流程】

急性会厌炎患者的护理标准操作流程及要点说明见图 2-1-6。

操作流程　　　　　　　　　　　　　　　　要点说明

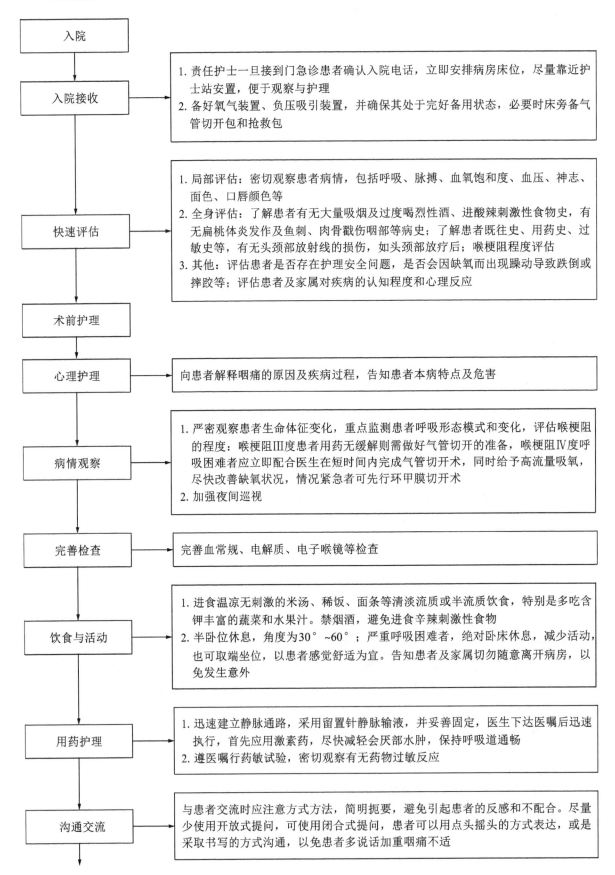

入院

入院接收
1. 责任护士一旦接到门急诊患者确认入院电话，立即安排病房床位，尽量靠近护士站安置，便于观察与护理
2. 备好氧气装置、负压吸引装置，并确保其处于完好备用状态，必要时床旁备气管切开包和抢救包

快速评估
1. 局部评估：密切观察患者病情，包括呼吸、脉搏、血氧饱和度、血压、神志、面色、口唇颜色等
2. 全身评估：了解患者有无大量吸烟及过度喝烈性酒、进酸辣刺激性食物史，有无扁桃体炎发作及鱼刺、肉骨戳伤咽部等病史；了解患者既往史、用药史、过敏史等，有无头颈部放射线的损伤，如头颈部放疗后；喉梗阻程度评估
3. 其他：评估患者是否存在护理安全问题，是否会因缺氧而出现躁动导致跌倒或摔跤等；评估患者及家属对疾病的认知程度和心理反应

术前护理

心理护理
向患者解释咽痛的原因及疾病过程，告知患者本病特点及危害

病情观察
1. 严密观察患者生命体征变化，重点监测患者呼吸形态模式和变化，评估喉梗阻的程度；喉梗阻Ⅲ度患者用药无缓解则需做好气管切开的准备，喉梗阻Ⅳ度呼吸困难者应立即配合医生在短时间内完成气管切开术，同时给予高流量吸氧，尽快改善缺氧状况，情况紧急者可先行环甲膜切开术
2. 加强夜间巡视

完善检查
完善血常规、电解质、电子喉镜等检查

饮食与活动
1. 进食温凉无刺激的米汤、稀饭、面条等清淡流质或半流质饮食，特别是多吃含钾丰富的蔬菜和水果汁。禁烟酒，避免进食辛辣刺激性食物
2. 半卧位休息，角度为30°~60°；严重呼吸困难者，绝对卧床休息，减少活动，也可取端坐位，以患者感觉舒适为宜。告知患者及家属切勿随意离开病房，以免发生意外

用药护理
1. 迅速建立静脉通路，采用留置针静脉输液，并妥善固定，医生下达医嘱后迅速执行，首先应用激素药，尽快减轻会厌部水肿，保持呼吸道通畅
2. 遵医嘱行药敏试验，密切观察有无药物过敏反应

沟通交流
与患者交流时应注意方式方法，简明扼要，避免引起患者的反感和不配合。尽量少使用开放式提问，可使用闭合式提问，患者可以用点头摇头的方式表达，或是采取书写的方式沟通，以免患者多说话加重咽痛不适

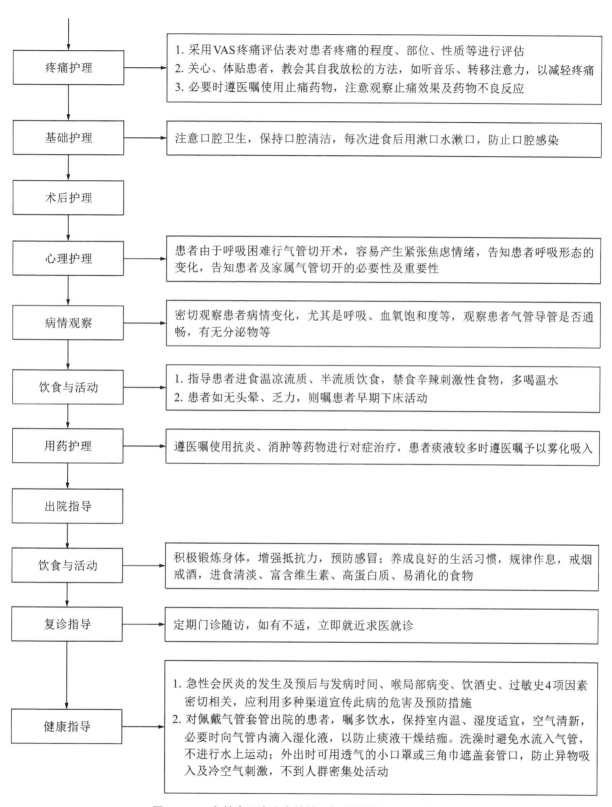

图 2-1-6　急性会厌炎患者的护理标准操作流程及要点说明

七、喉梗阻患者的护理标准操作流程

【目的】

1. 规范喉梗阻患者的护理过程，为患者提供全程优质护理服务。

2. 及时发现患者病情变化，及时处理。

3. 落实护理措施，保障患者安全。

【规程】

1. 责任护士接到接收急症患者入院电话时，应先了解患者的性别、年龄、发生梗阻的原因、入院后需要进行什么处理(是否需要手术、禁食、抽血、辅助检查等)。

2. 准备治疗物品，如负压吸引装置、氧气装置、静脉滴注物品，床旁备气管切开包、抢救包。准备好床单位、病房环境(温度、湿度适宜，清洁)、病历。

3. 患者入院后立即通知医生，做好入院宣教，将患者安排至离护士站较近的病房。

4. 快速对患者进行评估。

(1)局部评估：仔细询问发病的过程、时间，正确评估患者喉部梗阻程度，观察患者有无三凹征等体征出现。

(2)全身评估：

1)了解患者既往有无喉部疾病相关病史，此次发病有无自觉病因，有无其他伴随症状等。

2)了解患者有无高血压、凝血功能障碍、使用抗凝药等全身性因素；有无出血倾向的家族史。询问患者有无过敏史、用药史。

(3)安全评估：评估患者是否存在护理安全问题，是否因喉梗阻有呼吸困难或窒息的可能性等。

(4)心理评估：评估患者及其家属的心理状态。患者常因呼吸困难而紧急就医，多数患者及家属也由此表现出恐惧、紧张、焦虑的情绪，应给予患者及家属耐心安慰，嘱患者尽量放松卧床休息，取半卧位，以减少耗氧量，缓解不适。

5. 术前护理。

(1)心理护理：护士应加强与患者的沟通，向患者解释喉梗阻的原因及过程、手术的目的及方法、疾病的预后及转归，耐心安慰患者，消除其恐惧、焦虑等情绪，同时告知患者如病情加重，情况紧急，医生可能行床旁气管切开术，取得患者配合。

(2)密切观察患者生命体征变化，预防窒息。重点监测患者呼吸、血氧饱和度，观察其全身皮肤、面色及口唇颜色是否发生改变，一旦发现呼吸困难、喉阻塞相关症状加重，及时向医生汇报。喉梗阻Ⅲ度患者用药无缓解则须做好气管切开的准备，喉梗阻Ⅳ度呼吸困难者应立即配合医生在短时间内完成气管切开术，同时接受高流量吸氧，尽快改善缺氧状况。

(3)保持患者呼吸道通畅，确保有效供氧，遵医嘱行雾化吸入治疗，以迅速解除喉部炎性充血水肿，开放气道，增大通气量，使缺氧状态得到改善，同时可增加呼吸湿度，液化黏稠的分泌物，促进呼吸道黏膜水肿消退。患者痰液较多不易咳出时予吸痰护理，及时清除呼吸道分泌物。

(4)用药护理：遵医嘱行药物过敏试验，迅速建立静脉通路，采用留置针静脉输液，必要时备两条静脉通道，确保静脉通路安全。

(5)术前如病情允许，则需要完善血常规、凝血功能等实验室检查，以及心电图、X线胸片等检查。了解患者全身疾病，排除手术禁忌，确保手术安全。

(6)饮食与活动。

1)指导进食高蛋白、富含维生素、清淡流质或半流质饮食，少食多餐，避免呛咳和过饱，禁食辛辣刺激性食物。如患者需要手术，则告知患者术前常规进食(单纯气管切开术通常为局麻手术)；如须进行全麻手术，则术前嘱患者禁食禁饮，防止术中呕吐，引起窒息。

2)根据喉梗阻的严重程度卧床休息，适当抬高床头，配合吸氧，切不可擅自离开病房，避免发生危险,同时防止年龄小的患者发生坠床等意外。如有严重呼吸困难者,不强迫卧床,也可取端坐位,以患者感觉舒适为宜。

(7)做好基础护理,病室温度22~24摄氏度,湿度50%~60%,保持病室通风,做好空气消毒工作,避免交叉感染的发生,增加患者的舒适度。对小儿患者,应使其尽量安静休息,减少哭闹,避免因哭闹而加重缺氧。

6.术后护理。

(1)心理护理:及时安慰患者,使其保持良好的情绪,分散注意力,减轻恐惧感。

(2)遵医嘱监测患者生命体征,观察患者缺氧症状是否得到改善,如发现患者出现胸闷、气促、呼吸困难等缺氧症状无缓解反而恶化,应警惕纵隔气肿或气胸,须立即通知医生处理。

(3)加强气道管理:保持气管套管通畅,给予床旁气道持续加温湿化,避免痰液干结堵塞呼吸道。遵医嘱行雾化吸入治疗,每日定时清洗更换内套管。妥善固定气管套管,套管系带时应打死结,避免套管脱落,松紧度以能容纳1指为佳,告知患者剧烈咳嗽时,可以轻轻用手抵住气管外套管翼部,以防咳嗽冲击力将气管套管带出,严禁私自拔除气管套管。

(4)保持伤口清洁,预防感染:每日清洁消毒气管造口并更换气切敷料;观察体温变化、伤口有无渗血及渗液。

(5)指导患者有效咳嗽,协助患者翻身拍背促进咳嗽排痰,必要时及时予以吸痰护理,并严格遵守无菌操作原则。

(6)饮食与活动。

1)指导患者进食以高热量、高蛋白、富含维生素的食物为主,忌辛辣刺激性食物,保持大便通畅。

2)嘱患者多卧床休息,减少活动,有呼吸困难的患者以卧床休息为主,避免独自外出,需要外出检查时一定要有医生和护士陪同。

(7)加强口腔护理,注意口腔卫生。

(8)遵医嘱使用抗感染、消肿、补液等药物对症治疗。

7.出院指导。

(1)告知患者气管切开通道是目前维持呼吸、拯救生命的重要管道,绝不能自行拔管。

(2)多饮水,室内干燥时注意对室内空气进行加湿,保持室内温、湿度适宜,空气清新,必要时向气管内滴入湿化液,以防止痰液干燥结痂。如果气道内有痂皮形成,应及时就医,切勿自行清理以免其坠入气管内。

(3)教会患者及家属消毒气管内套管和气切伤口的方法。

(4)洗澡时避免水流入气管,不进行水上运动。

(5)外出时可用透气的小口罩或三角巾遮盖套管口,防止异物吸入及冷空气刺激,不到人群密集处活动。

(6)适当锻炼身体,增强抵抗力,预防感冒;养成良好的生活习惯,戒烟戒酒,进食清淡、富含维生素、高蛋白、易消化的食物,保持大便通畅。

(7)定期门诊随访。如发生气管外套管脱出或再次出现呼吸困难,应立即就近求医就诊。

【操作流程】

喉梗阻患者的护理标准操作流程及要点说明见图2-1-7。

操作流程 | 要点说明

```
┌─────────────┐
│    入院     │
└─────────────┘
       │
       ▼
┌─────────────┐
│  入院接收   │──────▶
└─────────────┘
```

1. 责任护士接到接收急症患者入院电话时，应先了解患者的性别、年龄、发生梗阻的原因、入院后需进行什么处理（是否需要手术、禁食、抽血、辅助检查等）
2. 准备治疗物品，如负压吸引装置、氧气装置、静脉滴注物品，床旁备气管切开包、抢救包。准备床单位、病房环境（温度、湿度适宜，清洁）、病历
3. 将患者安排至离护士站较近的病房

```
       │
       ▼
┌─────────────┐
│  快速评估   │──────▶
└─────────────┘
```

1. 局部评估：仔细询问发病的过程、时间，正确评估患者喉部梗阻程度，观察患者有无三凹征等体征出现
2. 全身评估：了解患者既往有无喉部疾病相关病史，此次发病有无自觉病因，有无其他伴随症状等；了解患者有无高血压、凝血功能障碍、使用抗凝药等全身性因素；有无出血倾向的家族史；询问过敏史、用药史
3. 其他：评估患者是否存在护理安全问题，是否因喉梗阻有呼吸困难或窒息的可能性等；评估患者及其家属的心理状态

```
       │
       ▼
┌─────────────┐
│  术前护理   │
└─────────────┘
       │
       ▼
┌─────────────┐
│  心理护理   │──────▶
└─────────────┘
```

向患者解释喉梗阻的原因及过程、手术的目的及方法、疾病的预后及转归，消除其恐惧、焦虑等情绪，同时告知患者如病情加重，情况紧急，医生可能行床旁气管切开术，取得患者配合

```
       │
       ▼
┌─────────────┐
│  病情观察   │──────▶
└─────────────┘
```

重点监测患者呼吸、血氧饱和度，观察其全身皮肤、面色及口唇颜色是否发生改变；保持呼吸道通畅，确保有效供氧，患者痰液较多不易咳出时予以吸痰护理

```
       │
       ▼
┌─────────────┐
│  用药护理   │──────▶
└─────────────┘
```

遵医嘱行雾化吸入治疗、药物过敏试验，迅速建立静脉通路，采用留置针静脉输液，必要时备两条静脉通道

```
       │
       ▼
┌─────────────┐
│  完善检查   │──────▶
└─────────────┘
```

术前如病情允许需完善血常规、凝血功能等实验室检查，以及心电图、胸片等检查。了解患者全身疾病，排除手术禁忌，确保手术安全

```
       │
       ▼
┌─────────────┐
│  饮食与活动 │──────▶
└─────────────┘
```

1. 进食高蛋白、富含维生素、清淡流质或半流质饮食，禁食辛辣刺激性食物。如患者需手术，告知患者术前常规进食（单纯气管切开术通常为局麻手术）；如需行全麻手术，术前嘱患者禁食禁饮
2. 卧床休息，适当抬高床头，切不可擅自离开病房，避免发生危险，同时防止年龄小的患者发生坠床等意外。严重呼吸困难者可取端坐位

```
       │
       ▼
┌─────────────┐
│  基础护理   │──────▶
└─────────────┘
       │
       ▼
```

病室温度22~24摄氏度，湿度50%~60%，保持病室通风，做好空气消毒工作

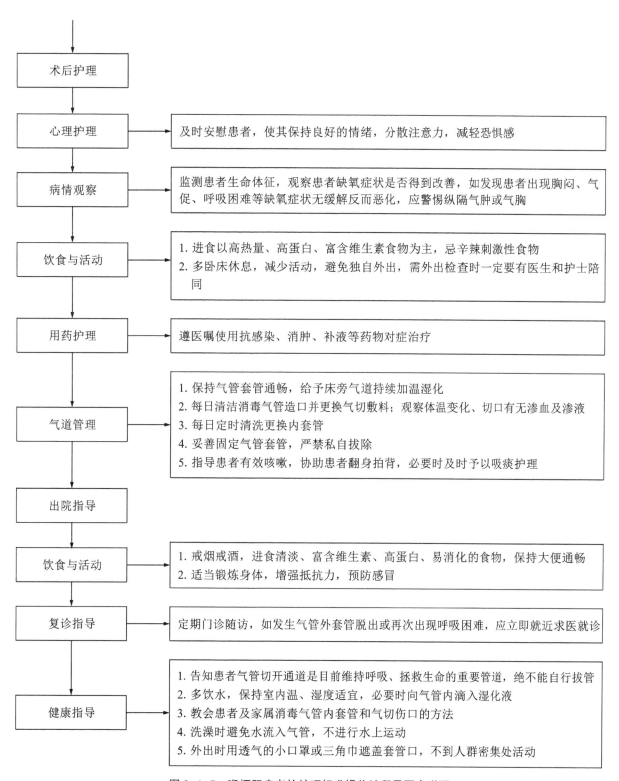

图 2-1-7 喉梗阻患者的护理标准操作流程及要点说明

八、颈部外伤患者的护理标准操作流程

【目的】

1. 规范颈部外伤患者的护理过程,为患者提供全程优质护理服务。

2. 及时发现患者病情变化,及时处理。

3. 落实护理措施,保障患者安全。

【规程】

1. 责任护士接到接收急症患者入院电话时,应先了解患者的性别、年龄、外伤原因、受伤时间、受伤现场出血情况、精神状态、个人史,在门诊做过什么处理、入院后需要进行什么处理(是否需要手术、禁食、抽血、辅助检查等)。

2. 准备治疗物品,如负压吸引装置、氧气装置、静脉滴注物品,必要时床旁备气管切开包、抢救包。准备好床单位、病房环境(温度、湿度适宜,清洁)、病历。

3. 热情接待患者,立即通知医生。

4. 快速对患者进行评估。

(1)局部评估:观察患者有无呼吸困难、疼痛、高热、声音嘶哑或失声、吞咽困难,颈部有无肿胀变形,有无皮下气肿。

(2)全身评估:

1)了解患者受伤的具体部位、时间、受伤原因及诊治经过,是否伴有除颈部以外其他部位的损伤。

2)了解患者既往有无慢性病史,如有无糖尿病史、高血压史,有无外伤手术史,有无其他用药史、过敏史。

3)了解患者有无吸烟、饮酒、吸毒史,有无特殊嗜好。

(3)安全评估:评估患者是否存在护理安全问题,有无三凹征及喘鸣音,观察患者意识状态,有无发绀等缺氧症状。评估患者的出血量,根据患者受伤现场出血痕迹、被血浸湿衣物、运送途中出血止血过程,结合对皮肤弹性、结膜红润程度、甲床苍白度的检查及血压、心率、尿量等体征综合判断患者失血量及有无出血性休克。评估患者的肢体活动情况。

(4)心理评估:评估患者及其家属的心理状态,了解患者是否是自伤,对于自杀导致受伤的患者高度重视,关爱患者,耐心倾听患者诉说,避免再次刺激患者,适当地给予开导,使患者建立生活的勇气。同时,联系患者的直系亲属,嘱24小时留陪人,提醒患者家属防走失、防自杀、防自残、防自伤。对于突然遭受意外创伤的患者,要给予安慰,以亲切真诚的话语、娴熟的技术操作,让患者及家属获得安全感,建立良好的护患关系。

5. 术前护理。

(1)心理护理:护士应加强与患者的沟通,耐心安慰患者,消除其恐惧、焦虑等情绪,防止患者因情绪波动加重病情。向患者解释手术的目的并取得配合,建立良好的护患关系。

(2)密切监测患者瞳孔、意识及生命体征的变化,遵医嘱予心电监护、上氧,观察患者有无咳嗽、咯血、皮下气肿、声音嘶哑、呼吸困难、意识不清等,如有异常及时通知医生。

(3)如患者有明显呼吸困难或进行性呼吸困难加重,应及时吸出呼吸道内血液、痰液或异物,并协助医生行气管切开术或气管插管术;如无呼吸困难,首先完善全身检查和专科检查,如胸片、CT、电子喉镜、血常规、凝血功能、输血前四项、血型、交叉配血、心电图等,了解外伤的具体位置、与周围重要解剖结构的关系,喉腔、下咽腔及颈部组织等的损伤情况,有无咽喉部的黏膜破裂、有无呼吸道阻塞、有无颈部血肿,是否合并有颅脑、心、肺、腹部脏器等重要器官的复合伤等;了解患者全身疾病,排除手术禁忌,确保手术安全。

(4)颈部外伤可能合并其他危及生命的全身性损伤,切不可遗漏。对疑有或已确诊颈椎骨折者

予以颈托固定，避免过多搬动，协助患者翻身时注意轴线翻身；对合并严重颅脑、胸肺、腹部损伤或脊柱、四肢骨折者，在纠正休克、保持呼吸道通畅的基础上均应及时进行相应专科治疗。

（5）遵医嘱行药物过敏试验，迅速建立静脉通路，必要时备两条静脉通道，确保静脉通路安全，及时补充液体，控制补液速度，以维持重要脏器的有效供血，适当恢复组织的灌注。遵医嘱应用合适的抗生素、糖皮质激素抗感染、减轻水肿。根据患者的失血量及休克程度遵医嘱及时补充血容量或输血。

（6）饮食与活动。

1）指导患者进食温凉的清淡易消化的食物，如须进行手术止血，告知患者术前按全麻手术患者常规禁食禁饮，防止术中呕吐，引起窒息。

2）根据患者身体状况和自理能力，做好安全活动指导。对单纯咽喉部挫伤，或有骨折但无移位者，给予休息、少讲话或禁声；大量出血的患者常伴有头晕、四肢乏力等症状，注意预防跌倒、坠床等不良事件发生。加强巡视，及时发现患者的生活需求，协助患者如厕、活动等，确保安全。

（7）做好基础护理，及时清理患者身体上的血迹，帮助更换干净的衣裤，保持床单位清洁，提升患者的舒适度，满足患者的生理需求。保持病室的清洁、安静、舒适、安全。

6. 术后护理。

（1）心理护理：及时安慰患者，使其保持良好的情绪，分散注意力，减轻恐惧感。

（2）病情观察。

1）遵医嘱监测患者生命体征，观察患者面色、甲床、精神状态、颈部有无肿胀、伤口有无渗血等。

2）观察患者有无发声改变（如声音嘶哑、音调降低），有无进食呛咳。

3）及时了解患者各项生化指标，如血红蛋白、血清离子等，谨防失血性休克的发生。

4）对于颈部留置引流管的患者，注意保持颈部引流管的通畅，妥善固定，观察引流液的颜色、量，每日记录引流液的量、性状、颜色等。对因气胸或纵隔气肿而行胸腔闭式引流的患者，应做好胸腔闭式引流的护理，妥善固定导管及引流瓶，维持有效的引流，并做好记录。

5）密切观察患者呼吸情况，对术后留置气管导管的患者，做好气管切开护理常规。

（3）饮食与活动。

1）全麻清醒后患者如无特殊情况，4~6 小时后即可进食，先试进流质，无不良反应后逐渐过渡到温凉软食，留置胃管者经胃管注食。

2）全麻清醒后取半坐卧位，以减轻局部肿胀，头部不可用力，不可剧烈摆动。指导患者下床活动的正确方法。无活动性出血、无高危跌倒风险的患者，鼓励尽早下床活动。

（4）遵医嘱予以抗感染、止血、消肿、鼻饲、气管切开后护理等对症治疗处理，同时于 24 小时内注射破伤风抗毒素或免疫球蛋白。

（5）疼痛护理：评估患者的疼痛程度，教会其自我放松的方法，如听音乐、转移注意力，以减轻疼痛。对疼痛较重不能耐受的患者，必要时可遵医嘱使用止痛药。

7. 出院指导。

（1）关爱有自杀倾向的患者，耐心倾听患者的诉说，避免刺激患者，帮助患者正确面对人生，珍爱生命，使患者树立生活的勇气。

（2）指导患者避免剧烈运动，尤其避免颈部过度牵拉，防止吻合口裂开，保持排便通畅，以免因用力排便而增加切口破裂的危险。

（3）指导患者养成良好的生活习惯，进食清淡、富含维生素、高蛋白食物。

（4）嘱患者 1 周后门诊拆线复查，不适随诊。

【操作流程】

颈部外伤患者的护理标准操作流程及要点说明见图 2-1-8。

操作流程　　　　　　　　　　　　　　　　要点说明

```
┌─────────────┐
│    入院     │
└─────────────┘
       │
       ▼
┌─────────────┐
│   入院接收   │──────►
└─────────────┘
```

1. 责任护士接到接收急症患者入院电话时，应先了解患者的性别、年龄、外伤原因、受伤时间、受伤现场出血情况、精神状态、个人史，在门诊做过什么处理、入院后需进行什么处理（是否需要手术、禁食、抽血、辅助检查等）
2. 准备治疗物品，如负压吸引装置、氧气装置、静脉滴注物品，必要时床旁备气管切开包、抢救包。准备好床单位、病房环境（温度、湿度适宜，清洁）、病历

```
       │
       ▼
┌─────────────┐
│   快速评估   │──────►
└─────────────┘
```

1. 局部评估：观察有无呼吸困难、疼痛、高热、声音嘶哑或失声、吞咽困难，颈部有无肿胀变形，有无皮下气肿
2. 全身评估：了解患者受伤的具体部位、时间、受伤原因及诊治经过，是否伴有除颈部以外其他部位的损伤；了解患者既往有无慢性病史、用药史、过敏史；了解患者有无吸烟、饮酒、吸毒史及特殊嗜好
3. 其他：评估患者是否存在护理安全问题，评估出血量及有无出血性休克；评估患者及其家属的心理状态，了解患者是否是自伤，对于自杀导致受伤的患者高度重视；对于突然遭受意外创伤的患者给予安慰

```
       │
       ▼
┌─────────────┐
│   术前护理   │
└─────────────┘
       │
       ▼
┌─────────────┐
│   心理护理   │──────►
└─────────────┘
```

加强沟通，耐心安慰患者，消除其恐惧、焦虑等情绪，防止患者因情绪波动加重病情。向患者解释手术的目的并取得配合，建立良好的护患关系

```
       │
       ▼
┌─────────────┐
│   病情观察   │──────►
└─────────────┘
```

监测患者瞳孔、意识及生命体征的变化，观察有无咳嗽、咯血、皮下气肿、声音嘶哑、呼吸困难、意识不清等

```
       │
       ▼
┌─────────────┐
│   用药护理   │──────►
└─────────────┘
```

遵医嘱行药物过敏试验，迅速建立静脉通路，应用合适的抗生素、糖皮质激素抗感染、减轻水肿；根据患者的失血量及休克程度及时补充血容量或输血

```
       │
       ▼
┌─────────────┐
│   完善检查   │──────►
└─────────────┘
```

如患者有明显呼吸困难或进行性呼吸困难加重，及时吸出呼吸道内血液、痰液或异物，并协助医生行气管切开术或气管插管术；如无呼吸困难，首先完善全身检查和专科检查，如胸片、CT、电子喉镜、血常规、凝血功能、输血前四项、血型、交叉配血、心电图等，了解外伤的具体位置、与周围重要解剖结构的关系，是否合并有颅脑、心、肺、腹部脏器等重要器官的复合伤，确保手术安全

```
       │
       ▼
┌─────────────┐
│   饮食与活动  │──────►
└─────────────┘
```

1. 进食温凉的清淡易消化的食物，需手术者按全麻手术常规禁食禁饮
2. 根据患者身体状况和自理能力，做好安全活动指导。对单纯咽喉部挫伤者，给予休息，少讲话或禁声；大量出血的患者常伴有头晕、四肢乏力等症状，注意预防跌倒、坠床等不良事件发生

```
       │
       ▼
```

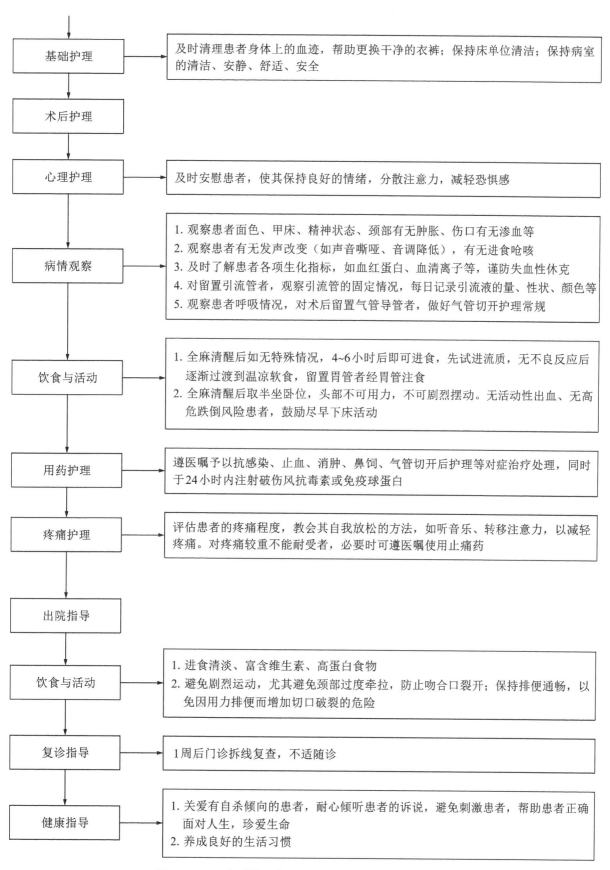

图 2-1-8 颈部外伤患者的护理标准操作流程及要点说明

九、食管异物患者的护理标准操作流程

【目的】

1. 规范食管异物患者的护理过程，为患者提供全程优质护理服务。

2. 使患者积极配合医生顺利、安全地治疗，以最快的速度取出异物。

3. 降低患者相关并发症的发生率，保障患者安全。

【规程】

1. 责任护士接到接收食管异物患者入院电话时，立即准备床位，准备治疗物品，如负压吸引装置、氧气装置、静脉滴注物品，床边备急救用物，如气管切开包，以备抢救使用。

2. 热情接待患者，立即通知医生。

3. 快速对患者进行评估。

(1)局部评估：询问患者异物种类、大小、形状、清洁情况和存留的时间，院外有无处理及处理情况，评估患者食道有无出血。

(2)全身评估：

1)了解患者有无凝血功能障碍、使用抗凝药等全身性因素；有无出血倾向的家族史。

2)询问患者既往史、用药史、过敏史等。

3)询问患者是否有吞咽困难，有无呛咳、咯血或便血史等，以便与气管异物鉴别。

(3)安全评估：评估患者是否存在护理安全问题，询问患者具体禁食时间，有无疼痛加剧及发热等食道穿孔相关并发症的症状等。

(4)心理评估：评估患者心理状态。患者由于突然遭受病痛的侵袭和困扰，难免会产生焦躁不安的紧张情绪，同时因对内镜治疗相关知识缺乏足够的认识，会产生不同程度的畏惧心理。护理人员应当积极与患者沟通交流，疏导其烦躁不安的心理压力，提高其对内镜治疗的认知程度，缓解其紧张情绪，提高其对手术治疗的配合程度。

4. 术前护理。

(1)心理护理：耐心做好解释工作，说明手术的目的、具体操作过程并详细讲解，消除患者不良心理，解除其心理顾虑，并指导患者卧床休息，防止异物移位加重病情。

(2)严密观察患者病情变化，注意患者有无疼痛加剧、发热及食管穿孔等并发症的症状。

(3)遵医嘱应用有效抗生素，对异物嵌顿时间过长、合并感染、水与电解质紊乱者，予以抗炎补液治疗，补充足够的水分与营养，待炎症控制、酸碱平衡紊乱纠正后，及时进行异物取出术。

(4)完善相关检查：常规行食管X线或胸部CT检查，以确定异物位置、形态、深度、大小以及是否并发穿孔。遵医嘱检查血常规、生化等，了解患者血糖及水电解质情况。监测患者血压、呼吸、心率、心电图以及是否出现胸痛、气短、心悸等症状。

(5)饮食与活动。

1)指导患者暂禁食禁饮，观察有无大便潜血阳性，必要时遵医嘱给予补液等营养支持。

2)嘱患者卧床休息。若确定异物为金属类异物，如假牙，患者应绝对卧床，防止异物活动刺伤大动脉引起大出血。

(6)做好基础护理，保持患者床单位整洁，对需要手术的患者备好麻醉床。

5. 术后护理。

(1)心理护理：告知患者疾病转归及预后，减轻患者及家属心理焦虑情绪，指导患者术后护理观察要点，与患者保持良好的沟通，取得患者积极配合和信任。

(2)遵医嘱监测患者生命体征，密切观察患者体温、脉搏、呼吸的变化，注意有无颈部皮下气肿、疼痛加剧、胸闷等症状。

(3)饮食与活动。

1)取出异物后，无明显食管黏膜损伤者，禁食6小时后遵医嘱进食流食（如米汤、牛奶、水蛋等）或半流食（如汤粉、汤面、蛋糕等），1~2天后改软食，并口服抗生素或静脉输液抗感染治疗；如异物存留时间较长(>24小时)，并为粗糙尖形异物，疑有食管黏膜损伤者须禁食，应鼻饲或静脉补液。

2)全麻下食道镜或胃镜术后清醒者可取自由体位。麻醉未醒者予平卧位，头偏向一侧，保持呼吸道通畅。

（4）用药护理：遵医嘱使用抗感染、补液等药物对症治疗。

（5）胃管的护理：食管穿孔患者置入胃管最好在取出异物后于食管镜下进行，置管长度以适当延长到45~55厘米为宜，避免盲目反复下插加重食管损伤。留置胃管要保持通畅，妥善固定防止脱出，务必告知患者及家属留置胃管的重要性、拔除胃管和进食的危害性，做好管道护理。必要时遵医嘱进行有效的胃肠减压，观察并记录胃液的量、颜色、性质。对留置胃管者术后5~7天胃管拔除后，应指导患者循序渐进进食，从流质逐渐向半流质、软食过渡，少食多餐，以减少食物对食管黏膜的刺激和损伤。

6.出院指导。

（1）术后1周内应进食软食，勿食过热食物，忌烟酒及刺激性食物，无异常症状后可进普食，但不可暴饮暴食或强行吞咽大口食物，进食时细嚼慢咽，以免引起食道穿孔。

（2）指导患者正确进食方法，进食不宜过于匆忙，尤其食用带有骨刺类的食物时，要仔细咀嚼，以防误咽。有义齿者进食应当心，不要进食黏性较强的食物。牙齿有损坏者及时修整，睡前取下。

（3）如感到胸骨疼痛，则有食道穿孔的危险，应立即就诊。

（4）再发生误吞异物时，应立即就诊，禁止自行服饭团、馒头、韭菜等食物，以免加重损伤，增加手术难度。

（5）出院后1个月或遵医嘱来门诊复查。

【操作流程】

食管异物患者的护理标准操作流程及要点说明见图2-1-9。

操作流程   要点说明

```
┌─────────────┐
│    入院      │
└──────┬──────┘
       │
┌──────┴──────┐      责任护士接到接收患者入院电话时,立即准备床位,准备治疗物品,如负压吸引
│  入院接收    │─────▶ 装置、氧气装置、静脉滴注物品,床边备急救用物,如气管切开包,以备抢救使用
└──────┬──────┘
       │
┌──────┴──────┐      1. 局部评估:询问患者异物种类、大小、形状、清洁情况和存留的时间,院外有
│             │         无处理及处理情况,评估患者食道有无出血
│  快速评估    │─────▶ 2. 全身评估:了解患者有无凝血功能障碍、使用抗凝药等全身性因素;有无出血
│             │         倾向的家族史;询问既往史、用药史、过敏史等;询问有无吞咽困难,有无呛
│             │         咳、咯血或便血史等
└──────┬──────┘      3. 其他:评估患者是否存在护理安全问题,询问患者具体禁食时间,有无疼痛加
       │                剧及发热等食道穿孔相关并发症的症状等;评估患者心理状态
┌──────┴──────┐
│  术前护理    │
└──────┬──────┘
       │
┌──────┴──────┐      说明手术的目的、具体操作过程并详细讲解,解除患者心理顾虑
│  心理护理    │─────▶
└──────┬──────┘
       │
┌──────┴──────┐      注意患者有无疼痛加剧、发热及食管穿孔等并发症的症状
│  病情观察    │─────▶
└──────┬──────┘
       │
┌──────┴──────┐      遵医嘱应用有效抗生素,对异物嵌顿时间过长、合并感染、水与电解质紊乱者,
│  用药护理    │─────▶ 予以抗炎补液治疗,补充足够的水分与营养
└──────┬──────┘
       │
┌──────┴──────┐      常规行食管X线或胸部CT检查,以确定异物位置、形态、深度、大小以及是否并
│  完善检查    │─────▶ 发穿孔。遵医嘱检查血常规、生化等,了解患者血糖及水电解质情况
└──────┬──────┘
       │
┌──────┴──────┐      1. 指导患者暂禁食禁饮,观察有无大便潜血阳性,必要时遵医嘱给予补液等营养
│  饮食与活动  │─────▶    支持
└──────┬──────┘      2. 嘱患者卧床休息。若确定异物为金属类异物,如假牙,患者应绝对卧床,防止
       │                异物活动刺伤大动脉引起大出血
┌──────┴──────┐
│  基础护理    │─────▶ 保持患者床单位整洁,对需手术患者备好麻醉床
└──────┬──────┘
       │
┌──────┴──────┐
│  术后护理    │
└──────┬──────┘
       │
┌──────┴──────┐      告知患者疾病转归及预后,指导患者术后护理观察要点,与患者保持良好的沟通
│  心理护理    │─────▶
└──────┬──────┘
       │
```

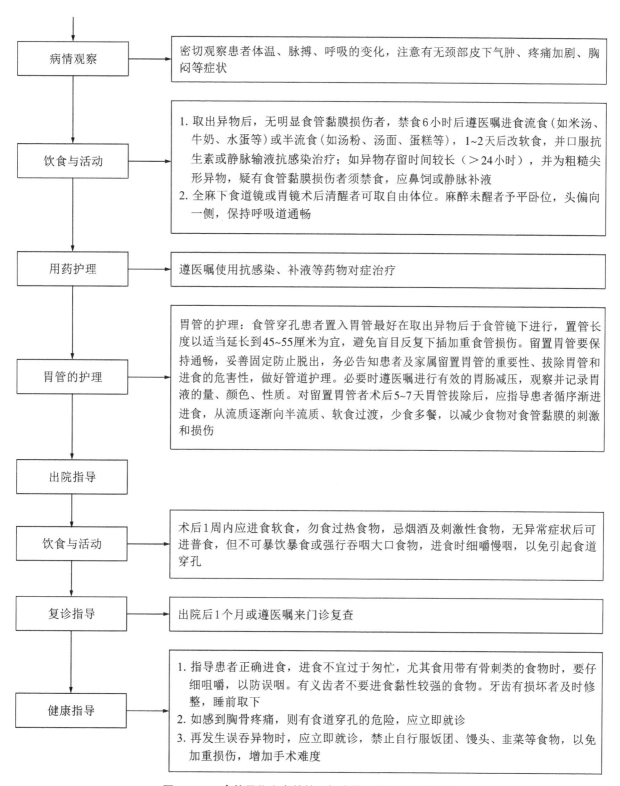

| 病情观察 | 密切观察患者体温、脉搏、呼吸的变化，注意有无颈部皮下气肿、疼痛加剧、胸闷等症状 |

| 饮食与活动 | 1. 取出异物后，无明显食管黏膜损伤者，禁食6小时后遵医嘱进食流食（如米汤、牛奶、水蛋等）或半流食（如汤粉、汤面、蛋糕等），1~2天后改软食，并口服抗生素或静脉输液抗感染治疗；如异物存留时间较长（＞24小时），并为粗糙尖形异物，疑有食管黏膜损伤者须禁食，应鼻饲或静脉补液
2. 全麻下食道镜或胃镜术后清醒者可取自由体位。麻醉未醒者予平卧位，头偏向一侧，保持呼吸道通畅 |

| 用药护理 | 遵医嘱使用抗感染、补液等药物对症治疗 |

| 胃管的护理 | 胃管的护理：食管穿孔患者置入胃管最好在取出异物后于食管镜下进行，置管长度以适当延长到45~55厘米为宜，避免盲目反复下插加重食管损伤。留置胃管要保持通畅，妥善固定防止脱出，务必告知患者及家属留置胃管的重要性、拔除胃管和进食的危害性，做好管道护理。必要时遵医嘱进行有效的胃肠减压，观察并记录胃液的量、颜色、性质。对留置胃管者术后5~7天胃管拔除后，应指导患者循序渐进进食，从流质逐渐向半流质、软食过渡，少食多餐，以减少食物对食管黏膜的刺激和损伤 |

| 出院指导 | |

| 饮食与活动 | 术后1周内应进食软食，勿食过热食物，忌烟酒及刺激性食物，无异常症状后可进普食，但不可暴饮暴食或强行吞咽大口食物，进食时细嚼慢咽，以免引起食道穿孔 |

| 复诊指导 | 出院后1个月或遵医嘱来门诊复查 |

| 健康指导 | 1. 指导患者正确进食，进食不宜过于匆忙，尤其食用带有骨刺类的食物时，要仔细咀嚼，以防误咽。有义齿者不要进食黏性较强的食物。牙齿有损坏者及时修整，睡前取下
2. 如感到胸骨疼痛，则有食道穿孔的危险，应立即就诊
3. 再发生误吞异物时，应立即就诊，禁止自行服饭团、馒头、韭菜等食物，以免加重损伤，增加手术难度 |

图2-1-9 食管异物患者的护理标准操作流程及要点说明

十、气管、支气管异物患者的护理标准操作流程

【目的】

1. 规范气管、支气管异物患者的护理过程,为患者提供全程优质护理服务。

2. 提高气管、支气管异物患者的临床处置效率,降低相关并发症发生率,改善患者预后。

3. 落实护理措施,保障患者安全。

【规程】

1. 责任护士接到接收急症患者入院电话时,应先了解患者的性别、年龄、病程、症状、异物种类、异物留置时间,入院后需要进行什么处理(是否需要手术、禁食、抽血、辅助检查等)。

2. 根据患者情况备好急救物品,包括吸氧、吸痰装置,气管插管及气管切开包,随时准备对病情变化患者实施抢救,并及时与手术室联系做好术前准备。

3. 患者入院后立即通知医生,做好入院宣教,将患者安排至离护士站较近、环境较好的病房。

4. 快速对患者进行评估。

(1)局部评估:持续动态观察患者咳嗽声音、喘息声音、喉鸣情况等,分析患者是否存在憋气问题,以及有无发绀、心率呼吸加快、咳嗽加剧、窒息等病情加重症状。观察了解全麻、昏迷、酒醉等状态的患者有无异物误吸或义齿脱落。

(2)全身评估:

1)仔细询问患者发病的过程、时间,异物种类、异物预估最大直径、异物留置时间等,了解患者有无进食果冻或坚果类食物,有无将豆类、玩具等放入口中或鼻腔;进食时有无说话、大笑、哭闹或跌倒等。

2)了解患者既往有无异物吸入引起剧烈呛咳等病史及其他既往史、过敏史、用药史。

(3)安全评估:评估患者是否存在护理安全问题,是否因异物引起剧烈呛咳、呼吸困难、憋气等不适。

(4)心理评估:患者由于剧烈咳嗽、憋气甚至窒息感感到极度的恐惧和紧张,需要评估患者及其家属的情绪状态和对疾病的认知程度等。

5. 术前护理。

(1)心理护理:气管异物属于意外情况,情况紧急,病情凶险,患者及家属多伴有紧张、焦躁的情绪。护士应加强与患者及家属的沟通,给予耐心安慰,消除其不良情绪,并向患者解释手术的目的并取得配合。

(2)严密监测患者各项生命体征,重点关注呼吸和血氧饱和度等情况,如有异常及时通知医生。

(3)遵医嘱行药物过敏试验,迅速建立静脉通路。

(4)完善全身检查和专科检查,如胸片、血常规、凝血功能、输血前四项、生化、心电图等,确保手术安全。

(5)饮食与活动。

1)指导患者术前按全麻手术患者常规禁食禁饮,防止术中呕吐,引起窒息。

2)根据患者情况,做好安全活动指导,指导患者尽量卧床休息,保持病室安静,尤其避免小儿患者因陌生环境或疼痛刺激而恐惧、哭闹不止,引起异物滑动,加重气道阻塞。

(6)做好基础护理,协助患者更换病号服,备好麻醉床。

6. 术后护理。

(1)心理护理:及时安慰患者,使其保持良好的情绪,分散注意力,减轻恐惧感。

(2)密切监测患者生命体征,特别注意呼吸深度、节律、频率及血氧饱和度,观察患者分泌物、痰液里是否有残留的细小异物。

(3)饮食与活动。

1）患者清醒后，鼓励其咳痰，使残留的细小异物随痰液排出。保持半坐卧位并禁食6小时，进食时先予以适量流食，患者吞咽及进食流食后若无不适症状，则视具体情况逐渐过渡至正常饮食。禁食过热及酸辣刺激性食物。

2）患者回病房后若未清醒，取去枕平卧位，头偏向一侧，及时清除呼吸道分泌物，必要时给予拍背、吸痰、体位引流，降低因误吸分泌物而窒息的风险。

（4）必要时遵医嘱予以雾化吸入激素类药物或静脉用药。

（5）并发症的护理。

1）窒息：通常发生在术后1~2天，特别是夜间因迷走神经兴奋，容易出现窒息风险，须密切观察患者呼吸及血氧饱和度。若发现患者突发意识丧失，且伴有大汗淋漓及口唇紫绀等表现，须立即通知医生处理。

2）喉头水肿：常表现为声嘶、呼吸困难、烦躁不安，须加强对患者呼吸形态的观察，遵医嘱及时给予抗生素和激素干预，采取积极有效的吸氧措施，床边准备气管切开物品，避免出现窒息。

3）支气管炎、肺炎：常表现为咳嗽及反复发热，须加强对患者体温变化的观察，遵医嘱行雾化吸入治疗及抗生素治疗，同时鼓励患者多饮水，注意保暖，避免感冒。

7. 出院指导。

（1）出院后1周内，禁辛辣刺激性饮食，进食后若发生剧烈阵发性咳嗽、呼吸困难、声嘶等症状，应及时来院就诊。出院后1周门诊复查，如有不适应及时随诊。

（2）勿给小儿玩较小的玩具，并教育儿童勿将玩具放入口中，纠正小儿口内含物的不良习惯；成人应避免口含物品仰头作业。

（3）养成良好的饮食习惯，进食时应细嚼慢咽。发现小儿口内有异物，应劝说或诱导其吐出，切不可急于从其口内挖取或打骂；一旦异物呛入肺内，及时清除口鼻内呕吐物及食物残渣，尽快到医院就诊。

（4）对小儿气管异物者，加强对其家属的健康教育，告知儿童机体正处于发育阶段，若有防御性咳嗽反射、喉反射不健全，是气管、支气管异物阻塞的高危人群，应加强预防、科学喂养，减少儿童对花生、豆类、瓜子等细小食物的摄取或减少吸食果冻等滑润食物，进食时保持安静，不在进食时嬉戏、叫喊或哭闹，提高对异物吸入的警惕意识，避免再次发生气管异物。

【操作流程】

气管、支气管异物患者的护理标准操作流程及要点说明见图2-1-10。

操作流程　　　　　　　　　　　　　　　　　要点说明

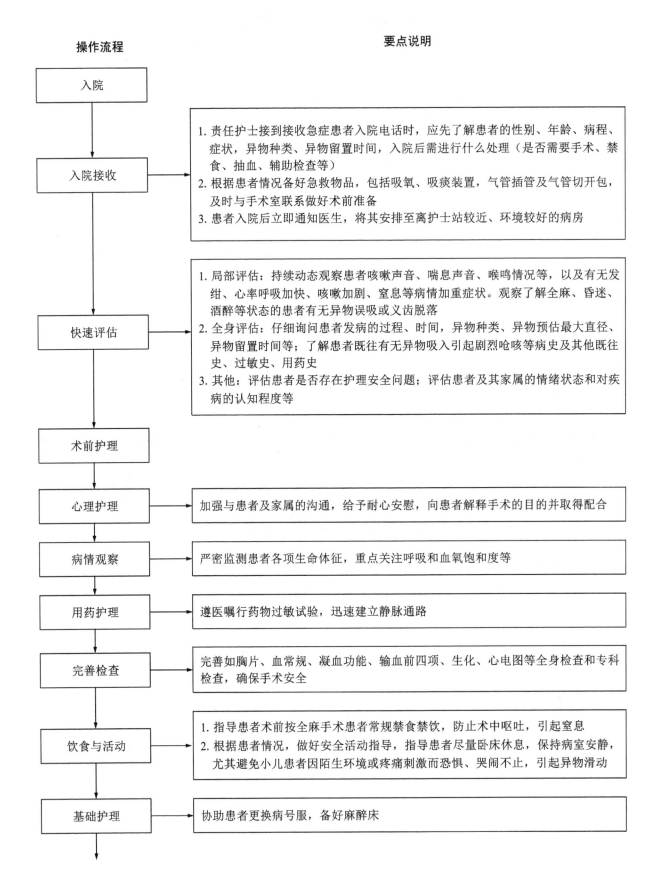

入院

入院接收

1. 责任护士接到接收急症患者入院电话时，应先了解患者的性别、年龄、病程、症状、异物种类、异物留置时间，入院后需进行什么处理（是否需要手术、禁食、抽血、辅助检查等）
2. 根据患者情况备好急救物品，包括吸氧、吸痰装置，气管插管及气管切开包，及时与手术室联系做好术前准备
3. 患者入院后立即通知医生，将其安排至离护士站较近、环境较好的病房

快速评估

1. 局部评估：持续动态观察患者咳嗽声音、喘息声音、喉鸣情况等，以及有无发绀、心率呼吸加快、咳嗽加剧、窒息等病情加重症状。观察了解全麻、昏迷、酒醉等状态的患者有无异物误吸或义齿脱落
2. 全身评估：仔细询问患者发病的过程、时间，异物种类、异物预估最大直径、异物留置时间等；了解患者既往有无异物吸入引起剧烈呛咳等病史及其他既往史、过敏史、用药史
3. 其他：评估患者是否存在护理安全问题；评估患者及其家属的情绪状态和对疾病的认知程度等

术前护理

心理护理 —— 加强与患者及家属的沟通，给予耐心安慰，向患者解释手术的目的并取得配合

病情观察 —— 严密监测患者各项生命体征，重点关注呼吸和血氧饱和度等

用药护理 —— 遵医嘱行药物过敏试验，迅速建立静脉通路

完善检查 —— 完善如胸片、血常规、凝血功能、输血前四项、生化、心电图等全身检查和专科检查，确保手术安全

饮食与活动

1. 指导患者术前按全麻手术患者常规禁食禁饮，防止术中呕吐，引起窒息
2. 根据患者情况，做好安全活动指导，指导患者尽量卧床休息，保持病室安静，尤其避免小儿患者因陌生环境或疼痛刺激而恐惧、哭闹不止，引起异物滑动

基础护理 —— 协助患者更换病号服，备好麻醉床

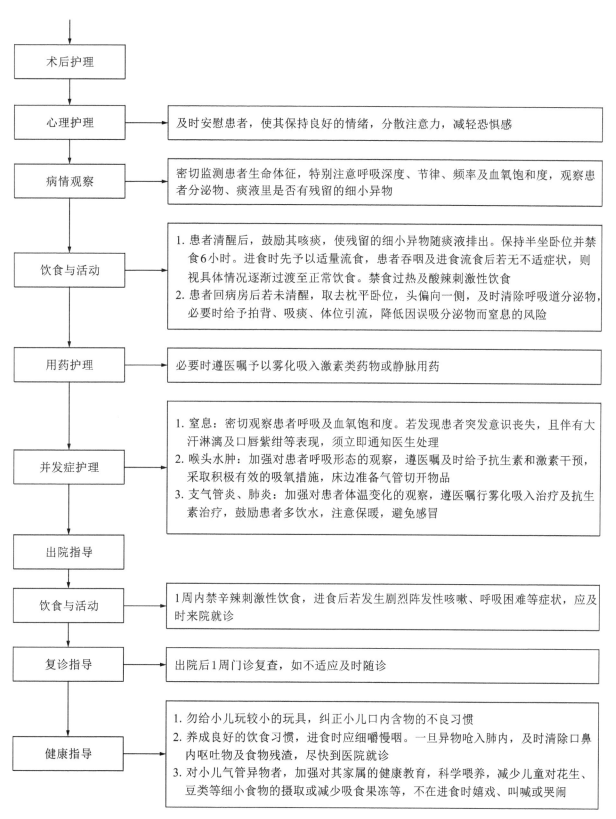

术后护理	
心理护理	及时安慰患者，使其保持良好的情绪，分散注意力，减轻恐惧感
病情观察	密切监测患者生命体征，特别注意呼吸深度、节律、频率及血氧饱和度，观察患者分泌物、痰液里是否有残留的细小异物
饮食与活动	1. 患者清醒后，鼓励其咳痰，使残留的细小异物随痰液排出。保持半坐卧位并禁食6小时。进食时先予以适量流食，患者吞咽及进食流食后若无不适症状，则视具体情况逐渐过渡至正常饮食。禁食过热及酸辣刺激性饮食 2. 患者回病房后若未清醒，取去枕平卧位，头偏向一侧，及时清除呼吸道分泌物，必要时给予拍背、吸痰、体位引流，降低因误吸分泌物而窒息的风险
用药护理	必要时遵医嘱予以雾化吸入激素类药物或静脉用药
并发症护理	1. 窒息：密切观察患者呼吸及血氧饱和度。若发现患者突发意识丧失，且伴有大汗淋漓及口唇紫绀等表现，须立即通知医生处理 2. 喉头水肿：加强对患者呼吸形态的观察，遵医嘱及时给予抗生素和激素干预，采取积极有效的吸氧措施，床边准备气管切开物品 3. 支气管炎、肺炎：加强对患者体温变化的观察，遵医嘱行雾化吸入治疗及抗生素治疗，鼓励患者多饮水，注意保暖，避免感冒
出院指导	
饮食与活动	1周内禁辛辣刺激性饮食，进食后若发生剧烈阵发性咳嗽、呼吸困难等症状，应及时来院就诊
复诊指导	出院后1周门诊复查，如不适应及时随诊
健康指导	1. 勿给小儿玩较小的玩具，纠正小儿口内含物的不良习惯 2. 养成良好的饮食习惯，进食时应细嚼慢咽。一旦异物呛入肺内，及时清除口鼻内呕吐物及食物残渣，尽快到医院就诊 3. 对小儿气管异物者，加强对其家属的健康教育，科学喂养，减少儿童对花生、豆类等细小食物的摄取或减少吸食果冻等，不在进食时嬉戏、叫喊或哭闹

图 2-1-10 气管、支气管异物患者的护理标准操作流程及要点说明

第二节　耳科疾病手术患者护理标准操作流程

一、先天性耳前瘘管患者的护理标准操作流程

【目的】

1.规范先天性耳前瘘管患者的护理流程，为患者提供全程优质的护理服务。

2.落实护理措施，对症处理，保障患者安全。

3.提高患者住院体验。

【规程】

入院接收

1.主班护士接到患者住院信息通知，了解患者的性别、年龄、疾病史，提前通知责任护士准备好床单位、病房环境(温度、湿度适宜，清洁)、病历。

2.责任护士热情接待，介绍病房环境，通知医生查看患者。

3.对患者进行评估。

(1)全身评估。

1)了解患者有无上呼吸道感染史。

2)观察患者有无体温升高，询问既往有无反复感染。

3)询问患者有无糖尿病史，以及既往史、过敏史等。

(2)局部评估：评估患者耳轮脚与耳屏皮肤间有无红肿、疼痛，压之有无疼痛，触之有无波动感。

(3)心理评估：全面了解患者的病情发展及心理状态的变化。由于伤口反复感染、外部形象美观等问题，患者易伴随有焦虑、抑郁等不良心理，护理人员应在了解的基础上予以适当的安慰和鼓励，使患者对病情恢复充满信心。

术前护理

1.心理护理：评估患者的心理状况，为患者详细解释先天性耳前瘘管病因、可能出现的状况、反复感染后治疗干预措施、瘘管切除术过程、护理要点等，提高患者对疾病及其治疗知识的掌握度，鼓励其积极配合治疗。

2.病情观察：观察瘘口周围皮肤有无红、肿、热、痛，有无小孔，分泌物的情况，患者体温情况。

3.用药护理：遵医嘱合理使用抗生素控制感染。

4.饮食护理：指导患者进食高蛋白、富含维生素、易消化、清淡的食物，如奶类、蛋类、肉类、新鲜蔬菜及水果。避免进食油炸、辛辣、刺激及坚硬的食物，禁烟酒。

5.健康宣教：指导患者瘘口处尽量保持清洁干燥，避免接触污水，禁止用手抠、挠瘘口，可用络合碘轻轻擦拭瘘口。

6.脓肿切开的护理：提前准备好用物，注意遵循无菌操作原则，协助医生切开后将脓腔内的脓血清除，用过氧化氢溶液反复冲洗，并以油纱条填充，以达到压迫止血的作用；观察脓腔大小及瘘口周围皮肤有无小孔形成，观察分泌物的颜色、性状、量。

7.术前准备。

(1)皮肤准备：术区备皮，剃除同侧耳部5 cm范围内毛发，并注意避免皮肤破损。

(2)术前遵医嘱应用抗生素控制感染，嘱咐患者应避免用手挤压。

术后护理

1.病情观察。

（1）术后伤口须加压包扎，观察患者术区敷料是否干燥、清洁，伤口有无渗血、渗液等，若发现活动性出血，应及时告知医生进行处理。

（2）观察患者体温是否升高，伤口周围有无红肿、淤血，外耳道有无出血，患者有无听力下降或面部肌肉运动障碍等面神经损害症状。

（3）术后1~2天患者体温可能会升高，为手术后吸收热，一般不超过38.5℃，不需要特殊处理。若术后3天体温持续升高甚至出现高热，应观察切口有无感染，遵医嘱给予对症治疗。

（4）解除绷带后观察有无继发性皮下出血及感染现象，如发现患者耳前皮下有波动感、压痛明显，应及时报告医生。

2.饮食与活动。

（1）鼓励患者尽早进食高蛋白、高热量、富含维生素的食物，食物温度不宜过热，加强食物营养，注意搭配，少量多餐，多饮水，促进伤口愈合。糖尿病患者要注意控制血糖。

（2）术后头偏向健侧，术耳朝上。无特殊情况鼓励患者早日下床活动。

3.用药护理：根据医嘱使用抗生素，注意观察患者用药反应。

4.专科护理。

（1）评估患者的疼痛程度，教会其自我放松的方法，如听音乐，以转移注意力、减轻疼痛。对疼痛较重不能耐受的患者，必要时可遵医嘱使用止痛药。

（2）保持伤口加压包扎状态，及时更换渗湿的纱布。

5.健康宣教。

（1）嘱患者不要随意撕扯伤口纱布，保持伤口清洁干燥。活动时注意不要牵扯纱布。

（2）指导、协助患者进行头发的清洗。不要污染伤口。

（3）指导患者睡觉时切勿压迫患侧耳朵。

6.心理护理：安慰和鼓励患者及其家属，告知术后伤口观察和护理的要点，减少患者及其家属恐惧感，从而积极配合后续治疗。耐心倾听患者主诉，给予心理上的支持，让患者充满安全感和信任感。

7.基础护理：保持床单位整洁，使患者舒适。

出院指导

1.嘱患者保护好患耳，避免用力抓耳郭、挖耳及碰撞，防止外伤。

2.注意观察伤口有无红肿、疼痛、渗液等，保持伤口清洁、干燥，洗头或洗澡时戴塑料防护帽，以防浸湿伤口敷料。

3.注意保暖，预防感冒。多进行体育锻炼，增强抵抗力。避免不良生活习惯，加强营养，饮食应多样化，不挑食、偏食。

4.糖尿病患者注意控制血糖，遵医嘱复诊。

5.若出现瘘管处红肿、流脓、疼痛、瘙痒或时常抓挠，提示可能有感染，应及时就医，以免错过最佳治疗时机。

【操作流程】

先天性耳前瘘管患者的护理标准操作流程及要点说明见图2-2-1。

操作流程 　　　　　　　　　　　　　　　　　　　　要点说明

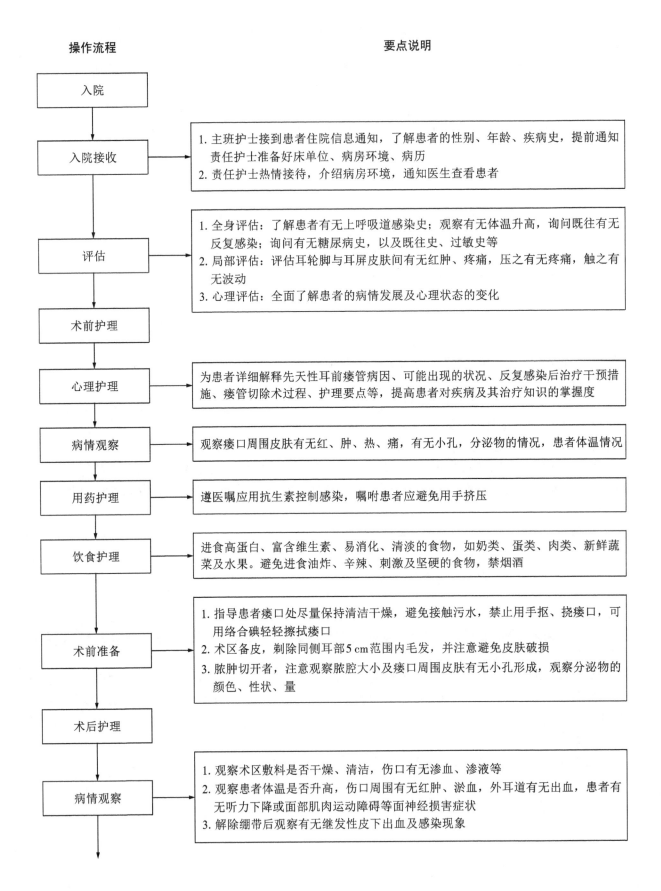

入院

入院接收
1. 主班护士接到患者住院信息通知，了解患者的性别、年龄、疾病史，提前通知责任护士准备好床单位、病房环境、病历
2. 责任护士热情接待，介绍病房环境，通知医生查看患者

评估
1. 全身评估：了解患者有无上呼吸道感染史；观察有无体温升高，询问既往有无反复感染；询问有无糖尿病史，以及既往史、过敏史等
2. 局部评估：评估耳轮脚与耳屏皮肤间有无红肿、疼痛，压之有无疼痛，触之有无波动
3. 心理评估：全面了解患者的病情发展及心理状态的变化

术前护理

心理护理
为患者详细解释先天性耳前瘘管病因、可能出现的状况、反复感染后治疗干预措施、瘘管切除术过程、护理要点等，提高患者对疾病及其治疗知识的掌握度

病情观察
观察瘘口周围皮肤有无红、肿、热、痛，有无小孔，分泌物的情况，患者体温情况

用药护理
遵医嘱应用抗生素控制感染，嘱咐患者应避免用手挤压

饮食护理
进食高蛋白、富含维生素、易消化、清淡的食物，如奶类、蛋类、肉类、新鲜蔬菜及水果。避免进食油炸、辛辣、刺激及坚硬的食物，禁烟酒

术前准备
1. 指导患者瘘口处尽量保持清洁干燥，避免接触污水，禁止用手抠、挠瘘口，可用络合碘轻轻擦拭瘘口
2. 术区备皮，剃除同侧耳部 5 cm 范围内毛发，并注意避免皮肤破损
3. 脓肿切开者，注意观察脓腔大小及瘘口周围皮肤有无小孔形成，观察分泌物的颜色、性状、量

术后护理

病情观察
1. 观察术区敷料是否干燥、清洁，伤口有无渗血、渗液等
2. 观察患者体温是否升高，伤口周围有无红肿、淤血，外耳道有无出血，患者有无听力下降或面部肌肉运动障碍等面神经损害症状
3. 解除绷带后观察有无继发性皮下出血及感染现象

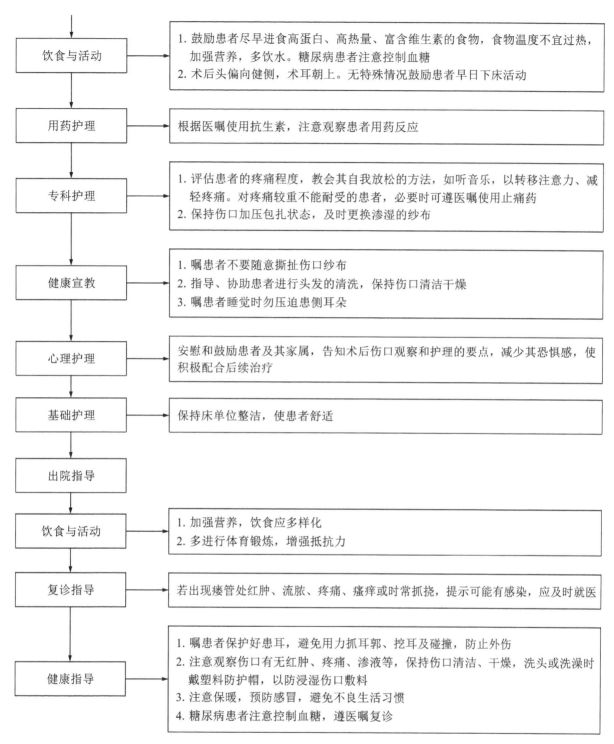

饮食与活动	1. 鼓励患者尽早进食高蛋白、高热量、富含维生素的食物,食物温度不宜过热,加强营养,多饮水。糖尿病患者注意控制血糖 2. 术后头偏向健侧,术耳朝上。无特殊情况鼓励患者早日下床活动
用药护理	根据医嘱使用抗生素,注意观察患者用药反应
专科护理	1. 评估患者的疼痛程度,教会其自我放松的方法,如听音乐,以转移注意力、减轻疼痛。对疼痛较重不能耐受的患者,必要时可遵医嘱使用止痛药 2. 保持伤口加压包扎状态,及时更换渗湿的纱布
健康宣教	1. 嘱患者不要随意撕扯伤口纱布 2. 指导、协助患者进行头发的清洗,保持伤口清洁干燥 3. 嘱患者睡觉时勿压迫患侧耳朵
心理护理	安慰和鼓励患者及其家属,告知术后伤口观察和护理的要点,减少其恐惧感,使积极配合后续治疗
基础护理	保持床单位整洁,使患者舒适
出院指导	
饮食与活动	1. 加强营养,饮食应多样化 2. 多进行体育锻炼,增强抵抗力
复诊指导	若出现瘘管处红肿、流脓、疼痛、瘙痒或时常抓挠,提示可能有感染,应及时就医
健康指导	1. 嘱患者保护好患耳,避免用力抓耳郭、挖耳及碰撞,防止外伤 2. 注意观察伤口有无红肿、疼痛、渗液等,保持伤口清洁、干燥,洗头或洗澡时戴塑料防护帽,以防浸湿伤口敷料 3. 注意保暖,预防感冒,避免不良生活习惯 4. 糖尿病患者注意控制血糖,遵医嘱复诊

图 2-2-1 先天性耳前瘘管患者的护理标准操作流程及要点说明

二、先天性外耳及中耳畸形患者的护理标准操作流程

【目的】

1. 规范先天性外耳及中耳畸形患者的护理流程,为患者提供全程优质的护理服务。

2. 落实护理措施,对症处理,保障患者安全。

3. 提高患者住院体验。

【规程】

入院接收

1. 主班护士接到患者住院信息通知, 了解患者的性别、年龄、疾病史, 提前通知责任护士准备好床单位、病房环境(温度、湿度适宜, 清洁)、病历。

2. 责任护士热情接待, 介绍医院规章制度及病房环境, 通知医生查看患者。

3. 对患者进行评估。

(1)全身评估。

1)询问患者有无上呼吸道感染史。

2)询问患者既往身体状况, 有无其他基础疾病; 重点检查患者的耳部是否存在感染性的病变。

3)询问患者过敏史、用药史。

(2)局部评估: 评估患者小耳畸形程度, 结合检查评估患者有无合并外耳道闭锁。

(3)心理评估: 评估患者及其家属的情绪和心理状况, 对疾病的了解程度, 以及对手术的期望值, 给予相应的干预措施。对年龄比较小的患者, 护理人员可以适当地使用非语言沟通的方式, 比如与儿童一起游戏, 抚摸儿童头部等, 以缩短医患之间的心理距离; 对于患儿家属, 可以使用换位思考的方式给予充分理解, 引导患儿家属倾诉内心的疑虑。

术前护理

1. 心理护理: 评估患者的心理状况, 对患者及其家属进行耳畸形的相关知识讲解, 介绍耳再造术的手术方案、术后注意事项, 告知患者及其家属疾病预后及转归, 加深患者及其家属对该病及治疗方案的了解, 树立治疗的信心。

2. 病情观察: 完善相关术前检查, 观察患者是否存在皮肤及呼吸道的感染, 判断患者是否具有手术的禁忌证。

3. 饮食护理: 加强营养, 合理安排饮食。

4. 健康宣教: 术前指导患者进行平卧位和健侧卧位睡姿的适应性训练, 避免术后因压迫患处导致血肿或压疮等现象发生。教会患者深呼吸和有效咳嗽的方法, 以利于减轻疼痛和呼吸道分泌物的排出。嘱患者注意保暖, 预防感冒, 生活规律, 睡眠充足, 以提高机体抵抗能力及修复愈合能力。

5. 术前准备。

(1)皮肤准备: 术区备皮, 剃除同侧耳部 5 cm 范围内毛发, 同时进行腹部备皮, 注意避免皮肤破损。术前 1 天沐浴, 做好个人清洁卫生。

(2)术前完善相关检查, 详细询问患者有无阿司匹林、波立维、华法林等抗凝药物用药史, 女性避开月经期。

(3)遵医嘱行药物过敏试验。

(4)胃肠道准备: 术前按麻醉要求禁饮禁食。

(5)耳二期患者术前需要准备合适的腹带, 以便在手术之后进行加压包扎伤口。

术后护理

1. 病情观察。

(1)观察患者生命体征及血氧饱和度, 尤其是呼吸、体温、血压情况。

(2)密切观察伤口渗血情况, 以及手术区有无肿胀、局部皮肤颜色、毛细血管充盈情况。检查敷料包扎的松紧度是否适宜, 少量渗血只需在敷料表面加压包扎, 严重活动性出血需要重新包扎止血。

(3)观察伤口有无异味及渗出物, 嘱患者保持敷料清洁、干燥, 若发现异常及时告知医生。

(4)观察健康一侧耳周皮肤颜色的变化, 避免长时间受压导致压力性损伤。

(5)换药时密切观察皮瓣的色泽、温度及毛细血管的充盈程度, 早期发现皮瓣血运障碍, 及时处理。

2. 饮食与活动。

(1)术后 1~2 天内以清淡、易消化、高蛋白、富含维生素、流质饮食为主, 如鸡蛋羹、小米稀饭、新鲜蔬菜及水果汁等，2 天以后可加鸡汤、排骨汤、鱼汤等，饮食遵循流质饮食到半流质饮食再到普食的过程。

（2）送全麻患者回病房后，注意动作要轻柔，保护患者的胸部及头部，固定好引流装置；全麻清醒后，协助患者取半坐卧位，以减轻再造耳水肿及胸部疼痛、促进负压引流。嘱勤翻身，适当床上活动，避免局部皮肤长期受压。禁止患侧卧位，尤其是患者熟睡以后应加强巡视。后期可使用再造耳固定器，谨防压伤。

（3）术后 24 小时鼓励患者下床活动，并且指导患者合理地进行头部制动，避免过度牵拉造成引流装置移位等情况发生。

3. 用药护理：根据医嘱使用抗生素及改善微循环的药物，注意观察患者用药反应，必要时可做高压氧治疗。

4. 专科护理。

（1）胸部伤口以胸带加压固定，应防止包扎过紧而影响呼吸，指导患者腹式呼吸。告知患者不得私自拆除胸带，避免因活动造成胸带移位。

（2）疼痛护理：对患者的疼痛程度和性质进行正确的评估，告知患者疼痛的原因和可能持续的时间，教会患者一些全身放松的方法，如深呼吸、听音乐、看书等，以转移其注意力。必要时遵医嘱给予止痛剂，并对临床表现进行密切的观察，对止痛效果进行复评。

（3）引流管护理。

1）妥善固定引流管，向患者及其家属交代引流管的位置及留置引流管的意义，防止引流管扭曲、受压、打折及脱出。

2）严格记录引流量，注意观察引流液颜色及性状的变化。一般术后 1～2 天引出物呈鲜红色，量为 5～10 mL，3 天后色泽逐渐变浅，量逐渐减少。如引流液持续不断、量多或较长时间没有任何引流液，应及时通知医生处理。

3）待引流液快满时及时更换负压装置，负压不宜过大，确保负压合适、引流通畅，以引流液能引出为宜。

5. 健康宣教。

（1）告知患者及其家属保持伤口清洁干燥的重要性，切勿用手抓挠伤口。

（2）指导患者正确清洁伤口周围皮肤，避免污染伤口。

（3）告知患者及其家属放置引流管的目的和意义，以及携带引流管活动时的注意事项。

6. 心理护理：给予相应干预措施缓解患者抑郁、恐惧等不良情绪，嘱家属给予患者更多关怀，使其保持良好的治疗心态，利于后续治疗。对年龄较小的患者，应采取奖励、鼓励等方式减少其不适。

7. 基础护理：保持环境清洁，病室通风并空气消毒。严格执行无菌操作，减少感染。

出院指导

1. 保持积极乐观的良好心态，消除自卑、恐惧等心理，养成规律的生活习惯，保证充足的休息和睡眠，避免情绪过于激动。加强营养，保证足够的蛋白质摄入并注意膳食均衡。

2. 耳再造手术后，术耳对外界比较敏感，一定要注意终身保护，切勿碰撞、损伤，防暴晒，遇寒冷季节时要注意保暖，谨防冻伤。避免因瘙痒而抓破术区皮肤，造成继发感染。

3. 即使完全恢复后也要尽量睡向健侧，选用松软枕头，坚持少压为好的原则。

4. 部分耳郭畸形的患者伴有不同程度的面部畸形，要鼓励患者尽量患侧咀嚼，使用患侧面颊，以减少健侧与患侧的差距。

5. 术后早期遵医嘱使用瘢痕抑制药物或进行激光抗瘢痕治疗。如再造耳郭有瘙痒，可用手指轻叩，切忌搔抓，以免术区破损造成继发感染。可于术后 2～3 个月恢复一般体力劳动。

6. 紧贴扩张皮瓣的衣物应宽松柔软，以纯棉为宜。注意清洁卫生，洗澡时不应用力搓洗扩张器表面。不宜使用梳子。不要使用刺激性强的洗发液。避免进行剧烈运动。

7. 避免强阳光直接照射，局部保持清洁。避免局部使用类固醇激素。

8. 定期就诊复查，如发现耳支架外露、再造耳皮肤破损等，应及时就诊。

【操作流程】

先天性外耳及中耳畸形患者的护理标准操作流程及要点说明见图2-2-2。

操作流程 　　　　　　　　　　　　　　　要点说明

```
┌─────────┐
│  入院   │
└─────────┘
     │
     ▼
┌─────────┐     ┌──────────────────────────────────────────────┐
│ 入院接收 │────▶│ 1. 主班护士接到患者住院信息通知,了解患者的性别、年龄、疾病史,提前通知 │
└─────────┘     │    责任护士准备好床单位、病房环境、病历                │
     │          │ 2. 责任护士热情接待,介绍医院规章制度及病房环境,通知医生查看患者      │
     │          └──────────────────────────────────────────────┘
     ▼
┌─────────┐     ┌──────────────────────────────────────────────┐
│  评估   │────▶│ 1. 全身评估:询问既往身体状况,有无上呼吸道感染史,有无其他基础疾病;重 │
└─────────┘     │    点检查耳部是否存在感染性的病变;询问过敏史、用药史          │
     │          │ 2. 局部评估:评估小耳畸形程度,结合检查评估有无合并外耳道闭锁       │
     │          │ 3. 心理评估:评估患者及其家属的情绪和心理状况,对疾病的了解程度,以及对手 │
     │          │    术的期望值                                    │
     ▼          └──────────────────────────────────────────────┘
┌─────────┐
│ 术前护理 │
└─────────┘
     │
     ▼
┌─────────┐     ┌──────────────────────────────────────────────┐
│ 心理护理 │────▶│ 对患者及其家属进行耳畸形的相关知识讲解,介绍耳再造术的手术方案、术后注 │
└─────────┘     │ 意事项,告知患者及其家属疾病预后及转归;对年龄比较小的患者,可以适当地 │
     │          │ 使用非语言沟通的方式,比如与儿童一起游戏等               │
     ▼          └──────────────────────────────────────────────┘
┌─────────┐     ┌──────────────────────────────────────────────┐
│ 病情观察 │────▶│ 观察患者是否存在皮肤及呼吸道的感染,判断是否具有手术的禁忌证        │
└─────────┘     └──────────────────────────────────────────────┘
     │
     ▼
┌─────────┐     ┌──────────────────────────────────────────────┐
│ 饮食护理 │────▶│ 加强营养,合理安排饮食                              │
└─────────┘     └──────────────────────────────────────────────┘
     │
     ▼
┌─────────┐     ┌──────────────────────────────────────────────┐
│ 术前准备 │────▶│ 1. 皮肤准备:术区备皮,剃除同侧耳部5 cm范围内毛发,同时进行腹部备皮。术 │
└─────────┘     │    前1天沐浴,做好个人清洁卫生                       │
     │          │ 2. 术前完善相关检查。女性避开月经期                    │
     │          │ 3. 遵医嘱行药物过敏试验                           │
     │          │ 4. 胃肠道准备:按麻醉要求禁饮禁食                     │
     │          │ 5. 耳二期患者术前需要准备合适的腹带,以便术后加压包扎伤口        │
     │          │ 6. 指导深呼吸和有效咳嗽,进行平卧位和健侧卧位睡姿的适应性训练     │
     ▼          └──────────────────────────────────────────────┘
┌─────────┐
│ 术后护理 │
└─────────┘
     │
     ▼
┌─────────┐     ┌──────────────────────────────────────────────┐
│ 病情观察 │────▶│ 1. 观察生命体征及血氧饱和度                         │
└─────────┘     │ 2. 观察伤口渗血情况,以及术区有无肿胀、局部皮肤颜色、毛细血管充盈情况。 │
     │          │    检查敷料包扎情况                              │
     │          │ 3. 观察伤口有无异味及渗出物                         │
     │          │ 4. 观察健康一侧耳周皮肤颜色的变化,避免长时间受压导致压力性损伤     │
     ▼          │ 5. 换药时密切观察皮瓣的色泽、温度及毛细血管的充盈程度         │
                └──────────────────────────────────────────────┘
```

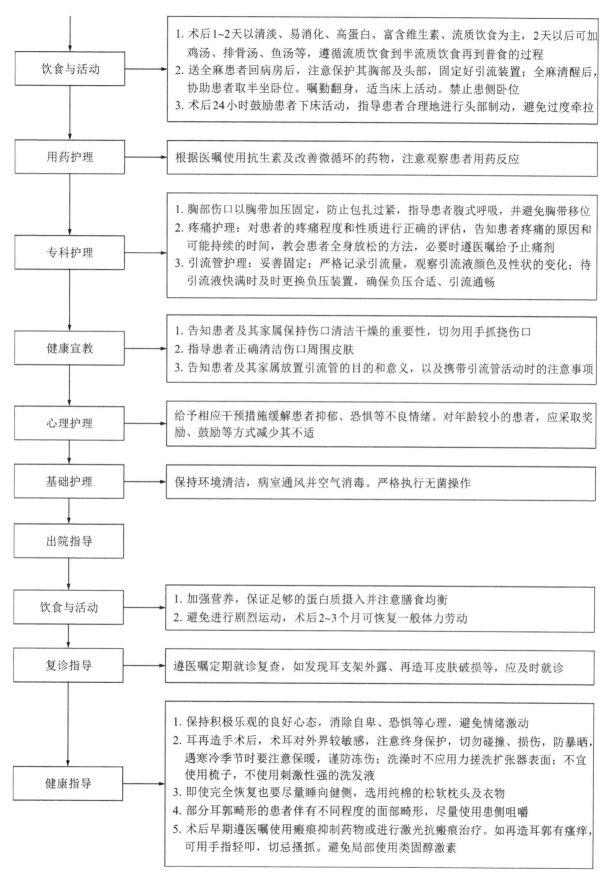

饮食与活动
1. 术后1~2天以清淡、易消化、高蛋白、富含维生素、流质饮食为主，2天以后可加鸡汤、排骨汤、鱼汤等，遵循流质饮食到半流质饮食再到普食的过程
2. 送全麻患者回病房后，注意保护其胸部及头部，固定好引流装置；全麻清醒后，协助患者取半坐卧位。嘱勤翻身，适当床上活动。禁止患侧卧位
3. 术后24小时鼓励患者下床活动，指导患者合理地进行头部制动，避免过度牵拉

用药护理
根据医嘱使用抗生素及改善微循环的药物，注意观察患者用药反应

专科护理
1. 胸部伤口以胸带加压固定，防止包扎过紧，指导患者腹式呼吸，并避免胸带移位
2. 疼痛护理：对患者的疼痛程度和性质进行正确的评估，告知患者疼痛的原因和可能持续的时间，教会患者全身放松的方法，必要时遵医嘱给予止痛剂
3. 引流管护理：妥善固定；严格记录引流量，观察引流液颜色及性状的变化；待引流液快满时及时更换负压装置，确保负压合适、引流通畅

健康宣教
1. 告知患者及其家属保持伤口清洁干燥的重要性，切勿用手抓挠伤口
2. 指导患者正确清洁伤口周围皮肤
3. 告知患者及其家属放置引流管的目的和意义，以及携带引流管活动时的注意事项

心理护理
给予相应干预措施缓解患者抑郁、恐惧等不良情绪。对年龄较小的患者，应采取奖励、鼓励等方式减少其不适

基础护理
保持环境清洁，病室通风并空气消毒。严格执行无菌操作

出院指导

饮食与活动
1. 加强营养，保证足够的蛋白质摄入并注意膳食均衡
2. 避免进行剧烈运动，术后2~3个月可恢复一般体力劳动

复诊指导
遵医嘱定期就诊复查，如发现耳支架外露、再造耳皮肤破损等，应及时就诊

健康指导
1. 保持积极乐观的良好心态，消除自卑、恐惧等心理，避免情绪激动
2. 耳再造手术后，术耳对外界较敏感，注意终身保护，切勿碰撞、损伤，防暴晒，遇寒冷季节时要注意保暖，谨防冻伤；洗澡时不应用力搓洗扩张器表面；不宜使用梳子，不使用刺激性强的洗发液
3. 即使完全恢复也要尽量睡向健侧，选用纯棉的松软枕头及衣物
4. 部分耳郭畸形的患者伴有不同程度的面部畸形，尽量使用患侧咀嚼
5. 术后早期遵医嘱使用瘢痕抑制药物或进行激光抗瘢痕治疗。如再造耳郭有瘙痒，可用手指轻叩，切忌搔抓。避免局部使用类固醇激素

图 2-2-2　先天性外耳及中耳畸形患者的护理标准操作流程及要点说明

三、先天性内耳畸形患者的护理标准操作流程

【目的】

1. 规范先天性内耳畸形患者的护理流程，为患者提供全程优质的护理服务。

2. 落实护理措施，对症处理，保障患者安全。

3. 提高患者住院体验。

【规程】

入院接收

1. 主班护士接到患者住院信息通知，了解患者的性别、年龄、疾病史、精神状态、个人史，提前通知责任护士准备好床单位、病房环境（温度、湿度适宜，清洁）、病历。

2. 责任护士热情接待，介绍医院规章制度及病房环境，通知医生查看患者。

3. 对患者进行评估。

（1）全身评估。

1）了解患者先天性内耳畸形的原因，如遗传、病毒感染、药物或其他不良理化因素等。

2）了解患者有无明确的头部外伤、感冒等诱发因素。

3）询问患者既往史、过敏史、家族史、用药史、目前健康状况、已经使用过的治疗方法等。

4）根据营养风险评估量表及 BMI 指数对患者的营养状态进行评估。

（2）局部评估：评估患者听力下降/丧失的程度。询问是否伴有反复发作的耳鸣或眩晕，是否伴有平衡障碍或共济失调等症状。评估患者是否伴随有外耳、中耳畸形，或面部器官、肢体、内脏畸形。

（3）心理评估：评估患者及其家属的心理状态。先天性内耳畸形患者属于语前聋，由于出生即没有听觉，他们主要通过视觉和触觉感知世界，性格可能比较孤僻、偏执，且患者对医院环境、医护人员陌生，认知水平、接受能力有一定程度的限制，因此存在紧张、畏惧的心理。

术前护理

1. 心理护理：从患者入院开始，护理人员即热情接待，始终对患者保持微笑服务，表现出充分的耐心和爱心，多用表示赞扬和鼓励的手势；通过观察患者的面部表情、眼神和肢体语言及时了解患者的需要，采用手势或通过家属翻译等多种方法与其沟通，取得患者的信任，与患者建立良好的护患关系。向患者及其家属讲解人工耳蜗的相关知识及手术存在的风险、预后效果等，并提供相关文字资料，以增进其对疾病知识的了解和对医护人员的理解。

2. 病情观察：注意观察患者的体温、呼吸情况，防止上呼吸道感染。

3. 饮食护理：术前可进食高蛋白、高热量、富含维生素、易消化的清淡食物，忌辛辣及刺激性食物，禁烟酒。

4. 健康宣教：说明麻醉方式及术前禁饮禁食的目的及重要性，并告知患者术后返回病房后可能出现的问题及处理的方法。

5. 术前准备。

（1）皮肤准备：耳周 5 cm 或全头备皮，并做好头部清洁，以便于术区消毒、暴露和术后包扎。修剪指甲，避免术后搔抓。

（2）遵医嘱行药物过敏试验。

（3）胃肠道准备：术前 8 小时禁食、6 小时禁饮。对于小儿，可根据实际情况和医生安排设定禁食时间，嘱患者家属切勿因小儿饥饿、哭闹而私自给予进食。

（4）完善相关检查：血液生化检查；心电图；胸部 X 线；各项听力检查，如纯音测听、听性脑干反应测试、耳声发射、高分辨率颞骨 CT 和 MRI 等。

术后护理

1. 病情观察。

（1）观察耳部伤口有无渗血、渗液，伤口敷料是否松动、脱落，嘱患者切勿打湿、抓挠伤口或扯下纱布敷料。

（2）术后患者可能出现头晕、呕吐，嘱卧床休息、防止跌倒。如呕吐严重，可指导其减少进食，进行补液及营养支持。若患者同时感觉剧烈头痛，立即告知医生处理。

（3）观察患者耳鼻部有无水样液体流出；有无发热；意识、瞳孔有无变化；有无颈项强直、头痛、恶心、喷射性呕吐等情况。若有异常，立即告知医生。

（4）患者清醒后，让其做张口、微笑、皱眉、鼓腮等动作，仔细观察有无面肌抽搐、口角歪斜、鼻唇沟变浅或消失、额纹消失或眼睑闭合不全等面瘫的表现。

2. 饮食与活动。

（1）术后第 1 天可进半流质或软食，以减轻下颌骨过度活动和避免由咀嚼动作引起的耳部不适，第 2~3 天视情况由软食过渡为普食，禁止进食过硬、辛辣刺激食物，保证营养摄入，保持大便通畅。

（2）术后平卧时将头偏向健侧，手术患耳朝向上方，以免压迫伤口。因伤口加压包扎不适，患者可能出现躁动，此时应注意给予床档保护，床边专人陪护，防止坠床、抓挠伤口（尤其夜间睡觉时）。年龄较小的患儿麻醉苏醒后较哭闹，可由家属抱在怀里，使其有安全感，但要注意不可压迫患耳。

（3）术后 3 天内以卧床休息为主，避免头部剧烈运动和下颌运动，限制跑、跳，避免头部受到强烈震动而损坏电子耳蜗内部的接受刺激器。

3. 用药护理：根据医嘱使用抗生素，注意观察患者用药反应。

4. 专科护理。

（1）严密监测患者的体温。术后 3 天会有吸收热，但一般不超过 38.5℃；若 3 天后体温仍较高或体温下降后又升高，则注意有无伤口感染。

（2）手术部位用弹力绷带加压包扎，防止伤口敷料松动、脱落；防止出现皮下血肿；避免患者用手抓挠手术部位；观察耳郭伤口周围的血运及伤口渗血情况，注意有无皮下血肿。

（3）严格执行无菌操作，将患者安排在无开放性伤口的非感染性病房，做好病房的清洁和消毒工作。

（4）并发症的护理。

1）脑膜炎和中耳炎的护理。

①术后及时向手术医生了解患者术中情况，对于术中镫井喷严重的患者，术后采取头高脚低卧位。

②嘱患者少活动，避免头部用力、长时间头低位和用力擤鼻等导致颅内压增高的动作。

③观察患者鼻腔、咽部、外耳道有无透明液体流出，敷料是否有渗湿，经常询问并观察患者是否感到头痛、恶心、呕吐等不适。

④密切监测患者的生命体征，观察患者的意识和瞳孔，检查有无颈项强直。

2)耳鸣和眩晕的护理。

①保持病室光线柔和，避免强光刺激。

②嘱患者尽量卧床休息，护理操作时动作轻柔，避免对患者造成不良刺激。

③遵医嘱适量应用糖皮质激素，减少内耳反应。

④做好安全防护工作，防止患者坠床、跌倒等意外事件发生。

5. 健康宣教。

(1)告知患者预防上呼吸道感染的重要性，避免打喷嚏，以免增高颅内压力，防止耳漏的发生。

(2)嘱患者避免用力咳嗽、哭闹等引起颅内压增高的行为。

(3)对出现面瘫症状的患者，做好心理护理，患侧眼睛睡前用金霉素眼膏涂眼及消毒纱布包眼，以保护角膜。指导患者按摩患侧面肌4~6次/天，15分钟/次，进行康复训练。

6. 心理护理：利用日常护理操作、查房等机会关心体贴患者，为患者及其家属介绍科室既往成功案例，并告知其应做好长期康复训练的准备，增强患者及其家属的信心。

7. 基础护理：保持床单位清洁，患者被服污染随时更换，公共玩具及图书应定时消毒，防止交叉感染。

出院指导

1. 术后即开始听力及语言康复训练，训练可分为听觉训练、词汇积累和语言训练3个阶段。

(1)听觉训练阶段遵循声音察觉、分辨、确认、理解的程序，即察觉声音的存在(如有声或无声)；分辨声音是否相同(如长音或短音)；确认能说出听到的生字、句子；理解所确认的生字、句子的意思。

(2)词汇积累阶段是在听觉训练的基础上，辅助视觉和其他感觉使患者知道更多的事物，如看电视、听广播、听故事、听儿歌等，将听到的东西与声音信号结合，在大脑形成信号，逐渐理解信号的含义。

(3)语言训练阶段是在词汇积累的基础上，训练患者多说，由简到繁，由少到多，由单字到短句，逐渐做到听懂别人的语言，也使别人听懂自己的语言，反复训练，反复强化，使患者逐渐适应日常各种声音，步入有声社会。

2. 告知患者及其家属听力及语言康复训练是一个艰难且漫长的过程，要有极大的耐心，不能急于求成。指导患者除接受正规语言功能训练外，平时多听故事、多听广播等，训练患者交流时由简到繁、由少到多、由单句到短句，反复训练，充分调动他们的主观能动性，积极配合康复训练。

3. 术后1个月由医生开机调频、定期调试。

4. 避免剧烈运动或存在肢体碰撞的体育活动，以防止内植部件移位。

5. 对于外置部件，应注意保持清洁，避免潮湿和淋雨，每日取下外置部件后应将其放入防潮袋。防止粗暴操作导致外力损坏，防止静电，衣服以纯棉和天然纤维材料为最佳。

6. 伤口愈合前洗头洗澡时应注意避免伤口沾水，短发患儿可用湿毛巾擦洗。拆线后待结痂脱落、伤口愈合后可正常洗头、剃头。

7.保持外耳道清洁,勿挖耳、塞耳,防止污水入耳。

8.可放心乘坐火车与地铁,乘坐飞机时如果觉得机舱内太吵,可以将处理器关闭或取下。

9.注意及时更换电池。使用中如遇问题及时与医院或耳蜗公司联系。

【操作流程】

先天性内耳畸形患者的护理标准操作流程及要点说明见图2-2-3。

操作流程   要点说明

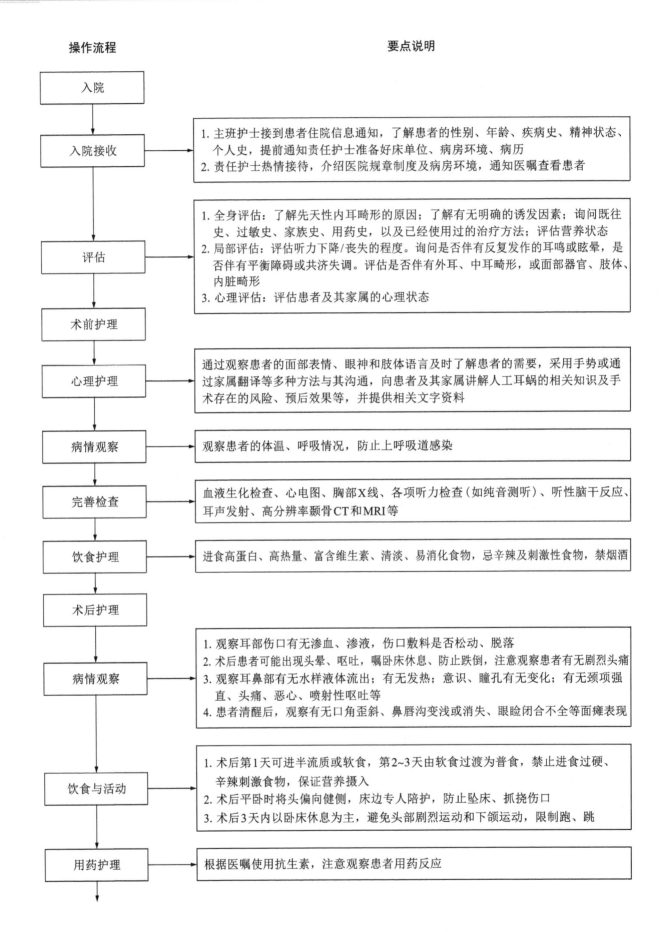

入院

入院接收
1. 主班护士接到患者住院信息通知，了解患者的性别、年龄、疾病史、精神状态、个人史，提前通知责任护士准备好床单位、病房环境、病历
2. 责任护士热情接待，介绍医院规章制度及病房环境，通知医嘱查看患者

评估
1. 全身评估：了解先天性内耳畸形的原因；了解有无明确的诱发因素；询问既往史、过敏史、家族史、用药史，以及已经使用过的治疗方法；评估营养状态
2. 局部评估：评估听力下降/丧失的程度。询问是否伴有反复发作的耳鸣或眩晕，是否伴有平衡障碍或共济失调。评估是否伴有外耳、中耳畸形，或面部器官、肢体、内脏畸形
3. 心理评估：评估患者及其家属的心理状态

术前护理

心理护理
通过观察患者的面部表情、眼神和肢体语言及时了解患者的需要，采用手势或通过家属翻译等多种方法与其沟通，向患者及其家属讲解人工耳蜗的相关知识及手术存在的风险、预后效果等，并提供相关文字资料

病情观察
观察患者的体温、呼吸情况，防止上呼吸道感染

完善检查
血液生化检查、心电图、胸部X线、各项听力检查（如纯音测听）、听性脑干反应、耳声发射、高分辨率颞骨CT和MRI等

饮食护理
进食高蛋白、高热量、富含维生素、清淡、易消化食物，忌辛辣及刺激性食物，禁烟酒

术后护理

病情观察
1. 观察耳部伤口有无渗血、渗液，伤口敷料是否松动、脱落
2. 术后患者可能出现头晕、呕吐，嘱卧床休息，防止跌倒，注意观察患者有无剧烈头痛
3. 观察耳鼻部有无水样液体流出；有无发热；意识、瞳孔有无变化；有无颈项强直、头痛、恶心、喷射性呕吐等
4. 患者清醒后，观察有无口角歪斜、鼻唇沟变浅或消失、眼睑闭合不全等面瘫表现

饮食与活动
1. 术后第1天可进半流质或软食，第2~3天由软食过渡为普食，禁止进食过硬、辛辣刺激食物，保证营养摄入
2. 术后平卧时将头偏向健侧，床边专人陪护，防止坠床、抓挠伤口
3. 术后3天内以卧床休息为主，避免头部剧烈运动和下颌运动，限制跑、跳

用药护理
根据医嘱使用抗生素，注意观察患者用药反应

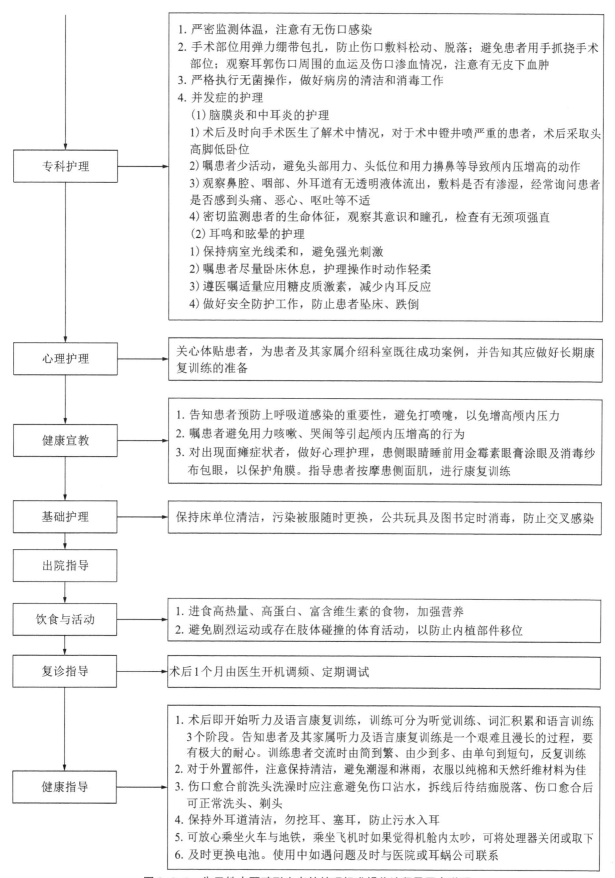

专科护理

1. 严密监测体温，注意有无伤口感染
2. 手术部位用弹力绷带包扎，防止伤口敷料松动、脱落；避免患者用手抓挠手术部位；观察耳郭伤口周围的血运及伤口渗血情况，注意有无皮下血肿
3. 严格执行无菌操作，做好病房的清洁和消毒工作
4. 并发症的护理
   (1) 脑膜炎和中耳炎的护理
   1) 术后及时向手术医生了解术中情况，对于术中镫井喷严重的患者，术后采取头高脚低卧位
   2) 嘱患者少活动，避免头部用力、头低位和用力擤鼻等导致颅内压增高的动作
   3) 观察鼻腔、咽部、外耳道有无透明液体流出，敷料是否有渗湿，经常询问患者是否感到头痛、恶心、呕吐等不适
   4) 密切监测患者的生命体征，观察其意识和瞳孔，检查有无颈项强直
   (2) 耳鸣和眩晕的护理
   1) 保持病室光线柔和，避免强光刺激
   2) 嘱患者尽量卧床休息，护理操作时动作轻柔
   3) 遵医嘱适量应用糖皮质激素，减少内耳反应
   4) 做好安全防护工作，防止患者坠床、跌倒

心理护理

关心体贴患者，为患者及其家属介绍科室既往成功案例，并告知其应做好长期康复训练的准备

健康宣教

1. 告知患者预防上呼吸道感染的重要性，避免打喷嚏，以免增高颅内压力
2. 嘱患者避免用力咳嗽、哭闹等引起颅内压增高的行为
3. 对出现面瘫症状者，做好心理护理，患侧眼睛睡前用金霉素眼膏涂眼及消毒纱布包眼，以保护角膜。指导患者按摩患侧面肌，进行康复训练

基础护理

保持床单位清洁，污染被服随时更换，公共玩具及图书定时消毒，防止交叉感染

出院指导

饮食与活动

1. 进食高热量、高蛋白、富含维生素的食物，加强营养
2. 避免剧烈运动或存在肢体碰撞的体育活动，以防止内植部件移位

复诊指导

术后1个月由医生开机调频、定期调试

健康指导

1. 术后即开始听力及语言康复训练，训练可分为听觉训练、词汇积累和语言训练3个阶段。告知患者及其家属听力及语言康复训练是一个艰难且漫长的过程，要有极大的耐心。训练患者交流时由简到繁、由少到多、由单句到短句，反复训练
2. 对于外置部件，注意保持清洁，避免潮湿和淋雨，衣服以纯棉和天然纤维材料为佳
3. 伤口愈合前洗头洗澡时应注意避免伤口沾水，拆线后待结痂脱落、伤口愈合后可正常洗头、剃头
4. 保持外耳道清洁，勿挖耳、塞耳，防止污水入耳
5. 可放心乘坐火车与地铁，乘坐飞机时如果觉得机舱内太吵，可将处理器关闭或取下
6. 及时更换电池。使用中如遇问题及时与医院或耳蜗公司联系

图 2-2-3　先天性内耳畸形患者的护理标准操作流程及要点说明

四、分泌性中耳炎患者的护理标准操作流程

【目的】

1. 规范分泌性中耳炎患者的护理流程，为患者提供全程优质的护理服务。

2. 落实护理措施，对症处理，保障患者安全。

3. 提高患者住院体验。

【规程】

入院接收

1. 主班护士接到患者住院信息通知，了解患者的性别、年龄、疾病史，提前通知责任护士准备好床单位、病房环境(温度、湿度适宜，清洁)、病历。

2. 责任护士热情接待，介绍医院规章制度、病房环境和医务人员，通知医生查看患者。

3. 对患者进行评估。

(1)全身评估。

1)询问患者发病前是否有上呼吸道感染史和急性化脓性中耳炎病史。

2)评估患者是否存在咽鼓管阻塞情况，如腺样体肥大、鼻窦炎、鼻咽肿瘤等。

3)询问患者过敏史、用药史、既往史等。

(2)局部评估：询问患者是否有听力下降、耳痛、耳鸣、耳闷胀感、耳闭塞感；评估患者耳部有无流脓、有无异味等。

(3)心理评估：分泌性中耳炎多见于婴幼儿，早期不易发现。儿童出现听力下降、注意力不集中、学习成绩下降后，家长易产生焦虑、自责情绪。慢性患者因病程长、易反复，易产生焦虑情绪。护士应评估患者及其家属的情绪及知识需求，通过相关宣教及心理干预，提高其对疾病的认知，提高配合度。

术前护理

1. 心理护理：对患者提问给予明确、积极、有效的答复，用通俗易懂的言语向患者及其家属讲解疾病的相关知识、手术方法及预后，注意沟通方式，通过有效的沟通了解患者感受，对有明显紧张、焦虑感的患者及时给予心理干预，消除患者的不良情绪，增强患者信心。

2. 病情观察：观察患者有无耳鸣、耳痛、耳闷胀感等，注意防止上呼吸道感染。

3. 饮食护理：适当补充优质蛋白，减少辛辣油腻食物摄入，补充易消化的水果、蔬菜、牛奶等。注意饭后漱口，保持口腔卫生。

4. 健康宣教：对患者进行分泌性中耳炎相关疾病知识宣教，包括主要治疗过程、方法、预后及药物相关知识等。指导患者鼓气。告知患者要积极用药，改善耳部不适症状。

5. 术前准备。

(1)皮肤准备：分泌性中耳炎手术一般在耳内镜下进行，无须备皮。术前一晚嘱患者清洁术耳及周边皮肤。

(2)遵医嘱行药物过敏试验。

(3)清洁患者耳内分泌物，以防急性鼻窦炎对患者听力重建造成影响。

(4)胃肠道准备：全麻患者术前按麻醉要求禁食禁饮，局麻患者无禁食禁饮要求。

术后护理

1. 病情观察。

(1)全麻患者术后遵医嘱予吸氧及心电监测，严密观察患者的生命体征变化及面色、意识情况，如发现异常，及时告知医生。

(2)观察患者耳部伤口敷料是否清洁、固定。如有敷料松脱、伤口渗血现象及时告知医生处理。

(3)询问患者耳部有无异常疼痛。鼓膜切开或置管术后，偶有伤口疼痛、耳内脉搏跳动感和水

流声，属正常现象，护士应做好沟通解释工作。如有剧烈疼痛等异常应及时通知医生。

2. 饮食与活动。

（1）进食高热量、高蛋白、富含维生素、清淡、易消化的食物，多吃新鲜蔬菜、水果，避免进食辛辣、煎炸等刺激性食物。

（2）术后头部偏向健侧，取舒适卧位，如无特殊情况鼓励尽早下床活动，注意起床动作要慢，头部不能进行大幅度活动，以免引起眩晕。

3. 用药护理：根据医嘱使用抗生素，以减少炎性渗出，预防感染。注意观察患者用药后的反应。

4. 专科护理。

（1）严密观察患者有无眩晕、恶心、呕吐等不适反应。如眩晕、恶心、呕吐反应较重者，遵医嘱使用抗眩晕的药物。对于呕吐较剧烈者，注意纠正水和电解质紊乱。

（2）保持室内安静、光线适宜。操作时动作要轻，尽量避免搬动患者头部。

（3）加强生活护理，嘱患者注意休息，改变体位时注意动作幅度不要过大。

（4）保持伤口清洁干燥，如有渗血渗液及时告知医生进行处理。

5. 心理护理：与患者积极沟通，了解患者对术后治疗、护理的重视度，告知患者术后保持良好的遵医嘱行为对确保手术效果、促进听力恢复的重要性。开展病友交流活动，增强患者信心。

6. 健康宣教。

（1）告知患者手术创伤会导致局部组织反应性水肿，可能出现头痛、头晕等不适症状，安慰患者不必紧张，必要时给予其鼻部冷敷，以减轻水肿、缓解疼痛。

（2）指导患者正确的滴鼻、滴耳方法，保持鼻腔及咽鼓管通畅。

出院指导

1. 进食高热量、高蛋白、富含维生素、易消化、清淡的食物，多吃新鲜蔬菜、水果，避免进食辛辣、煎炸等刺激性食物，饮食过程中需细嚼慢咽。

2. 对有吸烟、饮酒习惯的患者，耐心解释吸烟、饮酒的危害性，劝其戒烟、戒酒。

3. 加强运动，提高机体抵抗力，但应避免剧烈运动碰撞术耳，同时须暂停水上运动。洗头或沐浴时用干棉球塞住外耳道。

4. 嘱患者高空飞行上升或下降时，可做吞咽或打哈欠的动作，使咽鼓管两端压力平衡。

5. 避免耳部受压。避免用力擤鼻，擤鼻时注意按压一侧鼻孔，勿同时捏紧双侧鼻孔。保持鼻腔通畅。

6. 鼓膜置管期间严禁耳道进水，保持患耳清洁，禁用手挖耳，注意用耳卫生；鼓膜置管期间耳道内有渗液为正常现象，如果渗液性质可疑（颜色、气味异常）应立即就医。

7. 积极治疗过敏性鼻炎、高血压、糖尿病、动脉硬化等原发疾病。

8. 定期复诊，按时换药，不适随诊。

【操作流程】

分泌性中耳炎患者的护理标准操作流程及要点说明见图2-2-4。

操作流程   要点说明

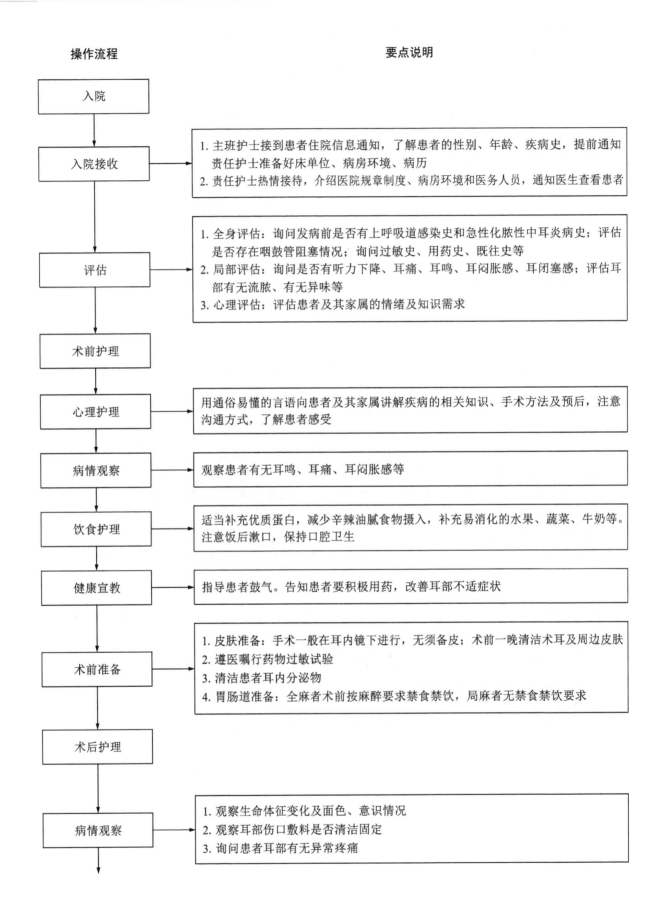

入院

入院接收
→ 1. 主班护士接到患者住院信息通知，了解患者的性别、年龄、疾病史，提前通知责任护士准备好床单位、病房环境、病历
2. 责任护士热情接待，介绍医院规章制度、病房环境和医务人员，通知医生查看患者

评估
→ 1. 全身评估：询问发病前是否有上呼吸道感染史和急性化脓性中耳炎病史；评估是否存在咽鼓管阻塞情况；询问过敏史、用药史、既往史等
2. 局部评估：询问是否有听力下降、耳痛、耳鸣、耳闷胀感、耳闭塞感；评估耳部有无流脓、有无异味等
3. 心理评估：评估患者及其家属的情绪及知识需求

术前护理

心理护理
→ 用通俗易懂的言语向患者及其家属讲解疾病的相关知识、手术方法及预后，注意沟通方式，了解患者感受

病情观察
→ 观察患者有无耳鸣、耳痛、耳闷胀感等

饮食护理
→ 适当补充优质蛋白，减少辛辣油腻食物摄入，补充易消化的水果、蔬菜、牛奶等。注意饭后漱口，保持口腔卫生

健康宣教
→ 指导患者鼓气。告知患者要积极用药，改善耳部不适症状

术前准备
→ 1. 皮肤准备：手术一般在耳内镜下进行，无须备皮；术前一晚清洁术耳及周边皮肤
2. 遵医嘱行药物过敏试验
3. 清洁患者耳内分泌物
4. 胃肠道准备：全麻者术前按麻醉要求禁食禁饮，局麻者无禁食禁饮要求

术后护理

病情观察
→ 1. 观察生命体征变化及面色、意识情况
2. 观察耳部伤口敷料是否清洁固定
3. 询问患者耳部有无异常疼痛

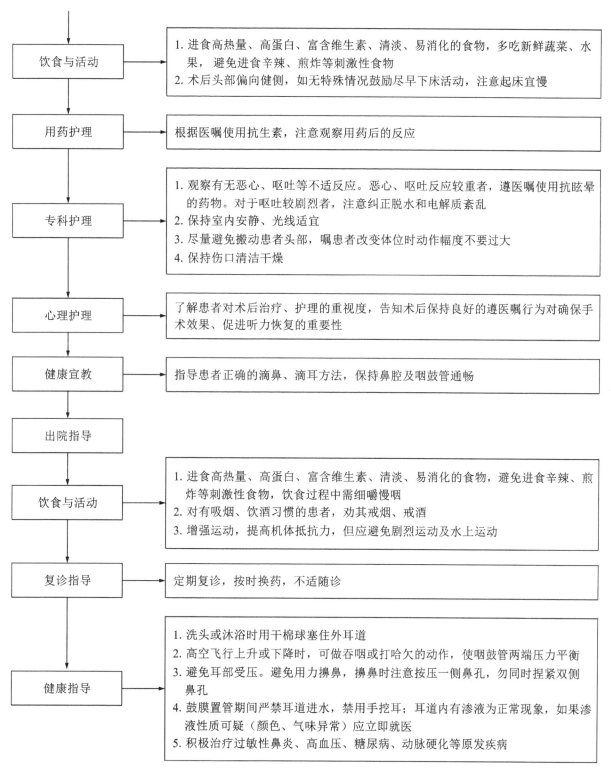

图 2-2-4　分泌性中耳炎患者的护理标准操作流程及要点说明

五、慢性化脓性中耳炎患者的护理标准操作流程

【目的】

1. 规范慢性化脓性中耳炎患者的护理流程，为患者提供全程优质的护理服务。

2. 落实护理措施，对症处理，保障患者安全。

3. 提高患者住院体验。

【规程】

入院接收

1.主班护士接到患者住院信息通知,了解患者的性别、年龄、疾病史,提前通知责任护士准备好床单位、病房环境(温度、湿度适宜,清洁)、病历。

2.责任护士热情接待,介绍医院规章制度、病房环境、医护人员,通知医生查看患者。

3.对患者进行评估。

(1)全身评估。

1)评估患者是否有急性化脓性中耳炎病史,是否积极治疗,病程是否超过8周。

2)评估患者是否存在鼻咽部病变,如腺样体肥大、鼻窦炎、慢性扁桃体炎等。

3)评估患者是否有免疫力低下的情况。

4)询问患者既往史、过敏史、用药史等。

(2)局部评估:询问患者是否有耳部流脓、听力下降、耳鸣、眩晕等症状;是否有颅内感染征象,如头痛、发热、恶心、呕吐等。

(3)心理评估:慢性化脓性中耳炎患者因长期迁延不愈的耳部流脓、听力下降,常表现为焦虑、自卑等负面情绪。护士应评估患者的情绪状况,围绕疾病的相关知识、手术过程、预后情况进行宣教,提高患者配合度。

术前护理

1.心理护理:患者入院后即对患者进行入院指导,协助患者熟悉医院环境,消除对医院的陌生感、不安感、恐惧感,向患者及其家属介绍慢性化脓性中耳炎相关知识,让其了解手术过程及注意事项,针对其对于手术过程本身及预后效果的担忧而开展针对性的沟通与指导,消除患者负面情绪,并以既往成功治愈案例增加患者治疗信心,使其配合各项治疗护理工作。

2.病情观察:观察患者有无耳部流脓、耳鸣、眩晕等症状。有眩晕者,应卧床休息,减少活动,加强防跌倒相关健康宣教,避免不良事件发生。

3.饮食护理:术前可进食高蛋白、高热量、富含维生素、易消化、清淡的饮食,忌辛辣及刺激性食物,禁烟酒。

4.沟通交流。

(1)与轻度听力下降的患者交流时可适当提高音量,注意表情亲切、态度诚恳。

(2)与单侧听力下降的患者交流时朝向患者的健侧说话。

(3)与重度和极重度听力下降的患者交流时可运用非语言沟通技巧,如文字、图形、简单手势、面部表情等。

5.健康宣教:保持耳部清洁,指导患者正确的滴耳方法,遵医嘱行耳浴或滴耳。遵医嘱予以喷鼻剂,以减少渗出,改善咽鼓管功能。

6.术前准备。

(1)皮肤准备:遵医嘱做好术前备皮,并注意避免皮肤破损。术前一晚嘱患者清洁术耳及周边皮肤。

(2)遵医嘱行药物过敏试验。

(3)胃肠道准备:全麻患者术前按麻醉要求禁饮禁食。

术后护理

1.病情观察。

(1)全麻患者术后遵医嘱予吸氧及心电监测,严密观察患者的生命体征变化及面色、意识情况,发现异常及时告知医生。

(2)观察患者耳部伤口敷料是否清洁固定。如有敷料松脱、伤口渗血现象及时告知医生处理。

(3)观察患者耳郭皮肤颜色、血运情况有无异常,若出现相应症状及时告知医生。

2. 饮食与活动。

(1)嘱患者伤口拆线前进食高蛋白、高热量、富含粗纤维的食物,从流食逐渐过渡至普食,忌食辛辣刺激性食物或带骨刺硬性食物,尽量采用健侧咀嚼。避免因咳嗽、打喷嚏及咀嚼时牵拉伤口引起疼痛和出血。

(2)适当抬高床头,取舒适卧位,头部偏向健侧,避免局部受压。无特殊情况者尽早下床活动,起床动作要慢,头部不能进行大幅度活动,以免引起眩晕。

3. 用药护理:根据医嘱使用抗生素,注意观察患者用药后反应。

4. 专科护理。

(1)严密观察患者有无恶心、呕吐等不适。对于呕吐较剧烈者,将其头部偏于一侧,避免误吸,同时注意纠正水和电解质紊乱。

(2)保持室内安静、光线适宜。操作时动作要轻,头部适当制动。

(3)疼痛护理:正确评估患者的疼痛程度、部位、性质。轻度疼痛属正常现象,可指导患者掌握正确的深呼吸方式,通过与他人交流、听音乐等方式分散注意力,必要时可遵医嘱使用止痛药。对于疑似有颅内并发症的患者,头痛不可随意使用止痛药,以免掩盖症状。

(4)并发症的护理。

1)面瘫的护理。

①嘱患者闭眼,做轻度的鼓腮动作来观察是否出现面瘫,一旦发现应立即报告医生,遵医嘱加强抗炎并应用糖皮质激素治疗。

②如为填塞过紧所致,应及时松解,以减轻面神经的损伤。

③每班做好交接,注意观察患者面瘫程度的变化。

④向患者解释出现面瘫的原因,缓解患者紧张的情绪。

2)眩晕的护理。

①嘱患者闭目静卧。床旁加双护栏。协助患者活动,加强生活护理,待症状好转后可逐步坐起、下床活动,防止跌倒、坠床等安全事故发生。

②评估患者眩晕程度。眩晕严重者遵医嘱使用药物进行缓解。

5. 心理护理:了解患者对术后治疗、护理的重视度,鼓励患者说出内心感受,开展病友交流活动,增强患者信心。

6. 健康宣教。

(1)向患者及其家属讲解术后安全健康用药的必要性。

(2)告知患者伤口绷带拆除后,注意保持伤口清洁干燥,切勿进水,指导患者正确洗头洗澡方式。

出院指导

1. 戒烟、戒酒;进食高热量、高蛋白、富含维生素、易消化、清淡的食物,多吃新鲜蔬菜、水果,避免进食辛辣、煎炸等刺激性食物,饮食过程中需细嚼慢咽。

2. 劳逸结合,按时作息,避免过度劳累或感冒;加强运动,提高机体抵抗力,但应避免剧烈运动碰撞术耳。

3. 做好保暖,预防上呼吸道感染。

4. 保持耳部伤口清洁、耳内干燥,术后3个月内勿游泳,洗头及沐浴时避免污水入耳。勿自行挖耳。避免耳部受压。

5. 若患者行鼓膜修补术,嘱其半年内禁坐飞机,以免气压影响鼓膜正常愈合。

6. 保持鼻腔通畅,避免用力擤鼻。擤鼻时注意按压一侧鼻孔,勿同时捏紧双侧鼻孔。

7. 积极治疗心脏病、高血压、糖尿病、动脉硬化等原发疾病。

8. 避免使用耳毒性药物。

9. 定期复诊,按时换药,不适随诊。

【操作流程】

慢性化脓性中耳炎患者的护理标准操作流程及要点说明见图2-2-5。

操作流程   要点说明

```
┌──────────────┐
│     入院      │
└──────────────┘
       │
┌──────────────┐     ┌──────────────────────────────────────────────────────┐
│   入院接收    │────▶│ 1. 主班护士接到患者住院信息通知，了解患者的性别、年龄、疾病史，提前通知 │
└──────────────┘     │    责任护士准备好床单位、病房环境、病历                      │
       │             │ 2. 责任护士热情接待，介绍医院规章制度、病房环境、医护人员，通知医生查看患者 │
       │             └──────────────────────────────────────────────────────┘
┌──────────────┐     ┌──────────────────────────────────────────────────────┐
│     评估      │────▶│ 1. 全身评估：评估是否有急性化脓性中耳炎病史，病程是否超过8周；是否存在 │
└──────────────┘     │    鼻咽部病变；是否免疫力低下；询问既往史、过敏史、用药史等       │
       │             │ 2. 局部评估：询问患者是否有耳部流脓、听力下降、耳鸣、眩晕等症状；是否有 │
       │             │    头痛、发热、恶心、呕吐等颅内感染征象                       │
       │             │ 3. 心理评估：评估患者的情绪状况                             │
┌──────────────┐     └──────────────────────────────────────────────────────┘
│   术前护理    │
└──────────────┘
       │
┌──────────────┐     ┌──────────────────────────────────────────────────────┐
│   心理护理    │────▶│ 协助熟悉医院环境，向患者及其家属介绍慢性化脓性中耳炎相关知识，开展针对 │
└──────────────┘     │ 性的沟通与指导                                          │
       │             └──────────────────────────────────────────────────────┘
┌──────────────┐     ┌──────────────────────────────────────────────────────┐
│   病情观察    │────▶│ 观察患者有无耳部流脓、耳鸣、眩晕等症状                        │
└──────────────┘     └──────────────────────────────────────────────────────┘
       │
┌──────────────┐     ┌──────────────────────────────────────────────────────┐
│   饮食护理    │────▶│ 术前可进食高蛋白、高热量、富含维生素、易消化、清淡的饮食，忌辛辣及刺激 │
└──────────────┘     │ 性食物，禁烟酒                                          │
       │             └──────────────────────────────────────────────────────┘
┌──────────────┐     ┌──────────────────────────────────────────────────────┐
│   沟通交流    │────▶│ 1. 与轻度听力下降的患者交流时适当提高音量，注意表情亲切、态度诚恳   │
└──────────────┘     │ 2. 与单侧听力下降的患者交流时朝向患者的健侧说话                │
       │             │ 3. 与重度和极重度听力下降的患者交流时可运用非语言沟通技巧，如文字、图形、 │
       │             │    简单手势、面部表情等                                    │
┌──────────────┐     └──────────────────────────────────────────────────────┘
│   健康宣教    │────▶┌──────────────────────────────────────────────────────┐
└──────────────┘     │ 遵医嘱予以喷鼻剂，以减少渗出，改善咽鼓管功能。指导患者正确的滴耳方法， │
       │             │ 遵医嘱行耳浴或滴耳                                       │
       │             └──────────────────────────────────────────────────────┘
┌──────────────┐     ┌──────────────────────────────────────────────────────┐
│   术前准备    │────▶│ 1. 皮肤准备：遵医嘱做好术前备皮，术前一晚嘱患者清洁术耳及周边皮肤    │
└──────────────┘     │ 2. 遵医嘱行药物过敏试验                                   │
       │             │ 3. 胃肠道准备：全麻患者术前按麻醉要求禁饮禁食                   │
┌──────────────┐     └──────────────────────────────────────────────────────┘
│   术后护理    │
└──────────────┘
       │
┌──────────────┐     ┌──────────────────────────────────────────────────────┐
│   病情观察    │────▶│ 1. 观察生命体征变化及面色、意识情况                          │
└──────────────┘     │ 2. 观察耳部伤口敷料是否清洁固定                             │
       │             │ 3. 观察耳郭皮肤颜色、血运情况有无异常                         │
       ▼             └──────────────────────────────────────────────────────┘
```

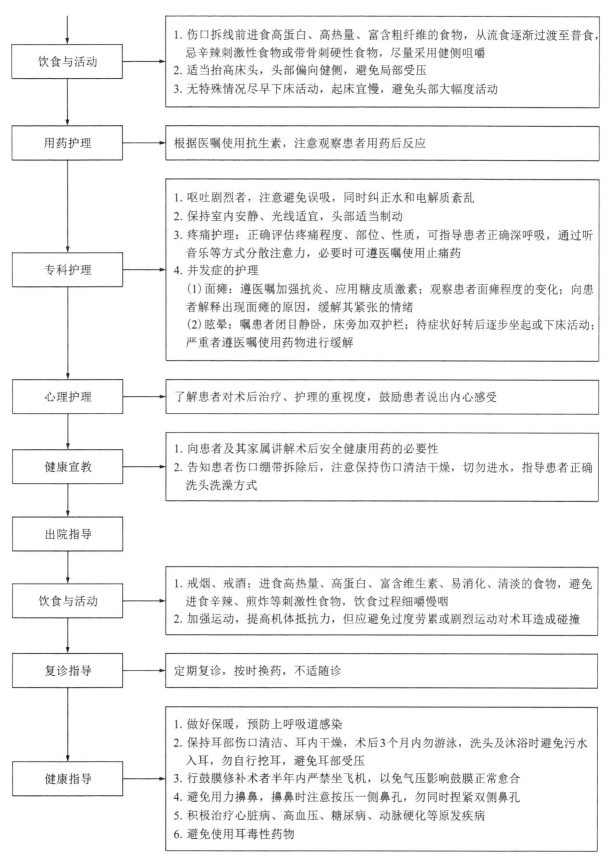

图 2-2-5　慢性化脓性中耳炎患者的护理标准操作流程及要点说明

六、中耳胆脂瘤患者的护理标准操作流程

【目的】

1. 规范中耳胆脂瘤患者的护理流程，为患者提供全程优质的护理服务。

2. 落实护理措施，对症处理，保障患者安全。

3. 提高患者住院体验。

【规程】

入院接收

1. 主班护士接到患者住院信息通知，了解患者的性别、年龄、疾病史，提前通知责任护士准备好床单位、病房环境(温度、湿度适宜，清洁)、病历。

2. 责任护士热情接待，介绍医院规章制度、病房环境、医护人员，通知医生查看患者。

3. 对患者进行评估。

(1)全身评估。

1)了解患者是否有化脓性中耳炎病史，是否积极治疗。

2)评估患者的口腔状况，询问有无牙龈炎、咽炎、鼻炎、头面部感染等问题。

3)询问患者既往史、过敏史、用药史等。

(2)局部评估：询问患者是否有耳部流脓、听力下降、耳鸣、眩晕等症状；是否有颅内感染征象，如头痛、发热、恶心、呕吐等。

(3)心理评估：评估患者及其家属的心理状态。胆脂瘤患者听力较低，其对自身疾病非常关心，对其家属医务人员的言行、举止较为敏感，护理人员应积极主动地与患者交谈，鼓励患者将自己的真实感受与想法表达出来。

术前护理

1. 心理护理：为患者及其家属详细讲解中耳胆脂瘤基础知识及手术治疗的必要性、具体方法等，并告知其术后可能出现的并发症及防护措施等，使患者做好充足的心理准备。针对存在焦虑、紧张、恐惧情绪的患者，除给予合理的疏导外，还可向其介绍手术成功的典型案例，使其对治疗充满信心。

2. 病情观察：观察患者有无耳部流脓、耳鸣、眩晕等症状。有眩晕者，应卧床休息，减少活动，加强防跌倒相关健康宣教，避免不良事件发生。对于口腔卫生习惯不良患者，需指导其正确刷牙、清理口腔，保持口腔清洁。

3. 饮食护理：进食高蛋白、高热量、富含维生素、易消化、清淡的饮食，忌辛辣及刺激性食物，禁烟酒。

4. 健康宣教：讲解中耳胆脂瘤手术后需要患者配合的方面、注意事项等，教会患者正确的耳部滴药方法，并遵医嘱予以抗生素滴耳。

5. 术前准备。

(1)皮肤准备：遵医嘱为患者剔除耳郭周围 5 cm 区域内头发，注意避免皮肤破损。协助女性患者将术侧头发梳向对侧扎成小辫。

(2)遵医嘱行药物过敏试验，合理使用抗生素。

(3)胃肠道准备：全麻患者术前按麻醉要求禁饮禁食。

(4)完善相关检查：血常规、生化等实验室检查；纯音测听、鼓室声导抗测试、听性脑干反应测试等听力检查；中耳 CT 等影像学检查。

术后护理

1. 病情观察。

(1)密切监测患者瞳孔、体温、血压、脉搏等各项生命体征，观察是否存在眩晕、头痛、面瘫、颅内感染等，及时发现颅内压增高、体温升高等异常情况并予以针对性处理。

(2)观察患者耳部伤口敷料是否清洁固定，如有敷料松脱、伤口渗血现象应及时告知医生处理。

2.饮食与活动。

（1）嘱患者伤口拆线前进食高蛋白、高热量、富含粗纤维的食物，从流食逐渐过渡至普食，忌食辛辣刺激性食物或带骨刺硬性食物，尽量采用健侧咀嚼，以免咳嗽、打喷嚏及咀嚼时牵拉伤口引起疼痛和出血。对于因植入听小骨而绝对卧床的患者，应鼓励其多摄入富含水及纤维类的食物，防止大便干结。

（2）术后协助患者取平卧位或健侧卧位，避免术耳受压，尽量减少头部运动，翻身时头部移动幅度不宜过大。因手术刺激可引起眩晕，故手术后要注意患者的活动安全，不要勉强下床活动，注意扶持，指导适当床上活动。植入人工听小骨的患者要绝对卧床休息 2~3 天，限制头部活动，指导患者少做点头、摇头等动作，以防听小骨移位。

3.用药护理：根据医嘱使用抗生素，注意观察患者用药后反应。

4.专科护理。

（1）疼痛护理。

1）正确评估患者的疼痛程度、部位、性质。

2）一般手术后 48 小时内患者会感觉伤口疼痛，耳内有脉搏跳动感、水流声或耳鸣加剧，以及轻微头痛、恶心等，均属正常现象，可指导患者深呼吸，采用音乐疗法或听广播等转移疼痛感受。

3）如患者反复告知其疼痛难忍，应告知医生，以防非伤口原因引起的疼痛。

4）对于剧烈疼痛的患者，及时打开敷料，观察伤口及外耳道纱条等无异常，且患者意识清醒、无脑膜刺激征等，可遵医嘱给予药物镇痛治疗。

（2）并发症的护理。

1）眩晕的护理：中耳术后出现的眩晕为外周性眩晕，多为短期症状。应加强生活护理，做好防跌倒、防坠床安全教育，注意避免外伤，加强营养。如呕吐严重，可适当增加肠外营养。同时根据医嘱予甲磺酸倍他司汀、盐酸异丙嗪等对症治疗。

2）面瘫的护理。

①通过嘱患者闭眼、龇牙、鼓腮、吹口哨等动作判断有无面瘫及其程度，一经发现立即告知医生。

②遵医嘱予糖皮质激素、维生素 B_{12} 等抗炎消肿、营养神经等药物对症治疗。

③教会患者每天按摩面瘫侧面部，进行面肌功能锻炼以促进康复。

④注意面部保暖，避免冷风刺激。

⑤对眼睑闭合不全者用抗生素滴眼液滴患侧眼睛，睡眠时涂抗生素眼膏，佩戴眼罩或以湿纱布覆盖。

3）脑脊液耳漏或脑脊液耳鼻漏的护理：观察患者平卧时鼻咽部或口咽部有无水或鼻后滴漏症状，站立低头时术耳侧甚至对侧鼻腔有无清水流出。如观察到脑脊液耳漏或耳鼻漏，应告知相关医生。遵医嘱予绝对卧床、床头抬高 15°~30°，保持大便通畅，脱水降颅压，进行预防性抗感染治疗。

5.心理护理：多与患者沟通，关心体贴患者，提高患者对治疗方案和愈后的认可度，积极配合治疗护理。

6.健康宣教。

（1）告知患者及其家属保持耳部清洁干燥，切勿将耳部伤口渗湿，渗湿易引起感染。

（2）多注意休息，切勿劳累。告知患者耳内有填塞物堵塞伤口，术后可能会出现听力下降。告知患者及其家属伤口纱布拆除时间及填塞物取出时间。

出院指导

1.指导患者进食高蛋白、高热量、富含维生素类食物，以促进伤口愈合和增强机体抵抗力；忌食辛辣、油炸等刺激性食物，多饮水，戒烟戒酒，多食新鲜蔬菜、水果，保持大便通畅。

2.术后患者咽鼓管功能不良时，鼓励患者适当做张口及吞咽动作，以增加咽鼓管开放机会；遵医嘱使用喷鼻剂喷鼻，减轻鼻腔和鼻咽部的炎症反应，防止咽鼓管阻塞。

3.洗头、洗澡时用干棉球堵塞外耳道口，术腔未完全上皮化之前不能进水。

4.避免用力擤鼻、打喷嚏，以防止鼻咽部分泌物沿咽鼓管途径进入中耳腔引发耳部感染。

5.术后 3 个月内避免剧烈运动和重体力劳动，避免耳部受压、碰撞，防止听骨链移位。

6.出院 1 周后门诊复查，不适随诊。

【操作流程】

中耳胆脂瘤患者的护理标准操作流程及要点说明见图 2-2-6。

| 操作流程 | 要点说明 |

```
┌──────────────┐
│     入院      │
└──────┬───────┘
       │
       ▼
┌──────────────┐      ┌──────────────────────────────────────────────┐
│   入院接收    │─────▶│ 1. 主班护士接到患者住院信息通知，了解患者的性别、年龄、疾病史，提前通知 │
└──────┬───────┘      │    责任护士准备好床单位、病房环境、病历                │
       │              │ 2. 责任护士热情接待，介绍医院规章制度、病房环境、医护人员，通知医生查看患者 │
       │              └──────────────────────────────────────────────┘
       ▼
┌──────────────┐      ┌──────────────────────────────────────────────┐
│     评估      │─────▶│ 1. 全身评估：了解患者是否有化脓性中耳炎病史；评估患者的口腔状况；询问既 │
└──────┬───────┘      │    往史、过敏史、用药史等                           │
       │              │ 2. 局部评估：询问患者是否有耳部流脓、听力下降、耳鸣、眩晕等症状；是否有 │
       │              │    头痛、发热、恶心、呕吐等颅内感染征象                  │
       │              │ 3. 心理评估：评估患者及其家属的心理状态                 │
       │              └──────────────────────────────────────────────┘
       ▼
┌──────────────┐
│   术前护理    │
└──────┬───────┘
       │
       ▼
┌──────────────┐      ┌──────────────────────────────────────────────┐
│   心理护理    │─────▶│ 为患者及其家属详细讲解中耳胆脂瘤基础知识及手术治疗的必要性、具体方法等， │
└──────┬───────┘      │ 并告知其术后可能出现的并发症及防护措施等                 │
       │              └──────────────────────────────────────────────┘
       ▼
┌──────────────┐      ┌──────────────────────────────────────────────┐
│   病情观察    │─────▶│ 观察患者有无耳部流脓、耳鸣、眩晕等；观察患者口腔卫生习惯        │
└──────┬───────┘      └──────────────────────────────────────────────┘
       │
       ▼
┌──────────────┐      ┌──────────────────────────────────────────────┐
│   用药护理    │─────▶│ 遵医嘱行药物过敏试验，合理使用抗生素                   │
└──────┬───────┘      └──────────────────────────────────────────────┘
       │
       ▼
┌──────────────┐      ┌──────────────────────────────────────────────┐
│   完善检查    │─────▶│ 包括血常规、生化等实验室检查；纯音测听、鼓室声导抗测试、听性脑干反应测 │
└──────┬───────┘      │ 试等听力学检查；中耳CT等影像学检查                    │
       │              └──────────────────────────────────────────────┘
       ▼
┌──────────────┐      ┌──────────────────────────────────────────────┐
│   饮食护理    │─────▶│ 进食高蛋白、高热量、富含维生素、易消化、清淡的饮食，禁烟酒       │
└──────┬───────┘      └──────────────────────────────────────────────┘
       │
       ▼
┌──────────────┐      ┌──────────────────────────────────────────────┐
│   术前准备    │─────▶│ 1. 皮肤准备：剔除耳郭周围5cm区域内头发，协助女性患者将术侧头发梳向对侧 │
└──────┬───────┘      │    扎成小辫                                     │
       │              │ 2. 遵医嘱行药物过敏试验                            │
       │              │ 3. 胃肠道准备：全麻患者术前按麻醉要求禁饮禁食           │
       │              └──────────────────────────────────────────────┘
       ▼
┌──────────────┐
│   术后护理    │
└──────┬───────┘
       │
       ▼
┌──────────────┐      ┌──────────────────────────────────────────────┐
│   病情观察    │─────▶│ 监测瞳孔、体温、血压、脉搏等各项生命体征；观察是否存在眩晕、头痛、面瘫 │
└──────┬───────┘      │ 等；观察耳部伤口敷料是否清洁固定                      │
       │              └──────────────────────────────────────────────┘
       ▼
```

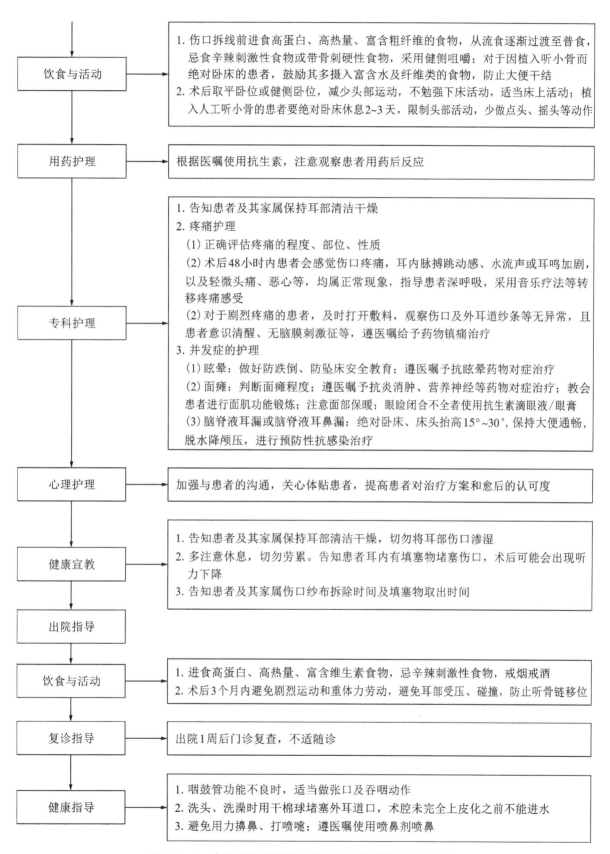

饮食与活动
1. 伤口拆线前进食高蛋白、高热量、富含粗纤维的食物，从流食逐渐过渡至普食，忌食辛辣刺激性食物或带骨刺硬性食物，采用健侧咀嚼；对于因植入听小骨而绝对卧床的患者，鼓励其多摄入富含水及纤维类的食物，防止大便干结
2. 术后取平卧位或健侧卧位，减少头部运动，不勉强下床活动，适当床上活动；植入人工听小骨的患者要绝对卧床休息2~3天，限制头部活动，少做点头、摇头等动作

用药护理
根据医嘱使用抗生素，注意观察患者用药后反应

专科护理
1. 告知患者及其家属保持耳部清洁干燥
2. 疼痛护理
  (1) 正确评估疼痛的程度、部位、性质
  (2) 术后48小时内患者会感觉伤口疼痛、耳内脉搏跳动感、水流声或耳鸣加剧，以及轻微头痛、恶心等，均属正常现象，指导患者深呼吸，采用音乐疗法等转移疼痛感受
  (2) 对于剧烈疼痛的患者，及时打开敷料，观察伤口及外耳道纱条等无异常，且患者意识清醒、无脑膜刺激征等，遵医嘱给予药物镇痛治疗
3. 并发症的护理
  (1) 眩晕：做好防跌倒、防坠床安全教育；遵医嘱予抗眩晕药物对症治疗
  (2) 面瘫：判断面瘫程度；遵医嘱予抗炎消肿、营养神经等药物对症治疗；教会患者进行面肌功能锻炼；注意面部保暖；眼睑闭合不全者使用抗生素滴眼液/眼膏
  (3) 脑脊液耳漏或脑脊液耳鼻漏：绝对卧床、床头抬高15°~30°，保持大便通畅，脱水降颅压，进行预防性抗感染治疗

心理护理
加强与患者的沟通，关心体贴患者，提高患者对治疗方案和愈后的认可度

健康宣教
1. 告知患者及其家属保持耳部清洁干燥，切勿将耳部伤口渗湿
2. 多注意休息，切勿劳累。告知患者耳内有填塞物堵塞伤口，术后可能会出现听力下降
3. 告知患者及其家属伤口纱布拆除时间及填塞物取出时间

出院指导

饮食与活动
1. 进食高蛋白、高热量、富含维生素食物，忌辛辣刺激性食物，戒烟戒酒
2. 术后3个月内避免剧烈运动和重体力劳动，避免耳部受压、碰撞，防止听骨链移位

复诊指导
出院1周后门诊复查，不适随诊

健康指导
1. 咽鼓管功能不良时，适当做张口及吞咽动作
2. 洗头、洗澡时用干棉球堵塞外耳道口，术腔未完全上皮化之前不能进水
3. 避免用力擤鼻、打喷嚏；遵医嘱使用喷鼻剂喷鼻

图2-2-6 中耳胆脂瘤患者的护理标准操作流程及要点说明

七、耳硬化症患者的护理标准操作流程

【目的】

1. 规范耳硬化症患者的护理流程，为患者提供全程优质的护理服务。

2. 落实护理措施，对症处理，保障患者安全。

3. 提高患者住院体验。

【规程】

入院接收

1. 主班护士接到患者住院信息通知，了解患者的性别、年龄、疾病史，提前通知责任护士准备好床单位、病房环境(温度、湿度适宜，清洁)、病历。

2. 责任护士热情接待，介绍医院规章制度、病房环境、医护人员，通知医生查看患者。

3. 对患者进行评估。

(1)全身评估。

1)评估患者有无听力下降、耳鸣症状，影像学检查和听力检查是否符合耳硬化症的临床表现。

2)询问患者最近有无免疫力下降、病毒感染、上呼吸道感染、感冒等症状。

3)询问患者有无妊娠或内分泌失调。

4)询问患者有无高血压、糖尿病等基础疾病。

(2)局部评估：评估患者耳部有无畸形，鼓膜是否完整等。

(3)心理评估：耳硬化症一般病程较长且起病隐匿，刚开始时不易发现，患者出现听力障碍且住院前可能已经进行过各种治疗，但效果欠佳，因此需要评估患者焦虑程度，以及对手术的期望值。

术前护理

1. 心理护理：根据患者存在的心理问题，予以针对性的心理疏导，向患者讲解手术治疗的基本知识，治疗的必要性、重要性，简要过程，以及注意事项，让患者有所了解，以消除其焦虑和恐惧心理，增进治疗的信心，积极配合手术。

2. 病情观察：观察患者有无眩晕症状，是否伴有恶心、呕吐，遵医嘱予对症处理。

3. 饮食护理：术前可进食高蛋白、高热量、富含维生素、易消化、清淡的饮食，忌辛辣及刺激性食物，禁烟酒。

4. 健康宣教：指导患者练习床上大小便。

5. 术前准备。

(1)皮肤准备：术前1天清洗头发，剃净术侧耳郭周围5 cm范围内头发，长发者应将术侧头发梳成小辫夹往对侧，以免妨碍手术、污染伤口。做好术侧耳部标记。

(2)遵医嘱行药物过敏试验。

(3)胃肠道准备：全麻患者术前按麻醉要求禁饮禁食。

(4)完善听力学及影像学检查，了解患者听骨链、听小骨活动程度及听力情况，包括纯音测听、鼓室试验、耳内镜检查、声导抗测试、耳部CT检查等；完善血常规、肝肾功能、血型、凝血功能及心肺功能等检查。

术后护理

1. 病情观察。

(1)术后常规遵医嘱予吸氧、上心电监护，监测患者生命体征及血氧饱和度，尤其是呼吸、血压情况。

(2)观察耳部伤口有无渗血渗液、敷料包扎是否松动、伤口有无红肿。

(3)观察患者有无恶心、呕吐、耳鸣、眩晕等不适。

(4)观察患者有无眼睑闭合不全、鼓腮漏气、嘴角歪斜、流口水等症状。

2. 饮食与活动。

（1）术后4~6小时开始进半流质食物，2天后改为软食，以后视患者情况逐渐改为正常饮食，嘱患者忌进食坚硬大块食物，减少咀嚼运动，避免镫骨移位，避免进食辛辣刺激性食物，以防呛咳影响手术效果。可多吃蔬菜和水果，保持大便通畅。

（2）术后取健侧卧位或平卧位，耳部伤口加压包扎5~7天；绝对卧床休息72小时，限制头部运动，3天后起床时动作宜慢，避免头部过度晃动、碰撞。若术后眩晕较重，可延长卧床时间，下床时必须有护士或家属陪伴。嘱患者定时翻身，观察及按摩受压骨突处皮肤，防止压力性损伤的发生。

3. 用药护理：根据医嘱使用止血药、抗生素治疗，注意观察患者用药后反应。

4. 专科护理。

（1）加强生活护理，保持口腔清洁。

（2）保持外耳道清洁、耳内干燥，避免耳内进水，防止感染。

（3）疼痛护理：评估疼痛的部位、性质、程度，进行疼痛评分，根据评分结果予以对应的护理措施，同时告知患者疼痛的原因和可能持续的时间。

（4）并发症护理。

1）面瘫的护理：按照面瘫患者护理常规，注意观察患者面瘫开始时间、面瘫症状有无缓解，指导患者进行面部按摩。

2）耳鸣的护理。

①观察患者有无耳鸣，告知患者术后48小时内如感觉有耳内脉搏跳动感、水流声，是正常现象，可自行缓解。

②重视患者主诉，了解耳鸣的性质、音调、持续时间，观察有无头晕、恶心等症状。

③遵医嘱予扩血管、营养神经等药物治疗，禁止使用耳毒性药物。

④保持环境安静，避免噪声刺激；告知患者注意休息，保证充分睡眠，保持心情舒畅。

5. 心理护理：注意沟通方式，指导患者采用放松疗法缓解心理压力；关心尊重患者，鼓励患者说出内心感受。

6. 健康宣教：嘱患者注意保暖，预防感冒。避免剧烈咳嗽、打喷嚏，切忌用力擤鼻。如有必要可适当使用收缩血管的鼻喷剂，改善咽鼓管通气，以免增加中耳腔压力而移动人工镫骨，从而影响听骨链重建的疗效。

出院指导

1. 宜进食高蛋白质、含钙丰富、清淡、易消化的食物，忌食生硬、辛辣刺激性食物。

2. 嘱患者注意休息，避免过度劳累或重体力劳动，注意保暖，预防感冒。

3. 指导正确擤鼻方法，不可双侧同时擤鼻，勿用力咳嗽、打喷嚏、捏鼻、鼓气。

4. 避免进入过强声场，不使用耳机，避免头部过度晃动或撞击。

5. 半年内不进行游泳、跳水等运动，不坐飞机；洗头时用棉球堵塞外耳道，避免污水流入引起感染。

6. 定期门诊复查，随访行听力测试。

【操作流程】

耳硬化症患者的护理标准操作流程及要点说明见图2-2-7。

操作流程   要点说明

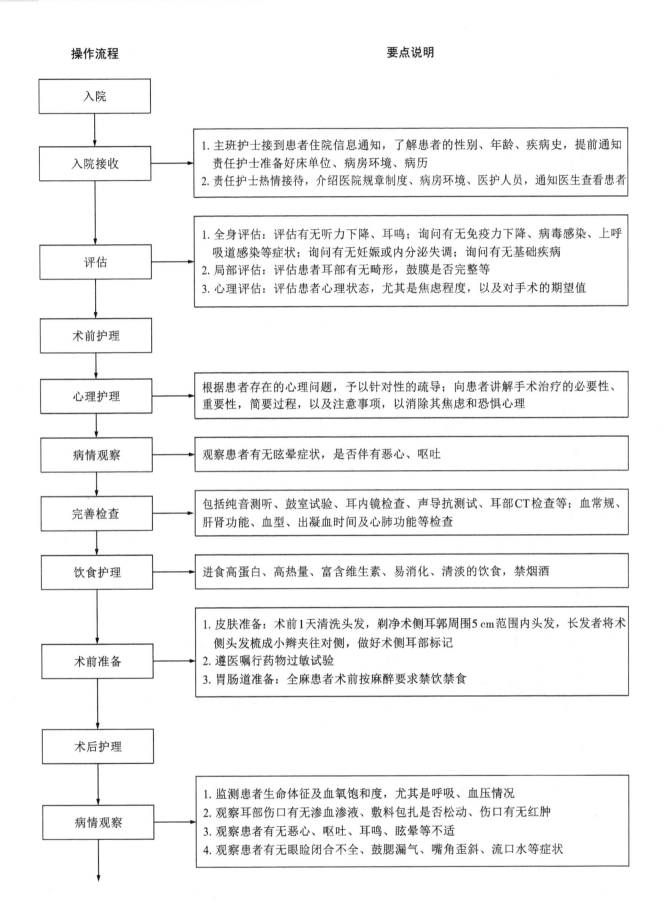

入院

入院接收
→ 1. 主班护士接到患者住院信息通知，了解患者的性别、年龄、疾病史，提前通知责任护士准备好床单位、病房环境、病历
2. 责任护士热情接待，介绍医院规章制度、病房环境、医护人员，通知医生查看患者

评估
→ 1. 全身评估：评估有无听力下降、耳鸣；询问有无免疫力下降、病毒感染、上呼吸道感染等症状；询问有无妊娠或内分泌失调；询问有无基础疾病
2. 局部评估：评估患者耳部有无畸形，鼓膜是否完整等
3. 心理评估：评估患者心理状态，尤其是焦虑程度，以及对手术的期望值

术前护理

心理护理
→ 根据患者存在的心理问题，予以针对性的疏导；向患者讲解手术治疗的必要性、重要性，简要过程，以及注意事项，以消除其焦虑和恐惧心理

病情观察
→ 观察患者有无眩晕症状，是否伴有恶心、呕吐

完善检查
→ 包括纯音测听、鼓室试验、耳内镜检查、声导抗测试、耳部CT检查等；血常规、肝肾功能、血型、出凝血时间及心肺功能等检查

饮食护理
→ 进食高蛋白、高热量、富含维生素、易消化、清淡的饮食，禁烟酒

术前准备
→ 1. 皮肤准备：术前1天清洗头发，剃净术侧耳郭周围5cm范围内头发，长发者将术侧头发梳成小辫夹往对侧，做好术侧耳部标记
2. 遵医嘱行药物过敏试验
3. 胃肠道准备：全麻患者术前按麻醉要求禁饮禁食

术后护理

病情观察
→ 1. 监测患者生命体征及血氧饱和度，尤其是呼吸、血压情况
2. 观察耳部伤口有无渗血渗液、敷料包扎是否松动、伤口有无红肿
3. 观察患者有无恶心、呕吐、耳鸣、眩晕等不适
4. 观察患者有无眼睑闭合不全、鼓腮漏气、嘴角歪斜、流口水等症状

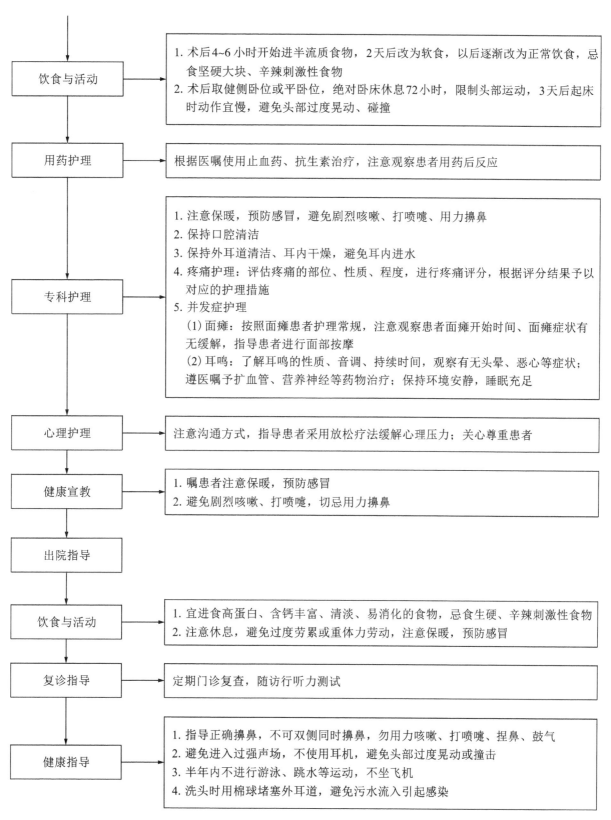

饮食与活动	1. 术后4~6小时开始进半流质食物，2天后改为软食，以后逐渐改为正常饮食，忌食坚硬大块、辛辣刺激性食物 2. 术后取健侧卧位或平卧位，绝对卧床休息72小时，限制头部运动，3天后起床时动作宜慢，避免头部过度晃动、碰撞
用药护理	根据医嘱使用止血药、抗生素治疗，注意观察患者用药后反应
专科护理	1. 注意保暖，预防感冒，避免剧烈咳嗽、打喷嚏、用力擤鼻 2. 保持口腔清洁 3. 保持外耳道清洁、耳内干燥，避免耳内进水 4. 疼痛护理：评估疼痛的部位、性质、程度，进行疼痛评分，根据评分结果予以对应的护理措施 5. 并发症护理 （1）面瘫：按照面瘫患者护理常规，注意观察患者面瘫开始时间、面瘫症状有无缓解，指导患者进行面部按摩 （2）耳鸣：了解耳鸣的性质、音调、持续时间，观察有无头晕、恶心等症状；遵医嘱予扩血管、营养神经等药物治疗；保持环境安静，睡眠充足
心理护理	注意沟通方式，指导患者采用放松疗法缓解心理压力；关心尊重患者
健康宣教	1. 嘱患者注意保暖，预防感冒 2. 避免剧烈咳嗽、打喷嚏，切忌用力擤鼻
出院指导	
饮食与活动	1. 宜进食高蛋白、含钙丰富、清淡、易消化的食物，忌食生硬、辛辣刺激性食物 2. 注意休息，避免过度劳累或重体力劳动，注意保暖，预防感冒
复诊指导	定期门诊复查，随访行听力测试
健康指导	1. 指导正确擤鼻，不可双侧同时擤鼻，勿用力咳嗽、打喷嚏、捏鼻、鼓气 2. 避免进入过强声场，不使用耳机，避免头部过度晃动或撞击 3. 半年内不进行游泳、跳水等运动，不坐飞机 4. 洗头时用棉球堵塞外耳道，避免污水流入引起感染

图 2-2-7 耳硬化症患者的护理标准操作流程及要点说明

八、听神经瘤患者的护理标准操作流程

【目的】

1. 规范听神经瘤患者的护理流程，为患者提供全程优质的护理服务。

2. 落实护理措施，及时发现病情变化，对症处理，保障患者安全。

3. 提高患者住院体验。

【规程】

入院接收

1. 主班护士接到患者住院信息通知，了解患者的性别、年龄、疾病史、精神状态、个人史，提前通知责任护士准备好床单位、病房环境(温度、湿度适宜，清洁)、病历。

2. 责任护士热情接待，介绍医院规章制度、病房环境、医护人员，通知医生查看患者。

3. 对患者进行评估。

(1) 全身评估。

1) 了解患者既往史、过敏史、用药史，有无高血压、凝血功能障碍、使用抗凝药等全身性因素。

2) 询问患者近期有无外伤史。

3) 了解患者发病以来在何处做过何种治疗。

4) 评估患者发病以来的一般情况，如精神、食欲、食量、睡眠、大小便、体重等。根据营养风险评估量表及 BMI 指数对患者的营养状态进行评估。

(2) 局部评估：询问患者有无耳鸣、听力减退、眩晕、头痛及邻近器官症状等，并记录各自持续的时间。

(3) 心理评估：评估患者及其家属的心理情绪状况，评估不同年龄、文化程度的患者对疾病的认识程度。

术前护理

1. 心理护理：评估患者的心理状况，对患者及其家属一起进行手术前和手术过程的宣教，详细介绍疾病的治疗方法、预后及转归，消除患者忧虑，对患者提问应予明确、积极、有效的答复，树立治愈疾病的信心。

2. 病情观察：观察患者有无耳鸣、听力减退、眩晕、头痛等症状。对于头痛患者，耐心解释疼痛的原因，保持病室安静，嘱患者卧床休息，减少活动，避免不必要的刺激，保持心情舒畅，避免情绪激动。

3. 饮食护理：术前可进食高蛋白、高热量、富含维生素、易消化、清淡的饮食，忌辛辣及刺激性食物，禁烟酒。

4. 交流沟通。

(1) 与轻度听力下降的患者交流时可适当提高音量，但要注意表情亲切、态度诚恳，不影响周围患者的休息。

(2) 与单侧听力下降的患者要朝向患者的健侧说话。

(3) 与中重度听力下降的患者交流时可摘去口罩，以方便患者借助嘴形来理解说话内容。

(4) 与重度和极重度听力下降的患者交流时可运用非语言沟通技巧，如文字、图形、简单手势、面部表情和状态。

5. 健康宣教：掌握深呼吸、有效咳嗽、咳痰的方法；指导患者练习腹式呼吸和床上大小便；采用

吹气球、爬楼梯进行肺功能锻炼。

6. 术前准备。

(1)协助患者完善术前检查,包括纯音测听、声导抗测试、耳声发射、前庭功能检查;神经系统检查;CT 或 MRI 检查;血常规、电解质、凝血功能等检查。

(2)完善交叉配血;做药物过敏试验。

(3)皮肤准备:术前 1 天清洗头发,剃净术侧耳郭周围 5 cm 范围内头发,长发者应将术侧头发梳成小辫夹往对侧,以免妨碍手术、污染切口。做好术侧耳部标记。

(4)胃肠道准备:术前 1 天在三餐后及睡前用漱口液漱口,保持口腔清洁;术前按麻醉要求禁饮禁食。

术后护理

1. 观察要点。

(1)密切观察患者神志、瞳孔、生命体征、血氧饱和度等,保持呼吸道通畅;观察有无剧烈头痛、频繁呕吐、烦躁不安等症状,如发现意识障碍逐渐加重,一侧瞳孔散大,对光反应迟钝或消失,表明可能有继发颅内出血发生,应立即报告医生处理。

(2)观察患者耳部伤口敷料血液渗透情况。

(3)询问患者是否有咽上部感觉降低或丧失,观察患者进食、吞咽有无障碍,有无声音嘶哑、唾液外流等症状。

(4)观察患者肢体活动情况,有无头颈后仰及前屈无力,有无患侧肩下垂、不能耸肩。

2. 饮食与活动。

(1)全麻清醒后进行洼田饮水试验,吞咽功能良好者可给予易消化、高蛋白、富含维生素的流质饮食,之后逐渐过渡至半流质和普食。对饮水呛咳严重者留置胃管进行肠内营养,及时进行吞咽训练,改善其摄食、吞咽功能,尽快恢复其进食能力。

(2)全麻术后 4~6 小时去枕平卧,清醒后抬高床头 15°~30°,便于减轻水肿,促进颅内压降低。每 2 小时协助翻身一次,翻身时应做到用力均匀、动作协调、轻柔,呈轴位翻身,保持头部和身体同时转动,术后 48 小时内禁患侧卧位。

(3)早期床上与下床活动:为患者制定相应的活动计划,指导全麻患者清醒后早期在床上进行肢体主动运动,如双下肢屈曲、踝泵运动、翻身、伸直;鼓励患者术后第 1 天下床活动,协助患者在床旁小范围内进行活动,根据身体情况,活动量及活动时间可逐步增加。

3. 用药护理:遵医嘱给予患者抗感染、降颅压、抗水肿等药物治疗,向患者讲解药物作用及注意事项,观察用药后有无不良反应。

4. 专科护理。

(1)对术后出现步态不稳、平衡障碍等共济失调症状的患者,应加强防跌倒措施,保持地面清洁干燥,专人看护,及早进行肢体主动与被动功能锻炼。应在患者术后 24 小时内采取健侧卧位,翻身时勿过度搬动头部,注意头部与身体应同时转动,避免颈部扭曲突然翻向健侧。翻身后注意观察患者的呼吸、脉搏、血压及瞳孔的变化。

(2)疼痛护理:评估疼痛的部位、性质、程度,进行疼痛评分,根据评分结果予以对应的护理措施,同时告知患者疼痛的原因和可能持续的时间。如患者出现剧烈头痛、频繁呕吐、烦躁不安,应立即告知医生处理。

(3)引流管护理:妥善固定引流管,标识清楚,每日观察并记录引流液颜色、性质、量,每班检查引流管是否固定良好，是否通畅；向患者及其家属做好留置管道注意事项的宣教，防止意外脱管。

（4）并发症的护理。

1）舌咽、迷走神经损伤：术后进食速度宜慢，量宜少，进食时取坐位或半坐卧位，选择不易误吸的糊状食物。出现呛咳时应腰颈弯曲、身体前倾、下颌低至前胸，以防残渣再次进入气管。呛咳严重不能进食者，给予留置胃管。指导伸舌、吞咽训练。

2）副神经损伤：指导患者不要做激烈运动，尽量避免外力撞击。晚间睡觉时尽量不要压迫患侧肢体，以免压迫到神经，不利于康复。指导患者定时做手臂挥动、关节转动等动作，动作要轻而有规律。训练前后按摩手臂肌肉，以放松肌肉与神经。还可给患处热敷，促进患处血液循环。

3）脑脊液漏：发现患者耳部伤口敷料出现月晕样淡红色浸渍圈，应警惕出现脑脊液漏，须立即告知医生，重新包扎伤口、加大压力。此外，观察患者口腔、鼻腔有无液体流出，有无不自主的吞咽及呛咳等症状；密切监测患者体温。

4）面神经损伤。

①患侧面部禁止冷、热敷。术后1周指导患者用大鱼际肌或拇指指腹环形按摩患侧面部，并做张口、鼓腮、吹气等动作训练。

②遵医嘱给予营养神经药物。

③面瘫患者进食后患侧口腔内易存留食物残渣，要注意口腔清洁。

④对眼睑闭合不全的患者，注意眼部清洁卫生，及时清除眼部分泌物，日夜交替使用眼药水滴眼和金霉素眼药膏涂眼，予以消炎、保护角膜、防止干燥。睡眠时可用凡士林纱布覆盖保护双眼。

5.心理护理：多与患者接触，主动关心其日常生活及所需，及时满足其合理需求。注意说话的语气，尊重、坦诚地对待患者，安慰患者不要紧张、担忧，向其讲解其他患者手术成功的病例，以增强患者信心，积极配合治疗与护理，从而取得最佳的治疗效果。

6.健康宣教。

（1）嘱患者进食后漱口，预防口腔感染。

（2）指导患者正确清洁伤口皮肤，嘱其切勿用手抓挠伤口。

（3）告知患者家属护理的要点及术后病情观察的重点，一旦发现异常，立即按呼叫铃呼叫。

7.基础护理：保持病室清洁、安静，每日开窗通风，做好空气消毒；及时更换干净的床单、被套、衣物；严格执行无菌操作；协助患者做好口腔护理。

出院指导

1.养成良好的作息，保持心情舒畅，避免情绪激动，适当进行体育锻炼、轻体力劳动，避免重体力劳动和过于激烈的体育活动，勿用力打喷嚏、剧烈咳嗽。

2.戒烟酒，预防感冒。

3.加强营养，给予高能量、高蛋白、低脂肪、粗纤维、富含维生素的流质饮食。进食原则为少量多餐，细嚼慢咽。保持大便通畅。

4.保持伤口清洁干燥，预防感染，如出现炎症反应加重应及时就诊。

5.耳鸣、眩晕者，指导下床时应按"三步起床法"，预防跌倒坠床。保持环境安静、整洁，避免噪声及强光刺激。避免头部剧烈活动，保持充足的睡眠。

6.闭目不全者注意保护眼部，给予滴眼液及眼膏保护角膜。指导患者锻炼面部肌肉群运动功能，必要时可行理疗，如按摩、针灸等。患侧面颊部痛、温觉消失者应注意饮食温度，以防烫伤。进食后清洁口腔，以免食物残留发生口腔炎。

7. 复诊时间一般为术后 1 个月、3 个月、6 个月、12 个月，如无异常可以后每年复查 1 次，如有病情变化应随时到医院就诊。

【操作流程】

听神经瘤患者的护理标准操作流程及要点说明见图 2-2-8。

操作流程　　　　　　　　　　　　　　　　　　　　要点说明

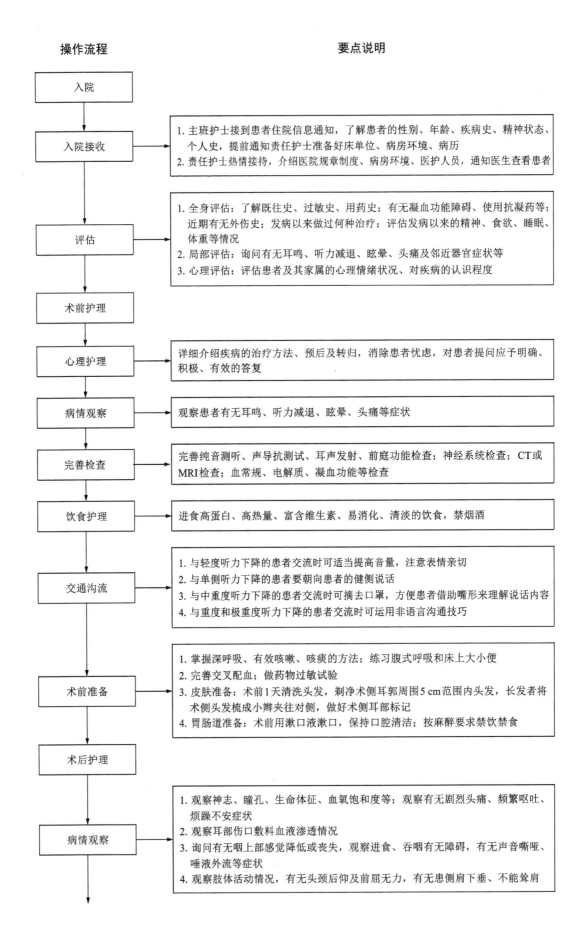

入院

入院接收

1. 主班护士接到患者住院信息通知，了解患者的性别、年龄、疾病史、精神状态、个人史，提前通知责任护士准备好床单位、病房环境、病历
2. 责任护士热情接待，介绍医院规章制度、病房环境、医护人员，通知医生查看患者

评估

1. 全身评估：了解既往史、过敏史、用药史；有无凝血功能障碍、使用抗凝药等；近期有无外伤史；发病以来做何种治疗；评估发病以来的精神、食欲、睡眠、体重等情况
2. 局部评估：询问有无耳鸣、听力减退、眩晕、头痛及邻近器官症状等
3. 心理评估：评估患者及其家属的心理情绪状况、对疾病的认识程度

术前护理

心理护理

详细介绍疾病的治疗方法、预后及转归，消除患者忧虑，对患者提问应予明确、积极、有效的答复

病情观察

观察患者有无耳鸣、听力减退、眩晕、头痛等症状

完善检查

完善纯音测听、声导抗测试、耳声发射、前庭功能检查；神经系统检查；CT或MRI检查；血常规、电解质、凝血功能等检查

饮食护理

进食高蛋白、高热量、富含维生素、易消化、清淡的饮食，禁烟酒

交通沟流

1. 与轻度听力下降的患者交流时可适当提高音量，注意表情亲切
2. 与单侧听力下降的患者要朝向患者的健侧说话
3. 与中重度听力下降的患者交流时可摘去口罩，方便患者借助嘴形来理解说话内容
4. 与重度和极重度听力下降的患者交流时可运用非语言沟通技巧

术前准备

1. 掌握深呼吸、有效咳嗽、咳痰的方法；练习腹式呼吸和床上大小便
2. 完善交叉配血，做药物过敏试验
3. 皮肤准备：术前1天清洗头发，剃净术侧耳郭周围5 cm范围内头发，长发者将术侧头发梳成小辫夹往对侧，做好术侧耳部标记
4. 胃肠道准备：术前用漱口液漱口，保持口腔清洁；按麻醉要求禁饮禁食

术后护理

病情观察

1. 观察神志、瞳孔、生命体征、血氧饱和度等；观察有无剧烈头痛、频繁呕吐、烦躁不安症状
2. 观察耳部伤口敷料血液渗透情况
3. 询问有无咽上部感觉降低或丧失，观察进食、吞咽有无障碍，有无声音嘶哑、唾液外流等症状
4. 观察肢体活动情况，有无头颈后仰及前屈无力，有无患侧肩下垂、不能耸肩

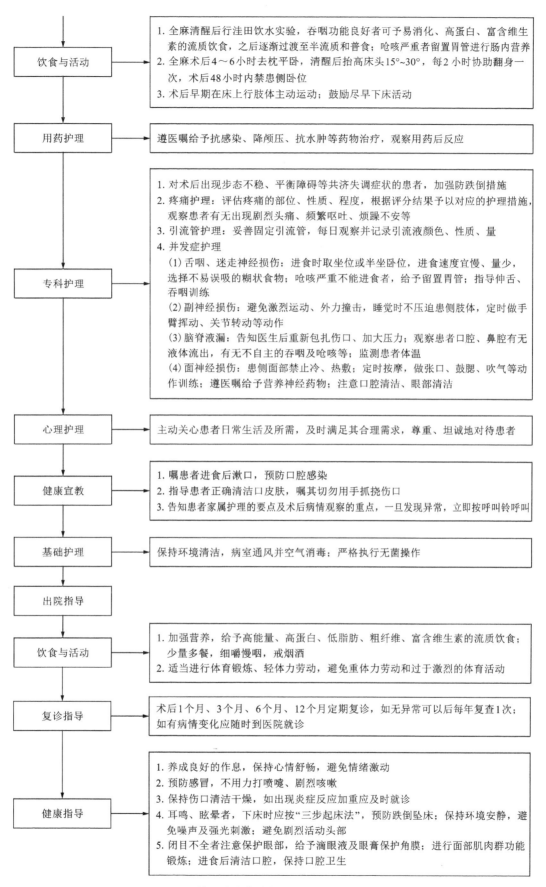

饮食与活动	1. 全麻清醒后行洼田饮水实验，吞咽功能良好者可予易消化、高蛋白、富含维生素的流质饮食，之后逐渐过渡到半流质和普食；呛咳严重者留置胃管进行肠内营养 2. 全麻术后4～6小时去枕平卧，清醒后抬高床头15°~30°，每2小时协助翻身一次，术后48小时内禁患侧卧位 3. 术后早期在床上行肢体主动运动；鼓励尽早下床活动
用药护理	遵医嘱给予抗感染、降颅压、抗水肿等药物治疗，观察用药后反应
专科护理	1. 对术后出现步态不稳、平衡障碍等共济失调症状的患者，加强防跌倒措施 2. 疼痛护理：评估疼痛的部位、性质、程度，根据评分结果予以对应的护理措施，观察患者有无出现剧烈头痛、频繁呕吐、烦躁不安等 3. 引流管护理：妥善固定引流管，每日观察并记录引流液颜色、性质、量 4. 并发症护理 　(1) 舌咽、迷走神经损伤：进食时取坐位或半坐卧位，进食速度宜慢、量少，选择不易误吸的糊状食物；呛咳严重不能进食者，给予留置胃管；指导伸舌、吞咽训练 　(2) 副神经损伤：避免激烈运动、外力撞击，睡觉时不压迫患侧肢体，定时做手臂挥动、关节转动等动作 　(3) 脑脊液漏：告知医生后重新包扎伤口、加大压力；观察患者口腔、鼻腔有无液体流出，有无不自主的吞咽及呛咳等；监测患者体温 　(4) 面神经损伤：患侧面部禁止冷、热敷；定时按摩，做张口、鼓腮、吹气等动作训练；遵医嘱给予营养神经药物；注意口腔清洁、眼部清洁
心理护理	主动关心患者日常生活及所需，及时满足其合理需求，尊重、坦诚地对待患者
健康宣教	1. 嘱患者进食后漱口，预防口腔感染 2. 指导患者正确清洁口腔皮肤，嘱其切勿用手抓挠伤口 3. 告知患者家属护理的要点及术后病情观察的重点，一旦发现异常，立即按呼叫铃呼叫
基础护理	保持环境清洁，病室通风并空气消毒；严格执行无菌操作
出院指导	
饮食与活动	1. 加强营养，给予高能量、高蛋白、低脂肪、粗纤维、富含维生素的流质饮食；少量多餐，细嚼慢咽，戒烟酒 2. 适当进行体育锻炼、轻体力劳动，避免重体力劳动和过于激烈的体育活动
复诊指导	术后1个月、3个月、6个月、12个月定期复诊，如无异常可以后每年复查1次；如有病情变化应随时到医院就诊
健康指导	1. 养成良好的作息，保持心情舒畅，避免情绪激动 2. 预防感冒，不用力打喷嚏、剧烈咳嗽 3. 保持伤口清洁干燥，如出现炎症反应加重应及时就诊 4. 耳鸣、眩晕者，下床时应按"三步起床法"，预防跌倒坠床；保持环境安静，避免噪声及强光刺激；避免剧烈活动头部 5. 闭目不全者注意保护眼部，给予滴眼液及眼膏保护角膜；进行面部肌肉群功能锻炼；进食后清洁口腔，保持口腔卫生

图 2-2-8 听神经瘤患者的护理标准操作流程及要点说明

九、颈静脉球体瘤患者的护理标准操作流程

【目的】

1.规范颈静脉球体瘤患者的护理流程，为患者提供全程优质的护理服务。

2.落实护理措施，及时发现病情变化，对症处理，保障患者安全。

3.提高患者住院体验。

【规程】

入院接收

1.主班护士接到患者住院信息通知，了解患者的性别、年龄、疾病史、精神状态、个人史，提前通知责任护士准备好床单位、病房环境(温度、湿度适宜，清洁)、病历。

2.责任护士热情接待，介绍医院规章制度、病房环境、医护人员，通知医生查看患者。

3.对患者进行评估。

(1)全身评估。

1)了解患者是否出现吞咽困难、声音嘶哑、误吸和构音障碍等。

2)询问患者是否有头痛、多汗、心悸、面色苍白、代谢紊乱等交感神经兴奋表现。

3)询问患者既往史、过敏史、用药史。询问有无高血压、凝血功能障碍、使用抗凝药等。

4)了解患者发病的危险因素，如有无长期接触农药、油漆、铅、汞、烟雾、射线、甲醛等物质。

(2)局部评估：询问患者有无单侧搏动性耳鸣、轻度传导性耳聋和耳部闷胀感等；查看患者外耳道有无出血、流脓等。

(3)心理评估：了解患者的心理状态，注意收集各个方面的信息资料，包括患者患病前的社会角色，对所患疾病的认识，以及家庭、社会的支持情况。

术前护理

1.心理护理：以真挚的情感、言行取得患者的信任，与患者建立良好的关系，了解患者真实想法，引导患者说出心理感受。向患者讲解有关疾病的知识，让患者了解手术的必要性和目的，对患者提出的问题耐心听取，适时给予回应和解释，同时督促患者家属和朋友多关心患者。

2.病情观察：评估患者有无搏动性耳鸣、听力下降、头晕等不适；有无吞咽困难、饮水呛咳、声音嘶哑、眼球震颤、患侧肢体共济失调等症状；是否伴有阵发性或持续性高血压，以及头痛、多汗、心悸、面色苍白、代谢紊乱等交感神经兴奋表现。

(1)吞咽困难、饮水呛咳：评估患者吞咽困难的程度，行洼田饮水试验。

(2)声音嘶哑：评估患者音质和音量。

(3)监测患者血压、心率，查看血压波动情况。

3.饮食护理：术前进食高蛋白、高热量、富含维生素、易消化、清淡的饮食，忌辛辣及刺激性食物，禁烟酒。对吞咽困难者，遵医嘱予留置胃管或静脉营养治疗。

4.健康宣教：指导患者掌握有效咳嗽、咳痰的方法，练习腹式呼吸和床上大小便。

5.术前准备。

(1)皮肤准备：遵医嘱备皮，注意避免皮肤破损。术前一晚嘱患者做好个人清洁卫生。

(2)交叉配血，做药物过敏试验。

(3)胃肠道准备：给予漱口液漱口，术前按麻醉要求禁饮禁食。

术后护理

1.病情观察。

(1)密切观察患者意识、瞳孔、生命体征的变化。

(2)观察伤口有无渗血、渗液。

(3)观察是否出现舌后坠等后组颅神经损伤的症状(吞咽困难、声音嘶哑、咳嗽无力、患侧面瘫、面肌感觉迟钝、眼睑闭合不全等)。

(4)观察患者有无剧烈头痛、频繁呕吐、烦躁不安等症状。

2.饮食与活动。

（1）全麻清醒后 6 小时可进食高热量、富含维生素、高蛋白、易消化的流食，以后逐渐可过渡至半流质、普食，少食多餐，饮食不宜过冷、过热。餐后认真漱口，防止食物残渣残留，保持口腔清洁。

（2）全麻清醒后抬高床头 15°~30°，以降低颅内压、减轻脑水肿；告知患者及其家属减少颈部的活动，以免用力过度造成手术伤口裂开引起出血与疼痛。对于球体瘤较大、术后身体虚弱需要长期卧床的患者，应鼓励其勤翻身、勤擦洗，避免局部组织长期受压，保持床单位清洁干燥，指导患者早期在床上进行肢体主动运动，如双下肢屈曲、踝泵运动、翻身、伸直等。

3.用药护理：根据医嘱予抗感染、止血、营养支持等对症治疗，观察患者用药后反应。痰液较多咳不出的患者可予祛痰的药物或采取雾化吸入的方法帮助排痰，避免剧烈咳嗽、用力排便等。

4.专科护理。

(1)遵医嘱予心电、血压、血氧饱和度监测，并给予持续低流量吸氧。

(2)术后严密观察伤口渗血情况，术区有无皮下血肿，伤口周围有无皮肤坏死，患者呼吸有无憋闷。出现异常立即告知医生处理。

(3)及时观察和记录引流液颜色和量的变化，若引流量突然增多或引流液澄清无色，考虑有出血或脑脊液漏的可能，应及时汇报医生并配合处理。

(4)并发症的护理。

1)脑脊液漏的护理。

①若出现脑脊液漏，须绝对卧床休息，抬高床头。

②做好引流管护理，记录引流液的颜色、性质、量，防止引流管扭曲并定时挤压，避免管道阻塞、脱落。

③遵医嘱给予甘露醇快速静脉输注。

2)面神经损伤的护理。

①患侧面部禁止冷、热敷，术后 1 周指导患者用大鱼际肌或拇指指腹环形按摩患侧面部，并做张口、鼓腮、吹气等动作训练。

②遵医嘱给予营养神经药物。

③面瘫患者进食后患侧口腔内易存留食物残渣，要注意口腔清洁。

④对眼睑闭合不全的患者，注意眼部清洁卫生，及时清除眼部分泌物，日夜交替使用眼药水滴眼和金霉素眼药膏涂眼，予以消炎、保护角膜、防止干燥。睡眠时可用凡士林纱布覆盖保护双眼。

5.心理护理：多与患者沟通，关心体贴患者，告知患者如何配合医务人员的治疗、锻炼及护理，消除患者紧张、恐惧的心理。因患者口角歪斜、眼睑闭合不全，外观形象受损，护理人员需耐心、细致讲解此方面的护理，帮助患者适应自己形象的改变。

6.健康宣教

(1)嘱患者勿抓挠伤口，保持伤口敷料清洁干燥，避免打湿。

(2)嘱患者注意保暖，预防感冒。

(3)避免剧烈咳嗽、打喷嚏、切忌用力擤鼻。

出院指导

1.饮食宜清淡，可适当增加瘦肉等富含蛋白食物的摄入。多食用新鲜蔬菜和水果，忌食辛辣刺激性食物。

2.出院后 1 个月内避免重体力劳动，注意休息，养成良好的生活习惯，保持心情舒畅，避免感冒。

3.洗头时注意保护好伤口，防止污水流入耳道，保持术耳干燥，禁止游泳。

4.禁用对听力有害的药物如庆大霉素、链霉素等。

5.面瘫者坚持每日行面部按摩，有条件的可行局部理疗。面瘫使眼睑不能闭合者，应注意对眼睛的保护，及时滴眼药水、涂眼药膏，预防角膜炎。

6.密切监测血压变化，高血压患者遵医嘱按时服用降压药。

7.出院后 1 个月、3 个月、6 个月、1 年、2 年按时复诊，不适随诊。

【操作流程】

颈静脉球体瘤患者的护理标准操作流程及要点说明见图 2-2-9。

操作流程

要点说明

```
┌─────────────┐
│    入院     │
└─────────────┘
       │
       ▼
┌─────────────┐
│   入院接收  │─────────▶
└─────────────┘
```
1. 主班护士接到患者住院信息通知，了解患者的性别、年龄、疾病史、精神状态、个人史，提前通知责任护士准备好床单位、病房环境、病历
2. 责任护士热情接待，介绍医院规章制度、病房环境、医护人员，通知医生查看患者

```
       │
       ▼
┌─────────────┐
│    评估     │─────────▶
└─────────────┘
```
1. 全身评估：了解患者是否出现吞咽困难、声音嘶哑、误吸和构音障碍等；询问是否有头痛、多汗、心悸、面色苍白、代谢紊乱等交感神经兴奋表现；询问既往史、过敏史、用药史；了解发病的危险因素
2. 局部评估：询问有无单侧搏动性耳鸣、轻度传导性耳聋和耳部闷胀感等；查看外耳道有无出血、流脓等
3. 心理评估：了解患者的心理状态，包括患者社会角色，对所患疾病的认识，以及家庭、社会的支持情况

```
       │
       ▼
┌─────────────┐
│   术前护理  │
└─────────────┘
       │
       ▼
┌─────────────┐
│   心理护理  │─────────▶
└─────────────┘
```
了解患者真实想法，向患者讲解有关疾病的知识、手术的必要性和目的

```
       │
       ▼
┌─────────────┐
│   病情观察  │─────────▶
└─────────────┘
```
1. 观察有无搏动性耳鸣、听力下降、头晕等不适
2. 观察有无吞咽困难、饮水呛咳、声音嘶哑、眼球震颤、肢体共济失调等
3. 观察是否伴有阵发性或持续性高血压，以及头痛、多汗、心悸、面色苍白、代谢紊乱等交感神经兴奋表现

```
       │
       ▼
┌─────────────┐
│   饮食护理  │─────────▶
└─────────────┘
```
进食高蛋白、高热量、富含维生素、易消化、清淡的饮食，禁烟酒；吞咽困难者遵医嘱予留置胃管或静脉营养治疗

```
       │
       ▼
┌─────────────┐
│   术前准备  │─────────▶
└─────────────┘
```
1. 皮肤准备：遵医嘱备皮，术前一晚嘱患者做好个人清洁卫生
2. 完善交叉配血，做药物过敏试验
3. 胃肠道准备：漱口液漱口，术前按麻醉要求禁饮禁食

```
       │
       ▼
┌─────────────┐
│   术后护理  │
└─────────────┘
       │
       ▼
┌─────────────┐
│   病情观察  │─────────▶
└─────────────┘
```
1. 观察意识、瞳孔、生命体征的变化
2. 观察伤口有无渗血、渗液
3. 观察是否出现舌后坠等后组颅神经损伤的症状
4. 观察有无剧烈头痛、频繁呕吐、烦躁不安等症状

```
       │
       ▼
```

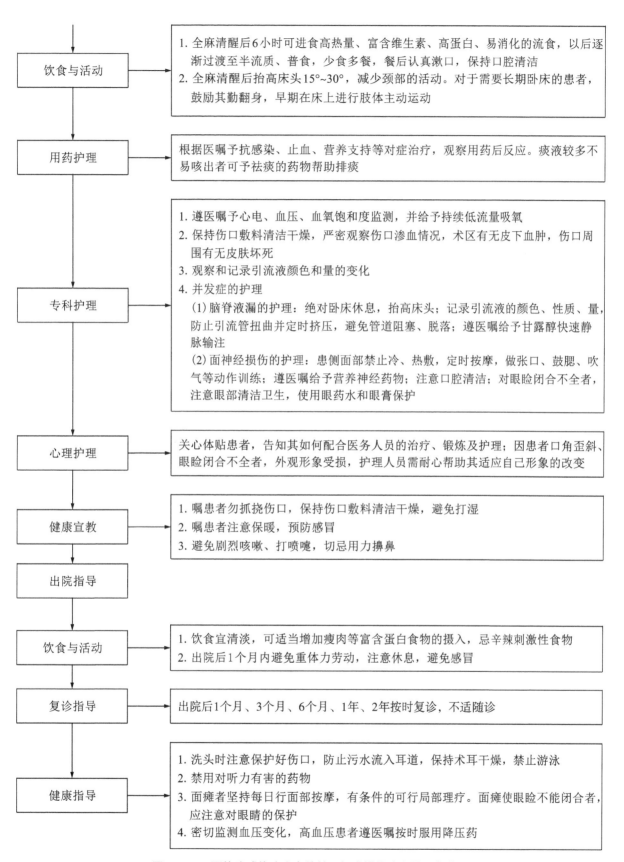

饮食与活动
1. 全麻清醒后6小时可进食高热量、富含维生素、高蛋白、易消化的流食，以后逐渐过渡至半流质、普食，少食多餐，餐后认真漱口，保持口腔清洁
2. 全麻清醒后抬高床头15°~30°，减少颈部的活动。对于需要长期卧床的患者，鼓励其勤翻身，早期在床上进行肢体主动运动

用药护理
根据医嘱予抗感染、止血、营养支持等对症治疗，观察用药后反应。痰液较多不易咳出者可予祛痰的药物帮助排痰

专科护理
1. 遵医嘱予心电、血压、血氧饱和度监测，并给予持续低流量吸氧
2. 保持伤口敷料清洁干燥，严密观察伤口渗血情况，术区有无皮下血肿，伤口周围有无皮肤坏死
3. 观察和记录引流液颜色和量的变化
4. 并发症的护理
(1) 脑脊液漏的护理：绝对卧床休息，抬高床头；记录引流液的颜色、性质、量，防止引流管扭曲并定时挤压，避免管道阻塞、脱落；遵医嘱给予甘露醇快速静脉输注
(2) 面神经损伤的护理：患侧面部禁止冷、热敷，定时按摩，做张口、鼓腮、吹气等动作训练；遵医嘱给予营养神经药物；注意口腔清洁；对眼睑闭合不全者，注意眼部清洁卫生，使用眼药水和眼膏保护

心理护理
关心体贴患者，告知其如何配合医务人员的治疗、锻炼及护理；因患者口角歪斜、眼睑闭合不全者，外观形象受损，护理人员需耐心帮助其适应自己形象的改变

健康宣教
1. 嘱患者勿抓挠伤口，保持伤口敷料清洁干燥，避免打湿
2. 嘱患者注意保暖，预防感冒
3. 避免剧烈咳嗽、打喷嚏，切忌用力擤鼻

出院指导

饮食与活动
1. 饮食宜清淡，可适当增加瘦肉等富含蛋白食物的摄入，忌辛辣刺激性食物
2. 出院后1个月内避免重体力劳动，注意休息，避免感冒

复诊指导
出院后1个月、3个月、6个月、1年、2年按时复诊，不适随诊

健康指导
1. 洗头时注意保护好伤口，防止污水流入耳道，保持术耳干燥，禁止游泳
2. 禁用对听力有害的药物
3. 面瘫者坚持每日行面部按摩，有条件的可行局部理疗。面瘫使眼睑不能闭合者，应注意对眼睛的保护
4. 密切监测血压变化，高血压患者遵医嘱按时服用降压药

图2-2-9　颈静脉球体瘤患者的护理标准操作流程及要点说明

十、中耳癌患者的护理标准操作流程

【目的】

1. 规范中耳癌患者的护理流程，为患者提供全程优质的护理服务。

2. 落实护理措施，及时发现病情变化，对症处理，保障患者安全。

3. 提高患者住院体验。

【规程】

入院接收

1. 主班护士接到患者住院信息通知，了解患者的性别、年龄、疾病史、精神状态、个人史，提前通知责任护士准备好床单位、病房环境（温度、湿度适宜，清洁）、病历。

2. 责任护士热情接待，介绍医院规章制度、病房环境、医护人员，通知医生查看患者。

3. 对患者进行评估。

（1）全身评估。

1）询问患者是否有慢性化脓性中耳炎病史。

2）评估患者是否存在平衡障碍、定向功能障碍等问题。

3）评估患者是否有伴随症状或并发症。

4）询问患者既往史、过敏史、用药史，发病前的健康状况，有无肿瘤家族史等。

5）根据营养风险评估量表及 BMI 指数对患者的营养状态进行评估。

（2）局部评估：询问患者是否有耳部跳痛或刺痛、耳流脓流血或有脓血性分泌物、耳闷、耳鸣听力减退、眩晕、面瘫等症状。

（3）心理评估：中耳癌属罕见恶性肿瘤，手术治疗、放射治疗、化学治疗的不良反应多，患者及其家属多存在恐惧、绝望的心理。因此，应全方位评估患者及其家属的情绪状况、家庭成员关系、社会支持系统等，以利于采取积极的心理干预。

术前护理

1. 心理护理：入院时热情接待，主动与患者沟通交流，全面评估其心理状态，对患者提问予以明确、积极、有效的答复，根据不同问题进行针对性疏导，尽量满足其合理需求，获取患者信任，建立良好护患关系，以缓解其消极情绪，使其配合治疗。

2. 病情观察。

（1）持续性耳痛：评估患者疼痛的程度、性质、起始时间、持续时间，是否向颞骨和枕部放射。

（2）耳部血性或脓性分泌物：观察患者耳内有无出血或脓血性分泌物渗出。

（3）听力下降：评估患者听力下降的程度；为传导性耳聋还是混合性耳聋；是否常伴有耳鸣。

（4）面瘫：嘱患者做闭眼、龇牙、鼓腮、吹口哨等动作，判断有无面瘫及面瘫程度。

（5）张口困难：评估患者是否无法张口。

3. 饮食护理。

（1）术前可进食高蛋白、高热量、富含维生素、易消化、清淡的饮食，忌辛辣及刺激性食物，禁烟酒。

(2)有张口困难者遵医嘱予留置胃管或静脉营养治疗。

(3)对存在营养风险的患者及早进行营养干预以增强体质及提高术后组织修复能力。

4.出血护理:向患者解释出血的原因,嘱患者注意保持耳部清洁,避免自行挖耳,必要时遵医嘱使用止血药物。

5.面瘫护理:每班做好交接,注意观察患者面瘫程度的变化,发现患者面瘫加重应立即报告医生处理;向患者解释出现面瘫的原因,缓解患者紧张的情绪;对眼睑闭合不全的患者注意眼部清洁卫生,日夜交替使用眼药水滴眼和金霉素眼药膏涂眼,睡眠时用凡士林纱布覆盖保护双眼。

6.疼痛护理:评估疼痛的部位、性质、程度,根据评估结果予以对应的护理措施,告知患者疼痛的原因和可能持续的时间,指导患者深呼吸,通过听音乐、听广播、看电视等转移注意力,减轻疼痛感受;必要时遵医嘱给予药物镇痛治疗。

7.交流沟通。

(1)适当地提高音量,注意表情亲切,态度诚恳。

(2)与单侧耳聋的患者交流要朝向患者的健侧说话,可摘下口罩,以方便患者借助嘴形来理解说话内容。

(3)交流时可运用非语言沟通技巧,如文字、图形、简单手势、面部表情等。

8.健康宣教:指导患者练习腹式呼吸,掌握有效咳嗽、咳痰的方法,进行肺功能锻炼;指导患者练习床上大小便。

9.术前准备。

(1)协助患者完善术前检查,包括纯音测听、声导抗测试、耳声发射、前庭功能检查;神经系统检查;颅底及颞骨X线、CT及MRI等影像学检查;血常规、电解质、凝血功能等实验室检查。

(2)完善交叉配血;做药物过敏试验。

(3)皮肤准备:术前1天清洗头发,剃净术侧耳郭周围5 cm范围内头发,长发者应将术侧头发梳成小辫夹往对侧,以免妨碍手术、污染切口。做好术侧耳部标记。

(4)胃肠道准备:术前1天在三餐后及睡前开始用漱口液漱口,保持口腔清洁;术前按麻醉要求禁饮禁食。

术后护理

1.病情观察。

(1)密切观察患者神志、瞳孔、生命体征,以及有无颅内高压症状、运动障碍等。

(2)严密观察患者有无恶心、呕吐等不适反应。

(3)观察患者耳部伤口有无渗血渗液等。

2.饮食与活动。

(1)患者如无恶心、呕吐等症状,4~6小时后即可进食高热量、易消化的温凉流质食物,避免粗糙、坚硬、刺激性食物,以后逐渐过渡至半流质和普食。

(2)全麻术后4~6小时去枕平卧,清醒后抬高床头15°~30°,给予舒适卧位。保持头部固定,避免局部受压,协助患者每2小时翻身一次,避免压力性损伤。

(3)向患者及其家属说明早期床上活动及下床活动的重要性,指导患者进行床上肢体主动运动,如双下肢屈曲、踝泵运动、翻身、伸直;鼓励患者早日下床,下床时动作宜慢,必须有家属或护理人员陪同、协助,防止跌倒等不良事件发生。

3.用药护理:根据医嘱使用抗生素,注意观察患者用药后反应。痰液较多咳不出的患者可遵医嘱使用祛痰药物或采取雾化吸入的方法帮助排痰。

4.专科护理。

(1)每天观察皮瓣颜色、弹性、皮温,有无肿胀及浮动,检查皮瓣血运情况。观察皮瓣与头面部组织吻合口有无红肿、缝线松脱、活动性渗液、渗血及炎性分泌物等。

(2)加强生活护理,保持口腔清洁。

(3)保持伤口敷料清洁干燥,一旦伤口敷料渗湿,立即予以更换。

(4)并发症的护理。

1)眩晕的护理。

①遵医嘱使用抗眩晕的药物,以降低前庭神经的兴奋性,达到减轻眩晕、恶心的目的。

②保持病室内安静、光线适宜。操作时动作要轻,尽量避免搬动患者头部。

③嘱患者闭目静卧,予以床旁加双护栏。待症状好转后可坐起或下床活动,以逐渐适应体位的改变。

④眩晕发作期间加强生活护理,避免外伤。

2)脑脊液漏的护理。

①密切观察有无脑脊液漏的具体情况。

②监测患者体温,嘱患者绝对卧床休息,床头抬高 30°~40°,借助脑组织重力作用压闭漏口以减少脑脊液流出。

③指导患者保持鼻腔和外耳道的清洁,禁止冲洗、填塞、滴药,更不可经鼻腔吸痰。

④嘱患者勿用力咳嗽、打喷嚏、擤鼻,以防逆行感染及影响漏口的愈合。

5.心理护理:帮助患者适应自己形象的改变,关注尊重患者,鼓励患者说出内心感受,介绍成功案例,开展病友交流活动,调动家庭社会支持系统。

6.健康宣教。

(1)告知患者家属观察要点,若发现异常及时告知医生。

(2)治疗期间避免用力咳嗽、打喷嚏,以免造成逆行感染。

(3)告知患者及其家属根据天气变化及时增减衣物,以免感冒。

7.基础护理:保持病房干净整洁、舒适、卫生、安静、无异味;每日开窗通风,做好空气消毒;严格遵守无菌操作原则。

出院指导

1.多吃富含维生素、高蛋白、易消化、清淡的食物,禁食辛辣刺激性食物,不吃过期、变质、霉变的食物,注意烹饪方式,拒绝油炸、熏制、腊制、烧烤食物;菜品应多样化以增加食欲;禁烟酒、槟榔,避免过量摄入咖啡及浓茶。

2.保证充足的睡眠,养成良好的作息,在身体状况允许的情况下适当运动,在运动中不可过度劳累,注意休息,预防感冒。

3.注意放松心情,学会自我心理调节。

4.避免噪声的刺激,远离车辆喧嚣、人声喧哗的地方。

5.注意用耳卫生,勿用力抠鼻、挖耳,勿长时间戴耳机、耳塞,防止外耳道进水,正确使用滴耳药。

6.局部或者全身禁用耳毒性药物。

7.遵医嘱按时服用出院带药，不可擅自停药、改药，定期复查，不适随诊。

8.指导患者及其家属调整心态，正确面对疾病，积极配合后续治疗。

【操作流程】

中耳癌患者的护理标准操作流程及要点说明见图2-2-10。

操作流程

要点说明

```
┌─────────────┐
│    入院      │
└─────────────┘
       │
       ▼
┌─────────────┐
│   入院接收    │──────────▶
└─────────────┘
```

1. 主班护士接到患者住院信息通知，了解患者的性别、年龄、疾病史、精神状态、个人史，提前通知责任护士准备好床单位、病房环境、病历
2. 责任护士热情接待，介绍医院规章制度、病房环境、医护人员，通知医生查看患者

```
┌─────────────┐
│    评估      │──────────▶
└─────────────┘
```

1. 全身评估：询问患者是否有慢性化脓性中耳炎病史；询问是否存在平衡障碍、定向功能障碍等；询问是否有伴随症状或并发症；询问既往史、过敏史、用药史、家族史；评估营养风险
2. 局部评估：询问患者是否有耳部跳痛或刺痛、耳流血流脓或有脓血性分泌物、耳闷、耳鸣听力减退、眩晕、面瘫等症状
3. 心理评估：评估患者及其家属的情绪状况、家庭成员关系、社会支持系统等

```
┌─────────────┐
│   术前护理    │
└─────────────┘
       │
       ▼
┌─────────────┐
│   心理护理    │──────────▶
└─────────────┘
```

对患者提问予以明确、积极、有效的答复，给予针对性的疏导，缓解其消极的情绪

```
┌─────────────┐
│   病情观察    │──────────▶
└─────────────┘
```

1. 观察有无持续性耳痛，评估疼痛的程度、性质等
2. 观察耳内有无出血或脓血性分泌物渗出
3. 评估听力下降的程度；是否伴有耳鸣
4. 评估有无面瘫及其程度
5. 评估是否张口困难

```
┌─────────────┐
│   完善检查    │──────────▶
└─────────────┘
```

完善纯音测听、声导抗、耳声发射、前庭功能检查；神经系统检查；颅底及颞骨X线、CT及MRI等影像学检查；血常规、电解质、凝血功能等实验室检查

```
┌─────────────┐
│   饮食护理    │──────────▶
└─────────────┘
```

1. 进食高蛋白、高热量、富含维生素、易消化、清淡的饮食，禁烟酒，有张口困难者遵医嘱予留置胃管或静脉营养治疗
2. 对存在营养风险的患者及早进行营养干预

```
┌─────────────┐
│   基础护理    │──────────▶
└─────────────┘
```

1. 出血护理：保持耳部清洁，避免自行挖耳，必要时遵医嘱使用止血药物
2. 面瘫护理：观察患者面瘫程度的变化；对眼睑闭合不全的患者注意眼部清洁卫生、保护双眼
3. 疼痛护理：评估疼痛的部位、性质、程度，根据评估结果予以对应的护理措施
4. 交流沟通：适当地提高音量，与单侧耳聋的患者交流要朝向患者的健侧说话，可摘下口罩，以方便患者借助嘴形来理解说话内容；交流时可运用非语言沟通技巧，如文字、图形、简单手势、面部表情等

```
┌─────────────┐
│   术前准备    │──────────▶
└─────────────┘
```

1. 练习腹式呼吸，掌握有效咳嗽、咳痰的方法；练习床上大小便
2. 完善交叉配血；做药物过敏试验
3. 皮肤准备：术前1天清洗头发，剃净术侧耳郭周围5 cm范围内头发，长发者应将术侧头发梳成小辫夹往对侧，做好术侧耳部标记
4. 胃肠道准备：保持口腔清洁；术前按麻醉要求禁饮禁食

```
┌─────────────┐
│   术后护理    │
└─────────────┘
       │
       ▼
```

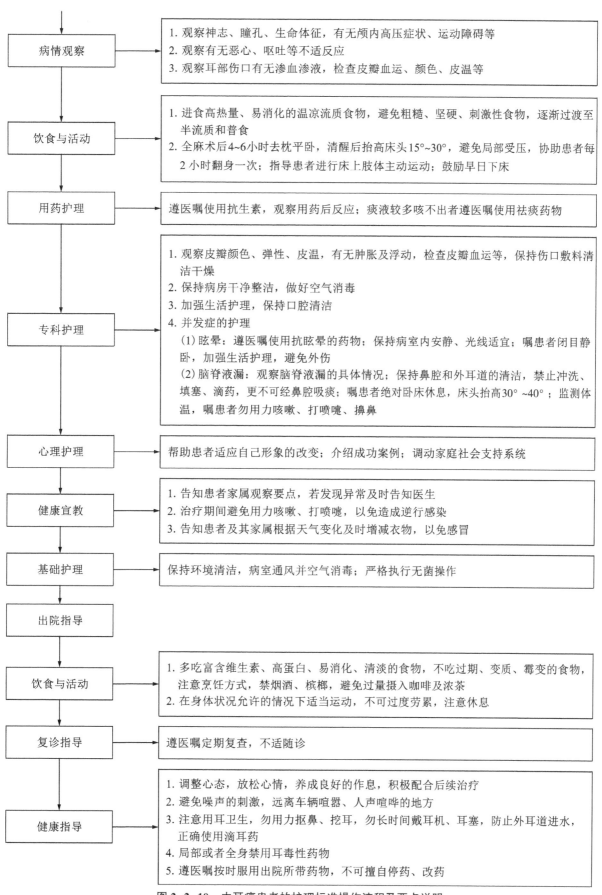

病情观察	1. 观察神志、瞳孔、生命体征，有无颅内高压症状、运动障碍等 2. 观察有无恶心、呕吐等不适反应 3. 观察耳部伤口有无渗血渗液，检查皮瓣血运、颜色、皮温等
饮食与活动	1. 进食高热量、易消化的温凉流质食物，避免粗糙、坚硬、刺激性食物，逐渐过渡至半流质和普食 2. 全麻术后4~6小时去枕平卧，清醒后抬高床头15°~30°，避免局部受压，协助患者每2小时翻身一次；指导患者进行床上肢体主动运动；鼓励早日下床
用药护理	遵医嘱使用抗生素，观察用药后反应；痰液较多咳不出者遵医嘱使用祛痰药物
专科护理	1. 观察皮瓣颜色、弹性、皮温，有无肿胀及浮动，检查皮瓣血运等，保持伤口敷料清洁干燥 2. 保持病房干净整洁，做好空气消毒 3. 加强生活护理，保持口腔清洁 4. 并发症的护理 （1）眩晕：遵医嘱使用抗眩晕的药物；保持病室内安静、光线适宜；嘱患者闭目静卧，加强生活护理，避免外伤 （2）脑脊液漏：观察脑脊液漏的具体情况；保持鼻腔和外耳道的清洁，禁止冲洗、填塞、滴药，更不可经鼻腔吸痰；嘱患者绝对卧床休息，床头抬高30°~40°；监测体温，嘱患者勿用力咳嗽、打喷嚏、擤鼻
心理护理	帮助患者适应自己形象的改变；介绍成功案例；调动家庭社会支持系统
健康宣教	1. 告知患者家属观察要点，若发现异常及时告知医生 2. 治疗期间避免用力咳嗽、打喷嚏，以免造成逆行感染 3. 告知患者及其家属根据天气变化及时增减衣物，以免感冒
基础护理	保持环境清洁，病室通风并空气消毒；严格执行无菌操作
出院指导	
饮食与活动	1. 多吃富含维生素、高蛋白、易消化、清淡的食物，不吃过期、变质、霉变的食物，注意烹饪方式，禁烟酒、槟榔，避免过量摄入咖啡及浓茶 2. 在身体状况允许的情况下适当运动，不可过度劳累，注意休息
复诊指导	遵医嘱定期复查，不适随诊
健康指导	1. 调整心态，放松心情，养成良好的作息，积极配合后续治疗 2. 避免噪声的刺激，远离车辆喧嚣器、人声喧哗的地方 3. 注意用耳卫生，勿用力抠鼻、挖耳，勿长时间戴耳机、耳塞，防止外耳道进水，正确使用滴耳药 4. 局部或者全身禁用耳毒性药物 5. 遵医嘱按时服用出院所带药物，不可擅自停药、改药

图 2-2-10 中耳癌患者的护理标准操作流程及要点说明

第三节　鼻科疾病手术患者护理标准操作流程

一、鼻中隔偏曲患者的护理标准操作流程

【目的】

1. 规范鼻中隔偏曲患者的护理流程，为患者提供全程优质的护理服务。

2. 落实护理措施，及时发现病情变化，对症处理，保障患者安全。

3. 提高患者舒适度。

【规程】

入院接收

1. 主班护士接到患者住院信息通知，了解患者的性别、年龄、疾病史、精神状态、个人史，提前通知责任护士准备好床单位、病房环境(温度、湿度适宜，清洁)、病历。

2. 责任护士热情接待，介绍病房环境，通知医生查看患者。

3. 对患者进行评估。

(1)全身评估。

1)了解患者全身各系统健康情况，评估既往的健康状况，评估外伤史、手术史、过敏史及住院经历等。了解患者发病的危险因素，如有无鼻外伤或鼻腔占位性疾病史，儿童时期有无腺样体肥大病史等。

2)评估患者日常生活状况，如饮食与营养状态，排泄情况，休息与睡眠情况，日常生活活动与自理能力，询问有无烟、酒、毒麻药品或其他特殊嗜好等。

3)询问个人史及家族史。

4)专项评估，如疼痛量表、跌倒坠床危险因素评估、压力性损伤危险因素评分等。

(2)局部评估：评估患者是否有鼻塞、头痛、鼻出血及邻近器官症状，询问症状出现的部位、性质、持续时间、发作频率、严重程度及有无使其加重或减轻的因素等；鼻部体格检查，视诊外鼻有无畸形；局部影像学检查评估，了解鼻中隔偏曲的类型和程度。

(3)心理评估：患者因鼻塞、头痛等，严重者影响鼻的外形，易产生焦虑心理。通过观察、交谈及量表评估患者的心理社会情况，包括认知、情绪情感、精神信仰、家庭关系、生活环境与生活方式等，掌握患者对疾病的认知和期望值。

术前护理

1. 心理护理：合理运用沟通技巧，与患者进行有效沟通，提供信息支持，讲解鼻中隔偏曲的治疗与保健知识，以及疾病的发生、发展、转归，使患者有充分的心理准备，解除顾虑，消除紧张情绪。

2. 病情观察。

(1)鼻塞：可表现为双侧或单侧鼻塞，取决于偏曲的类型和是否存在鼻甲代偿性肥大。指导鼻甲肥大者正确使用鼻喷剂，让药液与鼻腔黏膜充分接触。

(2)鼻出血：常发生在偏曲之凸面、骨棘或骨嵴的顶尖部。此处黏膜薄，受气流和尘埃刺激易

发生黏膜糜烂而引发出血。注意多饮水，改掉挖鼻、大力擤鼻等不良习惯，使用油性滴鼻剂，润滑鼻腔黏膜，预防干燥、出血。

（3）头痛：偏曲之凸面挤压到同侧鼻甲时，可引起同侧反射性头痛。

（4）邻近器官症状：偏曲所致的鼻阻塞影响鼻窦引流时，可继发鼻窦炎；长期张口呼吸和鼻内炎性分泌物蓄积，易诱发上呼吸道感染。

3.饮食护理：术前可进食高蛋白、高热量、富含维生素、易消化、清淡的食物，忌辛辣及刺激性食物，禁烟酒。

4.健康宣教。

（1）疾病宣教：有症状的鼻中隔偏曲须进行手术矫正，常见的手术方法有鼻中隔黏膜下矫正术和鼻中隔黏膜下切除术。对患者及其家属进行疾病相关知识宣教，包括疾病原因、临床表现、治疗方法、预后及自我护理知识等。

（2）用药宣教：对于术前使用喷鼻药物、滴鼻药物的患者，要向其讲解主要目的、方法及不良反应，为手术做好准备。

（3）鼻腔填塞：告知患者术后鼻腔填塞的目的及可能带来的不适。

5.术前准备。

（1）完善术前检查：完善全麻术前常规检查及专科检查，向患者及其家属讲解术前检查的目的、方法及注意事项。

（2）注意手术禁忌：及时发现影响手术的因素并协助医生进行处理。观察患者有无上呼吸道感染症状，术前监测生命体征，有异常及时通知医生予以处理；女性患者月经来潮时及时通知医生；了解患者是否使用特殊药物，如抗凝药、麻醉禁忌药物等，及时通知医生，以免引起术中出血或麻醉意外。

（3）皮肤准备：术前一日剪鼻毛，保持术野清晰，保证术区清洁。

（4）个人卫生：嘱患者术前一日做好个人清洁，沐浴，剪指甲，男性患者剃胡须，女性患者勿化妆，及时清除指甲油，饰品摘下交给家属保管。

（5）做药物过敏试验。

（6）用物准备：纸巾、冰袋、便器等。

（7）胃肠道准备：给予漱口液漱口，术前按麻醉要求禁饮禁食。

术后护理

1.观察要点。

（1）全麻术后观察要点：患者返回病房后，责任护士了解患者的麻醉方式、术中特殊情况、生命体征、出血量、意识恢复情况及皮肤完整性等；观察生命体征、意识、呼吸道通畅情况；观察术后不适反应，如鼻塞、发热、恶心、呕吐等。

（2）局部观察要点：观察鼻腔渗血情况；观察鼻腔填塞物的类型、位置及固定情况。

（3）并发症观察要点：观察有无鼻部、眼部的出血、疼痛等并发症；观察有无神经损伤如伸舌歪斜、舌麻木、味觉异常，有无进食呛咳，有无牙齿松脱等。

2.饮食与活动：全麻术后回病房2～4小时内，取去枕平卧位，头偏向一侧，清醒后常规给予半卧位。术后鼓励患者早期下床活动。根据患者手术耐受情况评估患者活动能力，协助其逐渐增加活动量，恢复自理能力。患者如无恶心、呕吐等症状，4~6小时后即可进食高热量、易消化的半流质饮食或软食，避免粗糙、刺激性食物。食物不宜过热，以温凉为宜。指导患者多喝温水。

3. 用药护理：根据医嘱使用抗生素、抗水肿、止血止痛等药物，注意观察患者用药后反应。使用抗生素控制和预防伤口感染，止血药预防手术伤口出血。使用黏液促排剂，其具有抗炎、促进浆液腺分泌和纤毛摆动的作用。

4. 专科护理。

（1）生命体征监测：术后严密监测患者生命体征，必要时给予心电监护。

（2）鼻腔填塞护理：观察鼻腔填塞物固定情况，如患者填塞物脱出，不可随意抽出，及时通知医生进行处理。双侧鼻腔填塞者，嘱多饮水，可使用湿纱布覆盖口腔。

（3）鼻腔渗血护理：观察鼻腔分泌物的颜色、性状和量。患者术后鼻腔及口腔会有少量渗血，嘱患者勿紧张，可给予冰袋冷敷前额，以减轻症状。

（4）疼痛护理：评估患者鼻部及头部疼痛情况。鼻腔填塞期间，头部轻微疼痛或鼻部肿胀属正常现象，可让患者通过听音乐、聊天等转移注意力；疼痛较重时，可使用冰袋局部冷敷；疼痛不可耐受时，遵医嘱使用止痛药。

（5）感染：监测患者体温变化，若体温升高或主诉突发异常疼痛，鼻腔分泌物性质发生改变，应及时予以处理，如局部冰敷、查血常规或血培养、全身用药等。

5. 健康宣教。

（1）鼻腔填塞期间嘱患者避免剧烈活动、情绪激动、用力擤鼻、打喷嚏。保持大便通畅。如想打喷嚏，可用手指按人中、做深呼吸或用舌尖抵住硬腭予以制止。应避免鼻腔压力过大，否则会导致鼻腔纱条松动、脱出或鼻腔血管破裂出血。

（2）鼻腔填塞期间若患者出现鼻塞症状，应做好安抚工作，告知患者鼻塞是暂时症状，待鼻腔填塞物撤除后症状会明显改善。指导患者逐渐适应张口呼吸方式，可将床头抬高以改善通气。

（3）鼻腔渗血嘱患者勿咽下，以免引起恶心等不适，也不利于出血量观察。

6. 心理护理：了解患者心理状态，给予心理支持。患者对术后鼻腔渗血会有紧张、恐惧等表现，术后鼻腔填塞也会造成不适，应倾听主诉，多鼓励，给予解释和帮助。

出院指导

1. 饮食与活动：恢复期避免辛辣刺激性食物。术后短期内避免剧烈运动。注意保护鼻部，勿受外力碰撞。

2. 复诊指导：术后按时进行鼻内镜检查，以便了解手术创面恢复情况，并及时对术腔进行处置，一般出院1周后到门诊复查，根据恢复情况确定再次复查时间。

3. 健康指导。

（1）保护鼻腔，减少刺激：避免挤压、碰撞鼻部，改掉挖鼻、大力擤鼻等不良习惯。戒烟，改善生活及工作环境，冬、春季外出时应戴口罩，减少花粉、冷空气、环境污染等对鼻腔黏膜的刺激。

（2）指导患者正确用药及鼻腔冲洗：指导患者正确使用喷鼻药，告知患者应在鼻腔冲洗后喷鼻，每日1~2次。鼻中隔矫正术的患者鼻腔冲洗时间需要延后，根据第一次复查时的情况遵医嘱开始冲洗。指导需要口服药物的患者正确、按时使用口服药物，如黏液促排剂一般于餐前 30 分钟用凉开水送服。

（3）保持良好的心理状态，有利于身体的康复。

【操作流程】

鼻中隔偏曲患者的护理标准操作流程及要点说明见图 2-3-1。

操作流程	要点说明

入院接收

↓

全身评估 →
1. 了解患者全身各系统健康情况，评估既往的健康状况，评估外伤史、手术史、过敏史及住院经历等。了解患者发病的危险因素，如有无鼻外伤或鼻腔占位性疾病史，儿童时期有无腺样体肥大病史等
2. 评估患者日常生活状况，询问有无烟、酒、麻醉品或其他特殊嗜好等
3. 询问个人史及家族史
4. 专项评估，如疼痛量表、跌倒坠床危险因素评估、压力性损伤危险因素评分等

↓

局部评估 →
评估患者是否有鼻塞、头痛、鼻出血及邻近器官症状，询问症状出现的部位、性质、持续时间、发作频率、严重程度及有无使其加重或减轻的因素等；鼻部体格检查；局部影像学检查评估，了解鼻中隔偏曲的类型和程度

↓

心理评估 →
评估患者的心理状态、家庭及社会支持情况

↓

术前护理

↓

心理护理 →
评估患者的心理状况，给予患者心理疏导，告知患者及其家属疾病预后及转归，树立治愈疾病的信心

↓

病情观察 →
1. 鼻塞：可表现为双侧或单侧鼻塞，取决于偏曲的类型和是否存在鼻甲代偿性肥大。指导鼻甲肥大者正确使用鼻喷剂，让药液与鼻腔黏膜充分接触
2. 鼻出血：常发生在偏曲之凸面、骨棘或骨嵴的顶尖部。此处黏膜薄，受气流和尘埃刺激易发生黏膜糜烂而引发出血。注意多饮水，改掉挖鼻、大力擤鼻等不良习惯，使用油性滴鼻剂，润滑鼻腔黏膜，预防干燥、出血
3. 头痛：偏曲之凸面挤压到同侧鼻甲时，可引起同侧反射性头痛
4. 邻近器官症状：偏曲所致的鼻阻塞影响鼻窦引流时，可继发鼻窦炎；长期张口呼吸和鼻内炎性分泌物蓄积，易诱发上呼吸道感染

↓

饮食护理 →
术前可进食高蛋白、高热量、富含维生素、易消化、清淡的食物，忌辛辣及刺激性食物，禁烟酒

↓

健康宣教 →
掌握喷鼻药物、滴鼻药物的使用方法

↓

术前准备 →
1. 完善术前检查，排除手术禁忌
2. 皮肤准备：术前一日剪鼻毛，保持术野清晰，保证术区清洁
3. 个人卫生：做好个人清洁，剪指甲，剃胡须，勿化妆，清除指甲油
4. 做药物过敏试验
5. 用物准备：纸巾、冰袋、便器等
6. 胃肠道准备：给予漱口液漱口，术前按麻醉要求禁饮禁食

↓

术后护理

↓

病情观察 →
1. 全麻术后观察要点：患者返回病房后，责任护士了解患者的麻醉方式、术中特殊情况、生命体征、出血量、意识恢复情况及皮肤完整性等；观察生命体征、意识、呼吸道通畅情况；观察术后不适反应，如鼻塞、发热、恶心、呕吐等
2. 局部观察要点：观察鼻腔渗血情况；观察鼻腔填塞物的类型、位置及固定情况
3. 并发症观察要点：观察有无鼻部、眼部的出血、疼痛等并发症；观察有无神经损伤如伸舌歪斜、舌麻木、味觉异常，有无进食呛咳，有无牙齿松脱等

↓

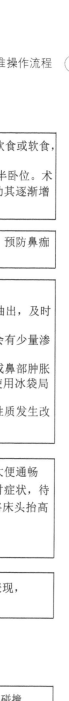

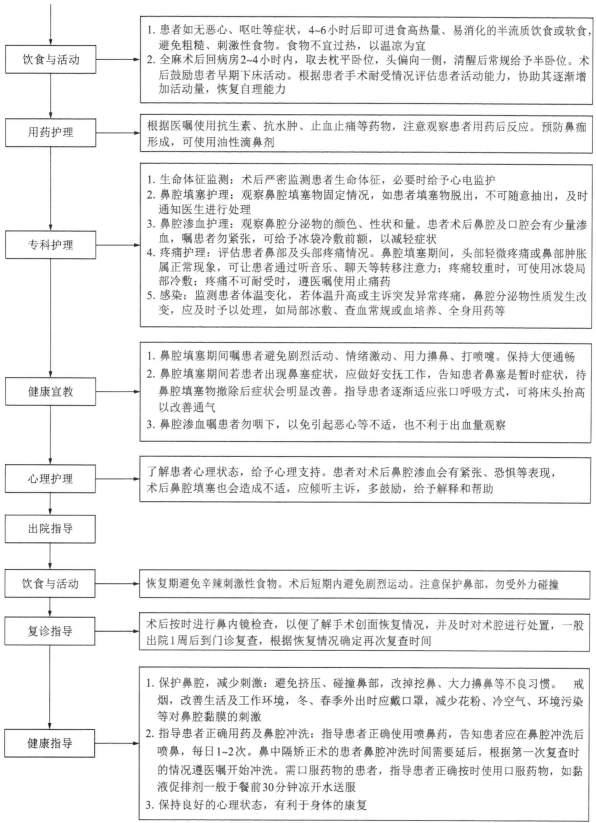

饮食与活动
1. 患者如无恶心、呕吐等症状，4~6小时后即可进食高热量、易消化的半流质饮食或软食，避免粗糙、刺激性食物。食物不宜过热，以温凉为宜
2. 全麻术后回病房2~4小时内，取去枕平卧位，头偏向一侧，清醒后常规给予半卧位。术后鼓励患者早期下床活动。根据患者手术耐受情况评估患者活动能力，协助其逐渐增加活动量，恢复自理能力

用药护理
根据医嘱使用抗生素、抗水肿、止血止痛等药物，注意观察患者用药后反应。预防鼻痂形成，可使用油性滴鼻剂

专科护理
1. 生命体征监测：术后严密监测患者生命体征，必要时给予心电监护
2. 鼻腔填塞护理：观察鼻腔填塞物固定情况，如患者填塞物脱出，不可随意抽出，及时通知医生进行处理
3. 鼻腔渗血护理：观察鼻腔分泌物的颜色、性状和量。患者术后鼻腔及口腔会有少量渗血，嘱患者勿紧张，可给予冰袋冷敷前额，以减轻症状
4. 疼痛护理：评估患者鼻部及头部疼痛情况。鼻腔填塞期间，头部轻微疼痛或鼻部肿胀属正常现象，可让患者通过听音乐、聊天等转移注意力；疼痛较重时，可使用冰袋局部冷敷；疼痛不可耐受时，遵医嘱使用止痛药
5. 感染：监测患者体温变化，若体温升高或主诉突发异常疼痛，鼻腔分泌物性质发生改变，应及时予以处理，如局部冰敷、查血常规或血培养、全身用药等

健康宣教
1. 鼻腔填塞期间嘱患者避免剧烈活动、情绪激动、用力擤鼻、打喷嚏。保持大便通畅
2. 鼻腔填塞期间若患者出现鼻塞症状，应做好安抚工作，告知患者鼻塞是暂时症状，待鼻腔填塞物撤除后症状会明显改善。指导患者逐渐适应张口呼吸方式，可将床头抬高以改善通气
3. 鼻腔渗血嘱患者勿咽下，以免引起恶心等不适，也不利于出血量观察

心理护理
了解患者心理状态，给予心理支持。患者对术后鼻腔渗血会有紧张、恐惧等表现，术后鼻腔填塞也会造成不适，应倾听主诉，多鼓励，给予解释和帮助

出院指导

饮食与活动
恢复期避免辛辣刺激性食物。术后短期内避免剧烈运动。注意保护鼻部，勿受外力碰撞

复诊指导
术后按时进行鼻内镜检查，以便了解手术创面恢复情况，并及时对术腔进行处置，一般出院1周后到门诊复查，根据恢复情况确定再次复查时间

健康指导
1. 保护鼻腔，减少刺激：避免挤压、碰撞鼻部，改掉挖鼻、大力擤鼻等不良习惯。 戒烟，改善生活及工作环境，冬、春季外出时应戴口罩，减少花粉、冷空气、环境污染等对鼻腔黏膜的刺激
2. 指导患者正确用药及鼻腔冲洗：指导患者正确使用喷鼻药，告知患者应在鼻腔冲洗后喷鼻，每日1~2次。鼻中隔矫正术的患者鼻腔冲洗时间需要延后，根据第一次复查时的情况遵医嘱开始冲洗。需口服药物的患者，指导患者正确按时使用口服药物，如黏液促排剂一般于餐前30分钟凉开水送服
3. 保持良好的心理状态，有利于身体的康复

图2-3-1 鼻中隔偏曲患者的护理标准操作流程及要点说明

二、鼻息肉患者的护理标准操作流程

【目的】

1. 规范鼻息肉手术患者的护理流程，为患者提供全程优质的护理服务。

2. 落实护理措施，及时发现病情变化，对症处理，保障患者安全。

3. 提高患者舒适度。

【规程】

入院接收

1. 主班护士接到患者住院信息通知，了解患者的性别、年龄、疾病史、精神状态、个人史，提前通知责任护士准备好床单位、病房环境（温度、湿度适宜，清洁）、病历。

2. 责任护士热情接待，介绍病房环境，通知医生查看患者。

3. 对患者进行评估。

（1）全身评估。

1）了解患者全身各系统健康情况，有无高血压、糖尿病。评估外伤史、手术史、过敏史及住院经历等。评估有无长期慢性鼻炎或鼻塞病史，有无呼吸道及皮肤变应性疾病病史，如支气管哮喘、荨麻疹等。询问是否有阿司匹林不耐受。

2）评估患者日常生活状况，有无乏力、咳嗽、注意力不集中情况，休息与睡眠情况，日常生活活动与自理能力。询问有无烟、酒或其他特殊嗜好等。

3）询问个人史及家族史。

4）专项评估，如营养状况评估、疼痛量表等。

（2）局部评估。

1）评估患者是否有鼻塞、流涕、嗅觉改变；是否有渐进性单侧或双侧鼻塞，睡眠时是否打鼾；是否多涕，分泌物呈黏性还是脓性。

2）评估有无分泌性中耳炎，有无头痛及听力下降。

3）有无鼻外形的改变。巨大鼻息肉可致鼻背变宽，形成"蛙鼻"。

4）了解辅助检查情况，鼻内镜可窥见鼻腔内有一个或多个表面光滑、灰白色或淡红色荔枝肉状半透明肿物。

（3）心理评估：因病程长且反复发作，鼻塞、流涕、听力下降、记忆力减退等影响正常工作、生活且导致患者学习或工作效率下降，患者易产生焦虑、抑郁心理，对治疗失去信心或期望值过高。应评估患者的情绪情感、文化层次、疾病认知等。

术前护理

1. 心理护理：向患者及其家属介绍疾病相关知识，手术目的、意义，以及手术后的注意事项，使患者了解病情，消除焦虑、紧张心理，积极配合治疗。

2. 病情观察。

（1）鼻塞：鼻息肉以双侧发病多见，单侧者较少，常表现为双侧持续性鼻塞并渐进性加重，息肉体积增大后可完全阻塞鼻腔通气。鼻塞重者表现为说话呈闭塞性鼻音，睡眠时打鼾；息肉蒂长者可感到鼻腔内有异物随呼吸移动；后鼻孔息肉可致鼻呼气困难。

（2）流涕：鼻腔流黏性或脓性涕，间或为清涕，可伴喷嚏。

(3)嗅觉障碍：常伴有嗅觉减退或丧失，为息肉阻塞鼻道所致。

(4)耳部症状：当鼻息肉或分泌物阻塞咽鼓管口时，可引起耳鸣和听力减退。

(5)其他症状：鼻息肉阻塞并妨碍鼻窦引流，常继发鼻窦炎，患者有鼻背、额部及面颊部胀痛不适感。

3.饮食护理：术前可进食高蛋白、高热量、富含维生素、易消化、清淡的食物，忌辛辣及刺激性食物，禁烟酒。

4.健康宣教。

(1)疾病宣教：由于鼻息肉发病与多因素有关，而且易复发，治疗原则是药物治疗与手术切除相结合的综合治疗。多数鼻息肉，特别是多发性和复发性鼻息肉，需要接受经鼻内镜手术治疗。鼻息肉多合并鼻窦炎，可以在鼻内镜时行鼻窦开放手术。

(2)用药宣教：主要是激素治疗，适用于初发较小的息肉和鼻息肉围术期的治疗。可鼻腔内应用鼻喷糖皮质激素，如布地奈德、氟替卡松和糠酸莫米松等，通常每日1次，清晨用药，严重者每日2次，可持续用药2~3月。伴有变态反应因素、阿司匹林耐受不良或哮喘的鼻息肉患者，可于围术期口服泼尼松，用药期间注意保护胃黏膜；高血压、糖尿病患者慎用。

(3)告知患者术后鼻腔填塞的目的及可能带来的不适。告知患者术后饮食、活动注意事项。

5.术前准备。

(1)完善术前检查：完善全麻术前常规检查及专科检查，向患者及其家属讲解术前检查的目的、方法及注意事项。

(2)注意手术禁忌：及时发现影响手术的因素并协助医生进行处理。观察患者有无上呼吸道感染症状，术前监测生命体征，有异常及时通知医生予以处理；女性患者月经来潮时及时通知医生；了解患者是否使用特殊药物，如抗凝药或麻醉禁忌药物等，及时通知医生，以免引起术中出血或麻醉意外。

(3)皮肤准备：术前一日剪鼻毛，保持术野清晰，保证术区清洁。

(4)个人卫生：嘱患者术前一日做好个人清洁，沐浴，剪指甲，男性患者剃胡须，女性患者勿化妆，及时清除指甲油，饰品摘下交给家属保管。

(5)做药物过敏试验并记录。

(6)用物准备：纸巾、冰袋、便器等。

(7)胃肠道准备：给予漱口液漱口，术前按麻醉要求禁饮禁食。

术后护理

1.观察要点。

(1)全麻术后观察要点：患者返回病房后，责任护士了解患者的麻醉方式、术中特殊情况、生命体征、出血量、意识恢复情况及皮肤完整性等；观察生命体征、意识、呼吸道通畅情况；观察药物作用及用药后反应；观察术后不适反应，如恶心、呕吐等。

(2)局部观察要点：观察鼻腔渗血情况；鼻腔填塞物的类型、位置及固定情况。

(3)并发症观察要点：观察有无鼻部、眼部的出血、疼痛等并发症；观察有无颌面部肿胀，肿胀明显时，可在24小时内给予冰敷，以减轻疼痛和肿胀症状。

2.饮食与活动：全麻术后回病房2~4小时内，取去枕平卧位，头偏向一侧，清醒后常规给予半卧位。术后鼓励患者早期下床活动。根据患者手术耐受情况评估患者活动能力，协助其逐渐增加活动量，恢复自理能力。患者如无恶心、呕吐等症状，4~6小时后即可进食高热量、易消化的半流质食物或软食，避免粗糙、刺激性食物。食物不宜过热，以温凉为宜。指导患者多喝温水。

3. 用药护理：根据医嘱使用抗生素、抗水肿、止血止痛等药物，注意观察患者用药后反应。

4. 专科护理。

（1）术后严密监测患者生命体征，必要时给予心电监护。

（2）鼻腔填塞护理：观察鼻腔填塞物固定情况，如患者填塞物脱出，不可随意抽出，及时通知医生进行处理。双侧鼻腔填塞者，嘱多饮水，可使用湿纱布覆盖口腔，做好口腔卫生。

（3）鼻腔渗血护理：观察鼻腔分泌物的颜色、性状和量。患者术后鼻腔及口腔会有少量渗血，嘱患者勿紧张，可给予冰袋冷敷前额，以减轻症状。

（4）疼痛护理：评估患者鼻部及头部疼痛情况。鼻腔填塞期间，头部轻微疼痛或鼻部肿胀属正常现象，可让患者通过听音乐、聊天等转移注意力；疼痛较重时，可使用冰袋局部冷敷；疼痛不可耐受时，遵医嘱使用止痛药。

（5）感染：监测患者体温变化，若体温升高或主诉突发异常疼痛，鼻腔分泌物性质发生改变，应及时予以处理，如局部冰敷、查血常规或血培养、全身用药等。

5. 健康宣教。

（1）鼻腔填塞期间嘱患者避免剧烈活动、情绪激动、用力擤鼻、打喷嚏。保持大便通畅。如想打喷嚏，可用手指按人中、做深呼吸或用舌尖抵住硬腭予以制止。应避免鼻腔压力过大，否则会导致鼻腔纱条松动、脱出或鼻腔血管破裂出血。

（2）鼻腔填塞期间若患者出现鼻塞症状，应做好安抚工作，告知患者鼻塞是暂时症状，待鼻腔填塞物撤除后症状会明显改善，指导患者逐渐适应张口呼吸方式，可将床头抬高以改善通气。

（3）鼻腔渗血嘱患者勿咽下，以免引起恶心等不适，也不利于出血量观察。

6. 心理护理：了解患者心理状态，给予心理支持。患者对术后鼻腔渗血会有紧张、恐惧等表现，术后鼻腔填塞也会造成不适，应倾听主诉，多鼓励，给予解释和帮助。

出院指导

1. 饮食与活动：恢复期避免辛辣刺激性食物。术后短期内避免剧烈运动，注意保护鼻部，勿受外力碰撞。

2. 复诊指导：手术是针对症状的治疗，并非病因治疗，术后的定期内镜随访和综合治疗是鼻息肉治疗成功的关键。常规复查时间：术后一周复查，清理分泌物、淤血、止血材料；术后三周复查，开始局部应用糖皮质激素，防止复发；告知患者出院后1个月、3个月、6个月、12个月定期复诊，同时根据患者情况，复查时间应个性化。出现鼻塞、流涕、鼻后滴漏、头面部疼痛等症状，需要及时就医。

3. 健康指导。

（1）避免鼻腔刺激：戒烟；尽可能避免吸入刺激性物质，如过敏原、化学烟雾、粉尘。

（2）养成良好的卫生习惯：勤洗手，防止细菌和病毒感染引起鼻部炎症。

（3）鼻腔灌洗：用盐水喷雾或鼻腔灌洗液清洗鼻腔，可使鼻腔湿润，并清除过敏原和外源刺激性物质。

（4）指导患者规律用药、足周期用药：术后继续口服泼尼松 7 天，鼻内糖皮质激素喷鼻维持 3 个月，甚至 6～12 个月。

（5）保持良好的心理状态，有利于身体的康复。

【操作流程】

鼻息肉患者的护理标准操作流程及要点说明见图 2-3-2。

操作流程 　　　　　　　　　　　　　　　　　要点说明

```
┌─────────────┐
│  入院接收    │
└─────────────┘
```

```
┌─────────────┐
│  全身评估    │──→
└─────────────┘
```
1. 了解患者全身各系统健康情况。评估既往的健康状况，评估外伤史、手术史、过敏史及住院经历等。了解患者发病的危险因素，如有无鼻外伤或鼻腔占位性疾病史，儿童时期有无腺样体肥大病史等
2. 评估患者日常生活状况，询问有无烟、酒、麻醉品或其他特殊嗜好等
3. 询问个人史及家族史
4. 专项评估，如营养状况评估、疼痛量表等

```
┌─────────────┐
│  局部评估    │──→
└─────────────┘
```
评估患者是否有鼻塞、流涕、嗅觉障碍、耳鸣、听力下降、鼻背、额部及面颊胀痛不适等症状，有无鼻外形的改变，是否形成"蛙鼻"。了解辅助检查情况

```
┌─────────────┐
│  心理评估    │──→
└─────────────┘
```
评估患者的心理状态、家庭及社会支持情况

```
┌─────────────┐
│  术前护理    │
└─────────────┘
```

```
┌─────────────┐
│  心理护理    │──→
└─────────────┘
```
评估患者的心理状况，给予患者心理疏导，告知患者及其家属疾病预后及转归，树立治愈疾病的信心

```
┌─────────────┐
│  病情观察    │──→
└─────────────┘
```
1. 鼻塞：鼻息肉以双侧发病多见，单侧者较少，常表现为双侧持续性鼻塞并渐进性加重，息肉体积增大后可完全阻塞鼻腔通气。鼻塞重者表现为说话呈闭塞性鼻音，睡眠时打鼾；息肉蒂长者可感到鼻腔内有异物随呼吸移动；后鼻孔息肉可致鼻呼气困难
2. 流涕：鼻腔流黏性或脓性涕，间或为清涕，可伴喷嚏
3. 嗅觉障碍：常伴有嗅觉减退或丧失，由息肉阻塞鼻道所致
4. 耳部症状：当鼻息肉或分泌物阻塞咽鼓管口时，可引起耳鸣和听力减退
5. 其他相关症状

```
┌─────────────┐
│  饮食护理    │──→
└─────────────┘
```
术前可进食高蛋白、高热量、富含维生素、易消化、清淡的食物，忌辛辣及刺激性食物，禁烟酒

```
┌─────────────┐
│  健康宣教    │──→
└─────────────┘
```
掌握局部喷糖皮质激素药、口服糖皮质激素药的用法

```
┌─────────────┐
│  术前准备    │──→
└─────────────┘
```
1. 完善术前检查，排除手术禁忌
2. 皮肤准备：术前一日剪鼻毛，保持术野清晰，保证术区清洁
3. 个人卫生：做好个人清洁，剪指甲，剃胡须，勿化妆，清除指甲油
4. 做药物过敏试验
5. 用物准备：纸巾、冰袋、便器等
6. 胃肠道准备：给予漱口液漱口，术前按麻醉要求禁饮禁食

```
┌─────────────┐
│  术后护理    │
└─────────────┘
```

```
┌─────────────┐
│  病情观察    │──→
└─────────────┘
```
1. 全麻术后观察要点：患者返回病房后，责任护士了解患者的麻醉方式、术中特殊情况、生命体征、出血量、意识恢复情况及皮肤完整性等；观察生命体征、意识、呼吸道通畅情况；观察药物作用及用药后反应；观察术后不适反应，如恶心、呕吐等
2. 局部观察要点：观察鼻腔渗血情况；鼻腔填塞物的类型、位置及固定情况
3. 并发症观察要点：观察有无鼻部、眼部的出血、疼痛等并发症；观察有无颌面部肿胀，肿胀明显时，可在24小时内给予冰敷，以减轻疼痛和肿胀症状

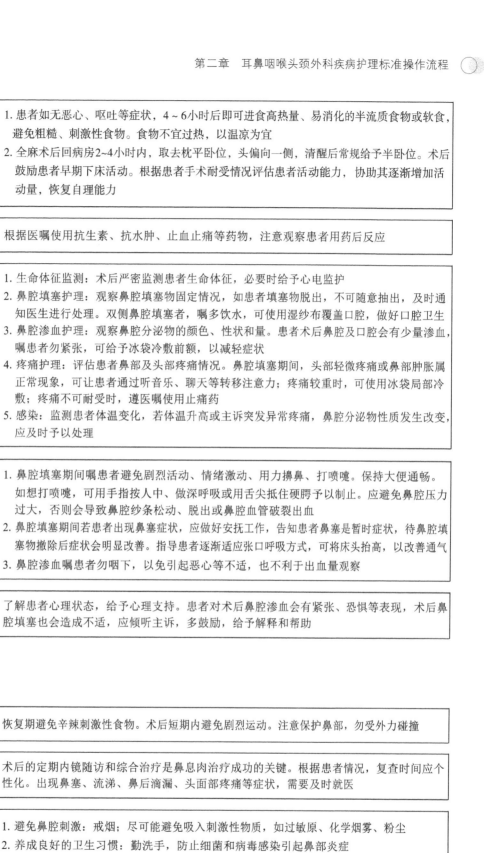

饮食与活动	1. 患者如无恶心、呕吐等症状，4~6小时后即可进食高热量、易消化的半流质食物或软食，避免粗糙、刺激性食物。食物不宜过热，以温凉为宜 2. 全麻术后回病房2~4小时内，取去枕平卧位，头偏向一侧，清醒后常规给予半卧位。术后鼓励患者早期下床活动。根据患者手术耐受情况评估患者活动能力，协助其逐渐增加活动量，恢复自理能力
用药护理	根据医嘱使用抗生素、抗水肿、止血止痛等药物，注意观察患者用药后反应
专科护理	1. 生命体征监测：术后严密监测患者生命体征，必要时给予心电监护 2. 鼻腔填塞护理：观察鼻腔填塞物固定情况，如患者填塞物脱出，不可随意抽出，及时通知医生进行处理。双侧鼻腔填塞者，嘱多饮水，可使用湿纱布覆盖口腔，做好口腔卫生 3. 鼻腔渗血护理：观察鼻腔分泌物的颜色、性状和量。患者术后鼻腔及口腔会有少量渗血，嘱患者勿紧张，可给予冰袋冷敷前额，以减轻症状 4. 疼痛护理：评估患者鼻部及头部疼痛情况。鼻腔填塞期间，头部轻微疼痛或鼻部肿胀属正常现象，可让患者通过听音乐、聊天等转移注意力；疼痛较重时，可使用冰袋局部冷敷；疼痛不可耐受时，遵医嘱使用止痛药 5. 感染：监测患者体温变化，若体温升高或主诉突发异常疼痛，鼻腔分泌物性质发生改变，应及时予以处理
健康宣教	1. 鼻腔填塞期间嘱患者避免剧烈活动、情绪激动、用力擤鼻、打喷嚏。保持大便通畅。如想打喷嚏，可用手指按人中、做深呼吸或用舌尖抵住硬腭予以制止。应避免鼻腔压力过大，否则会导致鼻腔纱条松动、脱出或鼻腔血管破裂出血 2. 鼻腔填塞期间若患者出现鼻塞症状，应做好安抚工作，告知患者鼻塞是暂时症状，待鼻腔填塞物撤除后症状会明显改善。指导患者逐渐适应张口呼吸方式，可将床头抬高，以改善通气 3. 鼻腔渗血嘱患者勿咽下，以免引起恶心等不适，也不利于出血量观察
心理护理	了解患者心理状态，给予心理支持。患者对术后鼻腔渗血会有紧张、恐惧等表现，术后鼻腔填塞也会造成不适，应倾听主诉，多鼓励，给予解释和帮助
出院指导	
饮食与活动	恢复期避免辛辣刺激性食物。术后短期内避免剧烈运动。注意保护鼻部，勿受外力碰撞
复诊指导	术后的定期内镜随访和综合治疗是鼻息肉治疗成功的关键。根据患者情况，复查时间应个性化。出现鼻塞、流涕、鼻后滴漏、头面部疼痛等症状，需要及时就医
健康指导	1. 避免鼻腔刺激：戒烟；尽可能避免吸入刺激性物质，如过敏原、化学烟雾、粉尘 2. 养成良好的卫生习惯：勤洗手，防止细菌和病毒感染引起鼻部炎症 3. 鼻腔灌洗：用盐水喷雾或鼻腔灌洗液清洗鼻腔，可使鼻腔湿润，并清除过敏原和外源刺激性物质 4. 指导患者规律用药、足周期用药：术后继续口服泼尼松7天，鼻内糖皮质激素喷鼻维持3个月，甚至6~12个月 5. 保持良好的心理状态，有利于身体的康复

图 2-3-2　鼻息肉患者的护理标准操作流程及要点说明

三、真菌性鼻窦炎患者的护理标准操作流程

【目的】

1.规范真菌性鼻窦炎患者的护理流程，为患者提供全程优质的护理服务。

2.落实护理措施，及时发现病情变化，对症处理，保障患者安全。

3.提高患者舒适度。

【规程】

入院接收

1.主班护士接到患者住院信息通知，了解患者的性别、年龄、疾病史、精神状态、个人史，提前通知责任护士准备好床单位、病房环境(温度、湿度适宜，清洁)、病历。

2.责任护士热情接待，介绍病房环境，通知医生查看患者。

3.对患者进行评估。

(1)全身评估。

1)询问患者职业：是否为鸟类饲养员、园艺工、粮仓管理员、农民、酿造业工人等，生活环境是否湿热。

2)评估患者现病史及既往史。了解患者有无糖尿病、高血压、支气管哮喘等内科疾病，有无长期使用广谱抗生素、免疫抑制剂，是否经常接触土壤、家禽等。

3)评估患者是否有发热、头痛、恶心、呕吐、面瘫、颅内高压、意识障碍等全身症状。

4)评估患者是否存在护理安全问题，如有无剧烈头痛、视力下降等安全隐患。

5)专项评估，如生活自理能力评分、营养状况评估、疼痛量表评分等。

(2)局部评估：评估患者鼻部情况及有无周围侵犯症状。评估患者有无头痛、鼻塞、涕中带血等症状；对侵犯范围大的真菌性鼻窦炎患者，评估有无眶部肿胀、视力下降、眼球突出、眼球活动受限等症状。

(3)心理评估：评估患者及其家属的心理状态。真菌性鼻窦炎患者常伴头痛症状，侵袭性真菌性鼻窦炎患者常伴剧烈头痛，会产生紧张焦虑等情绪，术前要了解患者及其家属心理状态。

术前护理

1.心理护理：了解患者心理状态，给予心理支持。加强与患者沟通和交流，讲解真菌性鼻窦炎的相关知识，详细讲解手术目的及手术前后注意事项，介绍成功病例，增强患者信心。对于侵袭性真菌性鼻窦炎患者，由于预后较差，其心理负担重，要鼓励和安慰患者，使其保持良好的心态和稳定的情绪，积极配合手术。

2.病情观察。

(1)真菌球：单侧鼻塞，有血涕、恶臭脓性涕，有面部疼痛、头痛等。

(2)变应性真菌性鼻窦炎：鼻塞，有奶酪状黏涕和疼痛，病变向眶内发展致突眼、眼球运动受限、视力障碍，也可向颅内发展引起神经系统症状。

(3)慢性侵袭性真菌性鼻窦炎：早期症状不典型，后期眼眶、颅内、翼腭窝、硬腭、眶尖部位出现侵袭性症状或出现海绵窦综合征。

(4)急性侵袭性真菌性鼻窦炎：起病急、快。早期症状有发热、眶面部肿胀及疼痛；进展期症状有头痛、恶心、呕吐、眼球突出、动眼障碍、视力下降等；晚期症状有严重的组织坏死。

3. 饮食护理：指导患者合理进食，加强营养。指导患者进食富含充足蛋白质、维生素及微量元素食物，增强机体抵抗力，利于术后伤口愈合。糖尿病患者应遵医嘱进食糖尿病食物。

4. 健康宣教。

（1）疾病宣教：真菌性鼻窦炎是由真菌感染引起的鼻及鼻窦的疾病，根据是否有真菌侵袭鼻窦黏膜和骨质，以及患者对真菌的免疫功能状态，分为侵袭性和非侵袭性两大类。侵袭性分为急性侵袭性鼻窦炎和慢性侵袭性鼻窦炎；非侵袭性分为真菌球型鼻窦炎和变应性真菌性鼻窦炎。首选手术治疗。

（2）用药宣教：变应性真菌性鼻窦炎术后必须用糖皮质激素控制病情，多采用口服泼尼松或使用鼻内长效糖皮质激素喷雾。侵袭性真菌性鼻窦炎须配合抗真菌药物治疗，如两性霉素 B。告知患者如有恶心、呕吐、眩晕等不良反应，应立即告知医生或护士，进行相应处理，同时监测检验结果。

（3）教会患者鼻腔正确用药及口腔含漱的方法。

5. 术前准备。

（1）完善术前检查：实验室检查，取鼻腔分泌物进行涂片检查和真菌培养；CT 检查，显示病变特征和范围，提示鼻窦骨质有无破坏。

（2）注意手术禁忌，及时发现影响手术的因素并协助医生进行处理。观察患者有无上呼吸道感染症状，术前监测生命体征，有异常及时通知医生予以处理；女性患者月经来潮时及时通知医生；了解患者是否使用特殊药物，如抗凝药或麻醉禁忌药物等，及时通知医生，以免引起术中出血或麻醉意外；血糖异常患者，须血糖控制平稳后方可进行手术。

（3）术前一日剪鼻毛，保持术野清晰，保证术区清洁。

（4）嘱患者术前一日做好个人清洁，沐浴，剪指甲，男性患者剃胡须，女性患者勿化妆，及时清除指甲油，饰品摘下交给家属保管。

（5）做药物过敏试验并记录，术前一日准备术中所需的抗真菌药物。

（6）用物准备：纸巾、冰袋、便器等。

（7）胃肠道准备：给予漱口液漱口，术前按麻醉要求禁饮禁食。

术后护理

1. 观察要点。

（1）全麻术后观察要点：了解术中情况，注意了解患者术中病变的范围和病灶清除情况；观察生命体征、意识、呼吸道通畅情况；观察术后不适反应，如恶心、呕吐等。

（2）局部观察要点：观察鼻腔渗血情况；鼻腔填塞物的类型、位置及固定情况。

（3）并发症观察要点：观察有无鼻部、眼部的出血、疼痛等并发症；观察患者眼部及颅内症状，注意视力变化、眼球活动状况、瞳孔大小、对光反射状况；观察有无颌面部肿胀，肿胀明显时，可在 24 小时内给予冰敷，以减轻疼痛和肿胀症状。

2. 饮食与活动：全麻术后回病房 2~4 小时内，取去枕平卧位，头偏向一侧，清醒后常规给予半卧位。术后鼓励患者早期下床活动。根据患者手术耐受情况评估患者活动能力，协助其逐渐增加活动量，恢复自理能力。患者如无恶心、呕吐等症状，4~6 小时后即可进食高热量、易消化的半流质食物或软食，避免粗糙、刺激性食物。食物不宜过热，以温凉为宜。指导患者多喝温水。

3.用药护理：全身和局部应用抗真菌药物，注意观察患者用药后反应。两性霉素 B 在保存时注意严格避光，使用避光输液器进行输液。

4.专科护理。

（1）术后严密监测患者生命体征，必要时给予心电监护。

（2）视力观察：对术前有视力下降的患者注意视力变化，每日测量患者视力，注意与术前视力进行对比。

（3）鼻腔填塞护理：观察鼻腔填塞物固定情况，如患者填塞物脱出，不可随意抽出，及时通知医生进行处理。双侧鼻腔填塞者，嘱多饮水，可使用湿纱布覆盖口腔，做好口腔卫生。

（4）鼻腔渗血护理：观察鼻腔分泌物的颜色、性状和量。患者术后鼻腔及口腔会有少量渗血，嘱患者勿紧张，可给予冰袋冷敷前额，减轻症状。

（5）疼痛护理：侵袭性真菌性鼻窦炎患者术后仍有头痛症状，观察患者疼痛部位、性质、持续时间。保持室内安静，为患者提供良好的睡眠环境，指导患者分散注意力缓解疼痛的方法。头痛不可耐受时，要立即通知医生，遵医嘱给予药物镇痛。

（6）基础护理：评估患者自理能力，做好基础护理。对术后仍有视力下降、头痛剧烈的患者，要评估患者自理能力，及时发现患者生活需求，协助患者进食、排便等。

5.健康宣教。

（1）鼻腔填塞期间嘱患者避免剧烈活动、情绪激动、用力擤鼻、打喷嚏。保持大便通畅。如想打喷嚏，可用手指按人中、做深呼吸或用舌尖抵住硬腭予以制止。应避免鼻腔压力过大，否则会导致鼻腔纱条松动、脱出或鼻腔血管破裂出血。

（2）鼻腔填塞期间若患者出现鼻塞症状，应做好安抚工作，告知患者鼻塞是暂时症状，待鼻腔填塞物撤除后症状会明显改善。指导患者逐渐适应张口呼吸方式，可将床头抬高以改善通气。

（3）鼻腔渗血嘱患者勿咽下，以免引起恶心等不适，也不利于出血量观察。

6.心理护理：了解患者心理状态，给予心理支持。真菌性鼻窦炎术后患者担心预后，要告知患者非侵袭性真菌性鼻窦炎通过手术及后续治疗，一般预后较好。对于侵袭性真菌性鼻窦炎的患者，由于预后较差，其心理负担重，要鼓励和安慰患者，正确积极面对疾病。

出院指导

1.饮食与活动：恢复期应禁烟酒，忌辛辣刺激性食物，选择营养丰富、富含维生素和蛋白质的饮食，增强体质，促进疾病恢复。

2.复诊指导：告知患者复查的重要性，嘱患者定期复查。告知恢复期如有不适，及时来院就诊。

3.健康指导。

（1）保持室内温湿度适宜，注意通风，保持室内空气新鲜，防止感冒。

（2）春秋季节外出时应戴口罩，以减少花粉、冷空气对鼻腔黏膜的刺激。

（3）用药指导：侵袭性真菌性鼻窦炎患者，出院后须继续遵医嘱使用口服抗真菌药物，如氟康唑、伊曲康唑等；变应性真菌性鼻窦炎患者遵医嘱继续应用糖皮质激素，正确使用滴鼻剂、鼻喷剂，告知患者药物不良反应。

（4）鼻腔冲洗：保持鼻腔清洁湿润。避免用力擤鼻和挖鼻。告知患者应用抗真菌药物冲洗的目的，指导患者正确进行鼻腔冲洗。冲洗液用 0.05% 两性霉素 B 时，原液须低温保存、严格避光。

（5）保持良好的心理状态，有利于身体的康复。

【操作流程】

真菌性鼻窦炎患者的护理标准操作流程及要点说明见图 2-3-3。

操作流程   要点说明

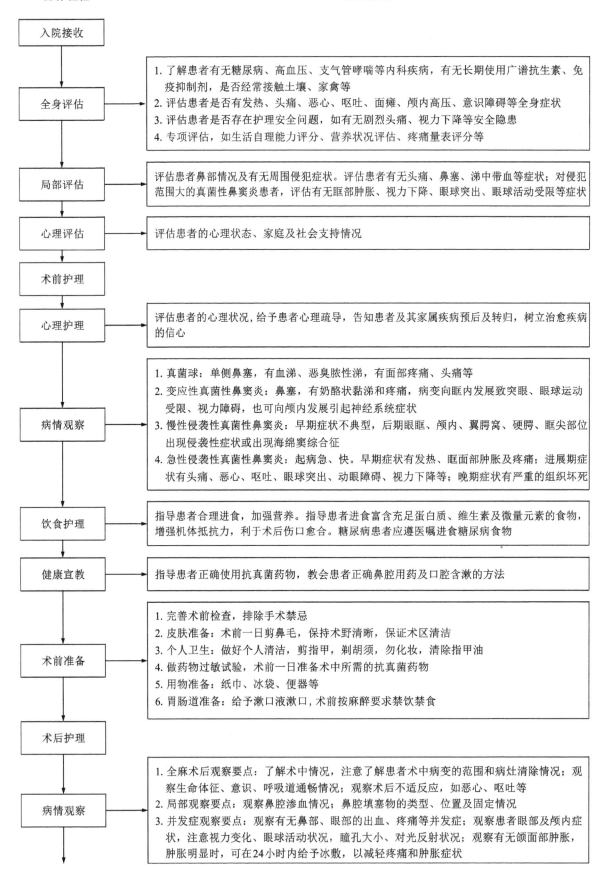

入院接收

全身评估

1. 了解患者有无糖尿病、高血压、支气管哮喘等内科疾病，有无长期使用广谱抗生素、免疫抑制剂，是否经常接触土壤、家禽等
2. 评估患者是否有发热、头痛、恶心、呕吐、面瘫、颅内高压、意识障碍等全身症状
3. 评估患者是否存在护理安全问题，如有无剧烈头痛、视力下降等安全隐患
4. 专项评估，如生活自理能力评分、营养状况评估、疼痛量表评分等

局部评估

评估患者鼻部情况及有无周围侵犯症状。评估患者有无头痛、鼻塞、涕中带血等症状；对侵犯范围大的真菌性鼻窦炎患者，评估有无眶部肿胀、视力下降、眼球突出、眼球活动受限等症状

心理评估

评估患者的心理状态、家庭及社会支持情况

术前护理

心理护理

评估患者的心理状况，给予患者心理疏导，告知患者及其家属疾病预后及转归，树立治愈疾病的信心

病情观察

1. 真菌球：单侧鼻塞，有血涕、恶臭脓性涕，有面部疼痛、头痛等
2. 变应性真菌性鼻窦炎：鼻塞，有奶酪状黏涕和疼痛，病变向眶内发展致突眼、眼球运动受限、视力障碍，也可向颅内发展引起神经系统症状
3. 慢性侵袭性真菌性鼻窦炎：早期症状不典型，后期眼眶、颅内、翼腭窝、硬腭、眶尖部位出现侵袭性症状或出现海绵窦综合征
4. 急性侵袭性真菌性鼻窦炎：起病急、快。早期症状有发热、眶面部肿胀及疼痛；进展期症状有头痛、恶心、呕吐、眼球突出、动眼障碍、视力下降等；晚期症状有严重的组织坏死

饮食护理

指导患者合理进食，加强营养。指导患者进食富含充足蛋白质、维生素及微量元素的食物，增强机体抵抗力，利于术后伤口愈合。糖尿病患者应遵医嘱进食糖尿病食物

健康宣教

指导患者正确使用抗真菌药物，教会患者正确鼻腔用药及口腔含漱的方法

术前准备

1. 完善术前检查，排除手术禁忌
2. 皮肤准备：术前一日剪鼻毛，保持术野清晰，保证术区清洁
3. 个人卫生：做好个人清洁，剪指甲，剃胡须，勿化妆，清除指甲油
4. 做药物过敏试验，术前一日准备术中所需的抗真菌药物
5. 用物准备：纸巾、冰袋、便器等
6. 胃肠道准备：给予漱口液漱口，术前按麻醉要求禁饮禁食

术后护理

病情观察

1. 全麻术后观察要点：了解术中情况，注意了解患者术中病变的范围和病灶清除情况；观察生命体征、意识、呼吸道通畅情况；观察术后不适反应，如恶心、呕吐等
2. 局部观察要点：观察鼻腔渗血情况；鼻腔填塞物的类型、位置及固定情况
3. 并发症观察要点：观察有无鼻部、眼部的出血、疼痛等并发症；观察患者眼部及颅内症状，注意视力变化、眼球活动状况，瞳孔大小、对光反射状况；观察有无颌面部肿胀，肿胀明显时，可在24小时内给予冰敷，以减轻疼痛和肿胀症状

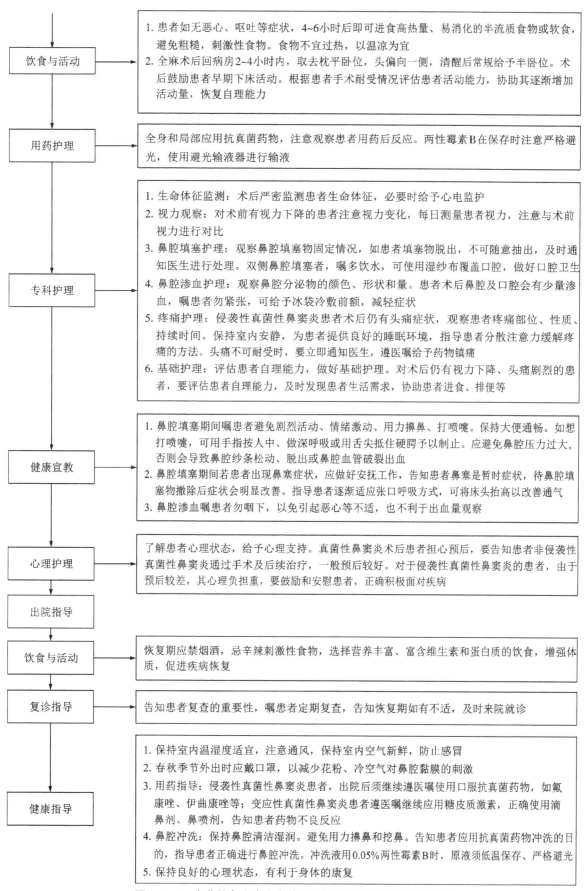

饮食与活动	1. 患者如无恶心、呕吐等症状，4~6小时后即可进食高热量、易消化的半流质食物或软食，避免粗糙，刺激性食物。食物不宜过热，以温凉为宜 2. 全麻术后回病房2~4小时内，取去枕平卧位，头偏向一侧，清醒后常规给予半卧位。术后鼓励患者早期下床活动。根据患者手术耐受情况评估患者活动能力，协助其逐渐增加活动量，恢复自理能力
用药护理	全身和局部应用抗真菌药物，注意观察患者用药后反应。两性霉素B在保存时注意严格避光，使用避光输液器进行输液
专科护理	1. 生命体征监测：术后严密监测患者生命体征，必要时给予心电监护 2. 视力观察：对术前有视力下降的患者注意视力变化，每日测量患者视力，注意与术前视力进行对比 3. 鼻腔填塞护理：观察鼻腔填塞物固定情况，如患者填塞物脱出，不可随意抽出，及时通知医生进行处理。双侧鼻腔填塞者，嘱多饮水，可使用湿纱布覆盖口腔，做好口腔卫生 4. 鼻腔渗血护理：观察鼻腔分泌物的颜色、形状和量。患者术后鼻腔及口腔会有少量渗血，嘱患者勿紧张，可给予冰袋冷敷前额，减轻症状 5. 疼痛护理：侵袭性真菌性鼻窦炎患者术后仍有头痛症状，观察患者疼痛部位、性质、持续时间。保持室内安静，为患者提供良好的睡眠环境，指导患者分散注意力缓解疼痛的方法。头痛不可耐受时，要立即通知医生，遵医嘱给予药物镇痛 6. 基础护理：评估患者自理能力，做好基础护理。对术后仍有视力下降、头痛剧烈的患者，要评估患者自理能力，及时发现患者生活需求，协助患者进食、排便等
健康宣教	1. 鼻腔填塞期间嘱患者避免剧烈活动、情绪激动、用力擤鼻、打喷嚏。保持大便通畅。如想打喷嚏，可用手指按人中、做深呼吸或用舌尖抵住硬腭予以制止。应避免鼻腔压力过大，否则会导致鼻腔纱条松动、脱出或鼻腔血管破裂出血 2. 鼻腔填塞期间若患者出现鼻塞症状，应做好安抚工作，告知患者鼻塞是暂时症状，待鼻腔填塞物撤除后症状会明显改善。指导患者逐渐适应张口呼吸方式，可将床头抬高以改善通气 3. 鼻腔渗血嘱患者勿咽下，以免引起恶心等不适，也不利于出血量观察
心理护理	了解患者心理状态，给予心理支持。真菌性鼻窦炎术后患者担心预后，要告知患者非侵袭性真菌性鼻窦炎通过手术及后续治疗，一般预后较好。对于侵袭性真菌性鼻窦炎的患者，由于预后较差，其心理负担重，要鼓励和安慰患者，正确积极面对疾病
出院指导	
饮食与活动	恢复期应禁烟酒，忌辛辣刺激性食物，选择营养丰富、富含维生素和蛋白质的饮食，增强体质，促进疾病恢复
复诊指导	告知患者复查的重要性，嘱患者定期复查，告知恢复期如有不适，及时来院就诊
健康指导	1. 保持室内温湿度适宜，注意通风，保持室内空气新鲜，防止感冒 2. 春秋季节外出时应戴口罩，以减少花粉、冷空气对鼻腔黏膜的刺激 3. 用药指导：侵袭性真菌性鼻窦炎患者，出院后须继续遵医嘱使用口服抗真菌药物，如氟康唑、伊曲康唑等；变应性真菌性鼻窦炎患者遵医嘱继续应用糖皮质激素，正确使用滴鼻剂、鼻喷剂，告知患者药物不良反应 4. 鼻腔冲洗：保持鼻腔清洁湿润。避免用力擤鼻和挖鼻。告知患者应用抗真菌药物冲洗的目的，指导患者正确进行鼻腔冲洗。冲洗液用0.05%两性霉素B时，原液须低温保存、严格避光 5. 保持良好的心理状态，有利于身体的康复

图2-3-3　真菌性鼻窦炎患者的护理标准操作流程及要点说明

四、鼻中隔穿孔患者的护理标准操作流程

【目的】

1. 规范鼻中隔穿孔患者的护理流程，为患者提供全程优质的护理服务。

2. 落实护理措施，及时发现病情变化，对症处理，保障患者安全。

3. 提高患者舒适度。

【规程】

入院接收

1. 主班护士接到患者住院信息通知，了解患者的性别、年龄、疾病史、精神状态、个人史，提前通知责任护士准备好床单位、病房环境(温度、湿度适宜，清洁)、病历。

2. 责任护士热情接待，介绍病房环境，通知医生查看患者。

3. 对患者进行评估。

(1)全身评估。

1)评估患者鼻中隔穿孔是否为一独立性疾病或全身疾病在局部的表现；是否有普通感染如挖鼻、鼻中隔脓肿处理不当；是否有特殊感染如白喉、天花、伤寒、猩红热、梅毒、结核等可造成鼻部感染或鼻中隔软骨坏死致穿孔；是否有恶性肉芽肿、原发于鼻中隔的肿瘤、鼻腔异物长期压迫等，如儿童玩纽扣电池时不慎将电池塞入鼻腔内，电池中腐蚀性的物质造成鼻中隔黏膜穿孔。

2)评估是否有外伤史、手术史，是否有鼻部微波手术史、激光手术史或鼻部手术史。

3)评估是否长期吸入刺激性或腐蚀性的有害物质，如矽尘、砷、水泥、石灰等。

4)专项评估，如日常自理能力评分、疼痛量表、跌倒坠床危险因素评估、压力性损伤危险因素评分等。

(2)局部评估：若鼻部穿孔小而位于鼻中隔软骨前部，呼吸时可产生吹哨声；若位于鼻中隔软骨后部，则无明显症状。穿孔过大者，可伴有鼻内异物感、鼻塞、头痛、脓痂形成、干燥感、鼻出血等鼻腔黏膜萎缩表现。鼻内镜检查可探明穿孔部位和大小。影像学检查有助于明确诊断，了解病变范围。

(3)心理评估：患者如在患基础疾病的同时伴发鼻中隔穿孔，出现鼻塞、头痛、鼻出血等症状时，易产生焦虑心理。护士注意评估患者的心理状态，以了解其对疾病的认知和期望。

术前护理

1. 心理护理：合理运用沟通技巧，与患者进行有效沟通，提供信息支持，讲解鼻中隔穿孔的治疗与保健知识，以及疾病的发生、发展、转归，使者有充分的心理准备，解除顾虑，消除紧张情绪。

2. 病情观察。

(1)呼吸不适：由于鼻中隔穿孔造成两侧鼻腔相通，呼吸时患者会感觉有空气于鼻腔内流窜。

(2)呼吸时有吹哨声：如果穿孔位于鼻中隔软骨前部的患者，可以在呼吸时听到吹哨声。

(3)鼻腔干燥：鼻腔分泌物减少引起的干燥主要表现为鼻子刺痒、鼻腔异物感并出现结痂现象。

(4)头痛：鼻中隔穿孔过大可引起头痛，患者会出现长时间的头部隐隐作痛，部分患者可出现

注意力不集中、记忆力减退、难以入睡的症状。

(5)鼻出血：注意多饮水，改掉挖鼻、大力擤鼻等不良习惯，使用油性滴鼻剂润滑鼻腔黏膜，预防干燥、出血。

3.饮食护理：术前可进食高蛋白、高热量、富含维生素、易消化、清淡的食物，忌辛辣及刺激性食物，禁烟酒。

4.健康宣教。

(1)疾病宣教：有明确病因的非独立性鼻中隔穿孔者，首先治疗病因。单纯鼻中隔穿孔者，首先行全身和局部抗感染治疗，再择期行穿孔修补术。手术方法有鼻中隔黏膜骨膜减张缝合术、带蒂黏骨膜瓣或黏膜瓣转移缝合术、游离组织片移植术、硅橡胶片置入术等。

(2)保守治疗：除去引起穿孔的病因，避免接触、吸入有害气体；治疗引起该病的全身疾患；保持鼻腔湿润、清洁，每日温盐水鼻腔冲洗。穿孔边缘有肉芽组织者，用10%硝酸银烧灼，然后涂以2%的黄降汞或10%硼酸软膏，直到穿孔愈合。

(3)用药宣教：对术前使用鼻腔润滑剂、鼻腔黏膜保护剂的患者，要向患者讲解主要目的、方法及不良反应，为手术做好准备。

(4)鼻腔填塞：告知患者术后鼻腔填塞的目的及可能带来的不适。

5.术前准备。

(1)完善全麻术前常规检查及专科检查，向患者及其家属讲解术前检查的目的、方法及注意事项。

(2)注意手术禁忌，及时发现影响手术的因素并协助医生进行处理。观察患者有无上呼吸道感染症状，术前监测生命体征，有异常及时通知医生予以处理；女性患者月经来潮时及时通知医生；了解患者是否使用特殊药物，如抗凝药或麻醉禁忌药物等，及时通知医生，以免引起术中出血或麻醉意外。

(3)术前一日剪鼻毛，保持术野清晰，保证术区清洁。

(4)嘱患者术前一日做好个人清洁，沐浴，剪指甲，男性患者剃胡须，女性患者勿化妆，及时清除指甲油，饰品摘下交给家属保管。

(5)做药物过敏试验并记录。

(6)用物准备：纸巾、冰袋、便器等。

(7)胃肠道准备：给予漱口液漱口，术前按麻醉要求禁饮禁食。

术后护理

1.观察要点。

(1)全麻术后观察要点：责任护士了解患者术中特殊情况、出血量；观察意识情况、麻醉是否清醒及皮肤完整性；观察生命体征、呼吸道通畅情况；观察药物作用及用药后反应；观察术后不适反应，如鼻塞、发热、恶心、呕吐等。

(2)局部观察要点：观察鼻腔渗血情况；鼻腔填塞物的类型、位置及固定情况。

(3)并发症观察要点：观察有无鼻部、眼部的出血、疼痛等并发症；观察有无神经损伤如伸舌歪斜、舌麻木、味觉异常，有无进食呛咳，有无牙齿松脱等。

2.饮食与活动：全麻术后回病房2~4小时内，取去枕平卧位，头偏向一侧，清醒后常规给予半卧位。术后鼓励患者早期下床活动。根据患者手术耐受情况评估患者活动能力，协助其逐渐增加活动量,恢复自理能力。患者如无恶心、呕吐等症状,4~6小时后即可进食高热量、易消化的半流质食物或软食,避免粗糙、刺激性食物。食物不宜过热,以温凉为宜。指导患者多喝温水。

3.用药护理:根据医嘱使用抗生素、抗水肿、止血、镇痛等药物,注意观察患者用药后反应。使用抗生素控制和预防伤口感染;使用止血药预防手术伤口出血;使用鼻腔润滑剂、鼻腔黏膜保护剂保持鼻腔黏膜湿润。

4.专科护理。

(1)术后严密监测患者生命体征,必要时给予心电监护。

(2)鼻腔填塞护理:观察鼻腔填塞物固定情况,如患者填塞物脱出,不可随意抽出,及时通知医生进行处理。双侧鼻腔填塞者,嘱多饮水,可使用湿纱布覆盖口腔,做好口腔卫生。

(3)鼻腔渗血护理:观察鼻腔分泌物的颜色、性状和量。患者术后鼻腔及口腔会有少量渗血,嘱患者勿紧张,可给予冰袋冷敷前额,以减轻症状。

(4)评估患者鼻部及头部疼痛情况。鼻腔填塞期间,头部轻微疼痛或鼻部肿胀属正常现象,可让患者通过听音乐、聊天等转移注意力;疼痛较重时,可使用冰袋局部冷敷;疼痛不可耐受时,遵医嘱使用止痛药。

(5)感染:监测患者体温变化,若体温升高或主诉突发异常疼痛,鼻腔分泌物性质发生改变,应及时予以处理,如局部冰敷、查血常规或血培养、全身用药等。

5.健康宣教。

(1)鼻腔填塞期间嘱患者避免剧烈活动、情绪激动、用力擤鼻、打喷嚏。保持大便通畅。如想打喷嚏,可用手指按人中、做深呼吸或用舌尖抵住硬腭予以制止。应避免鼻腔压力过大,否则会导致鼻腔纱条松动、脱出或鼻腔血管破裂出血。

(2)鼻腔填塞期间若患者出现鼻塞症状,应做好安抚工作,告知患者鼻塞是暂时症状,待鼻腔填塞物撤除后症状会明显改善。指导患者逐渐适应张口呼吸方式,可将床头抬高以改善通气。

(3)预防外伤及跌倒,避免碰撞鼻腔,引起鼻中隔受损。

6.心理护理:了解患者心理状态,给予心理支持。患者对术后鼻腔渗血会有紧张、恐惧等表现,术后鼻腔填塞也会造成不适,应倾听主诉,多鼓励,给予解释和帮助。

出院指导

1.饮食与活动:恢复期避免辛辣刺激性食物。术后短期内避免剧烈运动。注意保护鼻部,勿受外力碰撞。

2.复诊指导:根据修补材料确定复查时间,如硅橡胶片置入1周后应去除;带蒂黏骨瓣或黏膜瓣、游离组织片移植后,一般出院1周后到门诊复查伤口恢复情况,根据恢复情况确定再次复查时间。出现体温升高、鼻出血等症状应及时就诊。

3.健康指导。

(1)保护鼻腔,避免挤压、碰撞鼻部,改掉挖鼻、大力擤鼻等不良习惯。预防鼻部外伤,不要跟人发生暴力冲突。

(2)指导患者正确用药及鼻腔冲洗:根据第一次复查时的情况遵医嘱开始鼻腔冲洗。使用鼻腔黏膜保护剂或润滑剂,保持鼻腔湿润。

(3)戒烟,改善生活及工作环境,冬、春季外出时应戴口罩,以减少花粉、冷空气、环境污染等对鼻腔黏膜的刺激。

（4）对于必须在化工厂工作的人员，工作过程中尽量戴口罩。

（5）积极治疗梅毒、结核等全身疾病。

（6）禁止孩童玩纽扣电池。

（7）及时发现穿孔，早发现，早诊断，早治疗。

【操作流程】

鼻中隔穿孔患者的护理标准操作流程及要点说明见图2-3-4。

操作流程　　　　　　　　　　　　　　　　　要点说明

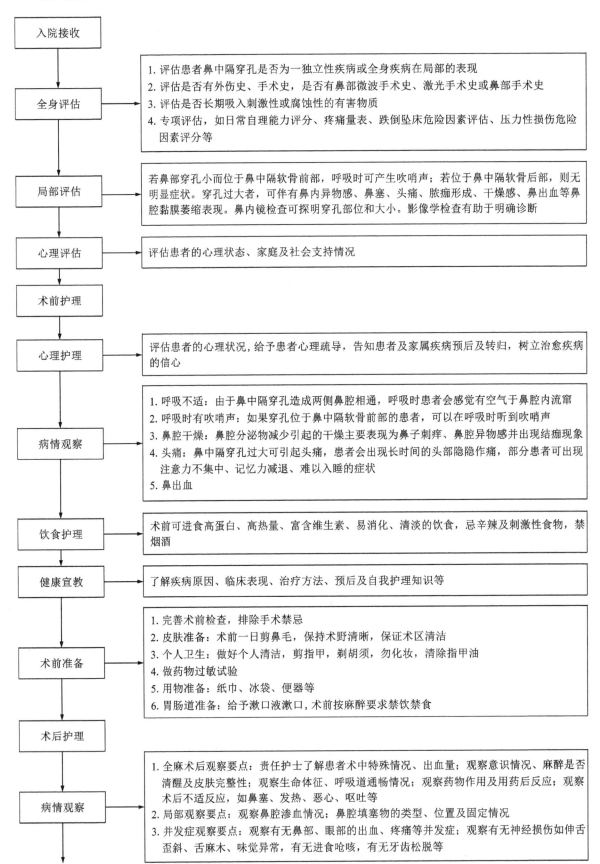

入院接收

全身评估
1. 评估患者鼻中隔穿孔是否为一独立性疾病或全身疾病在局部的表现
2. 评估是否有外伤史、手术史，是否有鼻部微波手术史、激光手术史或鼻部手术史
3. 评估是否长期吸入刺激性或腐蚀性的有害物质
4. 专项评估，如日常自理能力评分、疼痛量表、跌倒坠床危险因素评估、压力性损伤危险因素评分等

局部评估
若鼻部穿孔小而位于鼻中隔软骨前部，呼吸时可产生吹哨声；若位于鼻中隔软骨后部，则无明显症状。穿孔过大者，可伴有鼻内异物感、鼻塞、头痛、脓痂形成、干燥感、鼻出血等鼻腔黏膜萎缩表现。鼻内镜检查可探明穿孔部位和大小。影像学检查有助于明确诊断

心理评估
评估患者的心理状态、家庭及社会支持情况

术前护理

心理护理
评估患者的心理状况，给予患者心理疏导，告知患者及家属疾病预后及转归，树立治愈疾病的信心

病情观察
1. 呼吸不适：由于鼻中隔穿孔造成两侧鼻腔相通，呼吸时患者会感觉有空气于鼻腔内流窜
2. 呼吸时有吹哨声：如果穿孔位于鼻中隔软骨前部的患者，可以在呼吸时听到吹哨声
3. 鼻腔干燥：鼻腔分泌物减少引起的干燥主要表现为鼻子刺痒、鼻腔异物感并出现结痂现象
4. 头痛：鼻中隔穿孔过大可引起头痛，患者会出现长时间的头部隐隐作痛，部分患者可出现注意力不集中、记忆力减退、难以入睡的症状
5. 鼻出血

饮食护理
术前可进食高蛋白、高热量、富含维生素、易消化、清淡的饮食，忌辛辣及刺激性食物，禁烟酒

健康宣教
了解疾病原因、临床表现、治疗方法、预后及自我护理知识等

术前准备
1. 完善术前检查，排除手术禁忌
2. 皮肤准备：术前一日剪鼻毛，保持术野清晰，保证术区清洁
3. 个人卫生：做好个人清洁，剪指甲，剃胡须，勿化妆，清除指甲油
4. 做药物过敏试验
5. 用物准备：纸巾、冰袋、便器等
6. 胃肠道准备：给予漱口液漱口，术前按麻醉要求禁饮禁食

术后护理

病情观察
1. 全麻术后观察要点：责任护士了解患者术中特殊情况、出血量；观察意识情况、麻醉是否清醒及皮肤完整性；观察生命体征、呼吸道通畅情况；观察药物作用及用药后反应；观察术后不适反应，如鼻塞、发热、恶心、呕吐等
2. 局部观察要点：观察鼻腔渗血情况；鼻腔填塞物的类型、位置及固定情况
3. 并发症观察要点：观察有无鼻部、眼部的出血、疼痛等并发症；观察有无神经损伤如伸舌歪斜、舌麻木、味觉异常，有无进食呛咳，有无牙齿松脱等

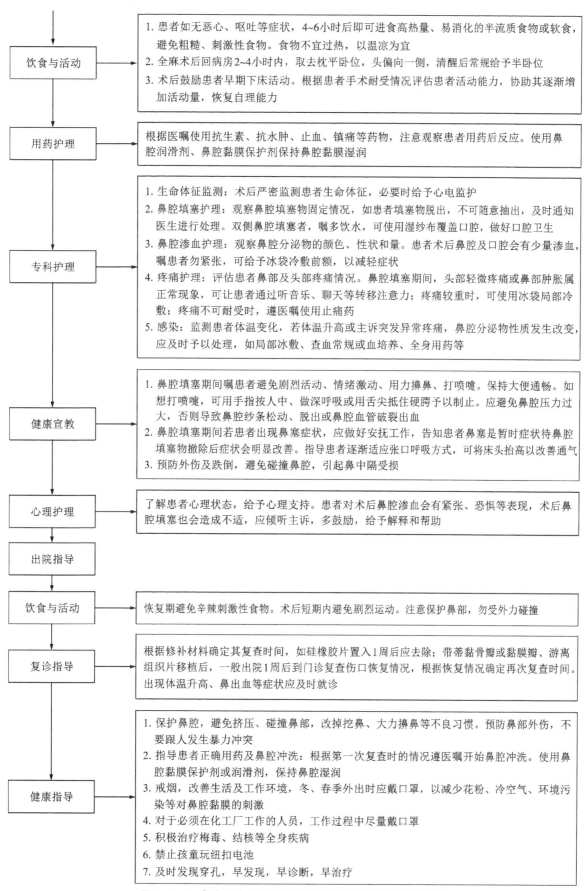

饮食与活动	1. 患者如无恶心、呕吐等症状，4~6小时后即可进食高热量、易消化的半流质食物或软食，避免粗糙、刺激性食物。食物不宜过热，以温凉为宜 2. 全麻术后回病房2~4小时内，取去枕平卧位，头偏向一侧，清醒后常规给予半卧位 3. 术后鼓励患者早期下床活动。根据患者手术耐受情况评估患者活动能力，协助其逐渐增加活动量，恢复自理能力
用药护理	根据医嘱使用抗生素、抗水肿、止血、镇痛等药物，注意观察患者用药后反应。使用鼻腔润滑剂、鼻腔黏膜保护剂保持鼻腔黏膜湿润
专科护理	1. 生命体征监测：术后严密监测患者生命体征，必要时给予心电监护 2. 鼻腔填塞护理：观察鼻腔填塞物固定情况，如患者填塞物脱出，不可随意抽出，及时通知医生进行处理。双侧鼻腔填塞者，嘱多饮水，可使用湿纱布覆盖口腔，做好口腔卫生 3. 鼻腔渗血护理：观察鼻腔分泌物的颜色、性状和量。患者术后鼻腔及口腔会有少量渗血，嘱患者勿紧张，可给予冰袋冷敷前额，以减轻症状 4. 疼痛护理：评估患者鼻部及头部疼痛情况。鼻腔填塞期间，头部轻微疼痛或鼻部肿胀属正常现象，可让患者通过听音乐、聊天等转移注意力；疼痛较重时，可使用冰袋局部冷敷；疼痛不可耐受时，遵医嘱使用止痛药 5. 感染：监测患者体温变化，若体温升高或主诉突发异常疼痛，鼻腔分泌物性质发生改变，应及时予以处理，如局部冰敷、查血常规或血培养、全身用药等
健康宣教	1. 鼻腔填塞期间嘱患者避免剧烈活动、情绪激动、用力擤鼻、打喷嚏。保持大便通畅。如想打喷嚏，可用手指按人中、做深呼吸或用舌尖抵住硬腭予以制止。应避免鼻腔压力过大，否则导致鼻腔纱条松动、脱出或鼻腔血管破裂出血 2. 鼻腔填塞期间若患者出现鼻塞症状，应做好安抚工作，告知患者鼻塞是暂时症状待鼻腔填塞物撤除后症状会明显改善。指导患者逐渐适应张口呼吸方式，可将床头抬高以改善通气 3. 预防外伤及跌倒，避免碰撞鼻腔，引起鼻中隔受损
心理护理	了解患者心理状态，给予心理支持。患者对术后鼻腔渗血会有紧张、恐惧等表现，术后鼻腔填塞也会造成不适，应倾听主诉，多鼓励，给予解释和帮助
出院指导	
饮食与活动	恢复期避免辛辣刺激性食物。术后短期内避免剧烈运动。注意保护鼻部，勿受外力碰撞
复诊指导	根据修补材料确定其复查时间，如硅橡胶片置入1周后应去除；带蒂黏骨瓣或黏膜瓣、游离组织片移植后，一般出院1周后到门诊复查伤口恢复情况，根据恢复情况确定再次复查时间。出现体温升高、鼻出血等症状应及时就诊
健康指导	1. 保护鼻腔，避免挤压、碰撞鼻部，改掉挖鼻、大力擤鼻等不良习惯。预防鼻部外伤，不要跟人发生暴力冲突 2. 指导患者正确用药及鼻腔冲洗：根据第一次复查时的情况遵医嘱开始鼻腔冲洗。使用鼻腔黏膜保护剂或润滑剂，保持鼻腔湿润 3. 戒烟，改善生活及工作环境，冬、春季外出时应戴口罩，以减少花粉、冷空气、环境污染等对鼻腔黏膜的刺激 4. 对于必须在化工厂工作的人员，工作过程中尽量戴口罩 5. 积极治疗梅毒、结核等全身疾病 6. 禁止孩童玩纽扣电池 7. 及时发现穿孔，早发现，早诊断，早治疗

图 2-3-4 鼻中隔穿孔患者的护理标准操作流程及要点说明

五、鼻腔鼻窦良性肿瘤患者的护理标准操作流程

【目的】

1.规范鼻腔鼻窦良性肿瘤患者的护理流程，为患者提供全程优质的护理服务。

2.落实护理措施，及时发现病情变化，对症处理，保障患者安全。

3.提高患者舒适度。

【规程】

入院接收

1.主班护士接到患者住院信息通知，了解患者的性别、年龄、疾病史、精神状态、个人史，提前通知责任护士准备好床单位、病房环境(温度、湿度适宜，清洁)、病历。

2.责任护士热情接待，介绍病房环境，通知医生查看患者。

3.对患者进行评估。

(1)全身评估。

1)评估患者的既往病史及鼻面部外伤史，如：骨瘤多有额部外伤史或慢性鼻窦炎史；内翻性乳头状瘤与 HPV 感染有关。

2)询问患者是否接受过治疗，治疗的方式和效果，药物的种类、剂量和用法，目前的治疗情况。

3)评估患者各系统情况，如是否有高血压、糖尿病、结核、哮喘等。

4)专项评估，如日常自理能力评分、疼痛量表评分、跌倒坠床危险因素评估、压力性损伤危险因素评分等。

(2)局部评估：由于肿瘤的类型、生长位置、大小等不同，肿瘤的症状表现各异。有鼻塞、涕中带血、嗅觉异常、头痛等表现。前鼻镜检查可见瘤体的形态、质地和颜色。鼻窦 CT 或 X 线检查有助于协助诊断。组织病理学检查可明确诊断。

(3)心理评估：由于鼻塞、反复鼻腔出血、面部畸形，患者及其家属担心治疗效果或肿瘤恶变，易产生恐惧及焦虑心理。护士应多关心患者，了解疾病的治疗经过、患者及其家属对疾病的认知、本次治疗拟采用的治疗方式、术后康复知识的掌握程度，加强疾病相关知识宣教，进行有效的心理辅导。

术前护理

1.心理护理：合理运用沟通技巧，与患者进行有效沟通，提供信息支持，讲解鼻腔鼻窦良性肿瘤的治疗与保健知识，以及疾病的发生、发展、转归，使患者有充分的心理准备，解除顾虑，消除紧张情绪。

2.病情观察。

(1)血管瘤：主要症状为进行性鼻塞、反复鼻出血。出血量不等，长期反复出血可引起贫血，严重大出血可致失血性休克。鼻塞多为单侧，若肿瘤较大，可压迫鼻中隔偏向对侧，进而出现双侧鼻塞。肿瘤侵及邻近器官，可引起面部畸形、眼球移位、复视、头痛等症状。继发感染者鼻腔有臭味。

(2)乳头状瘤：多见于50~60岁男性，女性少见。多单侧发病，一侧鼻腔出现持续性鼻塞，渐进性加重；伴脓涕，偶有血性涕，或反复鼻出血；偶有头痛和嗅觉异常。

(3)骨瘤：多见于青年，男性较多，较常发于额窦，其次为筛窦，上颌窦及蝶窦均少见。小的骨瘤多无症状，大的额窦骨瘤可导致鼻面部畸形，引起额部疼痛、感觉异常；侵入颅内可出现颅内组织受压症状；向眼眶发展可引起眼球移位、复视等。

(4)软骨瘤：常表现为单侧渐进性鼻塞、多涕、嗅觉减退、头昏、头痛等。肿瘤长大，侵入鼻窦、

眼眶及口腔等处后,可发生面部变形、眼球移位、复视、溢泪等。

(5)神经鞘膜瘤:神经鞘膜瘤及纤维瘤生长缓慢,病程可长至10余年,早期多无症状。后期因肿瘤生长部位和大小而出现不同症状,如长于外鼻可有象皮肿样外观;长于鼻腔或鼻窦可出现鼻塞、少量鼻出血、局部畸形和头痛;若肿瘤过大可侵及多个鼻窦,甚至破坏筛板侵入颅内,出现脑组织受压迫症状。

(6)脑膜瘤:多发于青少年,病程发展缓慢,常可2~3年无症状。肿瘤长大后压迫周围组织,出现鼻塞、流涕、鼻出血、嗅觉丧失、头痛等症状。

(7)若出现鼻腔出血、鼻塞、头痛、视力下降等症状加重,应严密观察,及时处理病情变化。

3.饮食护理:术前可进食高蛋白、高热量、富含维生素、易消化、清淡的饮食,忌辛辣及刺激性食物,禁烟酒。对存在营养风险的患者,应及早进行营养干预,以增强体质及提高术后组织修复能力。

4.健康宣教。

(1)疾病宣教:以手术彻底切除为治疗原则。血管瘤、软骨瘤、神经纤维瘤、乳头状瘤易复发和恶变,应尽早手术,切除范围应彻底。常见手术方式包括鼻内镜手术、鼻侧切开或上唇下径路手术;如侵入颅内,可行颅面联合手术。

(2)用药宣教:指导患者正确使用滴鼻药,告知不同药物的作用及注意事项。保证局部用药的效果,缓解鼻塞,减轻头痛。

(3)鼻腔填塞:告知患者术后鼻腔填塞的目的及可能带来的不适。

5.术前准备。

(1)完善术前检查:完善全麻术前常规检查及专科检查,向患者及其家属讲解术前检查的目的、方法及注意事项。

(2)注意手术禁忌:及时发现影响手术的因素并协助医生进行处理。观察患者有无上呼吸道感染症状,术前监测生命体征,有异常及时通知医生予以处理;女性患者月经来潮时及时通知医生;了解患者是否使用特殊药物,如抗凝药或麻醉禁忌药物等,及时通知医生,以免引起术中出血或麻醉意外。

(3)术前一日剪鼻毛,根据手术区域备皮,保持术野清晰,保证术区清洁。

(4)嘱患者术前一日做好个人清洁,沐浴,剪指甲,男性患者剃胡须,女性患者勿化妆,及时清除指甲油,饰品摘下交给家属保管。

(5)做药物过敏试验并记录。

(6)必要时完善交叉配血。

(7)用物准备:纸巾、冰袋、便器等。

(8)胃肠道准备:给予漱口液漱口,术前按麻醉要求禁饮禁食。

术后护理

1.观察要点。

(1)全麻术后观察要点:了解患者的手术方式,特别关注手术是否入颅、术中特殊情况、出血量等;观察意识恢复情况及皮肤完整性;观察生命体征、呼吸道通畅情况;观察药物作用及用药后反应;观察术后不适反应,如鼻塞、发热、恶心、呕吐等。

(2)局部观察要点:观察鼻腔渗血情况;鼻腔填塞物的类型、位置及固定情况。

(3)并发症观察要点:观察有无颅内、鼻部、眼部的出血、疼痛等并发症;观察患者的意识状态、瞳孔大小、对光反射情况;密切观察患者头痛的性质、血压、脉搏、视力变化及眼球活动情况;

观察神经受损情况，神经鞘膜瘤往往多伴有神经功能障碍，评估神经受损情况。

2. 饮食与活动：全麻术后回病房2~4小时内，取去枕平卧位，头偏向一侧，清醒后常规给予半卧位。术后鼓励患者早期下床活动。根据患者手术耐受情况，评估患者活动能力，协助其逐渐增加活动量，恢复自理能力。患者如无恶心、呕吐等症状，4~6小时后即可进食高热量、易消化的半流质食物或软食，避免粗糙、刺激性食物。食物不宜过热，以温凉为宜。指导患者多喝温水。

3. 用药护理：根据医嘱使用抗生素、抗水肿、止血、镇痛等药物，注意观察患者用药后反应。使用抗生素控制和预防伤口感染；使用止血药预防手术伤口出血；使用鼻腔润滑剂、鼻腔黏膜保护剂保持鼻腔黏膜湿润。

4. 专科护理。

（1）术后严密监测患者生命体征，给予心电监护。

（2）鼻腔填塞的患者应取半卧位，用冷水袋或湿毛巾敷前额。鼻侧切开患者保持面部敷料包扎完整无松脱，解除包扎后，观察伤口有无红、肿、热、痛等局部感染征象，伤口用刺激性小的消毒液消毒。

（3）对于张口呼吸的患者，应鼓励其多喝水，用淡盐水或漱口液漱口，口唇涂抹液体石蜡或润唇膏，保持口唇湿润。

（4）观察鼻腔填塞物有无松脱，观察鼻腔及口中分泌物性质、颜色和量，指导患者正确滴鼻和擤鼻。

（5）鼻腔渗血护理：观察鼻腔分泌物的颜色、性状和量。患者术后鼻腔及口腔会有少量渗血，嘱患者勿紧张，可给予冰袋冷敷前额，以减轻症状。

（6）疼痛护理：评估患者鼻部及头部疼痛情况。鼻腔填塞期间，头部轻微疼痛或鼻部肿胀属正常现象，可让患者通过听音乐、聊天等转移注意力；疼痛较重时，可使用冰袋局部冷敷；疼痛不可耐受时，遵医嘱使用止痛药。

（7）感染预防：监测患者体温变化，若体温升高或主诉突发异常疼痛，鼻腔分泌物性质发生改变，应及时予以处理，如局部冰敷、查血常规或血培养、及时抽取鼻腔填塞物、全身用药等。

（8）基础护理：评估患者自理能力，做好基础护理。对术后仍有视力下降、剧烈头痛的患者，要评估患者自理能力，及时发现患者生活需求，协助患者进食、排便等。

5. 健康宣教。

（1）鼻腔填塞期间嘱患者避免剧烈活动、情绪激动、用力擤鼻、打喷嚏。保持大便通畅。如想打喷嚏，可用手指按人中、做深呼吸或用舌尖抵住硬腭予以制止。应避免鼻腔压力过大，否则会导致鼻腔纱条松动、脱出或鼻腔血管破裂出血。

（2）鼻腔填塞期间若患者出现鼻塞症状，应做好安抚工作，告知患者鼻塞是暂时症状，待鼻腔填塞物撤除后症状会明显改善。指导患者逐渐适应张口呼吸方式，可将床头抬高以改善通气。

（3）头痛加重、视力视野改变、鼻腔出血等特殊情况应及时发现，及时处理。预防外伤及跌倒，避免碰撞鼻腔，引起鼻中隔受损。

6. 心理护理：了解患者心理状态，给予心理支持。向患者解释疾病术后康复过程，引导患者表达自己的不良情绪。针对患者情绪不稳定程度，可采用不同的心理干预方法，如音乐疗法、叙事护理等，多倾听主诉，多鼓励，给予解释和帮助。

出院指导

1. 饮食与活动：避免剧烈、重体力活动及水上运动，适当进行锻炼，合理饮食，恢复期避免辛辣刺激性食物，禁烟酒。

2. 复诊指导：术后随访至关重要，可对早期复发肿瘤做早期处理。一般出院 1 周后到门诊复查，根据恢复情况确定再次复查时间。如出现鼻塞、鼻出血、视力异常等症状应及时就诊。

3. 健康指导。

（1）保护鼻腔，避免挤压、碰撞鼻部，改掉挖鼻、大力擤鼻等不良习惯。

（2）指导患者正确用药及鼻腔冲洗：根据第一次复查时的情况遵医嘱开始鼻腔冲洗。使用鼻腔黏膜保护剂或润滑剂，保持鼻腔湿润。

（3）戒烟，改善生活及工作环境，冬、春季外出时应戴口罩，以减少花粉、冷空气、环境污染等对鼻腔黏膜的刺激。

（4）生活规律，注意劳逸结合，增强抵抗力，预防疾病复发。

（5）有经常鼻出血、进行性单侧鼻塞、眼球运动障碍等，及时去医院就诊。

【操作流程】

鼻腔鼻窦良性肿瘤患者的护理标准操作流程及要点说明见图 2-3-5。

操作流程　　　　　　　　　　　　　　　　　　要点说明

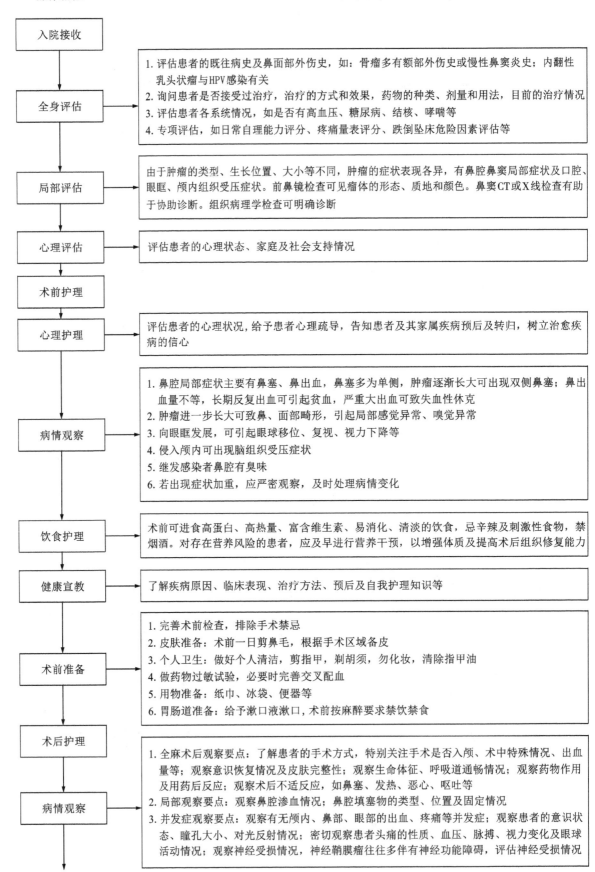

入院接收

全身评估

1. 评估患者的既往病史及鼻面部外伤史，如：骨瘤多有额部外伤史或慢性鼻窦炎史；内翻性乳头状瘤与HPV感染有关
2. 询问患者是否接受过治疗，治疗的方式和效果，药物的种类、剂量和用法，目前的治疗情况
3. 评估患者各系统情况，如是否有高血压、糖尿病、结核、哮喘等
4. 专项评估，如日常自理能力评分、疼痛量表评分、跌倒坠床危险因素评估等

局部评估

由于肿瘤的类型、生长位置、大小等不同，肿瘤的症状表现各异，有鼻腔鼻窦局部症状及口腔、眼眶、颅内组织受压症状。前鼻镜检查可见瘤体的形态、质地和颜色。鼻窦CT或X线检查有助于协助诊断。组织病理学检查可明确诊断

心理评估

评估患者的心理状态、家庭及社会支持情况

术前护理

心理护理

评估患者的心理状况，给予患者心理疏导，告知患者及其家属疾病预后及转归，树立治愈疾病的信心

病情观察

1. 鼻腔局部症状主要有鼻塞、鼻出血，鼻塞多为单侧，肿瘤逐渐长大可出现双侧鼻塞；鼻出血量不等，长期反复出血可引起贫血，严重大出血可致失血性休克
2. 肿瘤进一步长大可致鼻、面部畸形，引起局部感觉异常、嗅觉异常
3. 向眼眶发展，可引起眼球移位、复视、视力下降等
4. 侵入颅内可出现脑组织受压症状
5. 继发感染者鼻腔有臭味
6. 若出现症状加重，应严密观察，及时处理病情变化

饮食护理

术前可进食高蛋白、高热量、富含维生素、易消化、清淡的饮食，忌辛辣及刺激性食物，禁烟酒。对存在营养风险的患者，应及早进行营养干预，以增强体质及提高术后组织修复能力

健康宣教

了解疾病原因、临床表现、治疗方法、预后及自我护理知识等

术前准备

1. 完善术前检查，排除手术禁忌
2. 皮肤准备：术前一日剪鼻毛，根据手术区域备皮
3. 个人卫生：做好个人清洁，剪指甲，剃胡须，勿化妆，清除指甲油
4. 做药物过敏试验，必要时完善交叉配血
5. 用物准备：纸巾、冰袋、便器等
6. 胃肠道准备：给予漱口液漱口，术前按麻醉要求禁饮禁食

术后护理

病情观察

1. 全麻术后观察要点：了解患者的手术方式，特别关注手术是否入颅、术中特殊情况、出血量等；观察意识恢复情况及皮肤完整性；观察生命体征、呼吸道通畅情况；观察药物作用及用药后反应；观察术后不适反应，如鼻塞、发热、恶心、呕吐等
2. 局部观察要点：观察鼻腔渗血情况；鼻腔填塞物的类型、位置及固定情况
3. 并发症观察要点：观察有无颅内、鼻部、眼部的出血、疼痛等并发症；观察患者的意识状态、瞳孔大小、对光反射情况；密切观察患者头痛的性质、血压、脉搏、视力变化及眼球活动情况；观察神经受损情况，神经鞘膜瘤往往多伴有神经功能障碍，评估神经受损情况

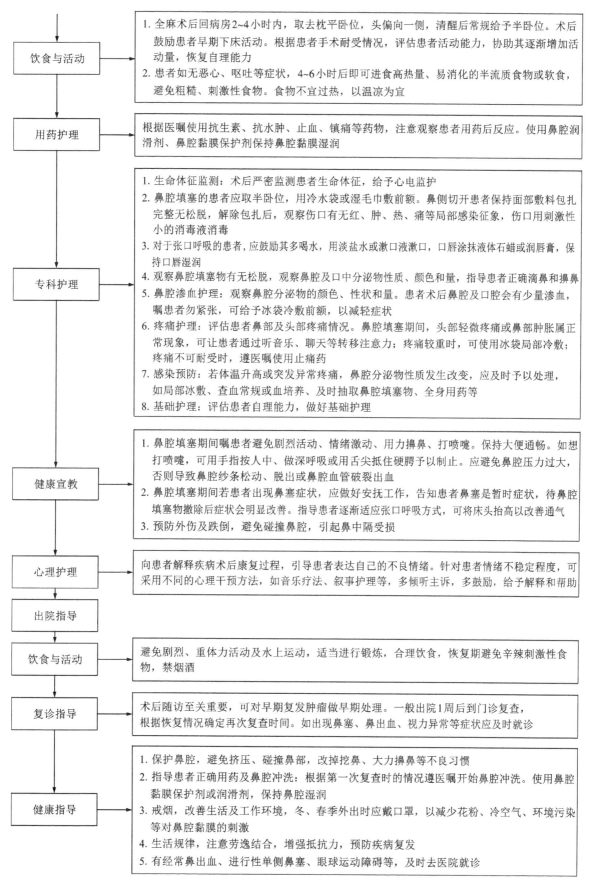

图 2-3-5 鼻腔鼻窦良性肿瘤患者的护理标准操作流程及要点说明

六、鼻腔鼻窦恶性肿瘤患者的护理标准操作流程

【目的】

1.规范鼻腔鼻窦恶性肿瘤患者的护理流程，为患者提供全程优质的护理服务。

2.落实护理措施，及时发现病情变化，对症处理，保障患者安全。

3.提高患者舒适度。

【规程】

入院接收

1.主班护士接到患者住院信息通知，了解患者的性别、年龄、疾病史、精神状态、个人史，提前通知责任护士准备好床单位、病房环境(温度、湿度适宜，清洁)、病历。

2.责任护士热情接待，介绍病房环境，通知医生查看患者。

3.对患者进行评估。

(1)全身评估。

1)评估患者既往健康状况，生活及居住环境，有无家族史，有无外伤史，有无慢性鼻炎、慢性鼻窦炎、鼻良性肿瘤病史，是否接受过治疗，治疗的方式和效果，药物的种类、剂量和用法，目前的治疗情况。

2)了解患者发病的危险因素，如长期慢性炎症刺激、经常接触致癌物质或放射性物质、良性肿瘤恶变、外伤等。

3)了解患者有无高血压、凝血功能障碍、使用抗凝药等全身性因素，有无出血倾向的家族史。

4)根据营养风险评估量表及BMI指数对患者的营养状态进行评估。

(2)局部评估：症状因肿瘤原发部位或累及范围不同而异。有局部疼痛、涕血、剧烈头痛、颈淋巴结转移等症状。鼻腔及鼻内镜检查，观察肿瘤原发部位、大小、外形、鼻窦开口等情况。鼻部CT或MRI可明确肿瘤来源、大小和侵及范围。组织病理学检查可明确诊断。

(3)心理评估：恶性肿瘤的确诊给患者及其家属带来极大的心理压力，治疗方式的选择让患者感到无所适从，手术治疗引起的面部形象改变，更给患者带来了恶性刺激，因此，患者极易产生恐惧、焦虑、退缩等消极情绪，甚至对治疗失去信心。护士应全面了解患者的文化程度、职业、家庭及社会关系、家庭经济状况、对疾病的认知程度等，年纪轻、社会地位高及女性患者，对外貌改变接受更困难，应综合所掌握的资料评估患者的心理状况，制订有效、有针对性的心理疏导措施。

术前护理

1.心理护理：动态观察患者情绪变化，多与患者沟通，引导患者正确地宣泄不良情绪。告知疾病的治疗方式及尽早手术的重要性，讲解术后可能发生的面容改变、重要生理功能缺失后的补救措施和方法、疾病预后等。鼓励家属做好情感支持并配合医护人员做好解释工作，提高患者安全感及渡过疾病难关的信心。

2.病情观察。

(1)鼻腔恶性肿瘤：早期常有单侧进行性鼻塞、涕血、恶臭脓涕或肉色水样涕，头痛、嗅觉减退等症状，晚期由于肿瘤侵入鼻窦、眼眶，表现为相应症状。

(2)上颌窦恶性肿瘤：早期肿瘤较小，局限于窦腔某一部位，常无明显症状。随着肿瘤的发展，先后出现下列症状：单侧脓血涕、面颊部疼痛或麻木感、进行性鼻塞、上颌磨牙疼痛或松动。晚期肿瘤破坏窦壁，向邻近组织扩展，可出现面颊部隆起、流泪、眼球向上移位、硬腭隆起、张口困难、头痛、耳痛、颈淋巴结转移等症状。

(3)筛窦恶性肿瘤：早期肿瘤局限于筛房可无症状。当肿瘤侵入鼻腔时，则出现单侧鼻塞、血

性鼻涕、头痛和嗅觉障碍。晚期肿瘤向各方向扩展，侵犯纸样板进入眼眶，使眼球向外、前、下或上方移位，并有复视，若累及硬脑膜或侵入颅内，则有剧烈头痛。

（4）额窦恶性肿瘤：原发于额窦的恶性肿瘤极少见。早期多无症状，肿瘤发展后，可有局部肿痛、麻木感和鼻出血。

（5）蝶窦恶性肿瘤：原发性和转移性癌均少见。早期无症状，待出现眼球移位、眼球运动障碍或视力减退等症状时已属晚期。

（6）严密观察，若出现短期内症状加重，早期发现及时处理病情变化。

3.饮食护理：术前可进食高蛋白、高热量、富含维生素、易消化的清淡饮食，忌辛辣及刺激性食物，禁烟酒。对存在营养风险的患者及早进行营养干预以增强体质及提高术后组织修复能力。

4.健康宣教。

（1）疾病宣教：鼻腔鼻窦恶性肿瘤的治疗方式主要有手术、放疗和化疗3种方法。病理类型、疾病分期、治疗风险及并发症、患者对疾病的接受程度、身体状况、社会经济因素等均影响治疗方式的选择。首次治疗是治疗成败的关键。手术治疗是多数鼻腔鼻窦恶性肿瘤首选治疗方式，对范围较大、结构复杂、一次手术难以根治性切除者，术前术后配合放疗或化疗及分阶段手术，以减少术后复发、提高疗效。

（2）癌性疼痛剧烈的患者，做好疼痛评估，在排除颅内转移、颅内高压的情况下，遵医嘱使用止痛药物，观察止痛效果，同时配合局部放松、转移注意力等辅助方法缓解疼痛。

（3）勿挖鼻或用力擤鼻，保持鼻腔黏膜湿润，必要时使用薄荷油等鼻部润滑剂，保持大便通畅。

5.术前准备。

（1）完善术前检查：完善全麻术前常规检查及专科检查，向患者及家属讲解术前检查的目的、方法及注意事项。

（2）注意手术禁忌：及时发现影响手术的因素并协助医生进行处理。观察患者有无上呼吸道感染症状，术前监测生命体征，有异常及时告知医生予以处理；女性患者月经来潮时及时告知医生；了解患者是否使用特殊药物，如抗凝药或麻醉禁忌药物等，及时告知医生，以免引起术中出血或麻醉意外。

（3）皮肤准备：术前1日剪鼻毛，根据手术区域备皮，保持术野清晰，保证术区清洁。

（4）个人卫生：嘱患者术前1日做好个人清洁，沐浴，剪指甲，男性患者剃胡须，女性患者勿化妆，及时清除指甲油，饰品摘下交给家属保管。

（5）做药物过敏试验并记录。

（6）必要时完善交叉配血。

（7）用物准备：纸巾、冰袋、便器、纸笔等。

（8）胃肠道准备：给予漱口液漱口，术前按麻醉要求禁饮禁食。

术后护理

1.病情观察。

（1）全麻术后观察要点：了解患者的手术方式，术中特殊情况、出血量等；观察意识恢复情况及皮肤完整性；观察生命体征、呼吸道通畅情况；观察药物作用及用药后反应；观察术后不适反应，如鼻塞、发热、恶心、呕吐等。

（2）局部观察要点：观察鼻腔渗血情况；鼻腔填塞物的类型、位置及固定情况。

（3）并发症观察要点：观察患者的意识状态、瞳孔大小、对光反射情况，密切观察患者头痛的性质、血压、脉搏、视力变化及眼球活动情况；观察有无鼻出血、鼻腔粘连、鼻中隔穿孔等鼻内并发症；有无眶周淤血、眶内气肿、眶内血肿、眶内感染、眶内炎性假瘤、内直肌损伤、鼻泪管损伤、失明等眶内并发症；有无脑脊液鼻漏、脑膜炎、脑脓肿、颅内出血、颈内动脉或海绵窦损伤大出血等颅内并发症。

2. 饮食与活动：全麻术后回病房2~4小时内，取去枕平卧位，头偏向一侧，清醒后常规给予半卧位，根据患者手术耐受情况，评估患者活动能力，鼓励患者早期开展适合的活动，协助其逐渐增加活动量，恢复自理能力。患者如无恶心、呕吐等症状，4~6小时后即可进食高热量、易消化的半流质饮食或软食，避免粗硬、刺激性食物。食物不宜过热，以温凉为宜。指导患者多喝温水。如患者有鼻胃管、胃造口，给予管饲流质。

3. 用药护理：根据医嘱使用抗生素、抗水肿、止血止痛等药物，注意观察患者用药反应。使用抗生素控制和预防伤口感染，止血药预防手术伤口出血。使用鼻腔润滑剂、鼻腔黏膜保护剂，保持鼻腔黏膜湿润。关注患者检验结果，必要时记录出入水量，维持水电解质平衡。

4. 专科护理。

(1)生命体征监测：术后严密监测患者生命体征，给予心电监护，监测神志瞳孔、肢体活动、必要时记录出入水量。

(2)急性疼痛的护理：评估疼痛的部位、程度，根据医嘱给予镇痛方式；向患者解释疼痛的原因，告知术后疼痛可能持续的时间及大致过程；给予半卧位，避免剧烈咳嗽及打喷嚏，减轻鼻面部的充血肿胀，避免鼻腔压力突然增大而牵拉伤口导致疼痛加剧。

(3)预防感染。

1)观察并记录患者生命体征，特别是体温变化，注意观察鼻腔及面部伤口分泌物的颜色、性质及量，有无神志、意识改变及剧烈头痛、恶心、呕吐等，监测白细胞计数，及时发现感染征兆。

2)遵医嘱使用抗生素，待术腔内填塞物取出后，可每日用生理盐水冲洗鼻腔，保持术腔清洁；鼻侧切开部位可用生理盐水或消毒液擦拭，保持清洁、干燥。

3)保持口腔清洁，进餐后及时漱口，给予口腔护理。

4)鼓励患者少量多餐，进食富含维生素、高蛋白的流质或半流质食物，减少食物对口腔的不良刺激，促进伤口愈合。

(4)潜在并发症的护理：预防术后出血、脑脊液鼻漏、脑膜炎等。

1)密切观察患者的血压、心率变化，鼻腔、口腔分泌物等颜色、性质及量，伤口渗血情况等，遵医嘱使用止血药物，及时发现及处理伤口出血。

2)观察患者有无高热、剧烈头痛、恶心、喷射性呕吐、意识改变及鼻腔有无异常液体流出，如出现鼻腔流出无色液体、干燥后不结痂、低头时量增多等情况，则怀疑有脑脊液鼻漏，嘱患者勿低头用力，避免增加腹压的各种活动。

3)取半坐位，保持大便通畅，勿剧烈咳嗽及活动，减少脑部充血水肿，降低颅内压，利于伤口愈合。

(5)自我形象紊乱的护理：对术后面容有改变的患者，应鼓励其接受现状，告知患者良好的修复方法并协助积极处理，鼓励患者接受和配合后期治疗；指导患者进行口腔功能恢复训练，防止术后瘢痕挛缩引起的张口困难和吐字不清；协助患者佩戴牙托，观察牙托大小是否合适、在位，有无松动，帮助修复面部缺失，改善自身形象。

(6)基础护理：评估患者自理能力，做好基础护理。对术后仍有视力下降、剧烈头痛的患者，要评估患者自理能力，及时发现患者生活需求，协助患者进食、排便等。

5. 健康宣教。

(1)鼻腔填塞期间嘱患者避免剧烈活动、情绪激动、用力擤鼻、打喷嚏，保持大便通畅。如想打喷嚏，可用手指按人中、做深呼吸或用舌尖抵住硬腭予以制止。应避免鼻腔压力过大，否则会导致鼻腔纱条松动、脱出或鼻腔血管破裂出血。

（2）术后鼻腔填塞期间出现鼻塞症状，做好安抚工作，告知患者鼻塞是暂时症状，待鼻腔填塞物撤除后症状会明显改善，指导患者逐渐适应张口呼吸方式，可给予床头抬高改善通气。

（3）有头痛加重、视力视野改变、鼻腔出血等特殊情况及时发现，及时处理。

（4）指导患者进行张口训练、吞咽训练，防止张口困难，营养摄入不足。

6. 心理护理：了解患者心理状态，给予心理支持。向患者解释疾病术后康复过程，引导患者表达自己的不良情绪，针对情绪不稳定程度采用不同的心理干预方法，如音乐疗法、叙事护理等，多倾听主诉，多鼓励，给予解释和帮助。

出院指导

1. 饮食与活动：避免剧烈活动或从事重体力劳动及水上运动等，适当进行锻炼，合理饮食，宜进食温冷、营养丰富、易咀嚼、易消化食物，忌刺激性食物及烟酒。

2. 复诊指导：鼓励患者克服放疗、化疗的不良反应，坚持治疗，定期随访，促进疗效，监测及预防术后复发，建议遵医嘱随访 5 年。如出现鼻塞、鼻出血、局部肿胀、视力异常等症状及时就诊。

3. 健康指导。

（1）保护鼻腔，避免挤压、碰撞鼻部，改掉挖鼻、大力擤鼻等不良习惯。

（2）指导患者正确用药及鼻腔冲洗：根据第一次复查时的情况遵医嘱开始鼻腔冲洗。使用鼻腔黏膜保护剂或润滑剂，保持鼻腔湿润。

（3）戒烟酒，改善生活及工作环境，冬、春季外出时应戴口罩，减少花粉、冷空气、环境污染等对鼻腔黏膜刺激。

（4）生活规律，注意劳逸结合，增强抵抗力，预防疾病复发。

（5）带管道出院的患者，如鼻胃管、胃造口管、PICC 管、输液港等管道，教会患者及家属管道的自我护理方法，定期到医院门诊维护，保持管道固定、在位。

（6）教会患者张口训练、吞咽训练、肩颈训练等方法，促进功能康复，早日回归社会。

【操作流程】

鼻腔鼻窦恶性肿瘤患者的护理标准操作流程及要点说明见图 2-3-6。

操作流程 要点说明

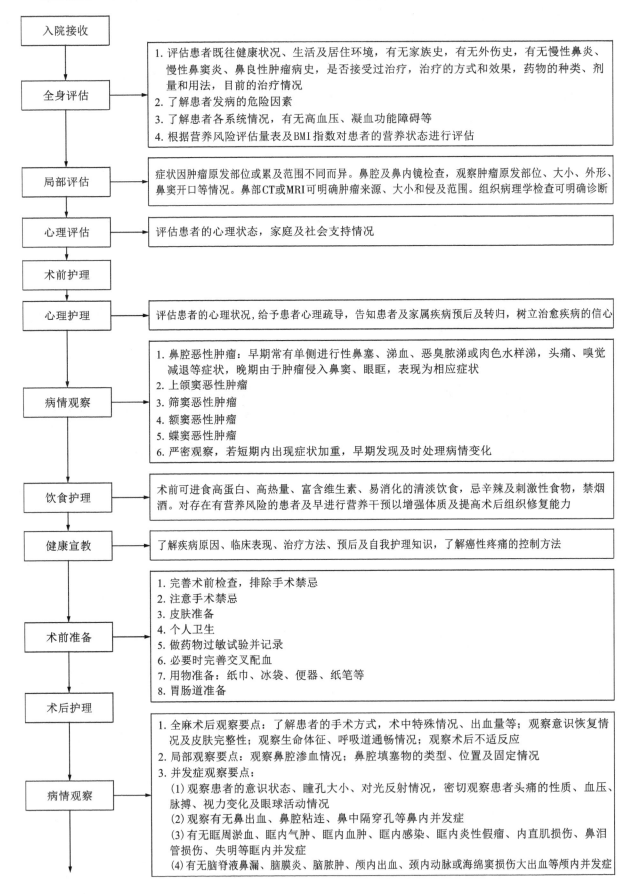

入院接收

全身评估
→
1. 评估患者既往健康状况、生活及居住环境，有无家族史，有无外伤史，有无慢性鼻炎、慢性鼻窦炎、鼻良性肿瘤病史，是否接受过治疗，治疗的方式和效果，药物的种类、剂量和用法，目前的治疗情况
2. 了解患者发病的危险因素
3. 了解患者各系统情况，有无高血压、凝血功能障碍等
4. 根据营养风险评估量表及BMI指数对患者的营养状态进行评估

局部评估
→
症状因肿瘤原发部位或累及范围不同而异。鼻腔及鼻内镜检查，观察肿瘤原发部位、大小、外形、鼻窦开口等情况。鼻部CT或MRI可明确肿瘤来源、大小和侵及范围。组织病理学检查可明确诊断

心理评估
→
评估患者的心理状态，家庭及社会支持情况

术前护理

心理护理
→
评估患者的心理状况，给予患者心理疏导，告知患者及家属疾病预后及转归，树立治愈疾病的信心

病情观察
→
1. 鼻腔恶性肿瘤：早期常有单侧进行性鼻塞、涕血、恶臭脓涕或肉色水样涕，头痛、嗅觉减退等症状，晚期由于肿瘤侵入鼻窦、眼眶，表现为相应症状
2. 上颌窦恶性肿瘤
3. 筛窦恶性肿瘤
4. 额窦恶性肿瘤
5. 蝶窦恶性肿瘤
6. 严密观察，若短期内出现症状加重，早期发现及时处理病情变化

饮食护理
→
术前可进食高蛋白、高热量、富含维生素、易消化的清淡饮食，忌辛辣及刺激性食物，禁烟酒。对存在有营养风险的患者及早进行营养干预以增强体质及提高术后组织修复能力

健康宣教
→
了解疾病原因、临床表现、治疗方法、预后及自我护理知识，了解癌性疼痛的控制方法

术前准备
→
1. 完善术前检查，排除手术禁忌
2. 注意手术禁忌
3. 皮肤准备
4. 个人卫生
5. 做药物过敏试验并记录
6. 必要时完善交叉配血
7. 用物准备：纸巾、冰袋、便器、纸笔等
8. 胃肠道准备

术后护理

病情观察
→
1. 全麻术后观察要点：了解患者的手术方式，术中特殊情况、出血量等；观察意识恢复情况及皮肤完整性；观察生命体征、呼吸道通畅情况；观察术后不适反应
2. 局部观察要点：观察鼻腔渗血情况；鼻腔填塞物的类型、位置及固定情况
3. 并发症观察要点：
(1) 观察患者的意识状态、瞳孔大小、对光反射情况，密切观察患者头痛的性质、血压、脉搏、视力变化及眼球活动情况
(2) 观察有无鼻出血、鼻腔粘连、鼻中隔穿孔等鼻内并发症
(3) 有无眶周淤血、眶内气肿、眶内血肿、眶内感染、眶内炎性假瘤、内直肌损伤、鼻泪管损伤、失明等眶内并发症
(4) 有无脑脊液鼻漏、脑膜炎、脑脓肿、颅内出血、颈内动脉或海绵窦损伤大出血等颅内并发症

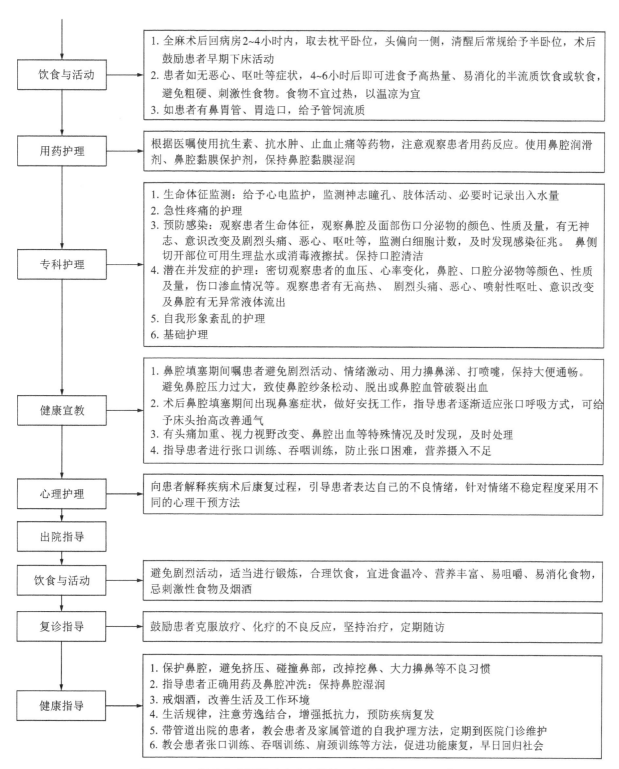

饮食与活动	1. 全麻术后回病房2~4小时内，取去枕平卧位，头偏向一侧，清醒后常规给予半卧位，术后鼓励患者早期下床活动 2. 患者如无恶心、呕吐等症状，4~6小时后即可进食予高热量、易消化的半流质饮食或软食，避免粗硬、刺激性食物。食物不宜过热，以温凉为宜 3. 如患者有鼻胃管、胃造口，给予管饲流质
用药护理	根据医嘱使用抗生素、抗水肿、止血止痛等药物，注意观察患者用药反应。使用鼻腔润滑剂、鼻腔黏膜保护剂，保持鼻腔黏膜湿润
专科护理	1. 生命体征监测：给予心电监护，监测神志瞳孔、肢体活动、必要时记录出入水量 2. 急性疼痛的护理 3. 预防感染：观察患者生命体征，观察鼻腔及面部伤口分泌物的颜色、性质及量，有无神志、意识改变及剧烈头痛、恶心、呕吐等，监测白细胞计数，及时发现感染征兆。鼻侧切开部位可用生理盐水或消毒液擦拭。保持口腔清洁 4. 潜在并发症的护理：密切观察患者的血压、心率变化，鼻腔、口腔分泌物等颜色、性质及量，伤口渗血情况等。观察患者有无高热、剧烈头痛、恶心、喷射性呕吐、意识改变及鼻腔有无异常液体流出 5. 自我形象紊乱的护理 6. 基础护理
健康宣教	1. 鼻腔填塞期间嘱患者避免剧烈活动、情绪激动、用力擤鼻涕、打喷嚏，保持大便通畅。避免鼻腔压力过大，致使鼻腔纱条松动、脱出或鼻腔血管破裂出血 2. 术后鼻腔填塞期间出现鼻塞症状，做好安抚工作，指导患者逐渐适应张口呼吸方式，可给予床头抬高改善通气 3. 有头痛加重、视力视野改变、鼻腔出血等特殊情况及时发现，及时处理 4. 指导患者进行张口训练、吞咽训练，防止张口困难，营养摄入不足
心理护理	向患者解释疾病术后康复过程，引导患者表达自己的不良情绪，针对情绪不稳定程度采用不同的心理干预方法
出院指导	
饮食与活动	避免剧烈活动，适当进行锻炼，合理饮食，宜进食温冷、营养丰富、易咀嚼、易消化食物，忌刺激性食物及烟酒
复诊指导	鼓励患者克服放疗、化疗的不良反应，坚持治疗，定期随访
健康指导	1. 保护鼻腔，避免挤压、碰撞鼻部，改掉挖鼻、大力擤鼻等不良习惯 2. 指导患者正确用药及鼻腔冲洗：保持鼻腔湿润 3. 戒烟酒，改善生活及工作环境 4. 生活规律，注意劳逸结合，增强抵抗力，预防疾病复发 5. 带管道出院的患者，教会患者及家属管道的自我护理方法，定期到医院门诊维护 6. 教会患者张口训练、吞咽训练、肩颈训练等方法，促进功能康复，早日回归社会

图2-3-6 鼻腔鼻窦恶性肿瘤患者的护理标准操作流程及要点说明

七、鼻腔鼻窦异物患者的护理标准操作流程

【目的】

1. 规范鼻腔鼻窦异物患者的护理流程，为患者提供全程优质的护理服务。

2. 落实护理措施，及时发现病情变化，对症处理，保障患者安全。

3. 提高患者舒适度。

【规程】

入院接收

1. 主班护士接到患者住院信息通知，了解患者的性别、年龄、疾病史、精神状态、个人史，提前通知责任护士准备好床单位、病房环境(温度、湿度适宜，清洁)、病历。

2. 责任护士热情接待，介绍病房环境，通知医生查看患者。

3. 对患者进行评估。

(1)全身评估。

1)评估患者既往是否有鼻出血、结核等产生内源性异物的病史。

2)评估有无异物进入史，如飞虫误入鼻腔，儿童玩耍时将橡皮球、纸卷、纽扣等塞入鼻内，成人工作中误吸粉尘等，有无受伤史。

3)专项评估：如日常自理能力评分、疼痛量表、跌倒坠床危险因素评估、压力性损伤危险因素评分等。

(2)局部评估：评估异物的大小、形状及滞留时间，有无慢性鼻出血等。因异物的性质、大小、形状、所在部位、刺激性和滞留时间的不同而表现为不同的症状，如单侧鼻塞、流脓涕、呼气有臭味等。鼻腔检查可见异物，对透光性差的异物，可借助 X 线检查，必要时行 CT 检查定位。

(3)心理评估：幼儿常因异物塞入史不明确而耽误治疗，家长易产生自责心理。护士注意评估患者及家属的心理状态，给予心理疏导。

术前护理

1. 心理护理：合理运用沟通技巧，与患者进行有效沟通，提供信息支持，讲解鼻腔鼻窦异物的治疗与保健知识，疾病的发生、发展、转归，使患者有充分的心理准备，解除顾虑，消除紧张情绪。

2. 病情观察。

(1)儿童鼻腔异物表现为单侧鼻阻塞、流黏脓涕、鼻出血或涕中带血及呼气有臭味等。

(2)因战伤、工伤或误伤而引起者，除面部有外伤，其他临床表现则要视异物性质、大小、所在部位和滞留时间的不同而不同。若损伤视神经则表现为视力障碍，若伤及血管则有较大量出血。

(3)活的动物性异物(如水蛭)常有虫爬感。医源性异物则有异物滞留侧鼻塞、脓涕(有臭味)和头痛等。

(4)观察异物是否活动或移位，防止异物滑脱坠入呼吸道引起气道阻塞。

3. 饮食护理：术前可进食高蛋白、高热量、富含维生素、易消化的清淡饮食，忌辛辣及刺激性食物，禁烟酒。

4. 健康宣教：根据异物不同，采用不同的取出方式。一般异物可于门急诊直接取出，活动性异物须先用 1% 丁卡因麻醉，使之失去活动能力后再取出。若异物较大且位于大血管附近、为过大的金属性或矿物性鼻窦异物，须住院手术取出。

5. 术前准备：需要住院手术治疗的鼻腔鼻窦异物患者按照鼻内镜手术行术前准备。

(1)评估异物大小、形状、部位和性质，配合医生及时取出异物。

(2)完善术前检查：完善术前常规检查及专科检查，向患者及家属讲解术前检查的目的、方法及注意事项。

(3)注意手术禁忌：及时发现影响手术的因素并协助医生进行处理。观察患者有无上呼吸道感染症状，术前监测生命体征，有异常及时告知医生予以处理；女性患者月经来潮时及时告知医生；了解患者是否使用特殊药物，如抗凝药或麻醉禁忌药物等，及时告知医生，以免引起术中出血或麻醉意外。

（4）做好个人卫生：嘱患者做好个人清洁，沐浴，剪指甲，男性患者剃胡须，女性患者勿化妆，及时清除指甲油，摘下饰品交家属保管。

（5）做药物过敏试验并记录。

（6）用物准备：对气道阻塞风险大的患者，备吸氧、吸引装置及气切包于床旁。

（7）胃肠道准备：给予漱口液漱口，术前按麻醉要求禁饮禁食。

术后护理

1.病情观察。

（1）全麻手术观察要点：责任护士了解患者的手术方式、异物是否完整取出、术中特殊情况；观察意识恢复情况及皮肤完整性；观察生命体征、呼吸道通畅情况；观察药物作用及用药后反应；观察术后不适反应，如鼻塞、发热、恶心、呕吐等。

（2）局部观察要点：观察鼻腔通气情况及鼻腔分泌物的颜色、性状及量。

（3）并发症观察要点：注意有无发热、头痛等症状；有外伤者，观察伤口有无红、肿、热、痛等感染征象。

2.饮食与活动：全麻术后回病房2~4小时，去枕取平卧位，头偏向一侧，清醒后常规给予半卧位，术后鼓励患者早期下床活动。根据患者手术耐受情况，评估患者活动能力，协助其逐渐增加活动量，恢复自理能力。患者如无恶心、呕吐等症状，4~6小时后即可进食高热量、易消化的半流质饮食或软食，避免粗糙、刺激性食物。食物不宜过热，以温凉为宜。指导患者多喝温水。

3.用药护理：根据医嘱使用抗生素、抗水肿、止血止痛等药物，注意观察患者用药反应。使用抗生素控制和预防伤口感染、止血药预防手术伤口出血。使用鼻腔润滑剂、鼻腔黏膜保护剂，保持鼻腔黏膜湿润。

4.专科护理。

（1）生命体征监测：术后严密监测患者生命体征，必要时给予心电监护。

（2）保持呼吸道通畅：术前备吸氧、负压吸引装置及气切包于床旁，异物取出前，观察异物是否活动或移位，防止异物滑脱坠入呼吸道引起气道阻塞。

（3）观察生命体征，注意有无发热、头痛等症状，观察鼻腔通气情况及鼻腔分泌物的颜色、性状及量。

（4）有外伤者，观察伤口有无红、肿、热、痛等感染征象。

（5）开放性外伤的患者，根据医嘱注射破伤风抗毒素。

5.健康宣教。

（1）向患者及家属讲解鼻腔鼻窦异物的危害，配合医生尽早实施异物取出术。

（2）安抚患儿勿哭闹，防止异物坠入呼吸道引起气道阻塞。

（3）告知患者及家属预防鼻腔鼻窦异物的知识。

6.心理护理：了解患者心理状态，给予心理支持。患者因鼻腔鼻窦异物施行手术，会产生紧张、恐惧心理，应倾听主诉，多鼓励，给予解释和帮助。

出院指导

1.饮食与活动：恢复期避免辛辣、刺激性食物。露营或野外游泳时注意自我防护。注意保护鼻部，勿受外力碰撞。

2.复诊指导：一般无须复诊，出现体温升高、鼻出血等症状及时就诊。

3.健康指导。

（1）告知患者注意自我防护，家长应加强看护儿童，及时纠正不良习惯，避免儿童将异物塞入鼻内，禁止儿童玩纽扣电池，预防鼻腔异物的发生。

（2）外伤、手术后或儿童出现单侧鼻流涕或涕中带血且伴异臭者，应及时就诊，检查是否为鼻腔异物，利于早期诊断及治疗。

（3）告知患者及家属，发生异物误入鼻腔后应及时就诊取出异物，以免异物存留发生继发性损伤。

【操作流程】

鼻腔鼻窦异物患者的护理标准操作流程及要点说明见图2-3-7。

操作流程 | **要点说明**

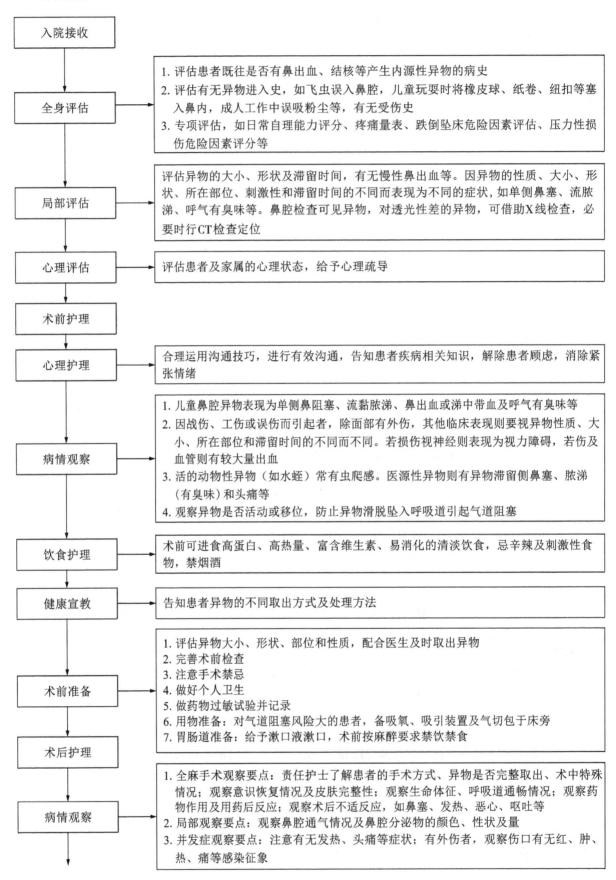

入院接收 → 全身评估 → 局部评估 → 心理评估 → 术前护理 → 心理护理 → 病情观察 → 饮食护理 → 健康宣教 → 术前准备 → 术后护理 → 病情观察

全身评估
1. 评估患者既往是否有鼻出血、结核等产生内源性异物的病史
2. 评估有无异物进入史，如飞虫误入鼻腔，儿童玩耍时将橡皮球、纸卷、纽扣等塞入鼻内，成人工作中误吸粉尘等，有无受伤史
3. 专项评估，如日常自理能力评分、疼痛量表、跌倒坠床危险因素评估、压力性损伤危险因素评分等

局部评估
评估异物的大小、形状及滞留时间，有无慢性鼻出血等。因异物的性质、大小、形状、所在部位、刺激性和滞留时间的不同而表现为不同的症状，如单侧鼻塞、流脓涕、呼气有臭味等。鼻腔检查可见异物，对透光性差的异物，可借助X线检查，必要时行CT检查定位

心理评估
评估患者及家属的心理状态，给予心理疏导

心理护理
合理运用沟通技巧，进行有效沟通，告知患者疾病相关知识，解除患者顾虑，消除紧张情绪

病情观察
1. 儿童鼻腔异物表现为单侧鼻阻塞、流黏脓涕、鼻出血或涕中带血及呼气有臭味等
2. 因战伤、工伤或误伤而引起者，除面部有外伤，其他临床表现则要视异物性质、大小、所在部位和滞留时间的不同而不同。若损伤视神经则表现为视力障碍，若伤及血管则有较大量出血
3. 活的动物性异物（如水蛭）常有虫爬感。医源性异物则有异物滞留侧鼻塞、脓涕（有臭味）和头痛等
4. 观察异物是否活动或移位，防止异物滑脱坠入呼吸道引起气道阻塞

饮食护理
术前可进食高蛋白、高热量、富含维生素、易消化的清淡饮食，忌辛辣及刺激性食物，禁烟酒

健康宣教
告知患者异物的不同取出方式及处理方法

术前准备
1. 评估异物大小、形状、部位和性质，配合医生及时取出异物
2. 完善术前检查
3. 注意手术禁忌
4. 做好个人卫生
5. 做药物过敏试验并记录
6. 用物准备：对气道阻塞风险大的患者，备吸氧、吸引装置及气切包于床旁
7. 胃肠道准备：给予漱口液漱口，术前按麻醉要求禁饮禁食

病情观察
1. 全麻手术观察要点：责任护士了解患者的手术方式、异物是否完整取出、术中特殊情况；观察意识恢复情况及皮肤完整性；观察生命体征、呼吸道通畅情况；观察药物作用及用药后反应；观察术后不适反应，如鼻塞、发热、恶心、呕吐等
2. 局部观察要点：观察鼻腔通气情况及鼻腔分泌物的颜色、性状及量
3. 并发症观察要点：注意有无发热、头痛等症状；有外伤者，观察伤口有无红、肿、热、痛等感染征象

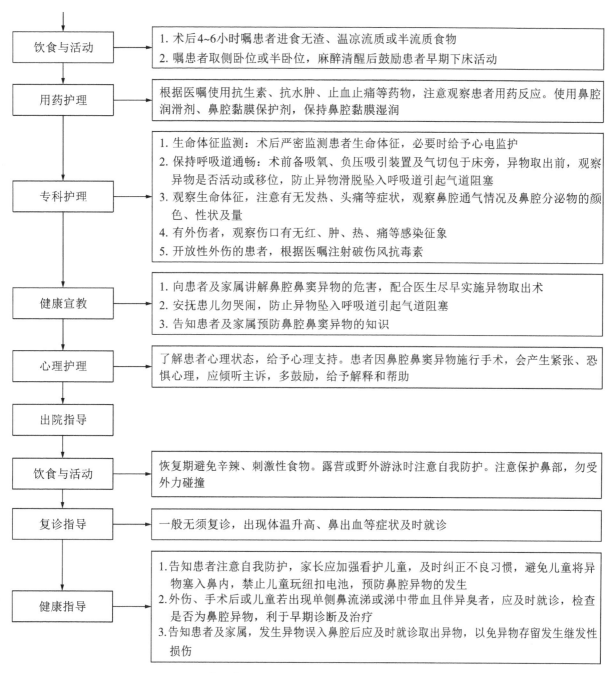

饮食与活动	1. 术后4~6小时嘱患者进食无渣、温凉流质或半流质食物 2. 嘱患者取侧卧位或半卧位，麻醉清醒后鼓励患者早期下床活动
用药护理	根据医嘱使用抗生素、抗水肿、止血止痛等药物，注意观察患者用药反应。使用鼻腔润滑剂、鼻腔黏膜保护剂，保持鼻腔黏膜湿润
专科护理	1. 生命体征监测：术后严密监测患者生命体征，必要时给予心电监护 2. 保持呼吸道通畅：术前备吸氧、负压吸引装置及气切包于床旁，异物取出前，观察异物是否活动或移位，防止异物滑脱坠入呼吸道引起气道阻塞 3. 观察生命体征，注意有无发热、头痛等症状，观察鼻腔通气情况及鼻腔分泌物的颜色、性状及量 4. 有外伤者，观察伤口有无红、肿、热、痛等感染征象 5. 开放性外伤的患者，根据医嘱注射破伤风抗毒素
健康宣教	1. 向患者及家属讲解鼻腔鼻窦异物的危害，配合医生尽早实施异物取出术 2. 安抚患儿勿哭闹，防止异物坠入呼吸道引起气道阻塞 3. 告知患者及家属预防鼻腔鼻窦异物的知识
心理护理	了解患者心理状态，给予心理支持。患者因鼻腔鼻窦异物施行手术，会产生紧张、恐惧心理，应倾听主诉，多鼓励，给予解释和帮助
出院指导	
饮食与活动	恢复期避免辛辣、刺激性食物。露营或野外游泳时注意自我防护。注意保护鼻部，勿受外力碰撞
复诊指导	一般无须复诊，出现体温升高、鼻出血等症状及时就诊
健康指导	1. 告知患者注意自我防护，家长应加强看护儿童，及时纠正不良习惯，避免儿童将异物塞入鼻内，禁止儿童玩纽扣电池，预防鼻腔异物的发生 2. 外伤、手术后或儿童若出现单侧鼻流涕或涕中带血且伴异臭者，应及时就诊，检查是否为鼻腔异物，利于早期诊断及治疗 3. 告知患者及家属，发生异物误入鼻腔后应及时就诊取出异物，以免异物存留发生继发性损伤

图 2-3-7 鼻腔鼻窦异物患者的护理标准操作流程及要点说明

八、脑脊液鼻漏患者的护理标准操作流程

【目的】

1. 规范脑脊液鼻漏手术患者的护理流程，为患者提供全程优质的护理服务。
2. 落实护理措施，及时发现病情变化，对症处理，保障患者安全。
3. 提高患者舒适度。

【规程】

入院接收

1. 主班护士接到患者住院信息通知，了解患者的性别、年龄、疾病史、精神状态、个人史，提前通知责任护士准备好床单位、病房环境(温度、湿度适宜，清洁)、病历。

2. 责任护士热情接待，介绍病房环境，通知医生查看患者。

3. 对患者进行评估。

(1)全身评估。

1)评估患者现病史和既往史。患者有无外伤史及肿瘤病史等，近期有无鼻内镜手术或颅底手术。

2)评估患者全身各系统情况。患者心肺功能，是否有高血压、糖尿病等，营养状况、休息睡眠等日常生活状态等，个人婚姻、家族史等。

3)专项评估：如日常自理能力评分、疼痛量表、跌倒坠床危险因素评估、压力性损伤危险因素评分等。

(2)局部评估：评估患者鼻腔漏出液的颜色、性质和量。评估患者在何时、何种体位下会有清水样液体流出；详细询问患者有无咽部异物感，有无咸味液体咽下。评估患者颅内相关症状，评估患者生命体征、意识、瞳孔大小、对光反射状况，观察患者有无剧烈头痛、恶心、喷射性呕吐等颅内压升高的表现；有无头痛、呕吐伴颈项强直等脑膜刺激征状。CT、MRI 检查，能有效、精准地进行脑脊液鼻漏定位，可清晰显示解剖结构。

(3)心理评估：评估患者及家属的心理状态。脑脊液鼻漏患者常伴有头部外伤及鼻腔流清水样涕，容易产生紧张或焦虑情绪，护士应全面了解患者的文化程度、职业、家庭及社会关系、家庭经济状况、对疾病的认知程度等，应综合所掌握的资料评估病人的心理状况，制定有效、有针对性的心理疏导措施。

术前护理

1. 心理护理：了解患者心理状态，给予心理支持。术前加强与患者的沟通和交流，使患者保持良好的心态和稳定的情绪，积极配合手术。向患者讲述脑脊液鼻漏的相关知识、手术优点及采取手术的必要性，使患者以正面的心态面对疾病。

2. 病情观察。

(1)脑脊液的观察：典型的脑脊液可表现为血性液体自鼻孔流出，其痕迹的中心呈红色而周边清澈，或鼻孔流出的无色液体干燥后不呈痂状。

(2)颅内相关状况观察：评估患者生命体征、意识、瞳孔大小、对光反射状况。观察有无剧烈头痛、恶心、喷射性呕吐等颅内压升高的表现。观察有无头痛、呕吐伴颈项强直等脑膜刺激征状。观察有无低颅压性头痛，表现为平卧时头痛减轻、坐位或站立时头痛加剧。

3. 饮食护理：指导患者调整饮食结构，正确摄入饮食。指导患者适当限制饮水，每日饮水量控制在 1500 mL 以内；低盐饮食，每日摄入食盐小于 3 g；适当摄入高纤维性食物，如玉米、荞麦、燕麦、番薯等，多吃蔬菜水果，保持大便通畅，防止便秘。

4. 健康宣教。

(1)指导患者正确留取脑脊液方法：准备好无菌容器，指导患者在鼻腔渗出清亮液体时将渗出液留至小瓶内，如渗出液过少，可指导患者暂时取头低位，并压迫颈静脉，使鼻腔渗出液增多，以便采集脑脊液，采集脑脊液后及时送检。进行脑脊液常规和脑脊液生化检查，糖含量>30 mg/100 mL 即可确诊。

(2)避免颅内压增高的指导：颅内压增高的常见原因有低头、用力、活动剧烈、情绪激动、颅内感染等；指导患者勿做过度低头动作、勿屏气、勿用力排便、避免情绪激动；注意为患者保暖，避免受凉感冒，尽量减少用力咳嗽、打喷嚏、擤鼻等增加颅内压的动作，指导患者在打喷嚏时可用舌尖抵住上颚，以缓冲压力。

（3）预防颅内感染的指导：指导患者保持鼻腔局部清洁，防止逆行感染。指导患者有脑脊液渗出时应及时擦拭，禁止自行用棉球等物堵塞鼻腔；禁止使用滴鼻药物、勿挖鼻等以防止逆行感染。

（4）排便指导：指导患者练习床上大小便。告知患者术后可能需要卧床，因此术前需练习床上排便。

5. 术前准备。

（1）完善术前检查：完善全麻术前常规检查及专科检查，向患者及家属讲解术前检查的目的、方法及注意事项。

（2）注意手术禁忌：颅内压过高及颅内感染未得到有效控制均视为手术禁忌。颅内高压的患者可遵医嘱输入甘露醇降颅压治疗，必要时配合医生行腰穿引流；观察患者有无脑膜刺激征、体温过高、脑脊液浑浊等颅内感染征象，如有异常，及时进行处理。

（3）协助患者卧床休息，取半卧位，床头抬高 30°，使颅内组织在重力作用下封闭漏口，减少脑脊液从鼻腔内流出，也可防止逆行感染。

（4）应用抗生素，术前遵医嘱行抗生素皮肤过敏试验，使用可以通过血脑屏障的药物，如头孢曲松，以控制颅内感染。

（5）术前一日备皮。常规备患者双侧鼻毛，根据取筋膜部位的不同做好相应部位的皮肤准备。取颞肌筋膜的患者准备耳后颞部皮肤，男性患者剃光头，女性患者至少剃至耳后四指；取大腿阔筋膜的患者准备腿部皮肤，备皮范围为上自腹股沟，下至膝关节下小腿上 1/3 处。

术后护理

1. 病情观察。

（1）全麻术后观察要点：了解术中瘘口修补情况及脑脊液漏出情况；观察患者意识恢复情况及皮肤完整性；密切观察生命体征，呼吸道通畅情况；观察药物作用及用药后反应；观察术后不适反应，如鼻塞、发热、恶心、呕吐等。

（2）局部观察要点：观察患者鼻腔渗出液颜色、性质及量；观察鼻腔填塞物是否固定在位；观察供皮区伤口敷料是否干燥、伤口有无渗血。

（3）并发症观察要点：记录患者 24 小时出入不水量，询问有无肌无力等不适，及时发现可能出现的体内电解质紊乱；观察患者有无颅内压增高、颅内感染、脑脊液鼻漏复发等。

2. 饮食与活动。

（1）出入水量及饮食护理：准确记录患者 24 小时出入水量，指导患者正确进食，适当限制饮水，每日饮水量控制在 1500 mL 以内；进食低盐饮食，每日摄入食盐小于 3 g；适当摄入高纤维性食物，如玉米、荞麦、燕麦、番薯等；多吃蔬菜水果，保持大便通畅，防止便秘；观察患者尿量，尿量过多时，要及时告知医生进行处理，以避免电解质紊乱。

（2）体位护理：术后常规取半卧位，床头抬高 30°，以卧床休息为主。如患者脑脊液漏出过多、术中修复部位较大或有特殊病情变化，遵医嘱给予绝对卧床 3~7 天。卧床患者在翻身时，注意避免头部过度扭曲或突然大幅度转动，以免影响修补部位的愈合。

（3）活动指导：指导患者下床活动时应注意循序渐进，活动适量。勿剧烈活动，避免体力劳动，避免过度弯腰低头动作，以免影响修复部位愈合。

3. 用药护理：术后需要应用甘露醇降颅压治疗，注意观察用药后反应。观察患者有无头痛、头晕、恶心、胸闷等一过性颅压增高或高血压表现；观察患者有无随体位改变而出现头痛、眩晕、脉搏细弱等低颅压综合征表现；应用甘露醇时间较长时，注意观察患者有无急性肾功能损害症状，出现少尿、无尿时，应及时处理。告知患者各种药物名称、作用及注意事项。在输注甘露醇时告知患者输液速度应快，不可随意调节滴速，如有头痛、头晕等不适要及时告知护士。

4. 专科护理。

(1)术后严密监测患者生命体征，给予心电监护，监测神志瞳孔、肢体活动，记录出入水量。

(2)鼻腔分泌物观察与护理：观察患者鼻腔渗出物颜色、性质及量。患者术后鼻腔会有少量血性分泌物，随时间推移会逐渐减少，若分泌物过多，在低头或用力时流速加快，或患者自觉平卧时有咸味液体流经咽部且伴反复呛咳，应警惕脑脊液鼻漏复发。

(3)供区伤口的观察与护理：观察颞部或腿部伤口情况。观察敷料包扎是否牢固、清洁干燥，伤口有无出血、感染、渗出等；避免碰撞、受伤；当敷料松动、有渗湿、受到污染时，及时告知医生并协助换药。

(4)颅内压增高与感染的护理：患者有无颅内压增高与感染的相关症状。严密观察患者生命体征及意识、瞳孔大小，对光反射，有无颅内压增高或脑膜刺激征等症状。如患者有无剧烈头痛、恶心、喷射性呕吐等颅内压升高的表现；有无颈抵抗、克氏征、布氏征阳性等脑膜刺激征表现，如有异常，立即进行处理。

(5)脑脊液鼻漏复发的观察与护理：观察患者是否仍有脑脊液鼻漏相关症状。观察患者有无鼻腔分泌物异常增多或清水样液体流出，询问患者咽部是否有带咸味液体咽下，应警惕脑脊液鼻漏复发，可将鼻腔血性分泌物滴至柔软纸巾上，若渗出物痕迹呈红色而周边清澈，应立即告知医生进行相应处理。

(6)视神经损伤的观察与护理：观察患者有无视神经损伤症状。观察患者眼球活动情况，有无复视、视力下降及视野改变等。

(7)基础护理：评估患者自理能力，做好基础护理。按等级护理要求及专科特点完成患者的基础护理内容。如患者卧床期间，生活自理能力受限，护士要勤巡视病房，及时发现患者的生活需求，协助患者进食、床上排便，保持床单位清洁，观察患者皮肤情况，做好皮肤清洁、口腔护理等。

5. 健康宣教。

(1)预防颅内高压指导：告知患者导致颅内压增高的常见原因，指导患者避免用力咳嗽、打喷嚏、擤鼻、过度低头等增加颅压的动作，防止颅压增高及出血，利于修复部位愈合。保持大便通畅，避免用力排便，必要时给予患者开塞露通便，以免增加颅内压。

(2)预防颅内感染：指导患者保持鼻腔局部清洁，防止逆行感染。指导患者有分泌物渗出时应及时擦拭，禁止自行用棉球等堵塞鼻腔；禁止使用滴鼻药物、勿挖鼻等以防止逆行感染。

(3)鼻腔填塞指导：告知患者鼻腔填塞时间较长的原因及注意事项。告知患者鼻腔填塞物撤除时间较一般鼻内镜手术晚，需要分次抽出，长时间鼻腔填塞的目的是避免出血及促进修复部位愈合；取出鼻腔填塞物后溢泪、畏光、头痛等症状可逐渐缓解；指导患者尽量避免打喷嚏，避免鼻腔填塞物松动脱落，告知患者不要随意抽出鼻腔填塞物等。

(4)出入水量记录指导：告知患者记出入水量的重要性，指导患者进行配合。护士详细记录患者输液量，同时要指导患者用带刻度的水杯、餐具来饮水、进食，做好详细记录。为患者准备量筒，指导患者将尿液排在量筒内，以便准确记录排尿量。

6. 心理护理：了解患者心理状态，给予心理支持。向患者做好解释工作，减轻紧张情绪。患者术后会担心是否有脑脊液鼻漏复发，常伴有紧张焦虑等情绪，应告知患者脑脊液鼻漏复发可能存在，但概率较小，通过良好的治疗和护理能达到较好预后，以减轻患者紧张情绪。

出院指导

1.饮食与活动：指导患者正确饮食，保持大便通畅，指导患者在疾病恢复期间多进食高热量、高蛋白、富含维生素的高营养食物，适当进食高纤维食物，多吃水果蔬菜，防止便秘。患者出院后注意适当活动，半年内应尽量避免重体力劳动，避免过度弯腰低头等动作。

2.复诊指导：指导患者按时复查，避免脑脊液漏复发，注意平卧时有无咸味清水样液体经口咽或鼻部流出，如有异常立即来院复诊。

3.健康指导。

（1）室内定时开窗通风，保持空气清新，保持室内相对湿度适宜。

（2）保护鼻腔，避免挤压、碰撞鼻部，改掉挖鼻、大力擤鼻等不良习惯。

（3）指导患者正确用药及鼻腔冲洗：根据第一次复查的情况遵医嘱开始鼻腔冲洗，鼻腔冲洗时间不可过早，以免影响伤口愈合。使用鼻腔黏膜保护剂或润滑剂，保持鼻腔湿润。

（4）戒烟，改善生活及工作环境，冬、春季外出时应戴口罩，减少花粉、冷空气、环境污染等对鼻腔黏膜的刺激。

（5）生活规律，注意劳逸结合，增强抵抗力。

【操作流程】

脑脊液鼻漏患者的护理标准操作流程及要点说明见图2-3-8。

操作流程　　　　　　　　　　　　　　　　　　要点说明

```
┌──────────┐
│ 入院接收 │
└──────────┘
     │
┌──────────┐
│ 全身评估 │────────→
└──────────┘
```

1. 评估患者现病史和既往史。患者有无外伤史及肿瘤病史等，近期有无　鼻内镜手术或颅底手术
2. 评估患者全身各系统情况。患者肺功能，是否有高血压、糖尿病等，营养状况、休息睡眠等日常生活状态等。评估个人婚姻、家族史等
3. 专项评估，如日常自理能力评分、疼痛量表等

```
┌──────────┐
│ 局部评估 │────────→
└──────────┘
```

评估患者鼻腔漏出液的颜色、性质和量。评估患者在何时、何种体位下会有清水样液体流出；详细询问患者有无咽异物感，有无咸味液体咽下。评估患者颅内相关症状

```
┌──────────┐
│ 心理评估 │────────→
└──────────┘
```

评估患者及家属的心理状态，患者家庭及社会支持情况等

```
┌──────────┐
│ 术前护理 │
└──────────┘
```

```
┌──────────┐
│ 心理护理 │────────→
└──────────┘
```

评估患者的心理状况，给予患者心理疏导，告知患者及家属疾病预后及转归，树立治愈疾病的信心

```
┌──────────┐
│ 病情观察 │────────→
└──────────┘
```

1. 脑脊液的观察：典型的脑脊液可表现为血性液体自鼻孔流出，其痕迹的中心呈红色而周边清澈，或鼻孔流出的无色液体干燥后不呈痂状
2. 颅内相关状况观察：评估患者生命体征、意识、瞳孔大小、对光反射状况；观察有无剧烈头痛、恶心、喷射性呕吐等颅内压升高的表现；观察有无头痛、呕吐伴颈项强直等脑膜刺激征状；观察有无低颅压性头痛，表现为平卧时头痛减轻、坐位或站位时头痛加剧

```
┌──────────┐
│ 饮食护理 │────────→
└──────────┘
```

指导患者调整饮食结构，正确摄入饮食。适当限制饮水，低盐饮食，每日摄入食盐小于3g；适当摄入高纤维性食物，多吃蔬菜水果，保持大便通畅

```
┌──────────┐
│ 健康宣教 │────────→
└──────────┘
```

指导患者正确留取脑脊液的方法，避免颅内压增高的动作，保持鼻腔局部清洁，防止逆行感染，指导患者练习床上大小便

```
┌──────────┐
│ 术前准备 │────────→
└──────────┘
```

1. 完善术前检查
2. 注意手术禁忌，颅内压过高及颅内感染得到有效控制
3. 体位准备：协助患者卧床休息，取半卧位，床头抬高30°
4. 药物准备：应用抗生素，控制颅内感染
5. 皮肤准备：术前一日备皮。常规备患者双侧鼻毛，根据取筋膜部位的不同做好相应部位的皮肤准备

```
┌──────────┐
│ 术后护理 │
└──────────┘
```

```
┌──────────┐
│ 病情观察 │────────→
└──────────┘
     │
     ↓
```

1. 全麻术后观察要点：了解术中瘘口修补情况及脑脊液漏出情况；观察患者意识恢复情况及皮肤完整性；密切观察生命体征，呼吸道通畅情况；观察药物作用及用药后反应；观察术后不适反应
2. 局部观察要点：观察患者鼻腔渗出物颜色、性质及量；观察鼻腔填塞物是否固定在位；观察供皮区伤口敷料是否干燥、伤口有无渗血
3. 并发症观察要点：记录患者24小时出入水量，询问有无肌无力等不适，及时发现可能出现的体内电解质紊乱；观察患者有无颅内压增高、颅内感染、脑脊液鼻漏复发等

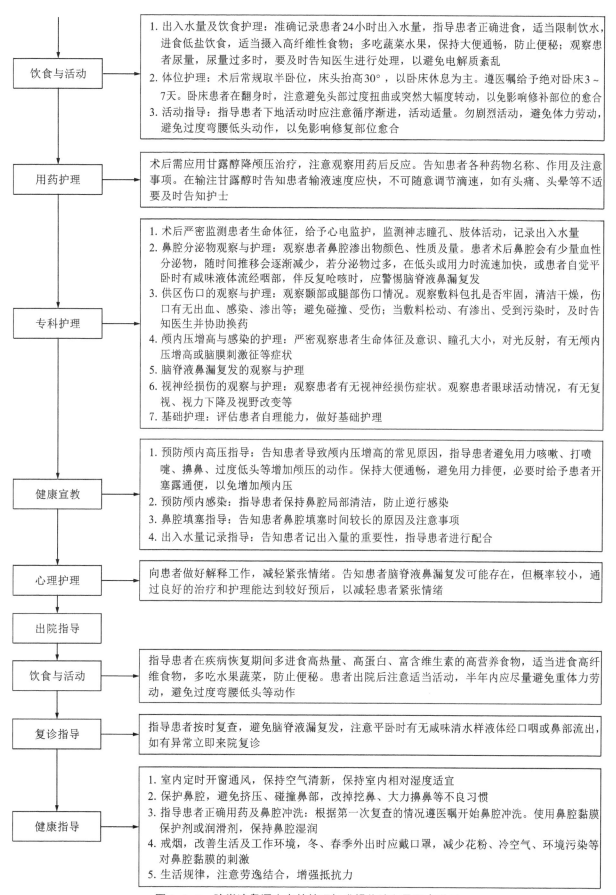

饮食与活动	1. 出入水量及饮食护理：准确记录患者24小时出入水量，指导患者正确进食，适当限制饮水，进食低盐饮食，适当摄入高纤维性食物；多吃蔬菜水果，保持大便通畅，防止便秘；观察患者尿量，尿量过多时，要及时告知医生进行处理，以避免电解质紊乱 2. 体位护理：术后常规取半卧位，床头抬高30°，以卧床休息为主。遵医嘱给予绝对卧床3~7天。卧床患者在翻身时，注意避免头部过度扭曲或突然大幅度转动，以免影响修补部位的愈合 3. 活动指导：指导患者下地活动时应注意循序渐进，活动适量。勿剧烈活动，避免体力劳动，避免过度弯腰低头动作，以免影响修复部位愈合
用药护理	术后需应用甘露醇降颅压治疗，注意观察用药后反应。告知患者各种药物名称、作用及注意事项。在输注甘露醇时告知患者输液速度应快，不可随意调节滴速，如有头痛、头晕等不适要及时告知护士
专科护理	1. 术后严密监测患者生命体征，给予心电监护，监测神志瞳孔、肢体活动，记录出入水量 2. 鼻腔分泌物观察与护理：观察患者鼻腔渗出物颜色、性质及量。患者术后鼻腔会有少量血性分泌物，随时间推移会逐渐减少，若分泌物过多，在低头或用力时流速加快，或患者自觉平卧时有咸味液体流经咽部，伴反复呛咳时，应警惕脑脊液鼻漏复发 3. 供区伤口的观察与护理：观察颞部或腿部伤口情况。观察敷料包扎是否牢固，清洁干燥，伤口有无出血、感染、渗出等；避免碰撞、受伤；当敷料松动、有渗出、受到污染时，及时告知医生并协助换药 4. 颅内压增高与感染的护理：严密观察患者生命体征及意识、瞳孔大小，对光反射，有无颅内压增高或脑膜刺激征等症状 5. 脑脊液鼻漏复发的观察与护理 6. 视神经损伤的观察与护理：观察患者有无视神经损伤症状。观察患者眼球活动情况，有无复视、视力下降及视野改变等 7. 基础护理：评估患者自理能力，做好基础护理
健康宣教	1. 预防颅内高压指导：告知患者导致颅内压增高的常见原因，指导患者避免用力咳嗽、打喷嚏、擤鼻、过度低头等增加颅压的动作。保持大便通畅，避免用力排便，必要时给予患者开塞露通便，以免增加颅内压 2. 预防颅内感染：指导患者保持鼻腔局部清洁，防止逆行感染 3. 鼻腔填塞指导：告知患者鼻腔填塞时间较长的原因及注意事项 4. 出入水量记录指导：告知患者记出入量的重要性，指导患者进行配合
心理护理	向患者做好解释工作，减轻紧张情绪。告知患者脑脊液鼻漏复发可能存在，但概率较小，通过良好的治疗和护理能达到较好预后，以减轻患者紧张情绪
出院指导	
饮食与活动	指导患者在疾病恢复期间多进食高热量、高蛋白、富含维生素的高营养食物，适当进食高纤维食物，多吃水果蔬菜，防止便秘。患者出院后注意适当活动，半年内应尽量避免重体力劳动，避免过度弯腰低头等动作
复诊指导	指导患者按时复查，避免脑脊液漏复发，注意平卧时有无咸味清水样液体经口咽或鼻部流出，如有异常立即来院复诊
健康指导	1. 室内定时开窗通风，保持空气清新，保持室内相对湿度适宜 2. 保护鼻腔，避免挤压、碰撞鼻部，改掉挖鼻、大力擤鼻等不良习惯 3. 指导患者正确用药及鼻腔冲洗：根据第一次复查的情况遵医嘱开始鼻腔冲洗。使用鼻腔黏膜保护剂或润滑剂，保持鼻腔湿润 4. 戒烟，改善生活及工作环境，冬、春季外出时应戴口罩，减少花粉、冷空气、环境污染等对鼻腔黏膜的刺激 5. 生活规律，注意劳逸结合，增强抵抗力

图 2-3-8　脑脊液鼻漏患者的护理标准操作流程及要点说明

第四节　咽科疾病手术患者护理标准操作流程

一、慢性扁桃体炎患者的护理标准操作流程

【目的】

1. 规范慢性扁桃体炎患者的护理流程，为患者提供全程优质的护理服务。

2. 落实护理措施，及时发现病情变化，对症处理，保障患者安全。

3. 提高患者住院体验。

【规程】

入院接收

1. 主班护士接到患者住院信息通知，了解患者的性别、年龄、疾病史、精神状态、个人史，提前通知责任护士准备好床单位，病房环境(温度、湿度适宜，清洁)、病历。

2. 责任护士热情接待，介绍病房环境，通知医生查看患者。

3. 对患者进行评估。

(1)全身评估。

1)了解患者全身各系统健康情况，评估既往的健康状况：外伤史、手术史、住院史，过敏史、个人史、家族史、月经史(女患者)及有无急性扁桃体炎反复发作史。

2)评估患者日常生活状况，如饮食与营养状况，排泄情况，休息与睡眠情况，日常生活活动与自理能力，询问有无烟、酒、毒麻药品或其他特殊嗜好等。

3)专项评估，如营养筛查评估、疼痛评估(7岁及以上)、跌倒坠床危险因素评估、压力性损伤危险因素评分、深静脉血栓危险因素评分(14岁及以上)等。

(2)局部评估。

1)评估患者有无咽干、发痒、异物感、咽痛及刺激性咳嗽、口臭等局部症状。

2)评估患者扁桃体及腭舌弓有无暗红色慢性充血；隐窝口有无碎屑或脓性物质；下颌角淋巴结有无肿大。

(3)心理评估。

评估患者年龄、性别、文化程度、职业、工作和生活环境，了解患者心理状况和对疾病的认知程度、压力应对方式、家庭及社会支持情况等。

术前护理

1. 心理护理：评估患者的心理状况，给予患者心理疏导，告知患者及家属疾病预后及转归，树立治愈疾病的信心。

2. 病情观察。

(1)咽痛：发作时咽痛明显，发作间隙期可有咽干、发痒、异物感、刺激性咳嗽等轻微症状。

(2)口臭：若扁桃体隐窝内潴留干酪样腐败物或有厌氧菌感染，则可出现口臭。

(3)呼吸不畅：由于扁桃体过度肥大，可出现睡眠打鼾、呼吸不畅、吞咽或言语共鸣障碍。

3. 饮食护理：术前可进食高蛋白、高热量、富含维生素、易消化的清淡饮食，忌辛辣及刺激性食物，禁烟酒。

4. 健康宣教。

(1)疾病宣教：对患者及家属进行疾病相关知识宣教，包括疾病原因、临床表现、治疗方法、预后及自我护理知识等。

(2)用药宣教：对术前使用漱口液的患者，要向患者讲解主要目的、方法及不良反应，为手术做好准备。术前3日，用复方硼砂溶液或口泰漱口，每日2~3次，以清除口腔内食物残渣和致病微生物，保持口腔清洁，预防口腔感染。

(3)手术宣教：告知患者手术方式及目的，取得患者配合。

5. 术前准备。

（1）完善全麻术前常规检查及专科检查，向患者及家属讲解术前检查的目的、方法及注意事项。

（2）注意手术禁忌，及时发现影响手术的因素并协助医生进行处理。观察患者有无上呼吸道感染症状，术前监测生命体征，有异常及时告知医生予以处理；女性患者月经来潮时及时告知医生；了解患者是否使用特殊药物，如抗凝药或麻醉禁忌药物等，及时告知医生，以免引起术中出血或麻醉意外。

（3）嘱患者术前 1 日做好个人清洁，沐浴，剪指甲，男性患者剃胡须，女性患者勿化妆，及时清除指甲油，饰品摘下交给家属保管。

（4）做药物过敏试验。

（5）做好用物准备，备好纸巾、冰袋、便器等。

（6）做好胃肠道准备，术前按麻醉要求禁食禁饮。

术后护理

1.病情观察。

（1）观察生命体征及血氧饱和度，尤其是体温和呼吸情况。

（2）观察口腔伤口出血情况。

（3）观察唾液及痰液的性状，注意有无咯血、憋气等症状。

（4）观察有无咽喉黏膜损伤及牙齿松脱等并发症。

2.饮食与活动。

（1）术后 4～6 小时嘱患者进食无渣、冰凉流质或半流质食物，忌辛辣、粗硬、过热、刺激性食物，少量多餐，进食后尽量多喝水，忌烟酒。

（2）术后嘱患者取侧卧位或半卧位。麻醉清醒后鼓励患者早期下床活动。

3.用药护理：遵医嘱予以抗生素和解热镇痛类药物静脉输入，予以抗炎抗水肿药物雾化吸入，观察药物疗效及可能出现的不良反应。

4.专科护理。

（1）术后严密监测患者生命体征及血氧饱和度。

（2）做好口腔护理，术后 24 小时用复方硼酸溶液或口泰漱口液为患者进行口腔清洁，观察口腔伤口出血情况。

（3）评估患者疼痛的性质、部位和严重程度，告知伤口疼痛为术后正常现象，可通过分散患者注意力的方式缓解疼痛，针对患儿可采取讲故事、看图书等方式，疼痛未缓解时遵医嘱予以镇痛药物。

（4）预防伤口出血，密切观察患者唾液及痰液的颜色、性状和量，避免用力咳嗽和进食粗硬、过热食物引起出血。

5.健康宣教。

（1）嘱患者保持口腔清洁，三餐后及早晚勤漱口，预防口臭及感染。

（2）嘱患者避免大声说话或剧烈咳嗽，以免引起伤口渗血。

（3）告知患者伤口疼痛于术后 24 小时较为明显，可做颈部两侧的冰敷或饮冰牛奶，有助于止痛。

（4）嘱患者将口腔中分泌物及时吐出，勿咽下，以免引起胃部不适，同时有利于观察渗血情况。

6.心理护理：了解患者心理状态，给予心理支持。患者对术后口腔伤口渗血会有紧张、恐惧等表现，应倾听主诉，多鼓励，给予解释和帮助。

出院指导

1.饮食与活动：恢复期避免辛辣、粗硬、过热、刺激性食物。术后 1 个月内避免做剧烈运动。2 周内尽量避免大声说话或剧烈咳嗽，以免引起伤口出血。

2.复诊指导：嘱患者定期复查，以便了解手术创面恢复情况，如出现伤口出血不止立马就近就医。

3.健康指导。

（1）保持口腔卫生，用漱口液漱口 10 天左右，预防口臭及感染。

（2）术后 24 小时扁桃体窝即有白膜生成，对伤口有保护作用，请勿用力擦拭。术后 7～10 天白膜脱落时，口腔内分泌物带有少量血丝属正常现象，无须担心。

（3）术后 1 周需要继续抗炎治疗，口服消炎药或静脉输液皆可。若出现体温持续不降或体温高于 38.5℃或伤口出血，及时来院就诊。

【操作流程】

慢性扁桃体炎患者的护理标准操作流程及要点说明见图 2-4-1。

操作流程   要点说明

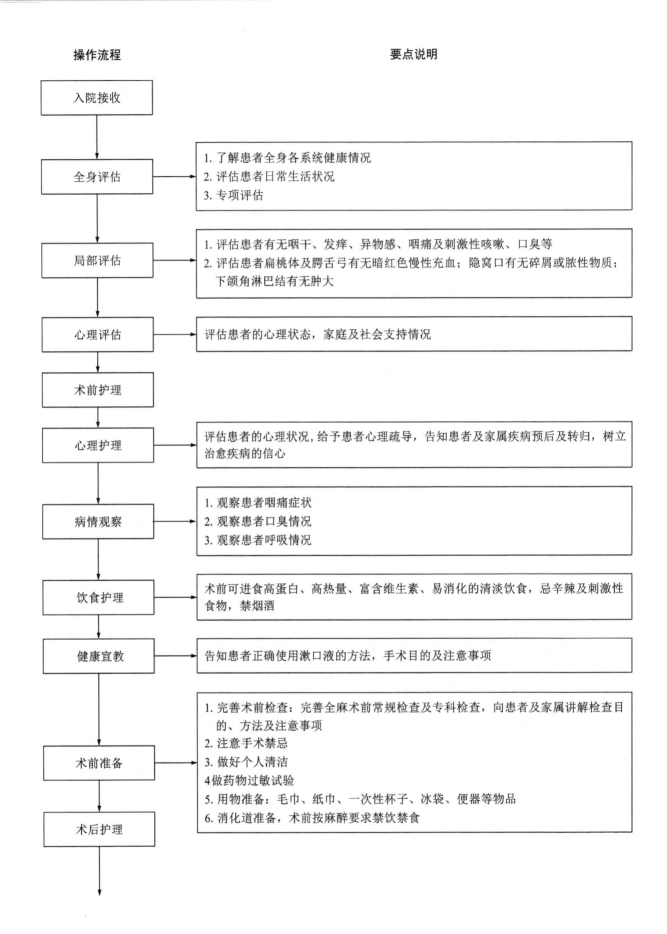

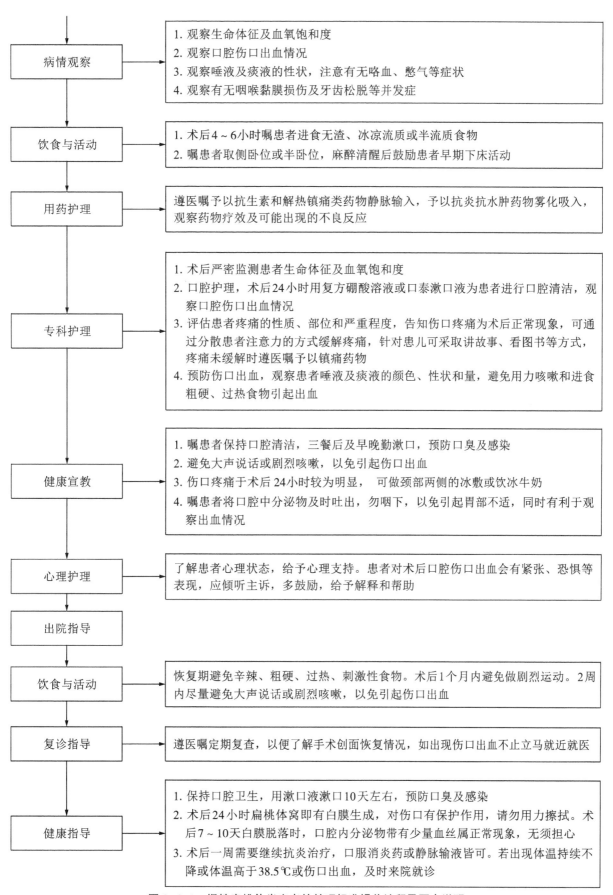

| 病情观察 | 1. 观察生命体征及血氧饱和度
2. 观察口腔伤口出血情况
3. 观察唾液及痰液的性状，注意有无咯血、憋气等症状
4. 观察有无咽喉黏膜损伤及牙齿松脱等并发症 |

| 饮食与活动 | 1. 术后4~6小时嘱患者进食无渣、冰凉流质或半流质食物
2. 嘱患者取侧卧位或半卧位，麻醉清醒后鼓励患者早期下床活动 |

| 用药护理 | 遵医嘱予以抗生素和解热镇痛类药物静脉输入，予以抗炎抗水肿药物雾化吸入，观察药物疗效及可能出现的不良反应 |

| 专科护理 | 1. 术后严密监测患者生命体征及血氧饱和度
2. 口腔护理，术后24小时用复方硼酸溶液或口泰漱口液为患者进行口腔清洁，观察口腔伤口出血情况
3. 评估患者疼痛的性质、部位和严重程度，告知伤口疼痛为术后正常现象，可通过分散患者注意力的方式缓解疼痛，针对患儿可采取讲故事、看图书等方式，疼痛未缓解时遵医嘱予以镇痛药物
4. 预防伤口出血，观察患者唾液及痰液的颜色、性状和量，避免用力咳嗽和进食粗硬、过热食物引起出血 |

| 健康宣教 | 1. 嘱患者保持口腔清洁，三餐后及早晚勤漱口，预防口臭及感染
2. 避免大声说话或剧烈咳嗽，以免引起伤口出血
3. 伤口疼痛于术后24小时较为明显，可做颈部两侧的冰敷或饮冰牛奶
4. 嘱患者将口腔中分泌物及时吐出，勿咽下，以免引起胃部不适，同时有利于观察出血情况 |

| 心理护理 | 了解患者心理状态，给予心理支持。患者对术后口腔伤口出血会有紧张、恐惧等表现，应倾听主诉，多鼓励，给予解释和帮助 |

| 出院指导 | |

| 饮食与活动 | 恢复期避免辛辣、粗硬、过热、刺激性食物。术后1个月内避免做剧烈运动。2周内尽量避免大声说话或剧烈咳嗽，以免引起伤口出血 |

| 复诊指导 | 遵医嘱定期复查，以便了解手术创面恢复情况，如出现伤口出血不止立马就近就医 |

| 健康指导 | 1. 保持口腔卫生，用漱口液漱口10天左右，预防口臭及感染
2. 术后24小时扁桃体窝即有白膜生成，对伤口有保护作用，请勿用力擦拭。术后7~10天白膜脱落时，口腔内分泌物带有少量血丝属正常现象，无须担心
3. 术后一周需要继续抗炎治疗，口服消炎药或静脉输液皆可。若出现体温持续不降或体温高于38.5℃或伤口出血，及时来院就诊 |

图 2-4-1　慢性扁桃体炎患者的护理标准操作流程及要点说明

二、腺样体肥大患者的护理标准操作流程

【目的】

1. 规范腺样体肥大患者的护理流程，为患者提供全程优质的护理服务。

2. 落实护理措施，及时发现病情变化，对症处理，保障患者安全。

3. 提高患者住院体验。

【规程】

入院接收

1. 主班护士接到患者住院信息通知，了解患者的性别、年龄、疾病史、精神状态、个人史，提前通知责任护士准备好床单位、病房环境(温度、湿度适宜，清洁)、病历。

2. 责任护士热情接待，介绍病房环境，通知医生查看患者。

3. 对患者进行评估。

(1)全身评估。

1)了解患者全身各系统健康情况，评估既往的健康状况：外伤史、手术史、住院史，过敏史、个人史、家族史、月经史(女患者)及有无急慢性鼻炎发作史。

2)评估患者日常生活状况，如饮食与营养状况，排泄情况，休息与睡眠情况，日常生活活动与自理能力。

3)专项评估，如营养筛查评估、疼痛评估(7岁及以上)、跌倒坠床危险因素评估、压力性损伤危险因素评分、深静脉血栓危险因素评分(14岁及以上)等。

(2)局部评估。

1)评估患者有无传导性耳聋、耳鸣、鼻塞、流涕、张口呼吸、闭塞性鼻音、睡眠时打鼾、咽部不适、声音嘶哑、咳嗽吐痰、气喘等症状；有无夜惊、磨牙、遗尿、反应迟钝、注意力不集中等反射性神经症状。

2)评估患者有无腺样体面容(表现为上颌骨狭长，硬腭高拱变窄、牙齿外翻、排列不整、咬合不良，下颌下垂、唇厚、上唇卜翘、下唇悬挂、外眦下拉，鼻唇沟变浅、变平，面部表情呆板、愚钝，精神不振)，鼻咽部有无黏脓，腭扁桃体有无肥大，鼻咽顶有无粉红色、分叶状淋巴组织块，鼻咽部是否可触及柔软肿块。

(3)心理评估：腺样体肥大常引起耳部、鼻部、咽喉及呼吸道感染等症状，患者往往表现出紧张或恐惧等心理状况。因此，应评估患者及家属对疾病的认知程度及情绪状况，了解患者的年龄、生活和工作环境，有无理化因素的长期刺激等，根据患者的心理情况及时进行疏导，协助患者选择有效的、能够接受的治疗方案。

术前护理

1. 心理护理，评估患者的心理状况，给予患者心理疏导，告知患者及家属疾病预后及转归，树立治愈疾病的信心。

2. 病情观察。

(1)评估患者有无耳闷、耳痛、耳鸣、听力下降、传导性耳聋等耳部症状。

(2)评估患者有无鼻塞、流涕、张口呼吸、闭塞性鼻音及睡眠时打鼾等症状。

(3)评估患者有无咽部不适、声音嘶哑、咳嗽吐痰、气喘等咽喉及呼吸道感染等症状。

(4)评估患者有无上颌骨狭长，硬腭高拱变窄、牙齿外翻、排列不整、咬合不良，下颌下垂、唇厚、上唇卜翘、下唇悬挂、外眦下拉，鼻唇沟变浅、变平，面部表情呆板、愚钝，精神不振等一系列腺样体面容。

3. 饮食护理：术前可进食高蛋白、高热量、富含维生素、易消化的清淡饮食，忌辛辣及刺激性食物，禁烟酒。

4. 健康宣教。

(1)对患者及家属进行疾病相关知识宣教，包括疾病原因、临床表现、治疗方法、预后及自我护理知识等。

(2)对术前使用漱口液的患者，要向患者讲解主要目的、方法及不良反应，为手术做好准备。术前3日，用复方硼砂溶液或口泰漱口，每日2~3次，以清除口腔内食物残渣和致病微生物，保持口腔清洁，预防口腔感染。

(3)告知患者手术方式及目的，取得患者配合。

5. 术前准备。

(1) 完善全麻术前常规检查及专科检查,向患者及家属讲解术前检查的目的、方法及注意事项。

(2) 注意手术禁忌,及时发现影响手术的因素并协助医生进行处理。观察患者入睡后有无张口呼吸、憋气、呼吸暂停症状,必要时予以经口或面罩吸氧,监测生命体征,有异常及时告知医生予以处理;了解患者是否使用特殊药物,如抗凝药或麻醉禁忌药物等,及时告知医生,以免引起术中出血或麻醉意外。

(3) 嘱患者术前 1 日做好个人清洁,沐浴,剪指甲,男性患者剃胡须,女性患者勿化妆,及时清除指甲油,饰品摘下交给家属保管。

(4) 做药物过敏试验。

(5) 备好用物如纸巾、冰袋、便器等。

(6) 做好胃肠道准备,术前按麻醉要求禁食禁饮。

术后护理

1. 病情观察。

(1) 观察生命体征及血氧饱和度,尤其是体温、呼吸、血压情况。

(2) 观察口腔伤口情况。

(3) 观察口鼻腔分泌物的性状,注意有无咯血、憋气等症状。

(4) 并发症:大出血、窒息等。

2. 饮食与活动。

(1) 术后 4~6 小时嘱患者进食无渣、冰凉流质或半流质食物,忌辛辣、粗硬、过热、刺激性食物,少量多餐,进食后尽量多喝水,忌烟酒。

(2) 术后嘱患者取侧卧位或半卧位,麻醉清醒后鼓励患者早期下床活动。

3. 用药护理:遵医嘱予以抗生素和解热镇痛类药物静脉输入,予以抗炎抗水肿药物雾化吸入,观察药物疗效及可能出现的不良反应。

4. 专科护理。

(1) 术后严密监测患者生命体征,遵医嘱给予心电监护和吸氧。

(2) 做好口腔护理,术后用复方硼酸溶液或口泰漱口液为患者清洁口腔,观察口腔伤口出血情况。

(3) 评估患者疼痛的性质、部位和严重程度,告知伤口疼痛为术后正常现象,可通过分散患者注意力的方式缓解疼痛,针对患儿可采取讲故事、看图书等方式。疼痛未缓解时遵医嘱予以镇痛药物。

(4) 预防伤口出血,观察患者口鼻腔分泌物的颜色和性状,避免用力咳嗽和打喷嚏引起出血。

5. 健康宣教。

(1) 避免用力咳嗽和打喷嚏,可通过深呼吸、按人中、舌尖顶上颚三种方法缓解。

(2) 嘱患者将口鼻腔中分泌物及时吐出,勿咽下,以免引起胃部不适,同时利于观察出血情况。

(3) 保持呼吸道通畅,遵医嘱使用缓解鼻塞症状的滴鼻剂。

6. 心理护理:了解患者心理状态,给予心理支持。患者对术后伤口出血会有紧张、恐惧等表现,应倾听主诉,多鼓励,给予解释和帮助。

出院指导

1. 饮食与活动:恢复期避免辛辣、粗硬、过热、刺激性食物。术后 1 个月内避免做剧烈运动。2 周内尽量避免打喷嚏或剧烈咳嗽,以免引起伤口出血。

2. 复诊指导:遵医嘱定期复查,以便了解手术创面恢复情况,如出现伤口出血不止立马就近就医。

3. 健康指导。

(1) 保持呼吸道通畅,遵医嘱使用滴鼻剂缓解鼻塞症状。

(2) 腺样体肥大合并中耳炎同期行中耳置管者,告知置管后耳朵不能进水,不能游泳,复查后根据情况取管。一般情况下取管后鼓膜 1 个月内会愈合。

(3) 术后 1 周需要继续抗炎治疗,口服消炎药或静脉输液皆可。若出现体温持续不降或体温高于 38.5℃或伤口出血,及时来院就诊。

【操作流程】

腺样体肥大患者的护理标准操作流程及要点说明见图 2-4-2。

操作流程 　　　　　　　　　　　　　　　　　　　要点说明

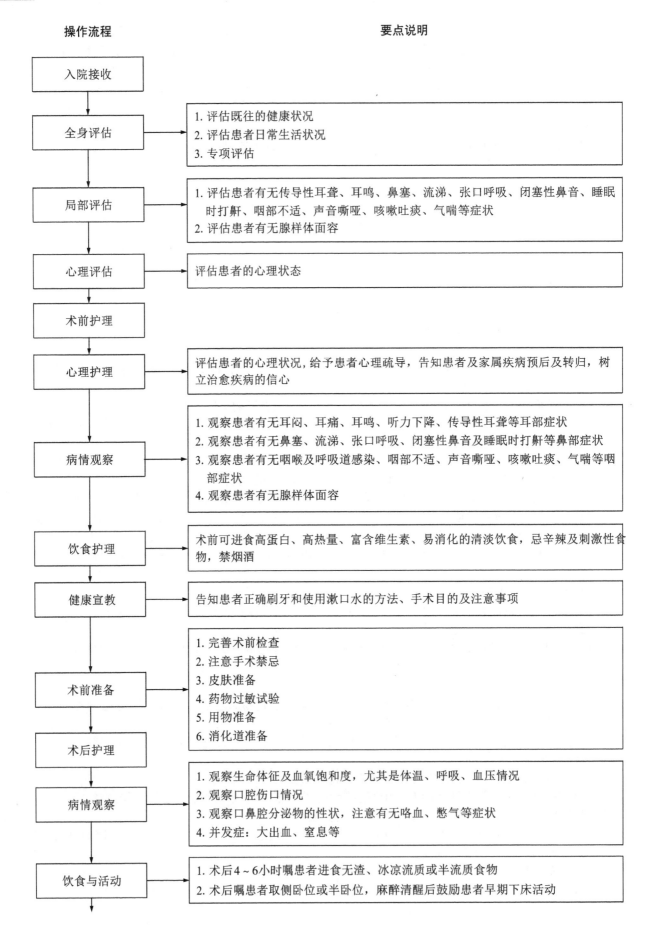

入院接收

全身评估 →
1. 评估既往的健康状况
2. 评估患者日常生活状况
3. 专项评估

局部评估 →
1. 评估患者有无传导性耳聋、耳鸣、鼻塞、流涕、张口呼吸、闭塞性鼻音、睡眠时打鼾、咽部不适、声音嘶哑、咳嗽吐痰、气喘等症状
2. 评估患者有无腺样体面容

心理评估 → 评估患者的心理状态

术前护理

心理护理 →
评估患者的心理状况，给予患者心理疏导，告知患者及家属疾病预后及转归，树立治愈疾病的信心

病情观察 →
1. 观察患者有无耳闷、耳痛、耳鸣、听力下降、传导性耳聋等耳部症状
2. 观察患者有无鼻塞、流涕、张口呼吸、闭塞性鼻音及睡眠时打鼾等鼻部症状
3. 观察患者有无咽喉及呼吸道感染、咽部不适、声音嘶哑、咳嗽吐痰、气喘等咽部症状
4. 观察患者有无腺样体面容

饮食护理 →
术前可进食高蛋白、高热量、富含维生素、易消化的清淡饮食，忌辛辣及刺激性食物，禁烟酒

健康宣教 →
告知患者正确刷牙和使用漱口水的方法、手术目的及注意事项

术前准备 →
1. 完善术前检查
2. 注意手术禁忌
3. 皮肤准备
4. 药物过敏试验
5. 用物准备
6. 消化道准备

术后护理

病情观察 →
1. 观察生命体征及血氧饱和度，尤其是体温、呼吸、血压情况
2. 观察口腔伤口情况
3. 观察口鼻腔分泌物的性状，注意有无咯血、憋气等症状
4. 并发症：大出血、窒息等

饮食与活动 →
1. 术后4～6小时嘱患者进食无渣、冰凉流质或半流质食物
2. 术后嘱患者取侧卧位或半卧位，麻醉清醒后鼓励患者早期下床活动

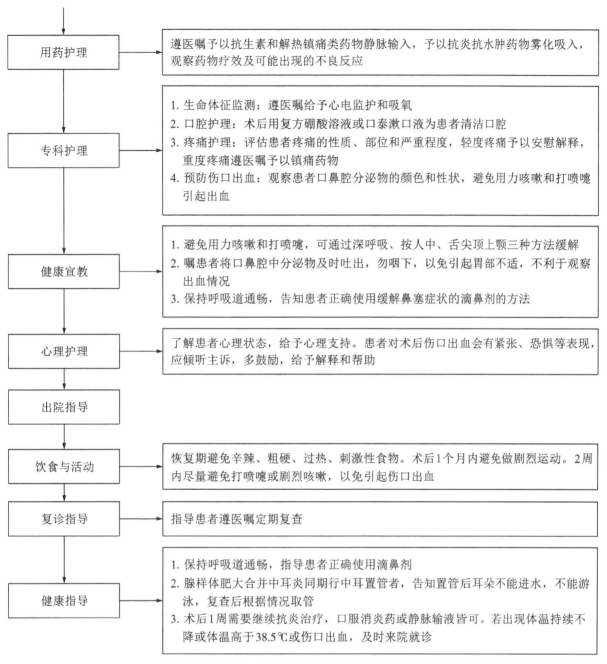

| 用药护理 | → | 遵医嘱予以抗生素和解热镇痛类药物静脉输入，予以抗炎抗水肿药物雾化吸入，观察药物疗效及可能出现的不良反应 |

| 专科护理 | → | 1. 生命体征监测：遵医嘱给予心电监护和吸氧
2. 口腔护理：术后用复方硼酸溶液或口泰漱口液为患者清洁口腔
3. 疼痛护理：评估患者疼痛的性质、部位和严重程度，轻度疼痛予以安慰解释，重度疼痛遵医嘱予以镇痛药物
4. 预防伤口出血：观察患者口鼻腔分泌物的颜色和性状，避免用力咳嗽和打喷嚏引起出血 |

| 健康宣教 | → | 1. 避免用力咳嗽和打喷嚏，可通过深呼吸、按人中、舌尖顶上颚三种方法缓解
2. 嘱患者将口鼻腔中分泌物及时吐出，勿咽下，以免引起胃部不适，不利于观察出血情况
3. 保持呼吸道通畅，告知患者正确使用缓解鼻塞症状的滴鼻剂的方法 |

| 心理护理 | → | 了解患者心理状态，给予心理支持。患者对术后伤口出血会有紧张、恐惧等表现，应倾听主诉，多鼓励，给予解释和帮助 |

| 出院指导 |

| 饮食与活动 | → | 恢复期避免辛辣、粗硬、过热、刺激性食物。术后1个月内避免做剧烈运动。2周内尽量避免打喷嚏或剧烈咳嗽，以免引起伤口出血 |

| 复诊指导 | → | 指导患者遵医嘱定期复查 |

| 健康指导 | → | 1. 保持呼吸道通畅，指导患者正确使用滴鼻剂
2. 腺样体肥大合并中耳炎同期行中耳置管者，告知置管后耳朵不能进水，不能游泳，复查后根据情况取管
3. 术后1周需要继续抗炎治疗，口服消炎药或静脉输液皆可。若出现体温持续不降或体温高于38.5℃或伤口出血，及时来院就诊 |

图2-4-2　腺样体肥大患者的护理标准操作流程及要点说明

三、阻塞性睡眠呼吸暂停低通气综合征患者的护理标准操作流程

【目的】

1. 规范阻塞性睡眠呼吸暂停低通气综合征(obstructive sleep apnea hypopnea syndrome, OSAHS)患者的护理流程，为患者提供全程优质的护理服务。

2. 落实护理措施，及时发现病情变化，对症处理，保障患者安全。

3. 提高患者住院体验。

【规程】

入院接收

1. 主班护士接到患者住院信息通知，了解患者的性别、年龄、疾病史、精神状态、个人史，提前通知责任护士准备好床单位、病房环境(温度、湿度适宜，清洁)、病历。

2.责任护士热情接待,介绍病房环境,通知医生查看患者。

3.对患者进行评估。

(1)全身评估。

1)了解患者全身各系统健康情况,评估既往的健康状况:外伤史、手术史、住院史,过敏史、个人史、家族鼾症史、女性患者月经史;评估患者有无白天嗜睡、睡眠打鼾、睡眠时呼吸暂停、夜间憋醒的现象,有无夜间躁动、遗尿、多梦、阳痿等。儿童患者有无生长发育差、学习成绩下降等。

2)评估患者日常生活状况,如饮食与营养状况,排泄情况,休息与睡眠情况,日常生活活动与自理能力,询问有无烟、酒、毒麻药品或其他特殊嗜好等。

3)专项评估,如营养筛查评估、疼痛评估、跌倒坠床危险因素评估、压力性损伤危险因素评分、深静脉血栓危险因素评分等。

(2)局部评估。

1)评估患者夜间睡眠打鼾的程度、憋醒的频率和时间。

2)评估患者颈围,有无扁桃体肥大、口咽腔狭窄、悬雍垂过长、软腭组织肥厚、鼻息肉、鼻中隔偏曲、腺样体肥大、舌根肥厚及舌扁桃体肥大等引起上气道狭窄的相关病变;有无上、下颌骨发育不全。儿童患者有无胸廓发育畸形等。

(3)心理评估:OSAHS起病初期往往不被人们重视,直到引起严重并发症时才引起注意。呼吸暂停频繁发作、患者缺乏相关知识及对预后的担心导致患者及家属感到焦虑。部分患者因性格改变、行为怪异等导致人际关系紧张。护理过程中应重点评估患者性格特征、饮食习惯、睡眠结构、运动情况、社交水平、情绪状况及对疾病的认知程度等。根据患者的心理情况及时进行疏导,协助患者选择有效的、能够接受的治疗方案。

术前护理

1.心理护理:评估患者的心理状况,给予患者心理疏导,告知患者及家属疾病预后及转归,树立治愈疾病的信心。

2.病情观察。

(1)白天嗜睡:评估患者白天嗜睡严重程度。

(2)睡眠中打鼾:评估患者睡眠时打鼾的严重程度。

(3)呼吸暂停:评估患者睡眠时发生呼吸暂停的时长和频次。

(4)心血管症状:评估患者憋醒后有无心慌、胸闷或心前区不适感。

(5)其他症状:评估患者有无夜间不能安静入睡、躁动、遗尿、多梦、阳痿等;儿童患者有无胸廓发育畸形、生长发育差、学习成绩下降等。

3.饮食护理:术前可进食高蛋白、高热量、富含维生素、易消化的清淡饮食,忌辛辣及刺激性食物,禁烟酒。

4.健康宣教。

(1)对患者及家属进行疾病相关知识宣教,包括疾病原因、临床表现、治疗方法、预后及自我护理知识等。

(2)告知患者术前予以间歇氧气吸入和无创呼吸机持续正压通气治疗的目的、方法及注意事项。

(3)告知患者手术方式及目的,取得患者配合。

5.术前准备。

(1)完善全麻术前常规检查及专科检查,向患者及家属讲解术前检查的目的、方法及注意事项。

(2)注意手术禁忌,及时发现影响手术的因素并协助医生进行处理。监测生命体征,有异常及时告知医生予以处理;了解患者是否使用特殊药物,如抗凝药或麻醉禁忌药物等,及时告知医生,以免引起术中出血或麻醉意外。

(3)嘱患者术前1日做好个人清洁,沐浴,剪指甲,男性患者剃胡须,女性患者勿化妆,及时清除指甲油,饰品摘下交给家属保管。

（4）做药物过敏试验。

（5）备好用物，如纸巾、冰袋、便器等。

（6）做好胃肠道准备，术前按麻醉要求禁食禁饮。

术后护理

1. 病情观察。

（1）观察呼吸情况，由于 OSAHS 患者长期缺氧，对低氧刺激反应不明显，要注意观察患者呼吸是否通畅，有无胸闷、咽喉部阻塞感、呼吸困难、血氧饱和度下降等症状；观察有无口唇及面色发绀、喉鸣音等症状。

（2）观察出血情况，嘱患者轻轻吐出口腔中分泌物，切勿咽下，以便观察有无出血；全麻患者应观察有无频繁的吞咽动作。

（3）观察睡眠情况，观察患者夜间打鼾症状是否减轻，睡眠质量是否提高，可询问患者主观感受和观察患者精神状态。

2. 饮食与活动。

（1）术后 4~6 小时嘱患者进食无渣、冰凉流质或半流质食物，忌辛辣、粗硬、过热、刺激性食物，少量多餐，进食后尽量多喝水，忌烟酒。

（2）术后嘱患者取侧卧位或半卧位，以减少头颈部充血肿胀，降低咽部肌肉张力而减轻疼痛，防止舌根后坠，阻塞呼吸道。

3. 用药护理：遵医嘱予以抗生素和解热镇痛类药物静脉输入，予以抗炎抗水肿药物雾化吸入，观察药物疗效及可能出现的不良反应。

4. 专科护理。

（1）术后严密监测患者生命体征及血氧饱和度，尤其是呼吸和血氧饱和度情况，遵医嘱给予心电监护和吸氧。

（2）保持呼吸道通畅，床旁备负压吸引器和口咽通气管，及时将口咽部分泌物或血液吸出，有麻醉插管的患者应做好湿化，防止堵管。

（3）预防伤口出血，观察患者口鼻腔分泌物的颜色和性状，避免用力咳嗽和打喷嚏引起出血。

（4）口腔护理，术后用复方氯己定或康复新漱口液为患者清洁口腔，观察伤口出血情况。

（5）评估患者疼痛的性质、部位和严重程度，告知伤口疼痛为术后正常现象，可通过分散患者注意力的方式缓解疼痛，疼痛未缓解时遵医嘱予以镇痛药物。

5. 健康宣教。

（1）避免用力咳嗽和打喷嚏，可通过深呼吸、按人中、舌尖顶上颚三种方法缓解。

（2）嘱患者将口鼻腔中分泌物及时吐出，勿咽下，以免引起胃部不适，同时利于观察出血情况。

（3）保持口腔清洁，术后勤漱口，预防伤口感染。

6. 心理护理：向患者或家属讲解术后各种注意事项及应对措施、康复过程，取得患者配合。指导患者采用听音乐、深呼吸等方法放松自己，消除疼痛与焦虑情绪。

出院指导

1. 饮食与活动：恢复期避免辛辣、粗硬、过热、刺激性食物。术后 1 个月内避免做剧烈运动。2 周内尽量避免打喷嚏或剧烈咳嗽，以免引起伤口出血。

2. 复诊指导：指导患者定期复查，以便了解手术创面恢复情况，如出现伤口出血不止立马就近就医。

3. 健康指导。

（1）戒烟酒，控制饮食，减轻体重。

（2）保持口腔清洁，三餐后及早晚勤漱口，预防伤口感染。

（3）术后 1 周需要继续抗炎治疗，口服消炎药或静脉输液皆可。若出现体温持续不降或体温高于 38.5℃ 或伤口出血，及时来院就诊。

【操作流程】

OSAHS 患者的护理标准操作流程及要点说明见图 2-4-3。

操作流程　　　　　　　　　　　　　　　　要点说明

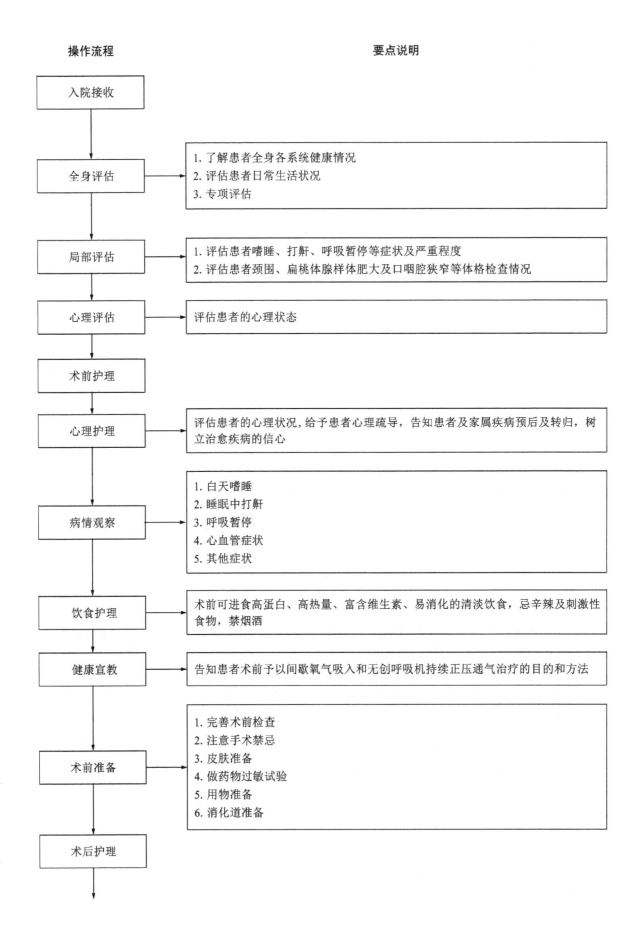

入院接收

全身评估
1. 了解患者全身各系统健康情况
2. 评估患者日常生活状况
3. 专项评估

局部评估
1. 评估患者嗜睡、打鼾、呼吸暂停等症状及严重程度
2. 评估患者颈围、扁桃体腺样体肥大及口咽腔狭窄等体格检查情况

心理评估
评估患者的心理状态

术前护理

心理护理
评估患者的心理状况,给予患者心理疏导,告知患者及家属疾病预后及转归,树立治愈疾病的信心

病情观察
1. 白天嗜睡
2. 睡眠中打鼾
3. 呼吸暂停
4. 心血管症状
5. 其他症状

饮食护理
术前可进食高蛋白、高热量、富含维生素、易消化的清淡饮食,忌辛辣及刺激性食物,禁烟酒

健康宣教
告知患者术前予以间歇氧气吸入和无创呼吸机持续正压通气治疗的目的和方法

术前准备
1. 完善术前检查
2. 注意手术禁忌
3. 皮肤准备
4. 做药物过敏试验
5. 用物准备
6. 消化道准备

术后护理

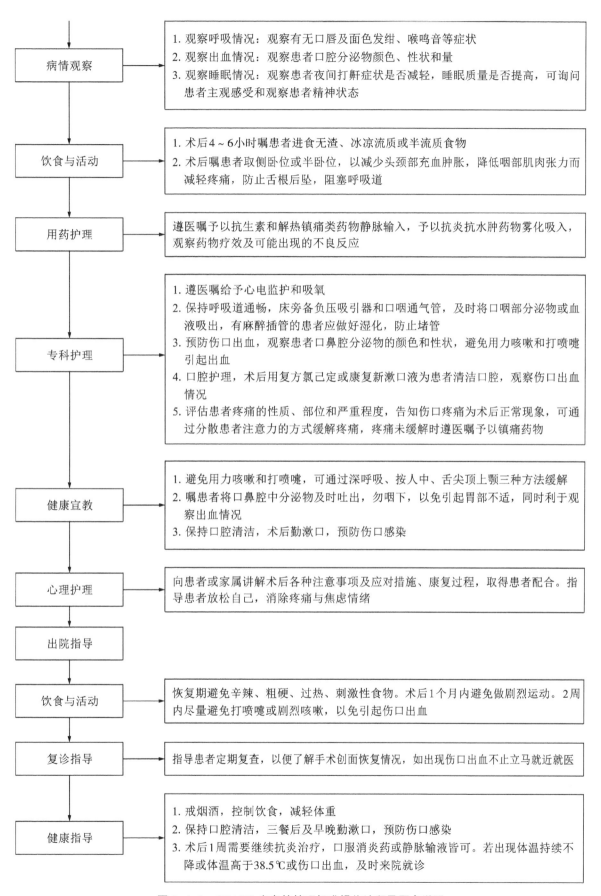

图 2-4-3　OSAHS 患者的护理标准操作流程及要点说明

四、鼻咽纤维血管瘤患者的护理标准操作流程

【目的】

1. 规范鼻咽纤维血管瘤患者的护理流程,为患者提供全程优质的护理服务。

2. 落实护理措施,及时发现病情变化,对症处理,保障患者安全。

3. 提高患者住院体验。

【规程】

入院接收

1. 主班护士接到患者住院信息通知,了解患者的性别、年龄、疾、病史、精神状态、个人史,提前通知责任护士准备好床单位、病房环境(温度、湿度适宜,清洁)、病历。

2. 责任护士热情接待,介绍病房环境,通知医生查看患者。

3. 对患者进行评估。

(1)全身评估。

1)了解患者全身各系统健康情况,评估既往的健康状况:外伤史、手术史、住院史,过敏史、个人史、家族史、月经史(女患者);评估有无贫血,并评估贫血程度。

2)评估患者日常生活状况,如饮食与营养状况,排泄情况,休息与睡眠情况,日常生活活动与自理能力,询问有无烟、酒、毒麻药品或其他特殊嗜好等。

3)专项评估,如营养筛查评估、疼痛评估、跌倒坠床危险因素评估、压力性损伤危险因素评分、深静脉血栓危险因素评分等。

(2)局部评估。

1)评估患者的鼻塞部位及程度,评估患者鼻腔是否仍有出血,并评估患者出血的时间、频率、出血量。

2)评估患者有无因肿瘤压迫局部引起的头痛、视力障碍、眼球移位、面部畸形等症状。

(3)心理评估:鼻咽纤维血管瘤患者因反复鼻出血,易产生恐惧、焦虑等情绪,肿瘤较大的患者产生局部压迫症状可能存在面部外形的改变,患者会出现自我形象紊乱,需评估患者及其家属的心理状态,评估不同年龄、文化程度的患者对疾病的认知程度。根据患者的心理情况及时进行疏导,协助患者选择有效的、能够接受的治疗方案。

术前护理

1. 心理护理:鼻咽纤维血管瘤患者多因术前反复出血,手术中可能大出血,使患者产生忧虑、恐惧心理。应给予安慰,鼓励患者树立信心、坚持治疗。消除忧虑、恐惧的心理,有利于促进患者睡眠,增加食欲,增强体质,提高组织的修复能力。

2. 病情观察。

(1)观察生命体征及血氧饱和度,尤其是呼吸、血压情况。

(2)观察患者出血情况,注意有无面色苍白、头晕、乏力等贫血症状。

(3)观察患者鼻塞情况,注意有无流涕、闭塞性鼻音、嗅觉减退等。

(4)并发症的观察,观察患者有无邻近骨质压迫吸收及相应器官的功能障碍。如侵入眼眶,则

可引起眼球突出、视神经受压和视力下降；侵入翼腭窝、颞下窝，可引起面颊部隆起；侵入鼻腔，可引起外鼻畸形；侵入颅内压迫神经，可引起头痛及脑神经瘫痪；肿瘤压迫咽鼓管，可导致耳鸣、耳闷及听力下降。

3. 饮食护理：术前可进食高蛋白、高热量、富含维生素、易消化的清淡饮食，忌辛辣及刺激性食物，禁烟酒，必要时予以口服营养补充剂。

4. 健康宣教。

(1)对患者及家属进行疾病相关知识宣教，包括疾病原因、临床表现、治疗方法、预后及自我护理知识等。

(2)告知患者正确刷牙和使用漱口液的方法及注意事项，手术前 1 日用复方硼酸溶液漱口 2~3 次，以清除口腔内食物残渣及致病微生物，去除口臭，预防口腔感染。

(3)告知患者手术方式及目的，取得患者配合。

5. 术前准备。

(1)完善术前检查：完善全麻术前常规检查及专科检查，向患者及家属讲解术前检查的目的、方法及注意事项。协助患者完成术前 DSA 及瘤体动脉栓塞术。

(2)注意手术禁忌，及时发现影响手术的因素并协助医生进行处理。监测生命体征，有异常及时通知医生予以处理；了解患者是否使用特殊药物，如抗凝药或麻醉禁忌药物等，及时告知医生，以免引起术中出血或麻醉意外。

(3)术前 1 日遵医嘱剪鼻毛，保持术野清晰，保证术区清洁。

(4)嘱患者术前一日做好个人清洁，沐浴，剪指甲，男性患者剃胡须，女性患者勿化妆，及时清除指甲油，饰品摘下交给家属保管。

(5)做药物过敏试验和交叉配血。

(6)用物准备：纸巾、护理垫、一次性杯子、吸管、量杯、尿壶/便盆等。

(7)胃肠道准备，术前按麻醉要求禁食禁饮。

术后护理

1. 病情观察。

(1)观察生命体征及血氧饱和度，尤其监测血压和脉搏变化，遵医嘱予以吸氧和心电监护，床旁备负压吸引器。

(2)观察神志、意识、瞳孔大小、直接和间接对光反射、四肢活动度。

(3)观察伤口敷料和鼻腔填塞物情况，注意伤口有无渗血，填塞物有无松动、脱落。

(4)观察口鼻分泌物的颜色、性质和量，如鼻腔渗血较多或有新鲜渗血从口中吐出等活动性出血征象，立即通知医生，给予处理。

(5)并发症的观察，观察有无颅内感染、脑神经损害、颅内压增高、脑膜刺激征等。

2. 饮食与活动。

(1)术后 4~6 小时嘱患者进食无渣、冷或冰的流质或半流质食物，少量多餐，适当多吃富含铁、叶酸等造血食物，如猪肝、蛋黄、瘦肉、黑木耳等。

(2)术后嘱患者取侧卧位或半卧位，以减轻鼻部肿胀，有利于口鼻分泌物的引流。无明显渗血患者，鼓励尽早下床活动。

3.用药护理：遵医嘱予以抗生素和解热镇痛类药物静脉输入，予以滴鼻剂湿润鼻腔促进腺体分泌，观察药物疗效及可能出现的不良反应。

4.专科护理。

(1)术后遵医嘱予以吸氧和心电监护，严密监测患者生命体征及血氧饱和度，观察神志、意识、瞳孔大小、直接和间接对光反射、四肢活动情况。

(2)保持呼吸道通畅，床旁备负压吸引器，及时清理口鼻部分泌物。

(3)鼻腔填塞护理，观察鼻腔填塞物固定情况，如患者填塞物脱出，不可随意抽出，应及时告知医生进行处理。嘱双侧鼻腔填塞患者多饮水，可使用湿纱布覆盖口腔，做好口腔卫生，促进食欲。

(4)预防伤口出血，观察患者口鼻腔分泌物的颜色和性状，避免抠鼻擤鼻、用力咳嗽和打喷嚏引起出血，如遇出血，应做好止血输血等抢救物品准备。

(5)评估患者疼痛的性质、部位和严重程度，告知伤口疼痛为术后正常现象，可通过分散患者注意力的方式缓解疼痛，疼痛未缓解时遵医嘱予以镇痛药物。

(6)口腔护理，术后用复方氯己定或康复新漱口液为患者清洁口腔，观察伤口渗血情况，提高患者舒适度。

5.健康宣教。

(1)嘱患者避免剧烈活动、情绪激动、用力抠鼻擤鼻、打喷嚏等，可通过深呼吸、按人中、舌尖顶上颚三种方法缓解打喷嚏不适。

(2)嘱患者将口鼻腔中分泌物及时吐出，勿咽下，以免引起胃部不适，同时利于观察出血情况，如有大量鲜红色血液流出，立马呼叫医护人员。

(3)保持口腔清洁，术后勤漱口，预防伤口感染。

6.心理护理：应加强与患者的沟通，耐心安慰患者，消除其恐惧、焦虑等情绪。鼻咽纤维血管瘤有易复发的特点，患者术后常担心手术效果，护士应倾听患者的主诉，告知肿瘤有复发的可能性，但只要以积极的态度去面对，配合良好的治疗和护理，一般预后较好，以减轻患者的紧张情绪。

出院指导

1.饮食与活动：恢复期避免辛辣、粗硬、过热、刺激性食物，适当多吃富含铁、叶酸等造血食物。术后1个月内避免做剧烈运动。2周内尽量避免打喷嚏或剧烈咳嗽，以免引起伤口出血。

2.复诊指导：指导患者定期复查，以便了解手术创面恢复情况，如出现伤口出血不止立马就近就医。

3.健康指导。

(1)保护鼻腔，减少刺激。避免挤压、碰撞鼻部，改掉挖鼻、大力擤鼻等不良习惯。戒烟，改善生活及工作环境，冬、春季外出时应戴口罩，减少花粉、冷空气、环境污染等对鼻腔黏膜刺激。

(2)保持口腔清洁，三餐后及早晚漱口，预防伤口感染。

（3）术后1周需要继续抗炎治疗，口服消炎药或静脉输液皆可。若有鼻塞、出血或压迫症状，及时来院就诊。

【操作流程】

鼻咽纤维血管瘤患者的护理标准操作流程及要点说明见图2-4-4。

操作流程 要点说明

```
┌─────────────┐
│  入院接收   │
└─────────────┘
       │
       ▼
┌─────────────┐      ┌──────────────────────────────────────────────┐
│  全身评估   │─────▶│ 1. 了解患者全身各系统健康情况                    │
└─────────────┘      │ 2. 评估患者日常生活状况                         │
                     │ 3. 专项评估                                     │
                     └──────────────────────────────────────────────┘
       │
       ▼
┌─────────────┐      ┌──────────────────────────────────────────────┐
│  局部评估   │─────▶│ 1. 评估患者的鼻塞部位及程度，评估患者鼻腔出血情况，出血的时间、频率、出血量 │
└─────────────┘      │ 2. 评估患者有无头痛、视力障碍、眼球移位、面部畸形等症状 │
                     └──────────────────────────────────────────────┘
       │
       ▼
┌─────────────┐      ┌──────────────────────────────────────────────┐
│  心理评估   │─────▶│ 评估患者的心理状态，家庭及社会支持情况           │
└─────────────┘      └──────────────────────────────────────────────┘
       │
       ▼
┌─────────────┐
│  术前护理   │
└─────────────┘
       │
       ▼
┌─────────────┐      ┌──────────────────────────────────────────────┐
│  心理护理   │─────▶│ 评估患者的心理状况，给予患者心理疏导，告知患者及家属疾病预后及转归，树 │
└─────────────┘      │ 立治愈疾病的信心                                 │
                     └──────────────────────────────────────────────┘
       │
       ▼
┌─────────────┐      ┌──────────────────────────────────────────────┐
│  病情观察   │─────▶│ 1. 观察生命体征及血氧饱和度，尤其是呼吸、血压情况 │
└─────────────┘      │ 2. 观察患者出血情况，注意有无面色苍白、头晕、乏力等贫血症状 │
                     │ 3. 观察患者鼻塞情况，注意有无流涕、闭塞性鼻音、嗅觉减退等 │
                     │ 4. 并发症：观察患者有无邻近骨质压迫吸收及相应器官的功能障碍 │
                     └──────────────────────────────────────────────┘
       │
       ▼
┌─────────────┐      ┌──────────────────────────────────────────────┐
│  饮食护理   │─────▶│ 术前可进食高蛋白、高热量、富含维生素、易消化的清淡饮食，忌辛辣及刺激性 │
└─────────────┘      │ 食物，禁烟酒，必要时予以口服营养补充剂           │
                     └──────────────────────────────────────────────┘
       │
       ▼
┌─────────────┐      ┌──────────────────────────────────────────────┐
│  健康宣教   │─────▶│ 告知患者正确使用漱口水的目的、方法及注意事项     │
└─────────────┘      └──────────────────────────────────────────────┘
       │
       ▼
┌─────────────┐      ┌──────────────────────────────────────────────┐
│  术前准备   │─────▶│ 1. 完善术前检查                                 │
└─────────────┘      │ 2. 注意手术禁忌                                 │
                     │ 3. 术前1日遵医嘱剪鼻毛，保持术野清晰，保证术区清洁 │
                     │ 4. 皮肤准备                                     │
                     │ 5. 交叉配血、做药物过敏试验                     │
                     │ 6. 用物准备                                     │
                     │ 7. 消化道准备                                   │
                     └──────────────────────────────────────────────┘
       │
       ▼
┌─────────────┐
│  术后护理   │
└─────────────┘
       │
       ▼
```

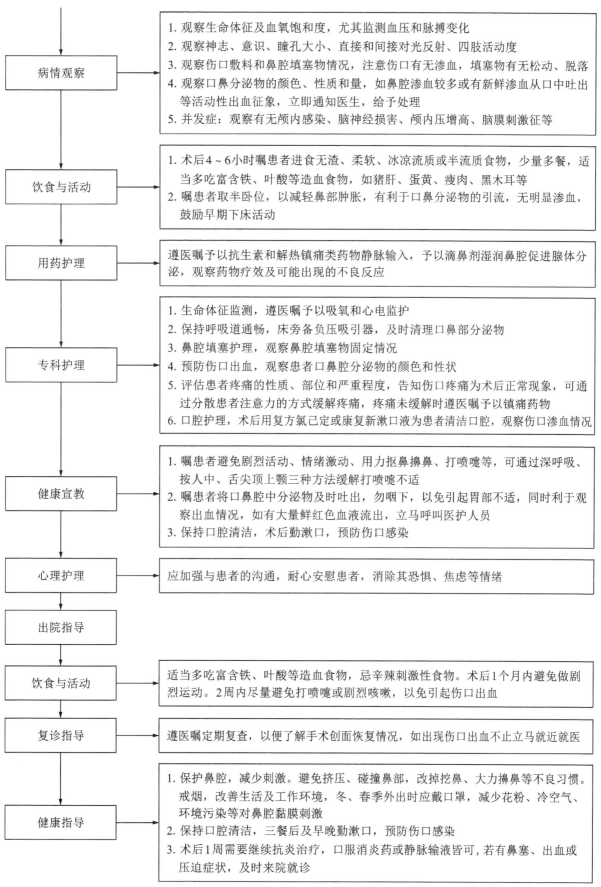

病情观察	1. 观察生命体征及血氧饱和度,尤其监测血压和脉搏变化 2. 观察神志、意识、瞳孔大小、直接和间接对光反射、四肢活动度 3. 观察伤口敷料和鼻腔填塞情况,注意伤口有无渗血,填塞物有无松动、脱落 4. 观察口鼻分泌物的颜色、性质和量,如鼻腔渗血较多或有新鲜渗血从口中吐出等活动性出血征象,立即通知医生,给予处理 5. 并发症:观察有无颅内感染、脑神经损害、颅内压增高、脑膜刺激征等
饮食与活动	1. 术后4~6小时嘱患者进食无渣、柔软、冰凉流质或半流质食物,少量多餐,适当多吃富含铁、叶酸等造血食物,如猪肝、蛋黄、瘦肉、黑木耳等 2. 嘱患者取半卧位,以减轻鼻部肿胀,有利于口鼻分泌物的引流,无明显渗血,鼓励早期下床活动
用药护理	遵医嘱予以抗生素和解热镇痛类药物静脉输入,予以滴鼻剂湿润鼻腔促进腺体分泌,观察药物疗效及可能出现的不良反应
专科护理	1. 生命体征监测,遵医嘱予以吸氧和心电监护 2. 保持呼吸道通畅,床旁备负压吸引器,及时清理口鼻部分泌物 3. 鼻腔填塞护理,观察鼻腔填塞物固定情况 4. 预防伤口出血,观察患者口鼻腔分泌物的颜色和性状 5. 评估患者疼痛的性质、部位和严重程度,告知伤口疼痛为术后正常现象,可通过分散患者注意力的方式缓解疼痛,疼痛未缓解时遵医嘱予以镇痛药物 6. 口腔护理,术后用复方氯己定或康复新漱口液为患者清洁口腔,观察伤口渗血情况
健康宣教	1. 嘱患者避免剧烈活动、情绪激动、用力抠鼻擤鼻、打喷嚏等,可通过深呼吸、按人中、舌尖顶上颚三种方法缓解打喷嚏不适 2. 嘱患者将口鼻腔中分泌物及时吐出,勿咽下,以免引起胃部不适,同时利于观察出血情况,如有大量鲜红色血液流出,立马呼叫医护人员 3. 保持口腔清洁,术后勤漱口,预防伤口感染
心理护理	应加强与患者的沟通,耐心安慰患者,消除其恐惧、焦虑等情绪
出院指导	
饮食与活动	适当多吃富含铁、叶酸等造血食物,忌辛辣刺激性食物。术后1个月内避免做剧烈运动。2周内尽量避免打喷嚏或剧烈咳嗽,以免引起伤口出血
复诊指导	遵医嘱定期复查,以便了解手术创面恢复情况,如出现伤口出血不止立马就近就医
健康指导	1. 保护鼻腔,减少刺激。避免挤压、碰撞鼻部,改掉挖鼻、大力擤鼻等不良习惯。戒烟,改善生活及工作环境,冬、春季外出时应戴口罩,减少花粉、冷空气、环境污染等对鼻腔黏膜刺激 2. 保持口腔清洁,三餐后及早晚勤漱口,预防伤口感染 3. 术后1周需要继续抗炎治疗,口服消炎药或静脉输液皆可,若有鼻塞、出血或压迫症状,及时来院就诊

图2-4-4　鼻咽纤维血管瘤患者的护理标准操作流程及要点说明

第五节　喉科疾病手术患者护理标准操作流程

一、声带息肉患者的护理标准操作流程

【目的】

1. 规范声带息肉患者的护理流程，为患者提供全程优质的护理服务。

2. 落实护理措施，及时发现病情变化，对症处理，保障患者安全。

3. 提高患者住院体验。

【规程】

入院接收

1. 主班护士接到患者住院信息通知，了解患者的性别、年龄、疾病史、精神状态、个人史，提前通知责任护士准备好床单位、病房环境（温度、湿度适宜，清洁）、病历。

2. 责任护士热情接待，介绍病房环境，通知医生查看患者。

3. 对患者进行评估。

（1）全身评估。

1）了解患者全身各系统健康情况，评估既往的健康状况：外伤史、手术史、住院史，过敏史、个人史、家族史、月经史（女患者）；询问患者有无用声不当及上呼吸道感染史。

2）评估患者日常生活状况，如饮食与营养状况，排泄情况，休息与睡眠情况，日常生活活动与自理能力，询问有无烟、酒、毒麻药品或其他特殊嗜好等。

3）专项评估：如营养筛查评估、疼痛评估、跌倒坠床危险因素评估、压力性损伤危险因素评分、深静脉血栓危险因素评分等。

（2）局部评估。

1）评估患者有无声音嘶哑、咽部异物感、发音疲劳、咽部疼痛及其他不适症状。

2）评估患者声音嘶哑的严重程度、发生和持续的时间。

（3）心理评估：患者因持续声嘶影响工作或形象而就诊，但对本病发生的原因、如何保护声带、促进声带康复缺乏了解。应注意评估患者的文化层次、职业、生活习惯等，以便提供针对性的护理措施。

术前护理

1. 心理护理：评估患者的心理状况，给予患者心理疏导，告知患者及家属疾病预后及转归，树立治愈疾病的信心。

2. 术前病情观察。

（1）观察生命体征及血氧饱和度，尤其是呼吸情况。

（2）观察患者声嘶情况，评估患者音质和音量。

3. 饮食护理：术前可进食高蛋白、高热量、富含维生素、易消化的清淡饮食，忌辛辣及刺激性食物，禁烟酒。

4. 健康宣教。

（1）对患者及家属进行疾病相关知识宣教，包括疾病原因、临床表现、治疗方法、预后及自我护理知识等。

（2）嗓音保健，告知患者正确发声的方法及用嗓的注意事项。

（3）告知患者手术方式及目的，取得患者配合。

5. 术前准备。

（1）完善全麻术前常规检查及专科检查，向患者及家属讲解术前检查的目的、方法及注意事项。

(2)注意手术禁忌,及时发现影响手术的因素并协助医生进行处理。监测生命体征,有异常及时告知医生予以处理;了解患者是否使用特殊药物,如抗凝药或麻醉禁忌药物等,及时告知医生,以免引起术中出血或麻醉意外。

(3)嘱患者术前1日做好个人清洁,沐浴,剪指甲,男性患者剃胡须,女性患者勿化妆,及时清除指甲油,饰品摘下交给家属保管。

(4)做药物过敏试验。

(5)用物准备:纸巾、纸、笔、一次性杯子、吸管、尿壶/便盆等。

(6)胃肠道准备,术前按麻醉要求禁食禁饮。

术后护理

1.病情观察。

(1)观察生命体征及血氧饱和度,尤其监测呼吸和血氧饱和度变化,遵医嘱予以吸氧和心电监护。

(2)观察唾液及痰液的颜色、性质和量,注意有无出血、憋气等症状。

2.饮食与活动。

(1)术后4~6小时嘱患者进食无渣、冰凉流质或半流质食物,少量多餐,2周后可进普食,忌辛辣、粗硬、过热、刺激性食物,忌烟酒。

(2)术后嘱患者取侧卧位或半卧位,鼓励早期下床活动。

3.用药护理:遵医嘱予以抗生素和解热镇痛类药物静脉输入,予以抗炎消肿药物雾化吸入,观察药物疗效及可能出现的不良反应。

4.专科护理。

(1)术后遵医嘱予以吸氧和心电监护,严密监测患者生命体征及血氧饱和度,保持呼吸道通畅。

(2)预防伤口出血,观察患者唾液及痰液的颜色和性状,避免用力咳嗽引起出血。

(3)嗓音保健,术后休声2~4周,防止黏膜充血和增生。

(4)评估患者疼痛的性质、部位和严重程度,告知伤口疼痛为术后正常现象,可通过分散患者注意力的方式缓解疼痛,伤口剧痛时可进食冷流质或给予疼痛评估,根据评估分值及时告知医生并遵医嘱使用镇痛药物。

(5)口腔护理,术后用复方氯己定或康复新漱口液为患者清洁口腔,观察伤口出血情况。

5.健康宣教。

(1)嘱患者避免用力咳嗽,休声2~4周促进伤口愈合。

(2)嘱患者将唾液或痰液及时吐出,利于观察出血情况,如有大量鲜红色血液流出,立马呼叫医护人员。

(3)保持口腔清洁,术后勤漱口,预防伤口感染。

6.心理护理:应加强与患者的沟通,耐心安慰患者,消除其恐惧、焦虑等情绪。

出院指导

1.饮食与活动:合理饮食,避免辛辣、粗硬、过热、刺激性食物,戒酒;加强锻炼,增强机体抵抗力,预防上呼吸道感染。

2.复诊指导:遵医嘱定期复查,以便了解手术创面恢复情况,如出现伤口出血不止立马就近就医。

3.健康指导。

(1)指导患者嗓音训练,避免过度用嗓,避免大喊大叫,一旦出现声音嘶哑,及时到医院就诊。

(2)指导患者出院后继续遵医嘱应用消炎药和进行雾化吸入治疗。

(3)指导患者保持口腔清洁,勤漱口。

【操作流程】

声带息肉患者的护理标准操作流程及要点说明见图2-5-1。

操作流程　　　　　　　　　　　　　　　　　　要点说明

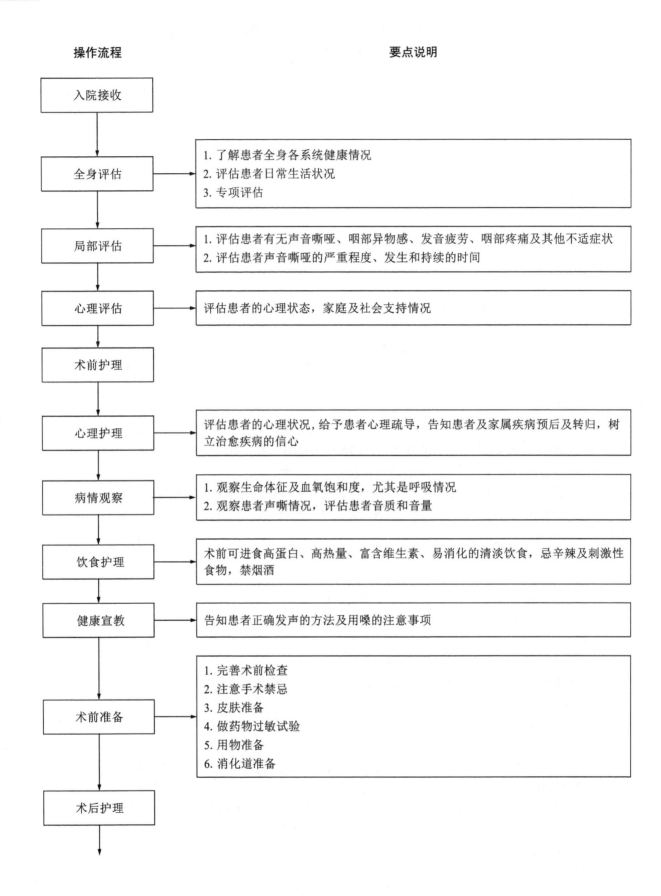

入院接收

全身评估
1. 了解患者全身各系统健康情况
2. 评估患者日常生活状况
3. 专项评估

局部评估
1. 评估患者有无声音嘶哑、咽部异物感、发音疲劳、咽部疼痛及其他不适症状
2. 评估患者声音嘶哑的严重程度、发生和持续的时间

心理评估
评估患者的心理状态，家庭及社会支持情况

术前护理

心理护理
评估患者的心理状况，给予患者心理疏导，告知患者及家属疾病预后及转归，树立治愈疾病的信心

病情观察
1. 观察生命体征及血氧饱和度，尤其是呼吸情况
2. 观察患者声嘶情况，评估患者音质和音量

饮食护理
术前可进食高蛋白、高热量、富含维生素、易消化的清淡饮食，忌辛辣及刺激性食物，禁烟酒

健康宣教
告知患者正确发声的方法及用嗓的注意事项

术前准备
1. 完善术前检查
2. 注意手术禁忌
3. 皮肤准备
4. 做药物过敏试验
5. 用物准备
6. 消化道准备

术后护理

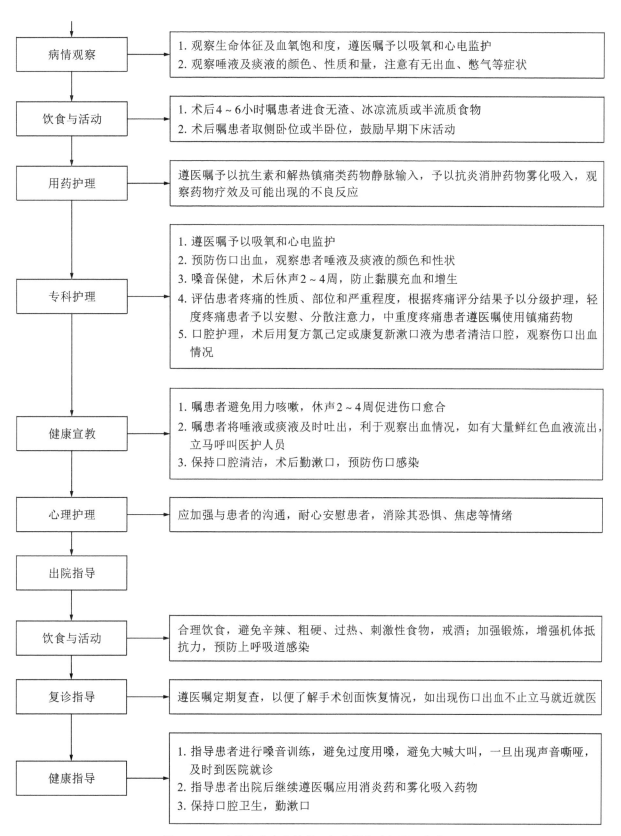

图 2-5-1 声带息肉患者的护理标准操作流程及要点说明

二、喉乳头状瘤患者的护理标准操作流程

【目的】

1. 规范喉乳头状瘤患者的护理流程，为患者提供全程优质的护理服务。

2. 落实护理措施，及时发现病情变化，对症处理，保障患者安全。

3. 提高患者住院体验。

【规程】

入院接收

1. 主班护士接到患者住院信息通知，了解患者的性别、年龄、疾病史、精神状态、个人史，提前通知责任护士准备好床单位、病房环境(温度、湿度适宜，清洁)、病历。

2. 责任护士热情接待，介绍病房环境，通知医生查看患者。

3. 对患者进行评估。

(1)全身评估。

1)了解患者全身各系统健康情况，评估既往的健康状况：外伤史、手术史、住院史、过敏史、个人史、家族史、月经史(女患者)；询问患者有无 HPV 病毒感染及上呼吸道感染史。

2)评估患者日常生活状况，如饮食与营养状况，排泄情况，休息与睡眠情况，日常生活活动与自理能力，询问有无烟、酒、毒麻药品或其他特殊嗜好等。

3)专项评估，如营养筛查评估、疼痛评估(7 岁及以上)、跌倒坠床危险因素评估、压力性损伤危险因素评分、深静脉血栓危险因素评分(14 岁及以上)等。

(2)局部评估。

1)评估患者有无声音嘶哑、喉异物感、咳嗽、喉部疼痛、呼吸困难等不适。

2)评估患者声嘶、呼吸困难的严重程度、发生和持续的时间。

(3)心理评估：成人喉乳头状瘤有恶变倾向，患者常担心是否会恶变；儿童喉乳头状瘤常反复发作，多次手术既影响患儿生长发育，又增加家庭经济负担；出现严重呼吸困难时患者可出现紧张和恐惧等负面心理，因此，护士应注意评估患者和家属心理状况，评估不同年龄、文化程度的患者对疾病的认知程度，为患者提供个性化护理。

术前护理

1. 心理护理：评估患者的心理状况，给予患者心理疏导，告知患者及家属疾病预后及转归，树立治愈疾病的信心。

2. 病情观察。

(1)观察生命体征及血氧饱和度，尤其是呼吸情况，评估患者有无吸气性呼吸困难及其程度，有无喉喘鸣及吸气性软组织凹陷，有无面色苍白，发绀等低氧表现。有呼吸困难者，应卧床休息，减少活动，以降低机体耗氧量及减轻心脏负担，遵医嘱予以氧气吸入，床旁备气管切开包，一旦发生窒息，立即予以紧急气管切开。

(2)观察患者声嘶情况，评估患者音质和音量。

3. 饮食护理：术前可进食高蛋白、高热量、富含维生素、易消化的清淡饮食，忌辛辣及刺激性食物，禁烟酒。对存在营养风险的患者及早进行营养干预以增强体质及提高术后组织修复能力。

4. 健康宣教。

(1)对患者及家属进行疾病相关知识宣教，包括疾病原因、临床表现、治疗方法、预后及自我护理知识等。

(2)告知患者手术方式及目的，取得患者配合。

(3)告知患者术前加强营养摄入的目的和重要性。

5. 术前准备。

(1)完善全麻术前常规检查及专科检查，向患者及家属讲解术前检查的目的、方法及注意事项。

(2)注意手术禁忌，及时发现影响手术的因素并协助医生进行处理。监测生命体征，有异常及时告知医生予以处理；了解患者是否使用特殊药物，如抗凝药或麻醉禁忌药物等，及时告知医生，以免引起术中出血或麻醉意外。

(3)嘱患者术前 1 日做好个人清洁，沐浴，剪指甲，男性患者剃胡须，女性患者勿化妆，及时清

除指甲油,饰品摘下交给家属保管。

(4)做药物过敏试验。

(5)用物准备:纸巾、纸、笔、护理垫、一次性杯子、吸管、尿壶/便盆等。

(6)胃肠道准备,术前按麻醉要求禁食禁饮。

术后护理

1.病情观察。

(1)观察生命体征及血氧饱和度,尤其呼吸情况,遵医嘱予以吸氧和心电监护。

(2)观察口腔分泌物的颜色、性质和量,如已行气管切开者,同时观察气道内分泌物的颜色、性质和量。

(3)观察声嘶恢复情况,评估声音的质量和响度。

(4)观察喉水肿情况,保持呼吸道通畅,床旁备气管切开包。

2.饮食与活动。

(1)术后4~6小时嘱患者进食无渣、柔软、冰凉流质或半流质食物,少量多餐,忌辛辣、粗硬、过热、刺激性食物,忌烟酒。

(2)术后嘱患者取侧卧位或半卧位,鼓励早期下床活动。

3.用药护理:遵医嘱予以抗病毒、消炎和解热镇痛类药物静脉输入,予以抗炎消水肿药物雾化吸入,观察药物疗效及可能出现的不良反应。

4.专科护理。

(1)术后遵医嘱予以吸氧和心电监护,严密监测患者呼吸情况,保持呼吸道通畅。

(2)预防伤口出血,观察患者口腔和(或)气道内分泌物的颜色、性状和量,避免用力咳嗽引起出血。

(3)嗓音护理,术后根据患者情况遵医嘱休声1~2周,防止声带充血水肿。

(4)评估患者疼痛的性质、部位和严重程度,告知伤口疼痛为术后正常现象,可通过分散患者注意力的方式缓解疼痛,伤口剧痛时可进食冷流质或给予疼痛评估,根据评估分值及时告知医生遵医嘱使用镇痛药物。

(5)口腔护理,术后用复方氯己定或康复新漱口液为患者清洁口腔,每天2次,预防感染。

(6)气管切开护理,如已行气管切开患者,参考"气管切开术后护理",应保持气管导管通畅,及时清理套管内分泌物,做好气道湿化,防堵管脱管,定期更换气切纱布等。

(7)语言交流障碍的护理,评估患者读写能力,术前教会患者简单的手语,以便术后与医护人员沟通,表达个体需要;术后患者也可使用写字板、笔或纸,对于不能书写的患者可用图片。鼓励患者与医护人员沟通,交流时给予患者足够的时间,表示耐心和理解。

5.健康宣教。

(1)指导患者深呼吸、有效咳嗽排痰的方法:先深吸气2次后屏气,再适当用力咳出,同时可用手轻轻按伤口,以减轻疼痛。

(2)嘱患者将唾液或痰液及时吐出,利于观察出血情况,如有大量鲜红色血液流出,立马呼叫医护人员。

(3)保持口腔清洁,术后勤漱口,预防伤口感染。

(4)嘱患者术后休声1~2周,减少声带活动。

6.心理护理:应加强与患者的沟通,耐心安慰患者,消除其恐惧、焦虑等情绪。

出院指导

1.饮食与活动:合理饮食,避免辛辣、粗硬、过热、刺激性食物,戒酒;加强锻炼,增强机体抵抗力,预防上呼吸道感染。

2.复诊指导:遵医嘱定期复查,以便了解手术创面恢复情况,如出现声嘶、呼吸困难等症状随时就诊,若有复发及时治疗。

3.健康指导。

(1)教会戴气管套管出院的患者及家属掌握气管套管家庭护理的方法。

(2)指导患者进行嗓音训练,避免过度用嗓,避免大声喊叫,一旦出现声音嘶哑,及时到医院就诊。

(3)指导患者出院后遵医嘱继续使用消炎药和雾化吸入药物治疗。

【操作流程】

喉乳头状瘤患者的护理标准操作流程及要点说明见图2-5-2。

操作流程　　　　　　　　　　　　　　　　　　　　　要点说明

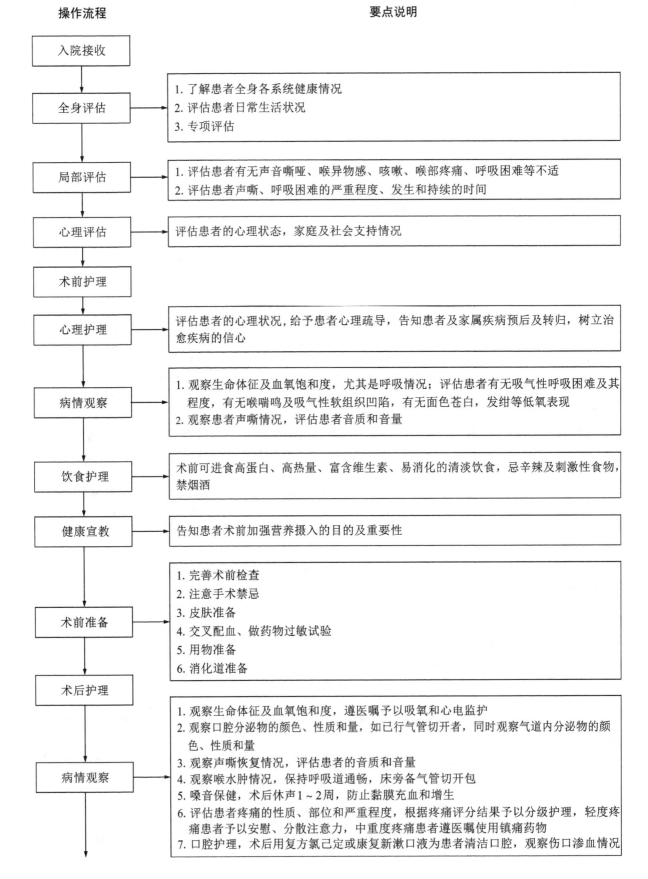

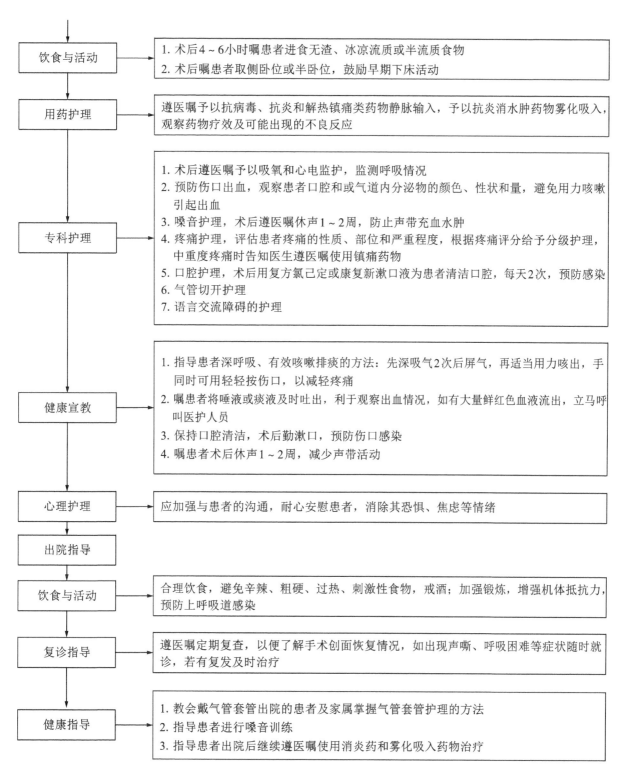

图 2-5-2 喉乳头状瘤患者的护理标准操作流程及要点说明

三、喉癌患者的护理标准操作流程

【目的】

1. 规范喉癌手术患者的护理流程，为患者提供全程优质的护理服务。

2. 落实护理措施，及时发现病情变化，对症处理，保障患者安全。

3. 提高患者住院体验。

【规程】

入院接收

1. 主班护士接到患者住院信息通知，了解患者的性别、年龄、疾病史、精神状态、个人史，提前通知责任护士准备好床单位、病房环境（温度、湿度适宜，清洁）、病历。

2. 责任护士热情接待，介绍病房环境，通知医生查看患者。

3. 对患者进行评估。

（1）全身评估。

1）了解患者有无高血压、凝血功能障碍、使用抗凝药等全身性因素，有无出血倾向的家族史。

2）询问患者有无过敏史、疾病史、健康史，询问患者发病前的健康状况，有无长期慢性喉炎或其他喉部疾病，喉白斑、喉角化症、喉乳头状瘤等。询问患者有无肿瘤家族史等。

3）了解患者发病的危险因素，如有无长期吸烟、饮酒、接触工业废气等。

4）根据营养风险评估量表及 BMI 指数对患者的营养状况进行评估。

（2）局部评估：评估患者有无声嘶、咽痒、异物感、呼吸困难、咳嗽、吞咽困难及淋巴结转移、痰中带血或咯血等症状。根据肿瘤发生的部位，喉癌可分为四种类型，临床表现不一样，评估重点不同。

（3）心理评估：喉癌的确诊会给患者及其家属带来极大的精神打击，患者及其家属都需要重新适应。应了解患者的年龄、性别、文化层次、职业、社会职位、压力应对方式、对疾病的认知程度、经济收入、医疗费用支付方式、家庭情况等。年龄越轻、社会地位和文化层次越高的患者对术后失声可能越难以接受。因此，应根据患者的心理情况及时进行疏导，协助患者选择有效的、能够接受的治疗方案。

术前护理

1. 心理护理：评估患者的心理状况，给予患者心理疏导，告知患者及家属疾病预后及转归，树立治愈疾病的信心。

2. 病情观察。

（1）评估患者有无吸气性呼吸困难及其程度，有无喉喘鸣及吸气性软组织凹陷，有无面色苍白，发绀等缺氧表现。有呼吸困难者，应卧床休息，减少活动，以降低机体耗氧量及减轻心脏负担，必要时床旁备气管切开包，遵医嘱予以氧气吸入。一旦发生窒息，立即予以紧急气管切开，保持呼吸道通畅。

（2）评估患者有无吞咽困难及其程度。

（3）评估患者音质和音量。

（4）注意观察呼吸情况，防止上呼吸道感染。

3. 饮食护理。

（1）术前可进食高蛋白、高热量、富含维生素、易消化的清淡饮食，忌辛辣及刺激性食物，禁烟酒。

（2）有吞咽困难者遵医嘱予留置胃管或静脉营养治疗。

（3）对存在营养风险的患者及早进行营养干预以增强体质及提高术后组织修复能力。

4. 健康宣教：告知患者有效咳嗽、咳痰的方法，练习腹式呼吸和床上大小便。

5. 术前准备。

(1)完善术前检查：协助患者进行术前常规检查及专科检查，向患者及家属解释术前检查的目的、方法及注意事项。

(2)皮肤准备：剃胡须，剃除双乳头连线以上至颈前区域皮肤毛发(必要时剃除双侧腋毛)，保持皮肤清洁干燥，颈清扫者剃头发至少至耳后四横指处，取皮区备皮，并注意避免皮肤破损。

(3)交叉配血、做药物过敏试验。

(4)用物准备：毛巾、纸巾、书写用的笔和纸、小镜子等物品。小镜子用于术前练习自行更换气管内套管及擦拭气管造口外痰液和分泌物的动作。

(5)胃肠道准备，给予漱口液漱口，术前按麻醉要求禁饮禁食。

术后护理

1. 病情观察。

(1)喉癌微创手术的病情观察。

1)观察生命体征，尤其是呼吸及血氧饱和度情况。

2)观察声音的音质和音量。

3)观察唾液及痰液的性状，注意有无咯血、憋气等症状。

4)观察有无神经损伤如伸舌歪斜、舌麻木、味觉异常、进食呛咳，有无咽喉黏膜损伤及牙齿有无松脱等。

(2)喉部分切除术或全喉切除术的病情观察。

1)观察生命体征，尤其是呼吸及血氧饱和度情况。

2)观察唾液及痰液的性状，注意有无咯血、憋气等症状。

3)观察有无皮下气肿，皮下气肿的位置与范围。

4)伤口出血情况：伤口周围是否有肿胀并可触及包块。若发现活动性出血，应及时告知医生进行处理。

5)伤口引流液的颜色性状及量，伤口渗血情况；胃管引出液的颜色、性状及量。

6)伤口感染和咽瘘：观察体温是否升高，伤口周围有无红、肿、热、痛和渗出液，伤口有无腐臭味，进食后观察是否有食物从伤口周围外渗。发现特殊情况时，及时告知医生进行处理。

7)乳糜瘘：伤口引流管有大量淡黄色液体或乳白色液体引出，应警惕乳糜瘘的发生。

2. 饮食与活动。

(1)喉癌微创手术术后鼓励患者早期下床活动。根据患者手术耐受情况，评估患者活动能力，协助其逐渐增加活动量，恢复自理能力。患者如无恶心、呕吐等症状，4~6小时后即可进食予高热量、易消化的半流质饮食或软食，避免粗硬、刺激性食物。食物不宜过热，以温凉为宜。指导患者多喝温水。

(2)喉部分切除术或全喉切除术后指导患者进行床上和床边活动。告知患者避免头颈部过伸悬空及头部过度活动，影响伤口的愈合。术后禁食，留置胃管者予胃肠减压24~48小时，停止胃肠减压后根据手术术式不同给予鼻饲流质7~14天。加强营养管理，制定个性化的营养计划，保证鼻饲量，防止营养摄入不足，鼓励患者少量多餐；患者鼻饲饮食发生不适时，术后出现腹胀、打嗝等，及时处理；做好鼻饲管护理，防止鼻饲管堵塞、脱出。术后2~3天即可行口咽操训练，锻炼吞咽功能。遵医嘱7~14天可试着经口进食(部分喉切除者进食团状食物、全喉切除者进食流质)，进食顺利后拔除胃管，给予高热量、易消化的半流质饮食或软食，避免粗硬、刺激性食物。

3. 用药护理：根据医嘱使用抗生素，注意观察患者用药反应。痰液较多咳不出的患者可采取雾化吸入的方法帮助排痰。

4. 专科护理。

(1)喉癌微创手术后的专科护理要点。

1）告知患者避免剧烈咳嗽及运动以防引起出血，预防上呼吸道感染。

2）去枕平卧 4~6 小时麻醉完全清醒后，视患者情况予以平卧位或半坐卧位，当有分泌物吐出时，头偏向一侧。

3）鼓励患者早期下床活动，下床时注意有无头晕、乏力等症状。

（2）喉部分切除术或全喉切除术后的专科护理要点。

1）评估疼痛的部位、程度，并进行疼痛评分，根据评分结果予以对应的护理措施，同时告知患者疼痛的原因和可能持续的时间；指导患者正确的咳嗽方法，避免剧烈咳嗽引起伤口疼痛。

2）引流管护理，观察并记录引流液颜色、性质、量，各管道妥善固定，保持通畅，标识清楚，做好留置管道注意事项的宣教，防止意外脱管。保持负压引流管通畅防止无效腔形成。

3）防止伤口出血，仔细观察出血量、包括敷料渗湿情况、痰液性状、口鼻有无血性分泌物、负压引流量及颜色。

4）移植皮瓣的护理，防止移植皮瓣受压、受寒，保持局部有效引流，定时观察皮瓣皮肤颜色、皮温、毛细血管充盈反应和肿胀程度。

5）预防感染和咽瘘，注意观察体温变化；换药或吸痰时注意无菌操作。气切护理每天 3 次，气管纱布潮湿或受污染后应及时更换；内套管一旦有痰痂形成应立即更换，防止堵塞气道。

6）气道护理，观察患者呼吸的节律和频率，监测血氧饱和度；定时湿化吸痰，防止痰液阻塞气道；鼓励患者深呼吸和咳嗽，排出气道分泌物，保持呼吸道通畅，防止肺部感染。内套管每天换 2~3 次，套管内有痰时，随时更换。

7）基础护理，保持口腔清洁。室内空气温度保持为 22~24℃，湿度保持为 70%~90%（天气干燥时可加强空气湿化），防止气道干燥结痂。保持床单位整洁。

8）语言交流障碍的护理，评估患者读写能力，术前教会患者简单的手语，以便术后与医护人员沟通，表达个体需要；术后患者也可使用写字板、笔或纸，对于不能书写的患者可用图片。鼓励患者与医护人员沟通，交流时给予患者足够的时间，表示耐心和理解。

5. 健康宣教。

（1）向患者及家属讲解气道改道，气体未经口鼻腔而从颈部气管造口处进入下呼吸道，因此告知患者及家属不可遮盖或堵塞颈部造口。

（2）指导患者正确用声，指导患者进行非张力发声，单侧声带切除者应尽量少发声，双侧声带切除者应鼓励患者适当说话以防粘连，练习腹式呼吸。

（3）告知患者术后勿将痰液、分泌物等咽下，全喉切除者术后 7~10 天内尽量不做吞咽动作。

（4）教会患者深呼吸，有效咳嗽排痰的方法：先深吸气 2 次后屏气，再适当用力咳出，同时可用手轻轻按伤口，以减轻疼痛。每天应定时配合拍背以促进排痰。

6. 心理护理：帮助患者适应自己形象的改变，关注并尊重患者，鼓励患者说出内心感受，介绍成功案例，开展病友交流活动，调动家庭社会支持系统。

出院指导

1. 教会戴气管套管出院的患者及家属掌握气管套管护理的方法。

（1）学会对着镜子取放气管内套管的方法。

（2）保持气管套管及呼吸道通畅，气管内套管定期更换及煮沸消毒，每天 2~3 次，气管套管要妥善固定，防止脱管，固定系带打结于颈侧，松紧度以能放入 1 个手指为宜。

（3）清洁、消毒造口，每日观察造口是否有痰液或痰痂附着，更换气管垫，每天 2~3 次，可用湿润棉签清洁，必要时使用络合碘棉球消毒造口周围皮肤。

2. 保持室内温湿度适宜，空气清新，多饮水；室内干燥时注意对室内空气进行加湿，防止痰液干燥结痂、痰液难以咳出堵塞套管；如果气道内有痂皮形成，应去医院，切勿自行清理，以免痂皮坠入气管内。

3.佩戴气切专用小口罩，遮住造口，以防吸入灰尘及异物，寒冷天气可防止冷空气直入肺内，导致刺激性咳嗽。

4.提高自我保护意识，淋浴时花洒等不能直接对着瘘口，盆浴时水不可超过气管刺激内管，注意勿使水流入气管套管；外出时可用有系带的清洁纱布垫系在颈部，遮住气管造口入口，严防异物不慎经瘘口掉入气管内导致呛咳或窒息。不到人群密集处，防止上呼吸道感染。可适当锻炼身体，增强抵抗力，但不可进行水上运动。

5.活动指导：适当休息和工作，循序渐进地锻炼，增强体质，提高机体抵抗力。加强恢复头颈功能、肩功能的锻炼。戒烟酒，避免刺激性食物。

6.复诊指导：定期复查，复查频率为1个月内每两周1次，3个月内每月1次，1年内每3个月1次，1年后每半年1次。如发现造口出血、呼吸困难、造口有新生物或颈部扪及肿块等情况时立即就诊，随诊5年。

7.学会自查颈部淋巴结的方法，如有颈部淋巴结肿大或包块，呼吸不畅，及时到医院就诊。

8.鼓励患者建立自信心，积极参加社会活动，提高生活质量。

9.指导患者正确发声，做嗓音康复训练，最大程度恢复声带功能，满足患者日常沟通语言需求。同时向患者提供有关发音康复训练、参与社会活动组织如喉癌俱乐部、病友群、微信公众号等的建议与信息。喉全切术后，有3种不同的方法可以帮助患者重获发音功能。

（1）食管发音是最为经济、简便的方法。其基本原理为：经过训练后，患者把吞咽进入食管的空气从食管冲出，产生声音，再经咽腔和口腔动作调节，形成语言。

（2）电子喉发音是喉全切除患者常用的交流方式。其具体方法是讲话时将电子喉置于患者颏部或颈部，利用音频振荡器产生声音，但声音欠自然。

（3）食道发音是通过外科手术在气管后壁与食管前壁之间造口，插入发音钮（单向阀），发音机制为当患者吸气后，堵住气管造口，使呼出的气体通过单向阀进入食管上端和下咽部，产生振动而发音，患者配合口腔、舌、牙齿、嘴唇的动作形成语言。常用的发音钮包括 Blom-Singer 发音假体、Provox 发音钮等。

【操作流程】

喉癌患者的护理标准操作流程及要点说明见图 2-5-3。

操作流程　　　　　　　　　　　　　　要点说明

```
┌──────────────┐
│   入院接收   │
└──────────────┘
        │
        ▼
┌──────────────┐        ┌─────────────────────────────────────────┐
│   全身评估   │───────▶│ 1. 了解患者全身各系统健康情况            │
└──────────────┘        │ 2. 评估患者日常生活状况                  │
        │               │ 3. 了解患者发病危险因素                  │
        │               │ 4. 专项评估                              │
        │               └─────────────────────────────────────────┘
        ▼
┌──────────────┐        ┌─────────────────────────────────────────┐
│   局部评估   │───────▶│ 评估患者有无声嘶、咽痒、异物感、呼吸困难、咳嗽、吞咽困难及淋巴结转移、痰中带血或咯血等症状 │
└──────────────┘        └─────────────────────────────────────────┘
        │
        ▼
┌──────────────┐        ┌─────────────────────────────────────────┐
│   心理评估   │───────▶│ 评估患者的心理状态，家庭及社会支持情况   │
└──────────────┘        └─────────────────────────────────────────┘
        │
        ▼
┌──────────────┐
│   术前护理   │
└──────────────┘
        │
        ▼
┌──────────────┐        ┌─────────────────────────────────────────┐
│   心理护理   │───────▶│ 评估患者的心理状况，给予患者心理疏导，告知患者及家属疾病预后及转归，树立治愈疾病的信心 │
└──────────────┘        └─────────────────────────────────────────┘
        │
        ▼
┌──────────────┐        ┌─────────────────────────────────────────┐
│   病情观察   │───────▶│ 1. 评估患者有无吸气性呼吸困难及其程度    │
└──────────────┘        │ 2. 评估患者有无吞咽困难及其程度          │
        │               │ 3. 观察患者声嘶情况，评估患者音质和音量  │
        │               └─────────────────────────────────────────┘
        ▼
┌──────────────┐        ┌─────────────────────────────────────────┐
│   饮食护理   │───────▶│ 1. 术前可进食高蛋白、高热量、富含维生素、易消化的清淡饮食，忌辛辣及刺激性食物，禁烟酒 │
└──────────────┘        │ 2. 有吞咽困难者遵医嘱予留置胃管或静脉营养治疗 │
        │               │ 3. 对存在有营养风险患者及早进行营养干预  │
        │               └─────────────────────────────────────────┘
        ▼
┌──────────────┐        ┌─────────────────────────────────────────┐
│   健康宣教   │───────▶│ 告知患者有效咳嗽、咳痰的方法，练习腹式呼吸和床上大小便 │
└──────────────┘        └─────────────────────────────────────────┘
        │
        ▼
┌──────────────┐        ┌─────────────────────────────────────────┐
│   术前准备   │───────▶│ 1. 完善术前检查，完善全麻术前常规检查及专科检查，向患者及家属讲解术前检查的目的、方法及注意事项 │
└──────────────┘        │ 2. 皮肤准备                              │
        │               │ 3. 交叉配血、做药物过敏试验              │
        │               │ 4. 用物准备，毛巾、纸巾、一次性杯子、书写用的笔和本子、便器等物品 │
        │               │ 5. 消化道准备                            │
        │               └─────────────────────────────────────────┘
        ▼
┌──────────────┐
│   术后护理   │
└──────────────┘
        │
        ▼
┌──────────────┐        ┌─────────────────────────────────────────┐
│   病情观察   │───────▶│ 1. 喉癌微创手术病情观察                  │
└──────────────┘        │  (1) 观察生命体征及血氧饱和度            │
        │               │  (2) 观察声音的音质和响度                │
        │               │  (3) 观察唾液及痰液的性状                │
        │               │  (4) 并发症：观察有无神经损伤如伸舌歪斜、舌麻木、味觉异常、进食呛咳，有无咽喉黏膜损伤及牙齿有无松脱等 │
        │               │ 2. 喉部分切除术或全喉切除术的病情观察    │
        │               │  (1) 观察生命体征及血氧饱和度            │
        │               │  (2) 观察唾液及痰液的性状                │
        │               │  (3) 观察有无皮下气肿                    │
        │               │  (4) 伤口出血情况                        │
        │               │  (5) 伤口引流液的颜色、性状及量          │
        │               │  (6) 伤口感染和咽瘘                      │
        │               │  (7) 观察有无乳糜瘘                      │
        ▼               └─────────────────────────────────────────┘
```

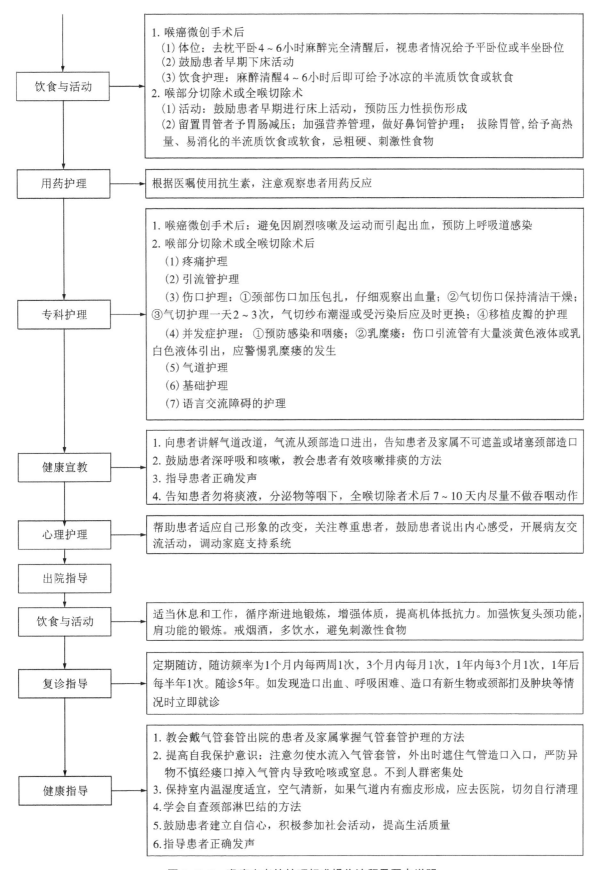

饮食与活动
1. 喉癌微创手术后
　(1) 体位：去枕平卧4～6小时麻醉完全清醒后，视患者情况给予平卧位或半坐卧位
　(2) 鼓励患者早期下床活动
　(3) 饮食护理：麻醉清醒4～6小时后即可给予冰凉的半流质饮食或软食
2. 喉部分切除术或全喉切除术
　(1) 活动：鼓励患者早期进行床上活动，预防压力性损伤形成
　(2) 留置胃管者予胃肠减压；加强营养管理，做好鼻饲管护理； 拔除胃管，给予高热
　　 量、易消化的半流质饮食或软食，忌粗硬、刺激性食物

用药护理
根据医嘱使用抗生素，注意观察患者用药反应

专科护理
1. 喉癌微创手术后：避免因剧烈咳嗽及运动而引起出血，预防上呼吸道感染
2. 喉部分切除术或全喉切除术后
　(1) 疼痛护理
　(2) 引流管护理
　(3) 伤口护理：①颈部伤口加压包扎，仔细观察出血量；②气切伤口保持清洁干燥；
③气切护理一天2～3次，气切纱布潮湿或受污染后应及时更换；④移植皮瓣的护理
　(4) 并发症护理： ①预防感染和咽瘘；②乳糜瘘：伤口引流管有大量淡黄色液体或乳
白色液体引出，应警惕乳糜瘘的发生
　(5) 气道护理
　(6) 基础护理
　(7) 语言交流障碍的护理

健康宣教
1. 向患者讲解气道改道，气流从颈部造口进出，告知患者及家属不可遮盖或堵塞颈部造口
2. 鼓励患者深呼吸和咳嗽，教会患者有效咳嗽排痰的方法
3. 指导患者正确发声
4. 告知患者勿将痰液，分泌物等咽下，全喉切除者术后7～10天内尽量不做吞咽动作

心理护理
帮助患者适应自己形象的改变，关注尊重患者，鼓励患者说出内心感受，开展病友交流活动，调动家庭支持系统

出院指导

饮食与活动
适当休息和工作，循序渐进地锻炼，增强体质，提高机体抵抗力。加强恢复头颈功能，肩功能的锻炼。戒烟酒，多饮水，避免刺激性食物

复诊指导
定期随访，随访频率为1个月内每两周1次，3个月内每月1次，1年内每3个月1次，1年后每半年1次。随诊5年。如发现造口出血、呼吸困难、造口有新生物或颈部扪及肿块等情况时立即就诊

健康指导
1. 教会戴气管套管出院的患者及家属掌握气管套管护理的方法
2. 提高自我保护意识：注意勿使水流入气管套管，外出时遮住气管造口入口，严防异物不慎经瘘口掉入气管内导致呛咳或窒息。不到人群密集处
3. 保持室内温湿度适宜，空气清新，如果气道内有痂皮形成，应去医院，切勿自行清理
4. 学会自查颈部淋巴结的方法
5. 鼓励患者建立自信心，积极参加社会活动，提高生活质量
6. 指导患者正确发声

图 2-5-3　喉癌患者的护理标准操作流程及要点说明

四、气管切开术患者的护理标准操作流程

【目的】

1.规范气管切开手术患者的护理流程,为患者提供全程优质的护理服务。

2.落实护理措施,及时发现病情变化,对症处理,保障患者安全。

3.提高患者住院体验。

【规程】

入院接收

1.主班护士接到患者住院信息通知,了解患者的性别、年龄、疾病史、精神状态、个人史,提前通知责任护士准备好床单位、病房环境(温度、湿度适宜,清洁)、病历。

2.责任护士热情接待,介绍病房环境,通知医生查看患者。

3.对患者进行评估。

(1)全身评估。

1)了解患者全身各系统健康情况,评估既往的健康状况:外伤史、手术史、住院史、过敏史、个人史、家族史、女性患者月经史,尤其询问患者有无喉部外伤、吸入异物、喉部肿瘤史,有无甲状腺手术史、气管插管病史等。

2)评估患者日常生活状况,如饮食与营养状况,排泄情况,休息与睡眠情况,日常生活活动与自理能力,询问有无烟、酒、毒麻药品或其他特殊嗜好等。

3)专项评估:如营养筛查评估、疼痛评估(7岁及以上)、跌倒坠床危险因素评估、压力性损伤危险因素评分、深静脉血栓危险因素评分(14岁及以上)等。

(2)局部评估。

1)评估患者有无吸气期呼吸困难、吸气期喉鸣、吸气期软组织凹陷、声音嘶哑、缺氧症状等。

2)评估患者呼吸困难发生的时间、时长和严重程度等。

(3)心理评估:患者及家属会因呼吸困难威胁生命而出现紧张和恐惧等负面心理,希望立即解决呼吸困难问题,但对气管切开手术缺乏认识。尤其是小儿、青少年和青年女性,因考虑到今后生长发育或美观而拒绝气管切开,容易造成延误医疗时机,使病情加重,增加患者窒息的危险性。因此,护士应注意评估患者和家属心理状况,评估不同年龄、文化程度的患者对疾病的认知程度,以提供全面有效的护理措施。

术前护理

1.心理护理:评估患者的心理状况,给予患者心理疏导,告知患者及家属疾病预后及转归,树立治愈疾病的信心。

2.病情观察。

(1)缺氧症状:评估患者有无呼吸深快、心率加快、血压上升,有无坐卧不安、烦躁、发绀,有无大汗淋漓、脉搏细弱且快速或不规则,呼吸快而浅表、惊厥、昏迷,甚至心脏骤停等症状。

(2)声嘶:评估患者音质和音量。

(3)评估患者是否出现吸气时呼吸困难及呼吸困难严重程度。

1)Ⅰ度:安静时无呼吸困难表现,活动或哭闹时,有轻度吸气期呼吸困难。

2)Ⅱ度:安静时也有轻度吸气期呼吸困难,吸气期喉鸣和吸气性胸廓周围软组织凹陷,活动时加重,但不影响睡眠和进食,亦无烦躁不安等缺氧症状,脉搏尚正常。

3)Ⅲ度:吸气性呼吸困难明显,喘鸣音甚响,胸骨上窝,锁骨上、下窝,上腹部、肋间等处软组织吸气性凹陷显著;并因缺氧而出现烦躁不安、不易入睡、不愿进食、脉搏加快等症状。

4)Ⅳ度:呼吸极度困难,由于严重缺氧和二氧化碳蓄积增多,患者会出现坐卧不安、手足乱动、出冷汗、面色苍白或发绀、定向力丧失、心律失常、脉搏细弱、血压下降、大小失禁等表现。如不及

时抢救，可因窒息、昏迷及心力衰竭而死亡。

（4）评估患者是否出现吸气时喉鸣音。

（5）评估患者吸气时是否出现三凹征。

3. 饮食护理：进食清淡、高蛋白食物，拟急诊手术者按麻醉要求禁食禁饮。

4. 健康宣教。

（1）对患者及家属进行疾病相关知识宣教，包括疾病原因、临床表现、治疗方法、预后及自我护理知识等。

（2）告知患者手术方式及目的，取得患者配合。

（3）告知患者有效咳嗽、咳痰的方法，练习腹式呼吸和床上大小便。

5. 术前准备。

（1）急救用物准备，严密观察患者呼吸困难及喉阻塞的程度，床旁备好吸氧、吸痰装置，气管切开包、型号适宜的气管套管、气管插管、头灯等急救物品，同时做好紧急情况下床旁气管切开的准备。

（2）术前如病情许可需要完善实验室常规检查，如血常规、尿常规、凝血功能，必要时做好心电图、胸片等检查。特殊检查如 X 线胸片、CT 等应有医务人员陪同。

（3）对症处理。

1）Ⅰ度呼吸困难：明确病因后，对症治疗，不必做急诊气管切开术。护士应为患者建立静脉通道，按医嘱予以吸氧和及时准确使用药物，如抗生素、糖皮质激素等。注意观察患者用药后的效果。

2）Ⅱ度呼吸困难：对症治疗及全身治疗的同时积极治疗病因。由急性病因引起者，如异物、喉外伤或双侧声带瘫痪等，病情通常发展较快，应在治疗病因的同时做好气管切开术的相关准备。由慢性病因引起者，病情发展通常较慢，对症治疗即可，避免做气管切开术。

3）Ⅲ度呼吸困难：在严密观察呼吸变化并做好气管切开准备的情况下，可先对症治疗和病因治疗。若经保守治疗未见好转，应及早行气管切开术。

4）Ⅳ度呼吸困难：立即行气管切开术。若病情十分紧急时，可先行环甲膜切开术。

术后护理

1. 病情观察。

（1）观察生命体征及血氧饱和度，尤其呼吸情况，遵医嘱予以吸氧和心电监护。

（2）观察唾液及痰液的颜色、性质和量，注意有无咯血、憋气等症状。

（3）观察有无皮下气肿，皮下气肿的位置与范围。

（4）观察伤口出血情况，伤口周围是否有肿胀并可触及包块。若发现活动性出血，应及时告知医生进行处理。

2. 饮食与活动。

（1）术后予以清淡、高蛋白、富含维生素流质或半流质饮食，若留置有胃管患者，根据患者病情和需求制定个性化营养计划，予以肠内营养。

（2）全麻清醒后嘱患者取半卧位，告知患者避免头颈部过伸悬空及头部过度活动，以免影响伤口的愈合。

3. 用药护理：遵医嘱予以消炎止痛、化痰止咳类药物静脉输入，予以化痰止咳药物雾化吸入，观察药物疗效及可能出现的不良反应。

4. 专科护理。

（1）术后遵医嘱予以吸氧和心电监护，严密监测患者生命体征及血氧饱和度。

（2）保持气管套管通畅，及时清理管道内分泌物，定期清洗内套管和更换气切纱布。内套管不宜脱离外套管过久，以防外套管被分泌物堵塞，如分泌物较多或小儿气管切开患者，要增加清洗次数，以防分泌物堵塞管道影响呼吸。

（3）维持下呼吸道通畅。

1）保持室内适宜的温度和湿度，温度为22～24℃，湿度为70%～90%；做好气道湿化，痰液黏稠者可行雾化吸入治疗，痰液较多者及时清理。

2）协助患者取半卧位，鼓励有效咳嗽、咳痰，病因解除、病情允许者鼓励多下床活动以促进痰液排出。

（4）预防感染。

1）密切监测体温变化，观察伤口渗血、渗液情况，观察唾液和痰液的颜色、性质和量。

2）遵医嘱使用抗生素。

3）定期更换气切纱布。

4）做好口腔护理，保持口腔清洁。

5）加强营养，增强机体抵抗力。

6）协助患者翻身拍背，鼓励早期下床活动，预防肺部感染。

（5）气管切开后患者若再次发生呼吸困难，应考虑如下三种原因并做相应处理。

1）套管内管阻塞：如拔出套管内管呼吸即改善，表明气管内管阻塞，应予更换或清洁消毒后再放入。

2）套管外管或下呼吸道阻塞：拔出内套管后呼吸仍无改善者，可滴入湿化液并进行深部吸痰后，呼吸困难可缓解。

3）外套管脱出：如内套管取出后呼吸困难未缓解，吸痰管置入困难或气管套管口测不到气流，应立告知医生并协助重新插入套管。

（6）预防脱管。

1）气管外套管应妥善固定，系带松紧度以能容纳1根手指为宜。

2）经常检查系带松紧度和牢固性，告知患者和家属不得随意解开或更换系带。注意调整系带松紧度，对于术后有皮下气肿的患者，待气肿消退后系带会变松，必须重新调整系带。

3）吸痰时动作要轻。

4）告知患者剧烈咳嗽时可用手轻轻抵住气管外套管翼部。

5）气管内套管取放时，注意保护外套管，禁止单手取放，应一手抵住外套管翼部，另一手取放内套管。

6）气管套管管芯应放在随手可及处，以备气管外套管脱出时重新插管时使用。

（7）术后并发症的观察和护理。

1）窒息：观察有无痰痂或异物堵管、外套管脱出气管外。可用少许棉絮置于气管套管口上，视其是否随呼吸飘动来测试通气情况。若发现患者呼吸费力、面色潮红，随即口唇青紫、双手乱抓，应立即取出气管内套管行气管内吸痰。若吸痰管置入困难或气管套管口测不到气流，应立即告知医生进行处理。

2）皮下气肿：观察颈周有无皮下气肿，正常情况下皮下气肿1周左右可自然吸收，要注意其消长情况及对呼吸的影响。

3）出血：表现为局部少量渗血及活动性出血，若气管套管内咳出大量鲜血时，应立即告知医生进行处理。

4）纵隔气肿和气胸：观察是否存在呼吸困难（呼吸型态、肺部呼吸音、血氧饱和度），尤其是儿童，由于无法表达自我感受，更应加强病情观察。

5）气管食管瘘：观察进食时有无呛咳。

6）拔管困难：堵管后观察有无呼吸困难。

（8）喉阻塞及下呼吸道阻塞症状解除，呼吸恢复正常，可考虑拔管。拔管前先要堵管24～48小时，如活动及睡眠时呼吸平稳，方可拔管，如堵管过程中患者出现呼吸困难，应立即拔除塞子。拔管后不需要缝合，用蝶形胶布拉拢创缘，数天后即可自愈。拔管后 1~2 天内仍需严密观察呼吸，叮嘱患者不要随意离开病房，并备好床旁紧急气管切开用品，以便患者再次发生呼吸困难时紧急使用。

(9)语言交流障碍的护理：评估患者读写能力，术前教会患者简单的手语，以便术后与医护人员沟通，表达个体需要；术后患者也可使用写字板、笔或纸，对于不能书写的患者可用图片。鼓励患者与医护人员沟通，交流时给予患者足够的时间，表示耐心和理解。

5. 健康宣教。

(1)向患者及家属讲解气道改道，气体未经口鼻腔而从颈部气管造瘘口进入下呼吸道，因此告知患者及家属不可遮盖或堵塞颈部造瘘口。

(2)嘱患者不要私自将套管系带解开，防止脱管和拔管。

(3)嘱患者将唾液或痰液及时吐出，有利于观察出血情况，如有大量鲜红色血液流出，立马呼叫医护人员。

(4)教会患者深呼吸，有效咳嗽排痰的方法：先深吸气 2 次后屏气，再适当用力咳出，同时可用手轻轻按伤口，以减轻疼痛。每天应定时配合拍背以促进排痰。

(5)保持口腔清洁，术后勤漱口，预防伤口感染。

6. 心理护理：帮助患者适应自己形象的改变，关注并尊重患者，鼓励患者说出内心感受，介绍成功案例，开展病友交流活动，调动家庭社会支持系统。

出院指导

1. 饮食与活动：合理饮食，加强营养，避免进食辛辣刺激食物；保持居室温度适宜，保持情绪稳定，尽量减少活动量及活动范围，预防再次出现呼吸困难。

2. 复诊指导：遵医嘱定期复查，以便了解手术创面恢复情况，如再次出现呼吸困难等症状随时就诊。

3. 健康指导：对住院期间未能拔管而需要戴气管套管出院的患者，应教会患者或家属以下几点。

(1)清洗消毒气管内套管、更换气管垫的方法。

(2)湿化气道和增加空气湿度的方法。

(3)洗澡时防止水流入气管，不得进行水上运动。

(4)外出时注意遮盖气管套管口，防止异物吸入。

(5)注意保持外套管固定，不可自行解开系带。如发生气管外套管脱出或再次呼吸不畅，应立即到医院就诊。

【操作流程】

气管切开术患者的护理标准操作流程及要点说明见图 2-5-4。

操作流程　　　　　　　　　　　　　　　　　要点说明

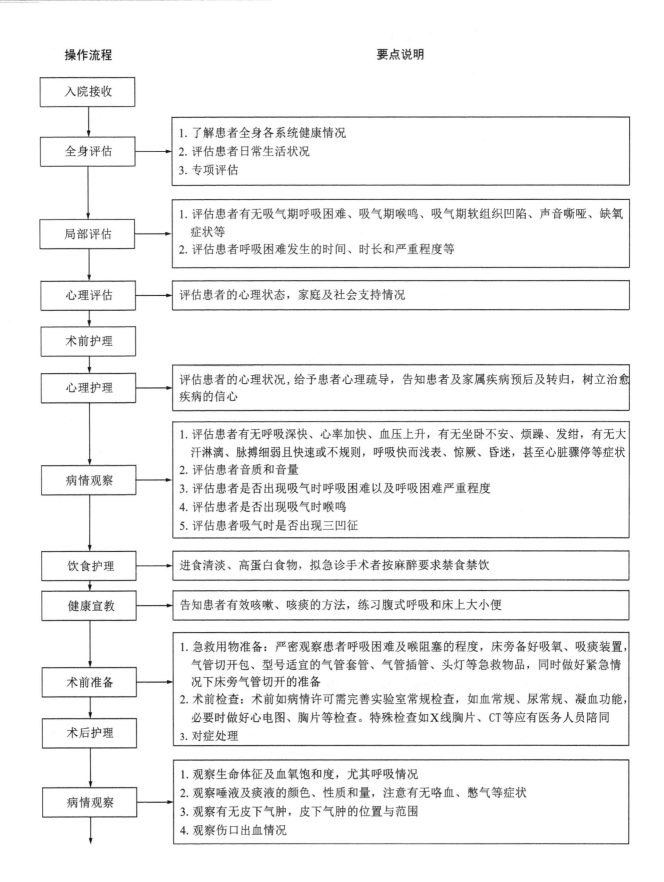

入院接收

全身评估
1. 了解患者全身各系统健康情况
2. 评估患者日常生活状况
3. 专项评估

局部评估
1. 评估患者有无吸气期呼吸困难、吸气期喉鸣、吸气期软组织凹陷、声音嘶哑、缺氧症状等
2. 评估患者呼吸困难发生的时间、时长和严重程度等

心理评估
评估患者的心理状态，家庭及社会支持情况

术前护理

心理护理
评估患者的心理状况，给予患者心理疏导，告知患者及家属疾病预后及转归，树立治愈疾病的信心

病情观察
1. 评估患者有无呼吸深快、心率加快、血压上升，有无坐卧不安、烦躁、发绀，有无大汗淋漓、脉搏细弱且快速或不规则，呼吸快而浅表、惊厥、昏迷，甚至心脏骤停等症状
2. 评估患者音质和音量
3. 评估患者是否出现吸气时呼吸困难以及呼吸困难严重程度
4. 评估患者是否出现吸气时喉鸣
5. 评估患者吸气时是否出现三凹征

饮食护理
进食清淡、高蛋白食物，拟急诊手术者按麻醉要求禁食禁饮

健康宣教
告知患者有效咳嗽、咳痰的方法，练习腹式呼吸和床上大小便

术前准备
1. 急救用物准备：严密观察患者呼吸困难及喉阻塞的程度，床旁备好吸氧、吸痰装置，气管切开包、型号适宜的气管套管、气管插管、头灯等急救物品，同时做好紧急情况下床旁气管切开的准备
2. 术前检查：术前如病情许可需完善实验室常规检查，如血常规、尿常规、凝血功能，必要时做好心电图、胸片等检查。特殊检查如X线胸片、CT等应有医务人员陪同
3. 对症处理

术后护理

病情观察
1. 观察生命体征及血氧饱和度，尤其呼吸情况
2. 观察唾液及痰液的颜色、性质和量，注意有无咯血、憋气等症状
3. 观察有无皮下气肿，皮下气肿的位置与范围
4. 观察伤口出血情况

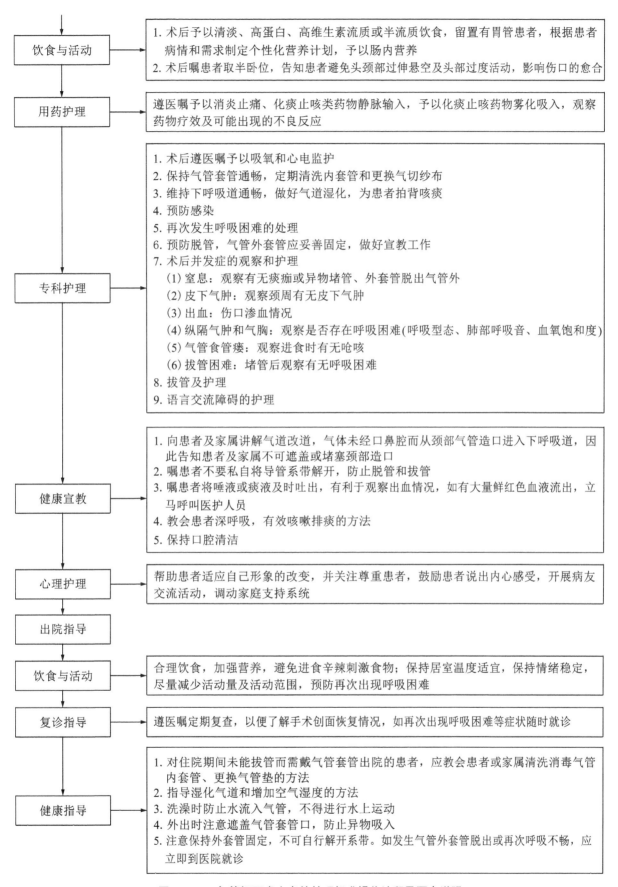

| 饮食与活动 | → | 1. 术后予以清淡、高蛋白、高维生素流质或半流质饮食，留置有胃管患者，根据患者病情和需求制定个性化营养计划，予以肠内营养
2. 术后嘱患者取半卧位，告知患者避免头颈部过伸悬空及头部过度活动，影响伤口的愈合 |

| 用药护理 | → | 遵医嘱予以消炎止痛、化痰止咳类药物静脉输入，予以化痰止咳药物雾化吸入，观察药物疗效及可能出现的不良反应 |

| 专科护理 | → | 1. 术后遵医嘱予以吸氧和心电监护
2. 保持气管套管通畅，定期清洗内套管和更换气切纱布
3. 维持下呼吸道通畅，做好气道湿化，为患者拍背咳痰
4. 预防感染
5. 再次发生呼吸困难的处理
6. 预防脱管，气管外套管应妥善固定，做好宣教工作
7. 术后并发症的观察和护理
　(1) 窒息：观察有无痰痂或异物堵管、外套管脱出气管外
　(2) 皮下气肿：观察颈周有无皮下气肿
　(3) 出血：伤口渗血情况
　(4) 纵隔气肿和气胸：观察是否存在呼吸困难(呼吸型态、肺部呼吸音、血氧饱和度)
　(5) 气管食管瘘：观察进食时有无呛咳
　(6) 拔管困难：堵管后观察有无呼吸困难
8. 拔管及护理
9. 语言交流障碍的护理 |

| 健康宣教 | → | 1. 向患者及家属讲解气道改道，气体未经口鼻腔而从颈部气管造口进入下呼吸道，因此告知患者及家属不可遮盖或堵塞颈部造口
2. 嘱患者不要私自将导管系带解开，防止脱管和拔管
3. 嘱患者将唾液或痰液及时吐出，有利于观察出血情况，如有大量鲜红色血液流出，立马呼叫医护人员
4. 教会患者深呼吸，有效咳嗽排痰的方法
5. 保持口腔清洁 |

| 心理护理 | → | 帮助患者适应自己形象的改变，并关注尊重患者，鼓励患者说出内心感受，开展病友交流活动，调动家庭支持系统 |

| 出院指导 |

| 饮食与活动 | → | 合理饮食，加强营养，避免进食辛辣刺激食物；保持居室温度适宜，保持情绪稳定，尽量减少活动量及活动范围，预防再次出现呼吸困难 |

| 复诊指导 | → | 遵医嘱定期复查，以便了解手术创面恢复情况，如再次出现呼吸困难等症状随时就诊 |

| 健康指导 | → | 1. 对住院期间未能拔管而需戴气管套管出院的患者，应教会患者或家属清洗消毒气管内套管、更换气管垫的方法
2. 指导湿化气道和增加空气湿度的方法
3. 洗澡时防止水流入气管，不得进行水上运动
4. 外出时注意遮盖气管套管口，防止异物吸入
5. 注意保持外套管固定，不可自行解开系带。如发生气管外套管脱出或再次呼吸不畅，应立即到医院就诊 |

图 2-5-4　气管切开术患者的护理标准操作流程及要点说明

第六节　头颈外科疾病手术患者护理标准操作流程

一、甲状舌管囊肿及瘘管患者的护理标准操作流程

【目的】

1. 规范甲状舌管囊肿及瘘管患者的护理流程，为患者提供全程优质的护理服务。

2. 落实护理措施，及时发现病情变化，对症处理，保障患者安全。

3. 提高患者住院体验。

【规程】

入院接收

1. 主班护士接到患者住院信息通知，了解患者的性别、年龄、疾病史、精神状态、个人史，提前通知责任护士准备好床单位、病房环境(温度、湿度适宜，清洁)、病历。

2. 责任护士热情接待，介绍病房环境，通知医生查看患者。

3. 对患者进行评估。

(1)全身评估。

1)询问患者有无过敏史、疾病史、健康史，询问患者发病前的健康状况，评估患者既往身体状况，有无感染史。

2)观察患者有无呼吸困难、高热，是否全身疲乏，有无吞咽异物感或吞咽困难。

3)了解患者发病的危险因素，如母亲怀孕期间，是否有抽烟，吸二手烟，喝酒，病毒、细菌等不良刺激。

4)根据营养风险评估量表及BMI指数对患者的营养状态进行评估。

(2)局部评估：评估患者有无颈部肿物，肿物大小，边界是否清楚。评估患者是否有咽部和颈部的不适感，是否有肿胀、疼痛症状，瘘管口部是否有黏稠浑浊的脓液流出，观察患者颈部是否留有瘢痕。评估患者病变发生的时间、病程及治疗过程。

(3)心理评估：评估患者年龄，儿童患者是否有家属陪同；评估患者心理状况，评估不同年龄、文化程度的患者对疾病的认知程度，对手术效果的担心程度及患者的舒适度，评估形象的改变对患者的影响。

术前护理

1. 心理护理：由于甲状舌管囊肿及瘘管切除不彻底易复发，手术中会切除部分舌骨，手术切口在颈部，患者及家属对手术效果及疾病导致自身形象的影响极为担心。术前向患者及家属说明手术必要性、安全性，以解除患者顾虑，使其积极配合手术治疗。

2. 病情观察。

(1)甲状舌管囊肿：囊肿大小不一，一般无症状，多未引起注意，常无意中或体检时发现。囊肿呈圆形，表面光滑，边界清楚，与周围组织及皮肤无粘连，质地较软呈中等硬度，可随吞咽上下移动，但推移时不能上下左右移动。囊肿较大时可在舌内或颈内有压迫感或胀感。并发感染时，囊肿迅速增大，且伴有局部疼痛及压痛。经过反复感染的囊肿，触诊时可发现其与周围组织或皮肤有

粘连。

（2）甲状舌管瘘管：瘘管外口位于舌骨与胸骨上切迹之间的颈中线或稍偏向一侧，瘘口较小，常有分泌物溢出，继发感染时瘘口周围红肿，有脓液溢出。

3.饮食护理：术前可进食高蛋白、高热量、富含维生素、易消化的清淡饮食，忌辛辣及刺激性食物，禁烟酒。

4.健康宣教：保持口腔卫生，掌握有效咳嗽、咳痰的方法，指导患者练习头颈过伸位，将软枕垫于肩部，保持头低位。

5.术前准备。

（1）完善术前检查，包括常规检查与专科检查，排除手术禁忌。超声检查可鉴别肿块是囊性还是实质性，亦可排除异位甲状腺；囊肿穿刺可抽出淡黄色黏液，病理检查显示黏液内含脱落上皮细胞和胆固醇结晶；瘘管造影可明确瘘管的位置和走向，有助于手术治疗；CT 或 MRI 检查能提供囊肿的性质、大小及与周围组织的关系等。

（2）皮肤准备：术前颈部手术区备皮。上至下颌角，下至第 3 肋间，两侧至胸锁乳突肌。

（3）瘘口护理：观察患者瘘口有无分泌物渗出及渗出液的颜色、性质和量。瘘口有分泌物溢出时，随时清理分泌物，保持瘘口周围清洁；有敷料覆盖时，观察敷料是否清洁，渗出液较多时，及时告知医生处理；监测患者体温，如体温异常升高，通知医生及时处理，以免影响手术。

（4）做药物过敏试验并记录。

（5）胃肠道准备：给予漱口液漱口，术前按麻醉要求禁饮禁食。

术后护理

1.病情观察。

（1）全麻术后观察要点：观察患者术后意识状态、生命体征及血氧饱和度的变化，如出现烦躁不安、谵妄，立即处理。观察唾液及痰液的性状，注意有无咯血、憋气等症状。

（2）局部观察要点：观察伤口敷料情况，观察引流管、引流液情况。

（3）并发症观察要点：观察是否发生上呼吸道阻塞、出血、感染、喉内神经损伤等。

2.饮食与活动。

（1）全麻术后头部垫枕，取平卧位，清醒后取半卧位，术后鼓励患者早期下床活动。避免颈部过度拉伸引起伤口撕裂，颈部切口缝线 6~7 天拆除。

（2）给予营养丰富、温凉的流质或半流质饮食；保持口腔清洁；有效咳嗽、咳痰。

3.用药护理：根据医嘱使用抗生素，注意观察患者用药反应。痰液较多咳不出的患者可采取雾化吸入的方法帮助排痰。

4.专科护理。

（1）颈部伤口护理：观察颈部伤口有无渗血、渗液及渗出范围。询问患者有无局部伤口疼痛、肿胀感，嘱患者保持局部敷料干燥、清洁，并嘱患者颈部勿剧烈活动，如有异常及时告知医生处理。术后 24~48 小时撤除引流条，皮肤创口术后 5~7 天拆除缝线。

（2）引流管护理：患者颈部留置负压引流，引流术腔渗液，促进伤口愈合。

1）体位要求：术后协助患者采取半卧位，利于引流，避免颈部过度活动。

2）负压引流护理：保持负压引流管通畅，更换负压引流器须严格执行无菌操作。引流器应始终保持负压状态，定时挤压引流管观察通畅情况，术后每日清理引流液或更换负压引流器，管道连接处用酒精进行消毒。

3）引流液观察：观察并记录引流液的颜色、性质和量。一般术后当天渗液量较多，以后逐渐减少，颜色一般由红色转为粉红色、淡黄色。如引流液颜色持续鲜红且量多有血凝块，应及时报告医生。

4）拔管：引流管常规留置24~48小时，拔管后观察患者有无不适主诉。拔管前需要观察引流液的颜色和量；如仅为少许淡黄色或淡粉色引流液时，医生拔出引流管继续加压包扎，观察患者有无局部异常疼痛、肿胀感，如有异常及时告知医生处理。

（3）并发症观察与护理。

1）上呼吸道梗阻：严密观察患者呼吸情况。患者术后出血、口底血肿形成可导致上呼吸道梗阻，危及生命；若口底肿胀明显，及时告知医生，必要时行紧急气管切开术，以防窒息。

2）出血：观察颈部伤口渗血、负压引流血性渗液情况。颈部敷料渗血面积逐渐扩大说明有活动性出血，负压引流器内引流液每小时超过50 mL且伴有血凝块，应及时告知医生处理。

3）感染：观察颈部伤口渗液及负压引流液的性质，监测患者体温变化。观察体温是否升至38.5℃以上；询问患者是否存在异常疼痛，评估疼痛的性质、部位和持续时间；观察颈部伤口渗出液或颈部负压引流液颜色、性质和量，若异常及时告知医生处理。

4）喉内神经损伤：观察患者有无声音嘶哑、呼吸困难等喉返神经损伤表现；有无进食、饮水呛咳、误咽等喉上神经损伤表现。此并发症临床上较少见，但也应做好观察，如发现异常及时告知医生。

5.健康宣教。

（1）告知患者保持瘘口皮肤清洁干燥，勿用手搔抓皮肤，减轻疼痛，预防感染。

（2）指导咳嗽、排痰时轻压伤口，减轻切口缝合处的张力，缓解疼痛。

（3）告知进食温凉流质饮食，可减少咀嚼，便于吞咽，进食前后漱口，保持口腔清洁，防止感染。

（4）颈部留置负压引流期间，保持负压引流管通畅和固定。指导患者伤口愈合前避免剧烈活动，防止引流管扭曲、受压、脱出。

6.心理护理：了解患者心理状态，给予心理支持。患者对术后伤口疼痛及留置伤口引流管会有紧张、恐惧等表现，担心疾病复发，应倾听患者主诉，多鼓励，给予解释和帮助，调动家庭社会支持系统。

出院指导

1.饮食活动：进食高热量、高蛋白、富含维生素的饮食，避免辛辣、刺激性食物。加强颈部功能锻炼，防止切口粘连及瘢痕收缩导致功能异常，一般术后2~3个月应避免颈部剧烈活动。

2.复诊指导：1个月或遵医嘱定期复查。向患者及家属讲解此病有复发可能，如手术后发现颈部切口处红肿、渗液、疼痛或出现包块，及时到医院就诊。

3.健康指导。

（1）术后2周内禁止淋浴，预防感冒。禁烟限酒，注意保持口腔和颈部皮肤清洁，预防切口感染。

（2）遵医嘱服用药物。

（3）必要时需要再次手术，鼓励患者正确面对自身形象的改变，切口瘢痕处请整形外科会诊，尽量消除瘢痕以达到美观效果。

【操作流程】

甲状舌管囊肿及瘘管患者的护理标准操作流程及要点说明见图2-6-1。

操作流程　　　　　　　　　　　　　　　要点说明

```
┌──────────┐
│  入院接收  │
└──────────┘
```

```
┌──────────┐
│  全身评估  │
└──────────┘
```
→ 1. 询问患者有无过敏史、疾病史、健康史，询问患者发病前的健康状况，评估患者既往身体状况，有无感染史
2. 观察患者有无呼吸困难、高热，是否全身疲乏，有无吞咽异物感或吞咽困难
3. 了解患者发病的危险因素，如母亲怀孕期间，是否有抽烟，吸二手烟，喝酒，病毒、细菌等不良刺激
4. 根据营养风险评估量表及BMI指数对患者的营养状态进行评估

```
┌──────────┐
│  局部评估  │
└──────────┘
```
→ 评估患者有无颈部肿物，肿物大小，边界是否清楚。评估患者是否有咽部和颈部的不适感，是否有肿胀、疼痛症状，瘘管口部是否有黏稠浑浊的脓液流出，观察患者颈部是否留有瘢痕。评估患者病变发生的时间、病程及治疗过程

```
┌──────────┐
│  心理评估  │
└──────────┘
```
→ 评估患者的心理状态，家庭及社会支持情况

```
┌──────────┐
│  术前护理  │
└──────────┘
```

```
┌──────────┐
│  心理护理  │
└──────────┘
```
→ 术前向患者及家属说明手术必要性、安全性，以解除患者顾虑，积极配合手术治疗

```
┌──────────┐
│  病情观察  │
└──────────┘
```
→ 1. 甲状舌管囊肿：囊肿大小不一，一般无症状，多未引起注意，常无意中或体检时发现。囊肿呈圆形，表面光滑，边界清楚，与周围组织及皮肤无粘连，质地较软呈中等硬度，可随吞咽上下移动，但推移时不能上下左右移动。囊肿较大时可在舌内或颈内有压迫感或胀感。并发感染时，囊肿迅速增大，且伴有局部疼痛及压痛。经过反复感染的囊肿，触诊时可发现其与周围组织或皮肤有粘连
2. 甲状舌管瘘管：瘘管外口位于舌骨与胸骨上切迹之间的颈中线或稍偏向一侧，瘘口较小，常有分泌物溢出，继发感染时瘘口周围红肿，有脓液溢出

```
┌──────────┐
│  饮食护理  │
└──────────┘
```
→ 术前可进食高蛋白、高热量、富含维生素、易消化的清淡饮食，忌辛辣及刺激性食物，禁烟酒

```
┌──────────┐
│  健康宣教  │
└──────────┘
```
→ 保持口腔卫生，掌握有效咳嗽、咳痰的方法，指导患者练习头颈过伸位，将软枕垫于肩部，保持头低位

```
┌──────────┐
│  术前准备  │
└──────────┘
```
→ 1. 完善术前检查，包括常规检查与专科检查，排除手术禁忌
2. 皮肤准备：术前颈部手术区备皮。上至下颌角，下至第3肋间，两侧至胸锁乳突肌
3. 瘘口护理：保持瘘口周围清洁，保持敷料干燥，有异常及时处理
4. 做药物过敏试验并记录
5. 胃肠道准备：给予漱口液漱口，术前按麻醉要求禁饮禁食

```
┌──────────┐
│  术后护理  │
└──────────┘
```

```
┌──────────┐
│  病情观察  │
└──────────┘
```
→ 1. 全麻术后观察要点：观察患者术后意识状态、生命体征及血氧饱和度的变化，如出现烦躁不安、谵妄，立即处理。观察唾液及痰液的性状，注意有无咯血、憋气等症状
2. 局部观察要点：观察伤口敷料情况，观察引流管、引流液情况
3. 并发症观察要点：观察是否发现上呼吸道阻塞、出血、感染、喉内神经损伤等

```
┌──────────┐
│  饮食与活动  │
└──────────┘
```
→ 1. 全麻术后头部垫枕，取平卧位，清醒后取半卧位，术后鼓励患者早期下床活动。避免颈部过度拉伸引起伤口撕裂，颈部切口缝线6～7天切除
2. 给予营养丰富、温凉的流质或半流质饮食；保持口腔清洁；有效咳嗽、咳痰

```
┌──────────┐
│  用药护理  │
└──────────┘
```
→ 根据医嘱使用抗生素，注意观察患者用药反应。痰液较多咳不出的患者可采取雾化吸入的方法帮助排痰

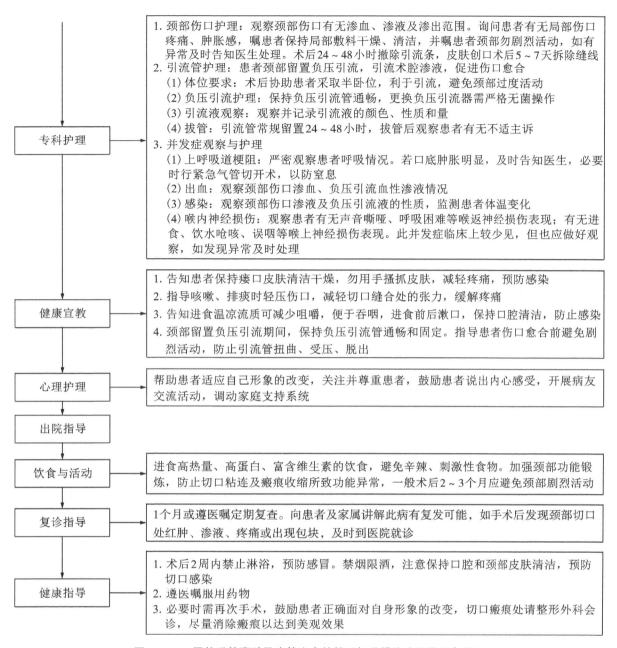

| 专科护理 | 1. 颈部伤口护理：观察颈部伤口有无渗血、渗液及渗出范围。询问患者有无局部伤口疼痛、肿胀感，嘱患者保持局部敷料干燥、清洁，并嘱患者颈部勿剧烈活动，如有异常及时告知医生处理。术后24～48小时撤除引流条，皮肤创口术后5～7天拆除缝线
2. 引流管护理：患者颈部留置负压引流，引流术腔渗液，促进伤口愈合
　（1）体位要求：术后协助患者采取半卧位，利于引流，避免颈部过度活动
　（2）负压引流护理：保持负压引流管通畅，更换负压引流器需严格无菌操作
　（3）引流液观察：观察并记录引流液的颜色、性质和量
　（4）拔管：引流管常规留置24～48小时，拔管后观察患者有无不适主诉
3. 并发症观察与护理
　（1）上呼吸道梗阻：严密观察患者呼吸情况。若口底肿胀明显，及时告知医生，必要时行紧急气管切开术，以防窒息
　（2）出血：观察颈部伤口渗血、负压引流血性渗液情况
　（3）感染：观察颈部伤口渗液及负压引流液的性质，监测患者体温变化
　（4）喉内神经损伤：观察患者有无声音嘶哑、呼吸困难等喉返神经损伤表现；有无进食、饮水呛咳、误咽等喉上神经损伤表现。此并发症临床上较少见，但也应做好观察，如发现异常及时处理 |

| 健康宣教 | 1. 告知患者保持瘘口皮肤清洁干燥，勿用手搔抓皮肤，减轻疼痛，预防感染
2. 指导咳嗽、排痰时轻压伤口，减轻切口缝合处的张力，缓解疼痛
3. 告知进食温凉流质可减少咀嚼，便于吞咽，进食前后漱口，保持口腔清洁，防止感染
4. 颈部留置负压引流期间，保持负压引流管通畅和固定。指导患者伤口愈合前避免剧烈活动，防止引流管扭曲、受压、脱出 |

| 心理护理 | 帮助患者适应自己形象的改变，关注并尊重患者，鼓励患者说出内心感受，开展病友交流活动，调动家庭支持系统 |

| 出院指导 | |

| 饮食与活动 | 进食高热量、高蛋白、富含维生素的饮食，避免辛辣、刺激性食物。加强颈部功能锻炼，防止切口粘连及瘢痕收缩所致功能异常，一般术后2～3个月应避免颈部剧烈活动 |

| 复诊指导 | 1个月或遵医嘱定期复查。向患者及家属讲解此病有复发可能，如手术后发现颈部切口处红肿、渗液、疼痛或出现包块，及时到医院就诊 |

| 健康指导 | 1. 术后2周内禁止淋浴，预防感冒。禁烟限酒，注意保持口腔和颈部皮肤清洁，预防切口感染
2. 遵医嘱服用药物
3. 必要时需再次手术，鼓励患者正确面对自身形象的改变，切口瘢痕处请整形外科会诊，尽量消除瘢痕以达到美观效果 |

图2-6-1　甲状舌管囊肿及瘘管患者的护理标准操作流程及要点说明

二、鳃裂囊肿及瘘管患者的护理标准操作流程

【目的】

1. 规范鳃裂囊肿及瘘管患者的护理流程，为患者提供全程优质的护理服务。

2. 落实护理措施，及时发现病情变化，对症处理，保障患者安全。

3. 提高患者住院体验。

【规程】

入院接收

1. 主班护士接到患者住院信息通知，了解患者的性别、年龄、疾病史、精神状态、个人史，提前通知责任护士准备好床单位、病房环境（温度、湿度适宜，清洁）、病历。

2. 责任护士热情接待，介绍病房环境，通知医生查看患者。

3. 对患者进行评估。

（1）全身评估。

1）询问患者有无过敏史、疾病史、健康史，询问患者发病前的健康状况，评估患者既往身体状况，有无感染史。

2）观察患者有无咽痛、吞咽困难等。

3）了解患者发病的危险因素，如母亲怀孕期间，是否有抽烟，吸二手烟，喝酒，病毒、细菌等不良刺激。

4）根据营养风险评估量表及 BMI 指数对患者的营养状态进行评估。

（2）局部评估：评估患者腮部有无包块，腮部或瘘口分泌物的颜色、性质、量和气味。评估患者病变发生的时间、病程及治疗过程。查看腮腺部 CT、B 超、瘘口碘油造影结果。

（3）心理评估：评估患者年龄，儿童患者是否有家属陪同；评估患者心理状况，评估不同年龄、文化程度的患者对疾病的认知程度，对手术效果的担心程度及患者的舒适度，评估形象的改变对患者的影响。

术前护理

1. 心理护理：由于鳃裂囊肿及瘘管切除不彻底易复发，术后有瘢痕，患者及家属对手术效果及疾病对自身形象的影响极为担心。术前向患者及家属说明手术必要性、安全性，以解除患者顾虑，使其积极配合手术治疗。

2. 病情观察。

（1）鳃裂囊肿：囊肿者一般无症状，可在无意中发现颈侧有一个无痛性肿块，大小不一，圆形或椭圆形，与皮肤无粘连，可活动，呈囊性感，继发感染时肿块迅速增大，局部压痛。较大的囊肿向咽侧壁突出，可引起咽痛、吞咽困难等。

（2）鳃裂瘘管：主要表现为外瘘口持续性或间歇性分泌物溢出，部分患者感觉口内有臭味，较大的完全性瘘管者，进食时有水或奶自瘘孔溢出，继发感染时可出现瘘口周围红肿疼痛，有脓性分泌物溢出，且反复发作。

3. 饮食护理：术前可进食高蛋白、高热量、富含维生素、易消化的清淡饮食，忌辛辣及刺激性食物，禁烟酒。

4. 健康宣教：保持口腔卫生，掌握有效咳嗽、咳痰的方法。

5. 术前准备。

（1）完善术前检查，包括常规检查与专科检查，排除手术禁忌。

（2）皮肤准备：术前严格备皮。向患者讲解备皮的重要性，彻底清洁头发，术前 1 日剃头，备皮范围：以耳垂为中心，半径为 8 cm 的圆形区域。观察有无皮炎、毛囊炎等皮肤感染，发现问题及时处理。

（3）瘘口护理：保持瘘口周围清洁。观察患者瘘口有无分泌物渗出，及渗出液的颜色、性质和量；有分泌物溢出，随时清洁瘘口周围皮肤；有敷料覆盖，观察敷料是否清洁，渗出液较多及时告知医生处理、更换；监测患者体温，如体温异常升高，告知医生及时处理，以免影响手术。

（4）做药物过敏试验并记录。

（5）胃肠道准备：给予漱口液漱口，术前按麻醉要求禁饮禁食。

术后护理

1. 病情观察要点。

（1）全麻术后观察要点：观察患者术后意识状态、生命体征及血氧饱和度的变化，如出现烦躁不安、谵妄，立即处理。

（2）局部观察要点：观察患者颈部伤口负压引流和敷料情况。引流管是否保持通畅，颈部伤口敷料固定、松紧度及清洁度。观察伤口敷料渗血面积，负压引流器内引流液的颜色、性质和量。

（3）并发症观察要点：观察是否出现面神经麻痹、出血、耳前区麻木等并发症。

2. 饮食与活动。

（1）全麻术后头部垫枕，取平卧位，清醒后取半卧位，术后鼓励患者早期下床活动。避免颈部过度拉伸引起伤口撕裂，颈部切口缝线 6~7 天切除。

（2）饮食护理：告知患者严格按照饮食要求进食。从手术当日起遵医嘱餐前使用抑制腺体分泌药物，术后 7 天内给予温凉半流质饮食，嘱患者禁食酸性、油炸及辛辣、刺激性食物，并嘱其将食物放于口腔健侧以利吞咽。

3.用药护理：术后应用抗炎、营养神经、抑制腺体分泌等药物。告知患者用药名称、目的及用法，并观察用药后反应及效果。

4.专科护理。

(1)伤口敷料护理：严密观察伤口敷料情况。保持伤口敷料干燥、清洁，观察伤口有无渗液、渗血及渗出面积；询问有无局部伤口异常疼痛、肿胀感，并嘱患者颈部勿剧烈活动，如有异常及时告知医生处理；皮肤创口术后 5~7 天拆线。

(2)引流管护理。

1)体位要求：术后协助患者采取半卧位，头偏向患侧，半卧位利于伤口引流，避免弯腰低头、头偏向健侧影响引流。

2)负压引流管理：保持引流管通畅，保持有效负压吸引。定时挤压引流管，避免引流管弯曲、打折，观察负压引流器是否处于负压状态。

3)引流液观察：观察并记录引流液颜色、性质和量。在正常情况下，第 1 日引流液(<80 mL)为鲜红色，第 2 日引流液(<20 mL)为淡黄色，引流液量<20 mL 时，即可拔除引流管，发现异常立即告知医生。

4)拔管：引流液少于 20 mL 时，医生给予患者拔除引流管，并继续加压包扎，消灭无效腔。

(3)并发症观察与护理。

1)面神经麻痹：观察患者有无口角歪斜、鼻唇沟变浅、皱眉、闭眼、鼓腮不能等症状。面神经麻痹是鳃裂手术最常见并发症，多为术中切断或牵拉面神经所致，故术后需要做好观察，遵医嘱采取预防治疗措施，如按医嘱给予营养神经药物；必要时手术 2 周后开始局部热敷或以轻柔缓慢的手法进行面部按摩治疗。

2)出血：观察伤口渗出液颜色及范围，负压引流器内引流液有无异常减少或增多。若伤口渗出液范围短时间内异常扩大或颜色鲜红时，及时告知医生处理；留置负压引流器者，如有血性引流液且血性引流液量>30 mL/h，应及时告知医生。

5.健康宣教。

(1)告知患者保持瘘口皮肤清洁干燥，勿用手搔抓皮肤，减轻疼痛预防感染。

(2)指导咳嗽、活动、睡眠时注意保护伤口，减轻切口缝合处的张力，缓解疼痛。

(3)部分患者腮腺切除术后，会出现耳前区麻木，向患者解释引起并发症的原因，随着时间延长，一方面逐渐适应，另一方面感觉神经末梢可以再生，症状也就随之消失。

(4)颈部留置负压引流期间，保持负压引流管通畅和固定。指导患者伤口愈合前避免剧烈活动，防止引流管扭曲、受压、脱出。

6.心理护理：了解患者心理状态，给予心理支持。患者对术后伤口疼痛、面部麻木及留置伤口引流管会有紧张、恐惧等表现，担心疾病复发，应倾听患者主诉，多鼓励，给予解释和帮助，调动家庭及社会支持系统。

出院指导

1.饮食与活动：嘱患者恢复期间注意饮食，勿食酸性及辛辣、刺激性食物，以减少腮腺分泌，促进伤口愈合。恢复期避免剧烈运动，注意保护手术部位伤口。

2.复诊指导：1 个月或遵医嘱定期复查。若伤口仍有反复感染或分泌物溢出，嘱患者要随时就诊。

3.健康指导。

(1)术后 2 周内禁止淋浴，预防感冒。禁烟限酒，嘱患者保持伤口及周围皮肤干燥、清洁，防止伤口感染。

(2)遵医嘱服用药物，如抗炎、营养神经、抑制腺体分泌等药物。

(3)部分患者并发面神经麻痹症状，告诉患者局部热敷或以轻柔缓慢手法进行面部按摩治疗。告知患者半年后可以逐步恢复。

【操作流程】

鳃裂囊肿及瘘管患者的护理标准操作流程及要点说明见图 2-6-2。

操作流程   要点说明

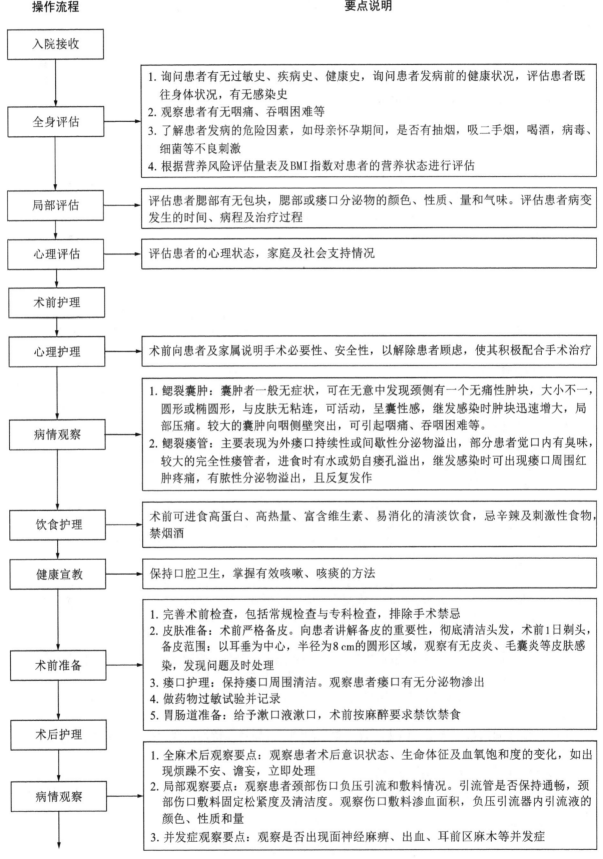

入院接收

全身评估
1. 询问患者有无过敏史、疾病史、健康史，询问患者发病前的健康状况，评估患者既往身体状况，有无感染史
2. 观察患者有无咽痛、吞咽困难等
3. 了解患者发病的危险因素，如母亲怀孕期间，是否有抽烟，吸二手烟，喝酒，病毒、细菌等不良刺激
4. 根据营养风险评估量表及BMI指数对患者的营养状态进行评估

局部评估
评估患者腮部有无包块，腮部或瘘口分泌物的颜色、性质、量和气味。评估患者病变发生的时间、病程及治疗过程

心理评估
评估患者的心理状态，家庭及社会支持情况

术前护理

心理护理
术前向患者及家属说明手术必要性、安全性，以解除患者顾虑，使其积极配合手术治疗

病情观察
1. 鳃裂囊肿：囊肿者一般无症状，可在无意中发现颈侧有一个无痛性肿块，大小不一，圆形或椭圆形，与皮肤无粘连，可活动，呈囊性感，继发感染时肿块迅速增大，局部压痛。较大的囊肿向咽侧壁突出，可引起咽痛、吞咽困难等。
2. 鳃裂瘘管：主要表现为外瘘口持续性或间歇性分泌物溢出，部分患者觉口内有臭味，较大的完全性瘘管者，进食时有水或奶自瘘孔溢出，继发感染时可出现瘘口周围红肿疼痛，有脓性分泌物溢出，且反复发作

饮食护理
术前可进食高蛋白、高热量、富含维生素、易消化的清淡饮食，忌辛辣及刺激性食物，禁烟酒

健康宣教
保持口腔卫生，掌握有效咳嗽、咳痰的方法

术前准备
1. 完善术前检查，包括常规检查与专科检查，排除手术禁忌
2. 皮肤准备：术前严格备皮。向患者讲解备皮的重要性，彻底清洁头发，术前1日剃头，备皮范围：以耳垂为中心，半径为8 cm的圆形区域，观察有无皮炎、毛囊炎等皮肤感染，发现问题及时处理
3. 瘘口护理：保持瘘口周围清洁。观察患者瘘口有无分泌物渗出
4. 做药物过敏试验并记录
5. 胃肠道准备：给予漱口液漱口，术前按麻醉要求禁饮禁食

术后护理

病情观察
1. 全麻术后观察要点：观察患者术后意识状态、生命体征及血氧饱和度的变化，如出现烦躁不安、谵妄，立即处理
2. 局部观察要点：观察患者颈部伤口负压引流和敷料情况。引流管是否保持通畅，颈部伤口敷料固定松紧度及清洁度。观察伤口敷料渗血面积，负压引流器内引流液的颜色、性质和量
3. 并发症观察要点：观察是否出现面神经麻痹、出血、耳前区麻木等并发症

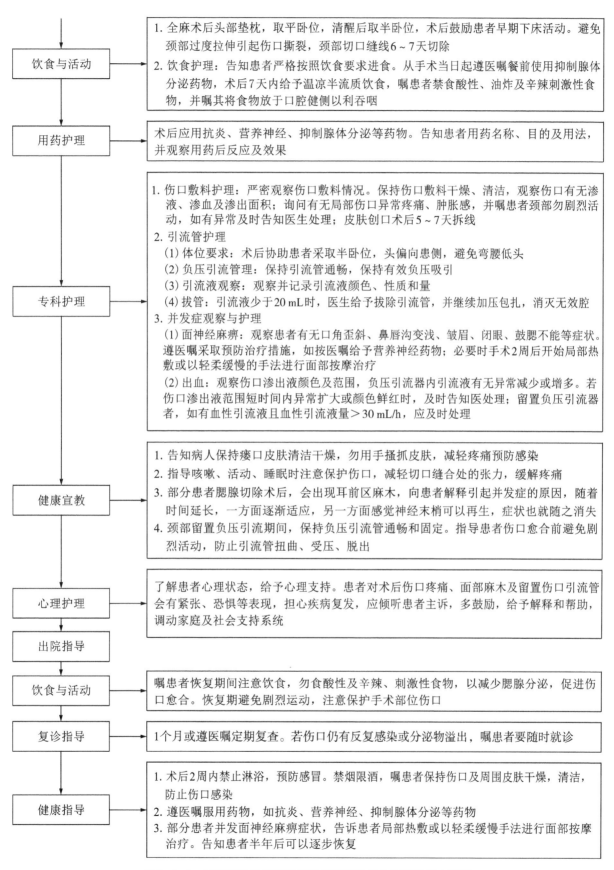

饮食与活动	1. 全麻术后头部垫枕，取平卧位，清醒后取半卧位，术后鼓励患者早期下床活动。避免颈部过度拉伸引起伤口撕裂，颈部切口缝线6～7天切除 2. 饮食护理：告知患者严格按照饮食要求进食。从手术当日起遵医嘱餐前使用抑制腺体分泌药物，术后7天内给予温凉半流质饮食，嘱患者禁食酸性、油炸及辛辣刺激性食物，并嘱其将食物放于口腔健侧以利吞咽
用药护理	术后应用抗炎、营养神经、抑制腺体分泌等药物。告知患者用药名称、目的及用法，并观察用药后反应及效果
专科护理	1. 伤口敷料护理：严密观察伤口敷料情况。保持伤口敷料干燥、清洁，观察伤口有无渗液、渗血及渗出面积；询问有无局部伤口异常疼痛、肿胀感，并嘱患者颈部勿剧烈活动，如有异常及时告知医生处理；皮肤创口术后5～7天拆线 2. 引流管护理 （1）体位要求：术后协助患者采取半卧位，头偏向患侧，避免弯腰低头 （2）负压引流管理：保持引流管通畅，保持有效负压吸引 （3）引流液观察：观察并记录引流液颜色、性质和量 （4）拔管：引流液少于20 mL时，医生给予拔除引流管，并继续加压包扎，消灭无效腔 3. 并发症观察与护理 （1）面神经麻痹：观察患者有无口角歪斜、鼻唇沟变浅、皱眉、闭眼、鼓腮不能等症状。遵医嘱采取预防治疗措施，如按医嘱给予营养神经药物；必要时手术2周后开始局部热敷或以轻柔缓慢的手法进行面部按摩治疗 （2）出血：观察伤口渗出液颜色及范围，负压引流器内引流液有无异常减少或增多。若伤口渗出液范围短时间内异常扩大或颜色鲜红时，及时告知医处理；留置负压引流器者，如有血性引流液且血性引流液量＞30 mL/h，应及时处理
健康宣教	1. 告知病人保持瘘口皮肤清洁干燥，勿用手搔抓皮肤，减轻疼痛预防感染 2. 指导咳嗽、活动、睡眠时注意保护伤口，减轻切口缝合处的张力，缓解疼痛 3. 部分患者腮腺切除术后，会出现耳前区麻木，向患者解释引起并发症的原因，随着时间延长，一方面逐渐适应，另一方面感觉神经末梢可以再生，症状也就随之消失 4. 颈部留置负压引流期间，保持负压引流管通畅和固定。指导患者伤口愈合前避免剧烈活动，防止引流管扭曲、受压、脱出
心理护理	了解患者心理状态，给予心理支持。患者对术后伤口疼痛、面部麻木及留置伤口引流管会有紧张、恐惧等表现，担心疾病复发，应倾听患者主诉，多鼓励，给予解释和帮助，调动家庭及社会支持系统
出院指导	
饮食与活动	嘱患者恢复期间注意饮食，勿食酸性及辛辣、刺激性食物，以减少腮腺分泌，促进伤口愈合。恢复期避免剧烈运动，注意保护手术部位伤口
复诊指导	1个月或遵医嘱定期复查。若伤口仍有反复感染或分泌物溢出，嘱患者要随时就诊
健康指导	1. 术后2周内禁止淋浴，预防感冒。禁烟限酒，嘱患者保持伤口及周围皮肤干燥，清洁，防止伤口感染 2. 遵医嘱服用药物，如抗炎、营养神经、抑制腺体分泌等药物 3. 部分患者并发面神经麻痹症状，告诉患者局部热敷或以轻柔缓慢手法进行面部按摩治疗。告知患者半年后可以逐步恢复

图 2-6-2 鳃裂囊肿及瘘管患者的护理标准操作流程及要点说明

三、颈动脉体瘤患者的护理标准操作流程

【目的】

1. 规范颈动脉体瘤手术患者的护理流程,为患者提供全程优质的护理服务。

2. 落实护理措施,及时发现病情变化,对症处理,保障患者安全。

3. 提高患者住院体验。

【规程】

入院接收

1. 主班护士接到患者住院信息通知,了解患者的性别、年龄、疾病史、精神状态、个人史,提前通知责任护士准备好床单位、病房环境(温度、湿度适宜,清洁)、病历。

2. 责任护士热情接待,介绍病房环境,通知医生查看患者。

3. 对患者进行评估。

(1)全身评估。

1)询问病史,包括年龄、性别、病程长短,评估位于颈三角区的肿块有无疼痛、压迫感。肿块较大时可压迫邻近器官及神经,评估有无声嘶、吞咽困难、舌肌萎缩、伸舌偏斜、呼吸困难及 Horner 综合征。

2)询问患者一般情况,包括病人年龄、职业、民族、饮食营养结构是否合理,有无烟酒嗜好,有无大小便异常,睡眠是否正常,生活能否自理,有无接受知识的能力。

3)评估患者既往史、家族史、健康史、过敏史、用药史。

4)了解辅助检查情况,B 超和 DSA 检查对本病诊断价值较大。B 超检查可见颈动脉分支处肿块将颈内、颈外动脉分开,其间距增宽。数字剪影血管造影法(DSA)检查显示肿块位于颈动脉后方将颈动脉分叉推向前,颈动脉分叉增宽,肿块血管丰富。

(2)局部评估:评估肿块是否呈圆形、生长缓慢、质地较硬、边界清楚、可左右活动,上下活动受限。肿块浅表是否可扪及血管搏动,是否听到血管杂音。

(3)心理评估:了解患者文化程度、生活环境、宗教信仰、家庭成员,陪护和患者的关系,经济状况及费用支付方式。了解患者及家属对疾病的认知和期望值。了解患者的个性特点,有助于为患者进行针对性心理指导和护理支持。

术前护理

1. 心理护理:因颈部神经血管丰富,手术危险性大。患者担心术后可能出现严重并发症和后遗症,应针对不同的心理状态,采用多种不同的方式进行疏导。讲解疾病的特点、手术方案,使患者认识到术前术后配合的重要性,增强患者战胜疾病的信心和勇气。

2. 病情观察。

(1)疼痛:良性颈动脉体瘤颈部肿块多无疼痛,且肿块生长比较缓慢,常常数月至数年大小没有太大的变化。如发生恶变,可短期内肿块迅速生长,伴有或不伴有疼痛感。

(2)压迫症状:压迫颈总动脉或颈内动脉,表现为头晕、耳鸣、视力模糊,严重者可出现晕厥;压迫喉返神经,表现为声音嘶哑、进食或饮水时发生呛咳;压迫舌下神经表现为伸出舌头时舌头会偏向一侧;压迫交感神经表现为 Horner 综合征即瞳孔缩小、但对光反应正常,患侧眼球内陷、上睑下垂,患侧面部少或无汗等;压迫颈动脉窦表现为心率减慢、下降,甚至严重者可出现晕厥。

3. 饮食护理:指导患者进食高蛋白、富含维生素、高能量饮食,并适量地进食水果、蔬菜等粗纤维的食物。如吞咽困难,患者不能经口进食,可留置胃管,同时静脉补给营养,以增强体质,增强对手术的耐受性。

4. 健康宣教:指导患者进行颈总动脉压迫训练。目的是促进大脑 Willis 环前后交通动脉开放,

促进代偿性的脑血供应。为了提高手术耐受性和安全性，术前2周左右开始做压迫训练，即用拇指置于环状软骨平面、第6颈椎横突处、胸锁乳突肌前缘自后向内压迫颈总动脉，以阻断颈总动脉血流，每天2~3次，每次阻断时间由数分钟延长至20~30分钟，以患者不出现眩晕、眼花、昏厥等脑缺血症状为准。也可用器械压迫法。术前3日开始训练患者床上大小便。

5. 术前准备。

(1)完善术前检查，包括常规检查与专科检查，向患者及家属讲解术前检查的目的、方法。数字剪影血管造影(DSA)的目的是查清肿瘤的位置、大小及与周围组织的关系，以提高手术成功率。术前1日腹股沟区备皮。检查后卧床休息，肢体制动6~12小时，用沙袋压迫穿刺处，并密切观察足背动脉搏动情况和皮肤颜色、温度。鼓励患者多饮水，以促进造影剂排泄。如患者同时做血管栓塞，密切观察神志、肢体活动情况，是否有肢体麻木，及时发现脑部缺血情况，及时处理避免并发症发生。

(2)排除手术禁忌，及时发现并协助医生处理影响手术的因素。注意患者有无发热、上呼吸道感染等症状；询问患者既往有无心脑血管疾病，如有异常及时告知医生，请相关科室给予会诊，为手术做准备。

(3)皮肤准备：遵医嘱给予患者备皮，为手术做准备。备皮范围：颈部上至下颌骨，下达锁骨，后至耳后5 cm发际线。术前1日沐浴。

(4)用物准备：床旁备负压吸引器、氧气、开口器、舌钳、气管切开包等急救用物。

(5)做药物过敏试验并记录，必要时交叉配血。

(6)胃肠道准备：给予漱口液漱口，术前按麻醉要求禁饮禁食。

术后护理

1. 病情观察。

(1)全麻术后观察要点：密切监测患者的生命体征变化，观察患者意识恢复情况及皮肤完整性；观察药物作用及用药后反应；观察术后不适反应，如疼痛、呕吐、吞咽困难、呛咳、声嘶、喉头水肿等。

(2)局部观察要点：观察伤口敷料情况；观察伤口引流管、导尿管位置及固定情况。

(3)并发症观察要点：观察是否有脑神经受损、脑梗死并发症发生。

2. 饮食与活动。

(1)术后4小时根据患者情况可协助饮温水，如无呛咳方可给予温凉的半流质饮食。饮水有呛咳的患者指导其抬头进食，弯腰低头吞咽，利于顺利进食水，必要时给予静脉营养。

(2)加强患者饮食指导，促进疾病恢复。疾病恢复期应选择含丰富维生素、蛋白质的饮食以增强体质，促进康复；禁烟酒，禁辛辣、刺激性食物，养成良好饮食习惯。

(3)术后回病房给予仰卧位，头偏向健侧，颈部制动，以利于增加脑部血流。根据患者耐受度，保证安全前提下，循序渐进地进行床上活动、早期下床活动。

3. 用药护理：动态监测患者凝血情况，遵医嘱使用止血药、抗凝药。遵医嘱给予抗感染、血管扩张药及神经营养药等。告知患者用药目的、剂量、方法及注意事项，嘱患者按时用药。

4. 专科护理。

(1)生命体征监测：因手术的刺激可使脑组织发生不同程度的缺血、缺氧，导致脑水肿和颅内压增高，应密切观察患者神志、瞳孔、脉搏、呼吸、血压、语言及肢体活动情况。保持呼吸道通畅，可改善脑缺氧状况。维持血压的稳定，以提高脑组织血液灌注，减少脑细胞损害，有助于预防脑阻塞性病变。当颅内压增高时，患者出现头痛、呕吐、视神经盘水肿等表现，应立即给予脱水降颅内压处理，避免各种不良刺激，抬高头部15°~30°，以利颅内静脉回流，减轻脑水肿。

(2)切口出血观察：由于颈部血液循环丰富，组织结构疏松，手术创伤较大，极易发生继发性出血。而切口出血易形成局部血肿，压迫气管引起呼吸困难。因此，术后密切观察引流液量和性质的改变,观察伤口渗血情况,发现活动性出血时,立即告知医生及时处理。

（3）管道护理：术后患者常有伤口引流管、导尿管,应保持各种管道的畅通,防止外源性感染的发生。

1）颈部负压引流管：保持引流管通畅,仔细观察并记录引流液的性质和量,每日更换引流袋。在正常情况下,24小时引流量为100～150 mL,暗红色；若24小时引流量多于200 mL,鲜红颜色,提示有伤口内出血,应告知医生及时处理。术后第2日引流量应为50 mL左右,由暗红色逐渐转为浅红色；术后第3日引流量应少于10 mL,为淡黄色、清亮的组织液,此时即可拔除引流管。

2）留置导尿管：集尿袋应妥善固定在床边低于膀胱20 cm处,以利于引流通畅,防止尿液逆流,每日消毒尿道口2次。原则上尽量缩短留置尿管时间,预防泌尿道感染。

（4）并发症观察与护理。

1）脑神经受损：术后应密切观察第Ⅸ、第Ⅹ、第Ⅺ、第Ⅻ对脑神经受损表现。注意有无声嘶、进食呛咳、吞咽困难、Horner综合征（患侧眼球内陷、瞳孔缩小、眼裂变小、半面无汗等）表现。如果在手术当日出现,往往提示神经切断的可能性大；如果在术后第1日或更迟时间发生,则往往表示术中因牵拉、压迫造成脑神经水肿,导致颅神经暂时麻痹,其功能丧失可望在短期内恢复。出现吞咽困难、呛咳时,鼓励患者进食时慢慢下咽,或给予鼻饲流质饮食。出现声音嘶哑、喉头水肿时,给予激素、抗生素行雾化吸入。出现舌偏嘴歪、吐痰困难时,协助患者排痰,必要时给予吸痰,防止肺部感染；并给予抗感染、血管扩张药及神经营养药等治疗,以改善脑神经受损症状。

2）脑梗死：术中、术后均有可能发生脑梗死。主要原因为术中阻断颈总动脉,使同侧颈内动脉的脑组织缺血,如果患者颅内动脉的侧支循环供血不足,就可能发生脑梗死；另一个原因是颈动脉内血栓脱落。一旦出现脑梗死症状如偏瘫、感觉障碍、失语、吞咽困难和意识障碍等,采取吸氧、抗炎、抗凝、扩血管等治疗,嘱患者卧床休息,鼻饲流质饮食,积极康复训练。

5.健康宣教。

（1）指导患者发生吞咽困难、感觉异常、肌力下降等不适立即告知医护人员。

（2）告知患者保持伤口皮肤清洁干燥,勿用手搔抓皮肤,减轻疼痛预防感染。

（3）指导咳嗽、活动、睡眠时注意保护伤口,减轻切口缝合处的张力,缓解疼痛。

（4）颈部留置负压引流期间,保持负压引流管通畅和固定。指导患者伤口愈合前避免剧烈活动,防止引流管扭曲、受压、脱出。

（5）指导患者床上踝泵运动,预防VTE发生。

6.心理护理：手术创伤、麻醉反应、疼痛刺激、较早出现的并发症、担心疾病的预后等使患者产生焦虑、焦躁、绝望心理。护士应了解患者心理状态,给予心理支持。

出院指导

1.饮食与活动：有规律地生活,保证充足的睡眠；适当多吃水果、蔬菜,饮食低盐、低脂,少辛辣食物,禁烟酒；避免劳累及颈部剧烈活动,进行适当的身体锻炼,如散步、打太极等,以增强体质,预防上呼吸道感染。

2.复诊指导：指导患者按时复诊,出院后每隔1个月复诊1次,连续3次,以后每3个月复诊1次,连续3次,以后隔半年、1年复诊1次,观察肿瘤有无复发。

3.健康指导。

（1）指导患者正确面对疾病,保持情绪稳定,促进身体机能恢复。

（2）为了预防远期并发症脑缺血的发生,嘱患者出院后坚持服用神经营养药和血管扩张药。甲状腺切除术后,患者需要终身服用甲状腺素,不可自行停药。

（3）给予患者安静舒适的休养环境,保持室内适宜的温湿度,注意通风换气,保持室内空气新鲜。

（4）保持口腔清洁，养成早晚刷牙及餐后漱口的卫生习惯。

（5）脑神经受损、脑梗死等并发症，早期进行康复训练，争取功能恢复，回归社会。

【操作流程】

颈动脉体瘤患者的护理标准操作流程及要点说明见图2-6-3。

操作流程　　　　　　　　　　　　　　　　　　要点说明

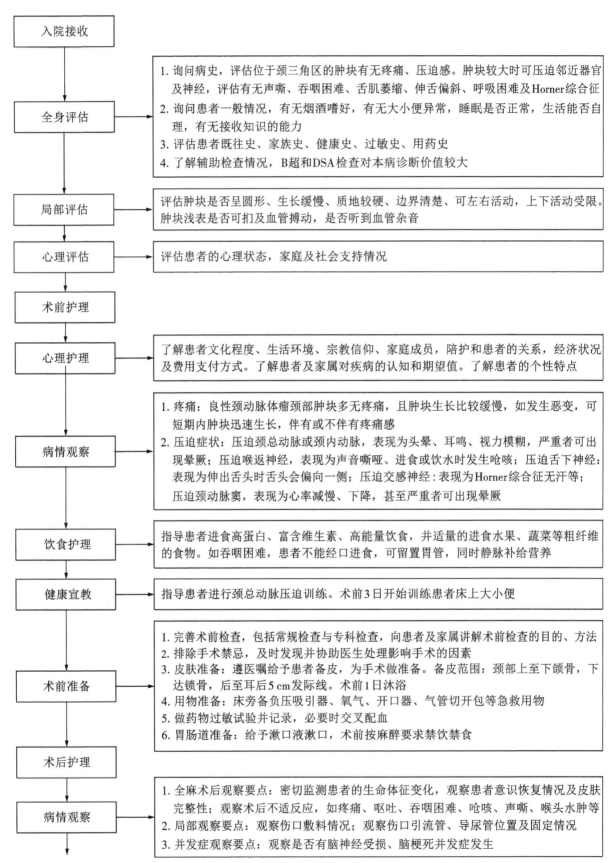

入院接收

全身评估
1. 询问病史，评估位于颈三角区的肿块有无疼痛、压迫感。肿块较大时可压迫邻近器官及神经，评估有无声嘶、吞咽困难、舌肌萎缩、伸舌偏斜、呼吸困难及Horner综合征
2. 询问患者一般情况，有无烟酒嗜好，有无大小便异常，睡眠是否正常，生活能否自理，有无接收知识的能力
3. 评估患者既往史、家族史、健康史、过敏史、用药史
4. 了解辅助检查情况，B超和DSA检查对本病诊断价值较大

局部评估
评估肿块是否呈圆形、生长缓慢、质地较硬、边界清楚、可左右活动，上下活动受限。肿块浅表是否可扪及血管搏动，是否听到血管杂音

心理评估
评估患者的心理状态，家庭及社会支持情况

术前护理

心理护理
了解患者文化程度、生活环境、宗教信仰、家庭成员，陪护和患者的关系，经济状况及费用支付方式。了解患者及家属对疾病的认知和期望值。了解患者的个性特点

病情观察
1. 疼痛：良性颈动脉体瘤颈部肿块多无疼痛，且肿块生长比较缓慢，如发生恶变，可短期内肿块迅速生长，伴有或不伴有疼痛感
2. 压迫症状：压迫颈总动脉或颈内动脉，表现为头晕、耳鸣、视力模糊，严重者可出现晕厥；压迫喉返神经，表现为声音嘶哑、进食或饮水时发生呛咳；压迫舌下神经：表现为伸出舌头时舌头会偏向一侧；压迫交感神经：表现为Horner综合征无汗等；压迫颈动脉窦，表现为心率减慢、下降，甚至严重者可出现晕厥

饮食护理
指导患者进食高蛋白、富含维生素、高能量饮食，并适量的进食水果、蔬菜等粗纤维的食物。如吞咽困难，患者不能经口进食，可留置胃管，同时静脉补给营养

健康宣教
指导患者进行颈总动脉压迫训练。术前3日开始训练患者床上大小便

术前准备
1. 完善术前检查，包括常规检查与专科检查，向患者及家属讲解术前检查的目的、方法
2. 排除手术禁忌，及时发现并协助医生处理影响手术的因素
3. 皮肤准备：遵医嘱给予患者备皮，为手术做准备。备皮范围：颈部上至下颌骨，下达锁骨，后至耳后5 cm发际线。术前1日沐浴
4. 用物准备：床旁备负压吸引器、氧气、开口器、气管切开包等急救用物
5. 做药物过敏试验并记录，必要时交叉配血
6. 胃肠道准备：给予漱口液漱口，术前按麻醉要求禁饮禁食

术后护理

病情观察
1. 全麻术后观察要点：密切监测患者的生命体征变化，观察患者意识恢复情况及皮肤完整性；观察术后不适反应，如疼痛、呕吐、吞咽困难、呛咳、声嘶、喉头水肿等
2. 局部观察要点：观察伤口敷料情况；观察伤口引流管、导尿管位置及固定情况
3. 并发症观察要点：观察是否有脑神经受损、脑梗死并发症发生

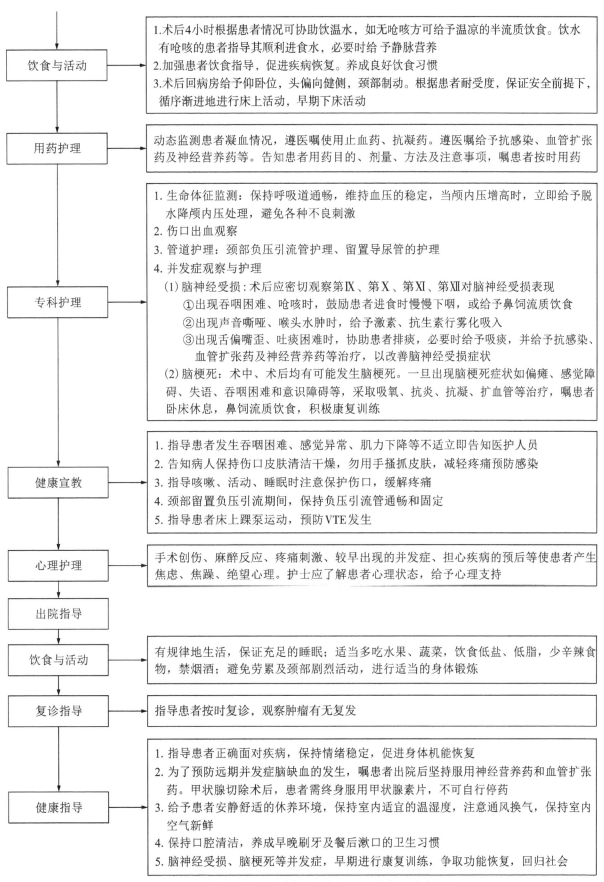

饮食与活动
1. 术后4小时根据患者情况可协助饮温水，如无呛咳方可给予温凉的半流质饮食。饮水有呛咳的患者指导其顺利进食水，必要时给予静脉营养
2. 加强患者饮食指导，促进疾病恢复。养成良好饮食习惯
3. 术后回病房给予仰卧位，头偏向健侧，颈部制动。根据患者耐受度，保证安全前提下，循序渐进地进行床上活动，早期下床活动

用药护理
动态监测患者凝血情况，遵医嘱使用止血药、抗凝药。遵医嘱给予抗感染、血管扩张药及神经营养药等。告知患者用药目的、剂量、方法及注意事项，嘱患者按时用药

专科护理
1. 生命体征监测：保持呼吸道通畅，维持血压的稳定，当颅内压增高时，立即给予脱水降颅内压处理，避免各种不良刺激
2. 伤口出血观察
3. 管道护理：颈部负压引流管护理、留置导尿管的护理
4. 并发症观察与护理
(1) 脑神经受损：术后应密切观察第Ⅸ、第Ⅹ、第Ⅺ、第Ⅻ对脑神经受损表现
①出现吞咽困难、呛咳时，鼓励患者进食时慢慢下咽，或给予鼻饲流质饮食
②出现声音嘶哑、喉头水肿时，给予激素、抗生素行雾化吸入
③出现舌偏嘴歪、吐痰困难时，协助患者排痰，必要时给予吸痰，并给予抗感染、血管扩张药及神经营养药等治疗，以改善脑神经受损症状
(2) 脑梗死：术中、术后均有可能发生脑梗死。一旦出现脑梗死症状如偏瘫、感觉障碍、失语、吞咽困难和意识障碍等，采取吸氧、抗炎、抗凝、扩血管等治疗，嘱患者卧床休息，鼻饲流质饮食，积极康复训练

健康宣教
1. 指导患者发生吞咽困难、感觉异常、肌力下降等不适立即告知医护人员
2. 告知病人保持伤口皮肤清洁干燥，勿用手搔抓皮肤，减轻疼痛预防感染
3. 指导咳嗽、活动、睡眠时注意保护伤口，缓解疼痛
4. 颈部留置负压引流期间，保持负压引流管通畅和固定
5. 指导患者床上踝泵运动，预防VTE发生

心理护理
手术创伤、麻醉反应、疼痛刺激、较早出现的并发症、担心疾病的预后等使患者产生焦虑、焦躁、绝望心理。护士应了解患者心理状态，给予心理支持

出院指导

饮食与活动
有规律地生活，保证充足的睡眠；适当多吃水果、蔬菜，饮食低盐、低脂，少辛辣食物，禁烟酒；避免劳累及颈部剧烈活动，进行适当的身体锻炼

复诊指导
指导患者按时复诊，观察肿瘤有无复发

健康指导
1. 指导患者正确面对疾病，保持情绪稳定，促进身体机能恢复
2. 为了预防远期并发症脑缺血的发生，嘱患者出院后坚持服用神经营养药和血管扩张药。甲状腺切除术后，患者需终身服用甲状腺素片，不可自行停药
3. 给予患者安静舒适的休养环境，保持室内适宜的温湿度，注意通风换气，保持室内空气新鲜
4. 保持口腔清洁，养成早晚刷牙及餐后漱口的卫生习惯
5. 脑神经受损、脑梗死等并发症，早期进行康复训练，争取功能恢复，回归社会

图 2-6-3 颈动脉体瘤患者的护理标准操作流程及要点说明

四、甲状腺癌患者的护理标准操作流程

【目的】

1.规范甲状腺癌患者的护理流程，为患者提供全程优质的护理服务。

2.落实护理措施，及时发现病情变化，对症处理，保障患者安全。

3.提高患者住院体验。

【规程】

入院接收

1.主班护士接到患者住院信息通知，了解患者的性别、年龄、疾病史、精神状态、个人史，提前通知责任护士准备好床单位、病房环境(温度、湿度适宜，清洁)、病历。

2.责任护士热情接待，介绍病房环境，通知医生查看患者。

3.对患者进行评估。

(1)全身评估。

1)询问患者有无高血压、糖尿病病史，有无手术史、麻醉史及过敏史。

2)评估患者的呼吸状况，有无气促、声嘶、吞咽困难等。评估有无顽固性腹泻、颜面潮红、心悸和低血钙等症状。

3)个人史、家族史评估，是否接触电离辐射，家族中有无肿瘤患者等。

4)了解患者饮食、大小便、睡眠情况及自理能力评分、营养状况评分等。

(2)局部评估：询问患者发现甲状腺内肿块的时间，了解肿块的大小、形状、质地及活动度，肿块与吞咽的关系，颈部淋巴结有无肿大。评估有无甲状腺功能亢进或甲状腺功能减退的体征，前者会出现突眼、心率加快、消瘦、多汗等，后者会出现黏液性水肿、心率减慢等。查看甲状腺超声、影像学检查结果。

(3)心理评估：评估患者心理状况，评估不同年龄、文化程度的患者对疾病的认知程度，对手术效果的担心程度及患者的舒适度，评估形象的改变对患者的影响，有无焦虑、抑郁、恐惧等心理状况。

术前护理

1.心理护理：由于甲状腺癌术后需要终身服用甲状腺激素，有复发风险，患者及家属对手术效果及疾病对自身的影响极为担心。术前向患者及家属说明手术必要性、安全性，以解除患者顾虑，使其积极配合手术治疗。提供安全、舒适的环境，避免不良刺激，使患者保持情绪稳定。

2.病情观察。

(1)甲状腺癌的临床表现均以颈部肿块或甲状腺结节为主，无意中或体检时发现，缺乏特异性。

(2)乳头状癌和滤泡状癌的初期多无明显症状，前者有时可因颈淋巴结肿大而就医。随着病程进展，肿块逐渐增大，质硬，吞咽时肿块移动度降低。

(3)未分化癌进展迅速，并侵犯周围组织。晚期可产生声音嘶哑、吞咽困难、呼吸困难，颈交感神经受压可产生 Horner 综合征，颈丛浅支受侵犯时，患者可有耳、枕、肩等处疼痛。可有颈部、上纵隔淋巴结转移及远处脏器转移。

(4)髓样癌除有颈部肿块外，由于癌肿产生 5-羟色胺和降钙素，患者可出现腹泻、心悸、颜面潮红和血钙降低等症状。

3.饮食护理：指导患者进食高热量、高蛋白、富含维生素、清淡、易消化的食物。进食、饮水呛咳者，指导其正确进食，必要时给予补液治疗。

4.健康宣教：指导患者有效咳嗽，术前教会患者如何起床，告知患者术后正确体位。起床姿势练习：为防止颈部伤口牵拉，影响伤口愈合，缓解颈部伤口疼痛，在术前指导患者练习正确的起床姿势。右手支撑在床边，以右手为支撑点，左手托在枕后，缓慢坐起；颈部不要过度前屈或后仰，尽

量保持不动；术前协助患者练习，以便术后能较熟练地应用。

5.术前准备。

(1)完善术前检查，包括常规检查与专科检查，向患者及家属讲解术前检查的目的、方法。

(2)排除手术禁忌，及时发现并协助医生处理影响手术的因素。注意患者有无发热、上呼吸道感染等症状；甲状腺激素水平控制不稳定为手术禁忌；询问患者既往有无心脑血管疾病，如有异常及时告知医生，请相关科室给予会诊，为手术做准备。

(3)皮肤准备：遵医嘱给予患者备皮，为手术做准备。备皮范围：上至下颌，下至第3肋间，左右至胸锁乳突肌；须进行颈淋巴结清扫的患者还要剃除术侧耳后四指毛发或剃全头。

(4)用物准备：备吸氧、负压吸引装置于床旁，必要时备气管切开包。

(5)做药物过敏试验并记录。

(6)胃肠道准备：给予漱口液漱口，术前按麻醉要求禁饮禁食。

术后护理

1.病情观察。

(1)生命体征：密切监测患者的生命体征变化，如体温超过38.5℃，脉率大于120次/min，则有发生甲状腺危象的可能，立即告知医生进行处理。

(2)呼吸：观察呼吸频率、节律，有无气促、发绀；保持呼吸道通畅，鼓励和协助患者进行深呼吸和有效咳嗽，以助痰液排出；保持颈部引流通畅，避免颈部积血、积液压迫气管，引起呼吸不畅；行气管切开者应加强呼吸道管理。

(3)疼痛：评估术后伤口疼痛的情况，如疼痛的性质、程度及持续时间等，必要时遵医嘱给予止痛药物，并观察用药后的反应。

(4)伤口：观察伤口渗血、渗液情况，及时处理异常情况。

2.饮食与活动。

(1)术后4小时根据患者情况可协助饮温水，如无呛咳方可给予温凉的半流质饮食。饮水有呛咳的患者指导其抬头进食，弯腰低头吞咽，利于顺利进食水，必要时给予静脉营养。

(2)加强患者饮食指导，促进疾病恢复。疾病恢复期应选择含丰富维生素、蛋白质的饮食以增强体质，促进康复；禁烟酒，禁辛辣、刺激性食物，养成良好饮食习惯；多食用含碘丰富的海带、紫菜等海产品，有手足抽搐的患者应限制肉类、乳品、蛋类的食品，以免影响钙的吸收。

(3)全麻术后去枕平卧2~4小时后给予患者半卧位。全麻术后回病房2~4小时，采取去枕平卧，保持呼吸道通畅；之后常规给予半卧位，适当抬高床头或取半卧位，以减小局部伤口张力，增加舒适感，减轻疼痛；待患者全麻清醒后床头适当抬高，以患者舒适为宜。

3.用药护理：告知患者用药目的、剂量、方法及注意事项，嘱患者按时用药。遵医嘱按时口服消炎药及甲状腺素片，根据患者术后情况给予小剂量口服甲状腺素片；术后如损伤甲状旁腺出现低钙症状患者，还需要遵医嘱口服或静脉补钙治疗。

4.专科护理。

(1)生命体征监测：密切观察患者生命体征，如有异常及时告知医生。掌握体温、血压、呼吸、脉搏的变化，如短时间内脉率过快大于120次/min，体温超过38.5℃时有发生甲状腺危象的可能，应及时处理。

(2)保持呼吸道通畅：指导患者有效排痰，保持呼吸道通畅。嘱患者多饮水稀释痰液，必要时遵医嘱给予患者雾化吸入治疗。

(3)颈部伤口护理：观察颈部伤口敷料是否清洁干燥，伤口有无活动性出血。观察颈部伤口敷料包扎是否紧密、牢固，敷料是否清洁干燥，如有少量渗血属正常现象，如伤口渗出鲜血较多，渗血面积不断扩大，说明有活动性出血，须立即告知医生，如患者出现进行性呼吸困难、烦躁、发绀，须在床旁进行抢救，必要时行气管切开。协助患者在变换体位或下床时，用手轻压颈部伤口，翻身时头部与身体一起转动,以减少局部伤口的表面张力。

(4)引流管护理:保持负压引流通畅,妥善固定,防止倒流,观察引流液颜色、性质及量。妥善固定颈部负压引流装置,不要牵拉引流管,防止脱落;持续保持负压状态,保持引流的通畅,防止引流管受压或打折而堵塞管道,造成引流不畅;负压吸引器应低于伤口水平,避免引流液倒流,防止逆行感染;密切观察引流液的情况,如有异常及时告知医生。

(5)并发症的观察与护理。

1)呼吸困难和窒息:是术后最危急的并发症,多发生在术后48小时内。主要原因包括术中止血不完全、切口内出血压迫气管、气管壁塌陷、喉头水肿、双侧喉返神经损伤等。观察生命体征、伤口渗血及引流情况。若患者短时间内出现进行性呼吸困难、烦躁、发绀甚至窒息,颈部肿胀并伴有颈部伤口渗出大量鲜血,应给予氧气吸入;接好床旁吸引装置;建立静脉通路;因血肿压迫导致呼吸困难者,协助医生立即剪开缝线,敞开伤口,去除血肿,结扎出血血管;因喉头水肿导致呼吸困难者,遵医嘱给予大剂量激素静脉滴入及雾化吸入;若呼吸困难无好转,协助医生行气管切开术。

2)喉返神经、喉上神经损伤:术中切断或缝扎神经可导致永久性的神经损伤,牵拉或肿瘤压迫可导致暂时性的神经损伤。一侧喉返神经损伤引起短期声嘶,双侧喉返神经损伤可导致失声或严重的呼吸困难,甚至窒息。喉上神经损伤主要表现为进食、饮水时呛咳。向患者解释声嘶、进食呛咳的原因,嘱患者少讲话;正确使用促进神经生长的药物;进食呛咳者,协助患者改变进食体位,防止误吸;呼吸困难者,备好气管切开用物,必要时协助医生行气管切开术。

3)甲状腺危象:主要发生在术后12~36小时,多与术前甲状腺功能亢进未得到控制有关。体温大于40℃,脉搏快而弱,大于120次/min,并伴有大汗、烦躁甚至昏迷,则提示甲状腺危象的发生。立即告知医生,迅速给予降温,同时给予低流量氧气吸入,遵医嘱给予激素或碘剂治疗,并协助医生进行抢救。

4)手足抽搐:主要为手术时误切或挫伤甲状旁腺,致血钙浓度下降所致,多发生在术后1~3天。动态监测血钙变化,观察患者有无面部、唇或手足部的针刺和麻木感,以及面肌和手、足的持续性痉挛。喉、膈肌痉挛可引起窒息。遵医嘱给予口服或静脉补充钙剂;抽搐发作时,立即遵医嘱静脉注射10%葡萄糖酸钙或氯化钙10~20 mL,以解除痉挛;适当限制高磷食物,以免影响钙的吸收。

5.健康宣教。

(1)告知患者保持伤口皮肤清洁干燥,勿用手搔抓皮肤,减轻疼痛预防感染。

(2)指导咳嗽、活动、睡眠时注意保护伤口,减轻伤口缝合处的张力,缓解疼痛。

(3)颈部留置负压引流期间,保持负压引流管通畅和固定。指导患者伤口愈合前避免剧烈活动,防止引流管扭曲、受压、脱出。

(4)颈部功能锻炼:指导患者颈部功能锻炼,恢复功能体位。颈部手术的患者,术后颈部有切口,患者常处于头前倾的被动体位。术后48小时内嘱患者避免过度活动或谈话;3天后指导患者缓慢进行颈部活动,防止伤口粘连及瘢痕收缩,指导患者慢慢练习点头、仰头,动作轻柔、小幅度左右旋转颈部;出院2周后可做颈部全关节活动如过伸、屈颈、侧弯等活动。

6.心理护理:了解患者心理状态,给予心理支持。患者对术后伤口疼痛、留置伤口引流管及并发症的发生会有紧张、恐惧等表现,应倾听主诉,多鼓励,给予解释和帮助,调动家庭及社会支持系统。

出院指导

1.饮食与活动:术后1周饮食应选择清淡易消化的软食;日常饮食多食用含碘丰富的海带、紫菜等海产品;有手足抽搐的患者应限制肉类、乳品、蛋类含磷较高的食品,以免影响钙的吸收;疾病恢复期应选择富含维生素、蛋白质的饮食以增强体质,禁烟酒,禁食辛辣、刺激性食物。在病情和体力允许的情况下,进行适量的运动,恢复期避免剧烈运动,注意保护伤口。

2. 复诊指导：遵医嘱按时复查，如有不适随时就诊。1~2 年为复发高峰时间，出院后要按时复查，时间为 1 个月、3 个月、半年、1 年，1 年后为每半年 1 次；如出现声音嘶哑或失声，吞咽困难，呼吸困难或自我感觉颈部出现肿块，且逐渐增大，应及时来院就诊。

3. 健康指导。

（1）指导患者正确面对疾病，保持情绪稳定，促进身体机能恢复。

（2）甲状腺切除术后，患者需要终身服用甲状腺素，不可自行停药。

（3）给予患者安静舒适的休养环境，保持室内适宜的温湿度，注意通风换气，保持室内空气新鲜。

（4）保持口腔清洁，养成早晚刷牙及餐后漱口的卫生习惯。

（5）声音嘶哑可进行理疗、针灸及发音训练。

（6）加强颈部伸展运动，防止瘢痕粘连。

【操作流程】

甲状腺癌患者的护理标准操作流程及要点说明见图 2-6-4。

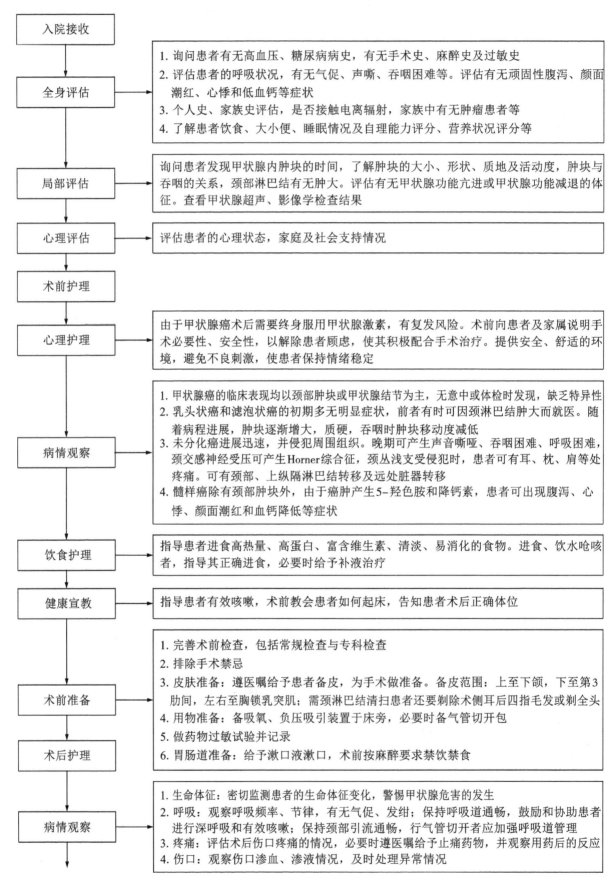

操作流程　　　　　　　　　　　　　要点说明

入院接收

全身评估
1. 询问患者有无高血压、糖尿病病史，有无手术史、麻醉史及过敏史
2. 评估患者的呼吸状况，有无气促、声嘶、吞咽困难等。评估有无顽固性腹泻、颜面潮红、心悸和低血钙等症状
3. 个人史、家族史评估，是否接触电离辐射，家族中有无肿瘤患者等
4. 了解患者饮食、大小便、睡眠情况及自理能力评分、营养状况评分等

局部评估
询问患者发现甲状腺内肿块的时间，了解肿块的大小、形状、质地及活动度，肿块与吞咽的关系，颈部淋巴结有无肿大。评估有无甲状腺功能亢进或甲状腺功能减退的体征。查看甲状腺超声、影像学检查结果

心理评估
评估患者的心理状态，家庭及社会支持情况

术前护理

心理护理
由于甲状腺癌术后需要终身服用甲状腺激素，有复发风险。术前向患者及家属说明手术必要性、安全性，以解除患者顾虑，使其积极配合手术治疗。提供安全、舒适的环境，避免不良刺激，使患者保持情绪稳定

病情观察
1. 甲状腺癌的临床表现均以颈部肿块或甲状腺结节为主，无意中或体检时发现，缺乏特异性
2. 乳头状癌和滤泡状癌的初期多无明显症状，前者有时可因颈淋巴结肿大而就医。随着病程进展，肿块逐渐增大，质硬，吞咽时肿块移动度减低
3. 未分化癌进展迅速，并侵犯周围组织。晚期可产生声音嘶哑、吞咽困难、呼吸困难，颈交感神经受压可产生Horner综合征，颈丛浅支受侵犯时，患者可有耳、枕、肩等处疼痛。可有颈部、上纵隔淋巴结转移及远处脏器转移
4. 髓样癌除有颈部肿块外，由于癌肿产生5-羟色胺和降钙素，患者可出现腹泻、心悸、颜面潮红和血钙降低等症状

饮食护理
指导患者进食高热量、高蛋白、富含维生素、清淡、易消化的食物。进食、饮水呛咳者，指导其正确进食，必要时给予补液治疗

健康宣教
指导患者有效咳嗽，术前教会患者如何起床，告知患者术后正确体位

术前准备
1. 完善术前检查，包括常规检查与专科检查
2. 排除手术禁忌
3. 皮肤准备：遵医嘱给予患者备皮，为手术做准备。备皮范围：上至下颌，下至第3肋间，左右至胸锁乳突肌；需颈淋巴结清扫患者还要剃除术侧耳后四指毛发或剃全头
4. 用物准备：备吸氧、负压吸引装置于床旁，必要时备气管切开包
5. 做药物过敏试验并记录
6. 胃肠道准备：给予漱口液漱口，术前按麻醉要求禁饮禁食

术后护理

病情观察
1. 生命体征：密切监测患者的生命体征变化，警惕甲状腺危害的发生
2. 呼吸：观察呼吸频率、节律，有无气促、发绀；保持呼吸道通畅，鼓励和协助患者进行深呼吸和有效咳嗽；保持颈部引流通畅，行气管切开者应加强呼吸道管理
3. 疼痛：评估术后伤口疼痛的情况，必要时遵医嘱给予止痛药物，并观察用药后的反应
4. 伤口：观察伤口渗血、渗液情况，及时处理异常情况

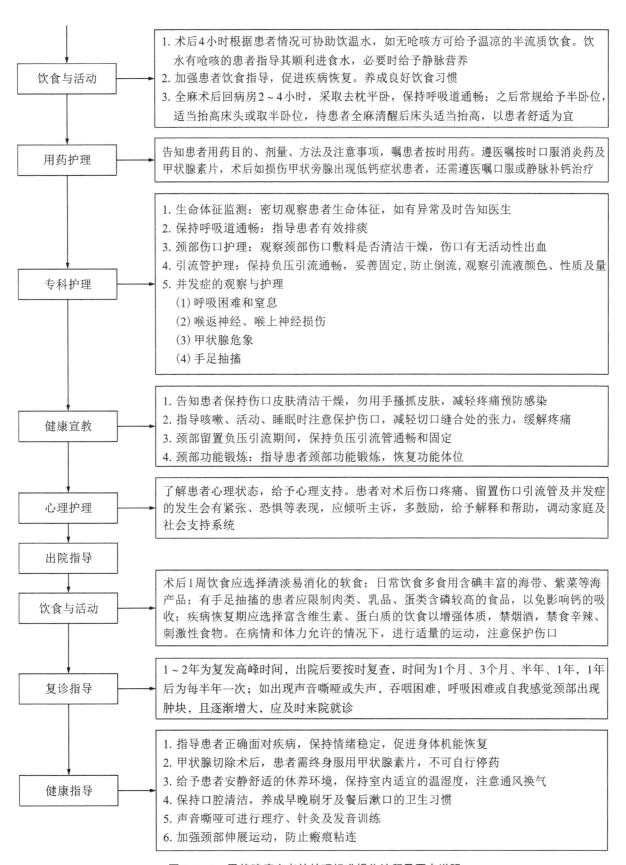

| 饮食与活动 | 1. 术后4小时根据患者情况可协助饮温水，如无呛咳方可给予温凉的半流质饮食。饮水有呛咳的患者指导其顺利进食水，必要时给予静脉营养
2. 加强患者饮食指导，促进疾病恢复。养成良好饮食习惯
3. 全麻术后回病房2～4小时，采取去枕平卧，保持呼吸道通畅；之后常规给予半卧位，适当抬高床头或取半卧位，待患者全麻清醒后床头适当抬高，以患者舒适为宜 |

| 用药护理 | 告知患者用药目的、剂量、方法及注意事项，嘱患者按时用药。遵医嘱按时口服消炎药及甲状腺素片，术后如损伤甲状旁腺出现低钙症状患者，还需遵医嘱口服或静脉补钙治疗 |

| 专科护理 | 1. 生命体征监测：密切观察患者生命体征，如有异常及时告知医生
2. 保持呼吸道通畅：指导患者有效排痰
3. 颈部伤口护理：观察颈部伤口敷料是否清洁干燥，伤口有无活动性出血
4. 引流管护理：保持负压引流通畅，妥善固定，防止倒流，观察引流液颜色、性质及量
5. 并发症的观察与护理
　(1) 呼吸困难和窒息
　(2) 喉返神经、喉上神经损伤
　(3) 甲状腺危象
　(4) 手足抽搐 |

| 健康宣教 | 1. 告知患者保持伤口皮肤清洁干燥，勿用手搔抓皮肤，减轻疼痛预防感染
2. 指导咳嗽、活动、睡眠时注意保护伤口，减轻切口缝合处的张力，缓解疼痛
3. 颈部留置负压引流期间，保持负压引流管通畅和固定
4. 颈部功能锻炼：指导患者颈部功能锻炼，恢复功能体位 |

| 心理护理 | 了解患者心理状态，给予心理支持。患者对术后伤口疼痛、留置伤口引流管及并发症的发生会有紧张、恐惧等表现，应倾听主诉，多鼓励，给予解释和帮助，调动家庭及社会支持系统 |

| 出院指导 | |

| 饮食与活动 | 术后1周饮食应选择清淡易消化的软食；日常饮食多食用含碘丰富的海带、紫菜等海产品；有手足抽搐的患者应限制肉类、乳品、蛋类含磷较高的食品，以免影响钙的吸收；疾病恢复期应选择富含维生素、蛋白质的饮食以增强体质，禁烟酒，禁食辛辣、刺激性食物。在病情和体力允许的情况下，进行适量的运动，注意保护伤口 |

| 复诊指导 | 1～2年为复发高峰时间，出院后要按时复查，时间为1个月、3个月、半年、1年，1年后为每半年一次；如出现声音嘶哑或失声，吞咽困难，呼吸困难或自我感觉颈部出现肿块，且逐渐增大，应及时来院就诊 |

| 健康指导 | 1. 指导患者正确面对疾病，保持情绪稳定，促进身体机能恢复
2. 甲状腺切除术后，患者需终身服用甲状腺素片，不可自行停药
3. 给予患者安静舒适的休养环境，保持室内适宜的温湿度，注意通风换气
4. 保持口腔清洁，养成早晚刷牙及餐后漱口的卫生习惯
5. 声音嘶哑可进行理疗、针灸及发音训练
6. 加强颈部伸展运动，防止瘢痕粘连 |

图 2-6-4　甲状腺癌患者的护理标准操作流程及要点说明

五、神经鞘膜瘤患者的护理标准操作流程

【目的】

1. 规范神经鞘膜瘤手术患者的护理流程，为患者提供全程优质的护理服务。

2. 落实护理措施，及时发现病情变化，对症处理，保障患者安全。

3. 提高患者住院体验。

【规程】

入院接收

1. 主班护士接到患者住院信息通知，了解患者的性别、年龄、疾病史、精神状态、个人史，提前通知责任护士准备好床单位、病房环境(温度、湿度适宜，清洁)、病历。

2. 责任护士热情接待，介绍病房环境，通知医生查看患者。

3. 对患者进行评估。

(1)全身评估。

1)询问病史，包括年龄、性别、病程长短，评估有无声嘶、伸舌偏斜、吞咽不畅、讲话含糊不清及 Horner 综合征等。

2)询问患者一般情况，包括患者年龄、职业、民族、饮食营养结构是否合理，有无烟酒嗜好，有无大小便异常，睡眠是否正常，生活能否自理，有无接受知识的能力。

3)评估患者既往史、家族史、健康史、过敏史、用药史。

4)了解辅助检查情况，B 超、CT、MRI、DSA 检查可进一步明确诊断。DSA 有助于鉴别神经鞘膜瘤与颈动脉体瘤。

(2)局部评估：评估肿块位置，是否为孤立性肿块、生长缓慢、呈圆形或椭圆形，边界清楚，左右活动好，伴有或不伴有神经压迫症状。

(3)心理评估：了解患者文化程度、生活环境、宗教信仰、家庭成员，陪护和患者的关系，经济状况及费用支付方式。了解患者及家属对疾病的认知和期望值。了解患者的个性特点，有助于患者进行针对性心理指导和护理支持。

术前护理

1. 心理护理：评估患者心理状况，给予心理支持。患者担心术后可能出现严重并发症和后遗症，应针对不同的心理状态，采用多种不同的方式进行疏导。讲解疾病的特点、手术方案，使患者认识到术前术后配合的重要性，增强患者战胜疾病的信心和勇气。

2. 病情观察。

(1)颈部肿块：神经鞘膜瘤起源于神经鞘膜的施万细胞，可发生于舌咽、迷走、副神经和膈神经、颈交感神经、颈丛、臂丛等神经，较多发生于迷走、颈交感神经及舌咽神经。起源于迷走神经者，多位于颈动脉三角区；起源于舌下神经者，多位于下颌下角深处；起源于颈丛者，多位于胸锁乳突肌后缘中部；起源于臂丛者，多位于锁骨上颈后三角。肿块呈圆形或椭圆形，边界清楚，与周围组织无粘连，左右活动好，上下活动(沿神经干走行方向)范围较小，质地中等，少数有囊性变者，可触及波动感。

(2)压迫症状：肿块较大时压迫神经，出现相应的神经受压症状。压迫迷走神经出现声嘶；压迫舌下神经出现伸舌偏斜；压迫颈丛神经出现 Horner 综合征即瞳孔缩小、但对光反应正常，患侧眼球内陷、上睑下垂，患侧面部少或无汗等；压迫膈神经出现患侧膈肌升高。肿块位于咽侧间隙者可向咽侧壁突出，引起吞咽不畅及讲话含混不清。

3.饮食护理：指导患者进食高蛋白、富含维生素、高能量饮食，并适量地进食水果、蔬菜等粗纤维的食物。如吞咽困难，指导患者吞咽训练，避免误吸发生，如患者不能经口进食，可留置胃管，同时静脉补给营养，以增强体质，增强对手术的耐受性。

4.健康宣教：对神经功能受损的患者指导患者神经功能康复训练，如吞咽训练、口腔康复操等。

5.术前准备。

(1)完善术前检查，包括常规检查与专科检查，向患者及家属讲解术前检查的目的、方法。

(2)排除手术禁忌，及时发现并协助医生处理影响手术的因素。注意患者有无发热、上呼吸道感染等症状；询问患者既往有无心脑血管疾病，如有异常及时告知医生，请相关科室给予会诊，为手术做准备。

(3)皮肤准备：遵医嘱给予患者备皮，为手术做准备。根据肿块位置不同，备皮范围不同。术前 1 日沐浴。

(4)用物准备：毛巾、纸巾、床旁备氧气，根据手术风险准备开口器、舌钳、气管切开包等急救用物。

(5)做药物过敏试验并记录，必要时交叉配血。

(6)胃肠道准备：给予漱口液漱口，术前按麻醉要求禁饮禁食。

术后护理

1.病情观察。

(1)全麻术后观察要点：密切监测患者的生命体征变化，观察患者意识恢复情况及皮肤完整性；观察药物作用及用药后反应；观察术后不适反应，如疼痛、呕吐、吞咽困难、呛咳、声嘶、喉头水肿等。

(2)局部观察要点：观察伤口敷料情况；观察伤口引流管、导尿管位置及固定情况。

(3)并发症观察要点：观察是否有出血、感染、神经受损等并发症发生。

2.饮食与活动。

(1)术后 4 小时根据患者情况可协助饮温水，如无呛咳方可给予温凉的半流质饮食。饮水有呛咳的患者指导其抬头进食，弯腰低头吞咽，利于顺利进食水，必要时给予静脉营养。

(2)加强患者饮食指导，促进疾病恢复。疾病恢复期应选择含丰富维生素、蛋白质的饮食以增强体质，促进康复；禁烟酒，禁辛辣、刺激性食物，养成良好饮食习惯。

(3)全麻术后头部垫枕，取平卧位，清醒后取半卧位，根据患者耐受度，保证安全前提下，循序渐进地进行床上活动、早期下床活动。

3.用药护理：术后应用抗炎、营养神经等药物。告知患者药物名称、目的及用法，并观察用药后反应及效果。

4.专科护理。

（1）生命体征监测：观察患者术后意识状态、生命体征及血氧饱和度的变化，如出现烦躁不安、谵妄，立即处理。

（2）伤口护理：严密观察伤口敷料情况。保持伤口敷料干燥、清洁，观察伤口有无渗液、渗血及渗出面积；询问有无局部伤口异常疼痛、肿胀感，并嘱患者颈部勿剧烈活动，如有异常及时处理。

（3）引流管护理：保持引流管通畅，保持有效负压吸引。定时挤压引流管，避免引流管弯曲、打折，观察负压引流器是否处于负压状态。观察并记录引流液颜色、性质和量。神经鞘膜瘤术后一般引流量不多，如发现引流量短期内增多，颜色鲜红，及时告知医生处理。

（4）感染：监测患者体温变化，若体温升高或主诉突发异常疼痛，鼻腔分泌物性质发生改变应及时予以处理，如局部冰敷、查血常规或血培养、全身用药等。

（5）神经受损的观察与护理：与术前比较是否发生声嘶、伸舌偏斜、吞咽不畅、讲话含糊不清、Horner综合征（患侧眼球内陷、瞳孔缩小、眼裂变小、半面无汗等）表现。出现吞咽困难、呛咳时，鼓励患者进食时一口量、调整吞咽姿势或使用食物调整剂。出现声音嘶哑、喉头水肿时，给予激素、抗生素行雾化吸入。出现舌偏嘴歪，吐痰困难时，协助患者排痰，必要时给予吸痰，防止肺部感染。并给予神经营养药等治疗，以改善神经受损症状。

5.健康宣教。

（1）指导患者发生吞咽困难、伸舌偏斜等不适立即告知医护人员。

（2）告知患者保持伤口皮肤清洁干燥，勿用手搔抓皮肤，减轻疼痛预防感染。

（3）指导咳嗽、活动、睡眠时注意保护伤口，减轻切口缝合处的张力，缓解疼痛。

（4）颈部留置负压引流期间，保持负压引流管通畅和固定。指导患者伤口愈合前避免剧烈活动，防止引流管扭曲、受压、脱出。

（5）指导患者掌握神经功能康复训练技巧。

6.心理护理：手术创伤、神经功能受损会给患者造成不同程度的焦虑、焦躁、绝望心理。护理人员要为患者创造一个舒适、洁净的病房环境，关心患者，根据患者不同的心理状态，耐心做好解释工作，帮助患者正确面对现实，争取早日康复。

出院指导

1.饮食与活动：有规律地生活，保证充足的睡眠；适当多吃水果、蔬菜，饮食低盐、低脂，少辛辣食物，禁忌烟酒；避免劳累及颈部剧烈活动，进行适当的身体锻炼，如散步、打太极等，以增强体质，预防上呼吸道感染。

2.复诊指导：指导患者按时复诊，复诊时间一般为术后1个月、3个月、6个月、12个月，如无异常以后每年复查1次，有不适及时就诊。

3.健康指导。

（1）颈部神经鞘膜瘤尽早手术切除，延误治疗可导致相应的神经麻痹。肿瘤越小，保留神经功能的可能性越大。

（2）指导患者正确面对疾病，保持情绪稳定，促进身体机能恢复。

（3）给予患者安静舒适的休养环境，保持室内适宜的温湿度，注意通风换气，保持室内空气新鲜。

（4）保持口腔清洁，养成早晚刷牙及餐后漱口的卫生习惯。

（5）神经功能受损，积极进行康复训练，争取功能最大限度恢复，回归社会。

【操作流程】

神经鞘膜瘤患者的护理标准操作流程及要点说明见图2-6-5。

操作流程   要点说明

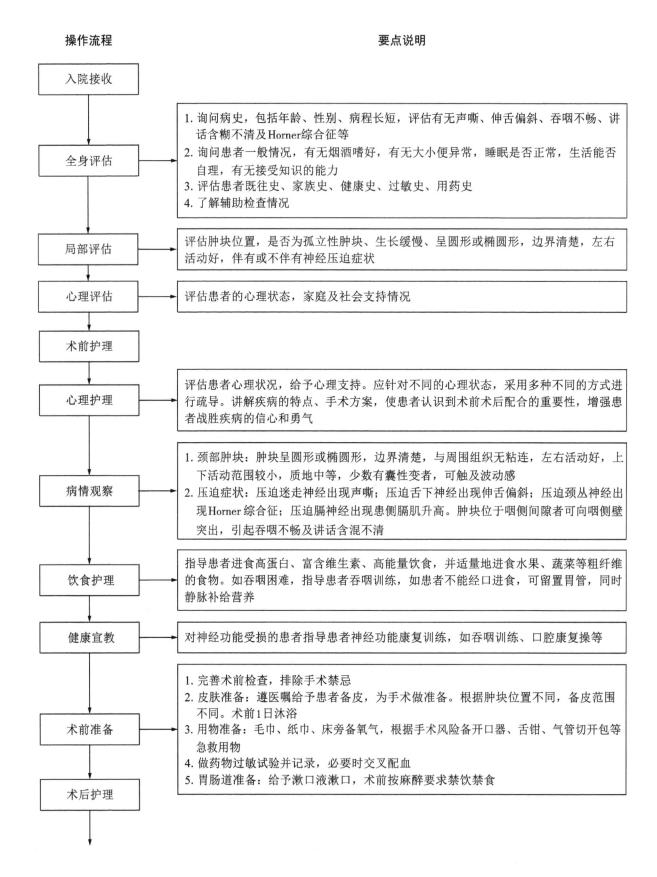

入院接收

全身评估
1. 询问病史，包括年龄、性别、病程长短，评估有无声嘶、伸舌偏斜、吞咽不畅、讲话含糊不清及 Horner 综合征等
2. 询问患者一般情况，有无烟酒嗜好，有无大小便异常，睡眠是否正常，生活能否自理，有无接受知识的能力
3. 评估患者既往史、家族史、健康史、过敏史、用药史
4. 了解辅助检查情况

局部评估
评估肿块位置，是否为孤立性肿块、生长缓慢、呈圆形或椭圆形，边界清楚，左右活动好，伴有或不伴有神经压迫症状

心理评估
评估患者的心理状态，家庭及社会支持情况

术前护理

心理护理
评估患者心理状况，给予心理支持。应针对不同的心理状态，采用多种不同的方式进行疏导。讲解疾病的特点、手术方案，使患者认识到术前术后配合的重要性，增强患者战胜疾病的信心和勇气

病情观察
1. 颈部肿块：肿块呈圆形或椭圆形，边界清楚，与周围组织无粘连，左右活动好，上下活动范围较小，质地中等，少数有囊性变者，可触及波动感
2. 压迫症状：压迫迷走神经出现声嘶；压迫舌下神经出现伸舌偏斜；压迫颈丛神经出现 Horner 综合征；压迫膈神经出现患侧膈肌升高。肿块位于咽侧间隙者可向咽侧壁突出，引起吞咽不畅及讲话含混不清

饮食护理
指导患者进食高蛋白、富含维生素、高能量饮食，并适量地进食水果、蔬菜等粗纤维的食物。如吞咽困难，指导患者吞咽训练，如患者不能经口进食，可留置胃管，同时静脉补给营养

健康宣教
对神经功能受损的患者指导患者神经功能康复训练，如吞咽训练、口腔康复操等

术前准备
1. 完善术前检查，排除手术禁忌
2. 皮肤准备：遵医嘱给予患者备皮，为手术做准备。根据肿块位置不同，备皮范围不同。术前1日沐浴
3. 用物准备：毛巾、纸巾、床旁备氧气，根据手术风险备开口器、舌钳、气管切开包等急救用物
4. 做药物过敏试验并记录，必要时交叉配血
5. 胃肠道准备：给予漱口液漱口，术前按麻醉要求禁饮禁食

术后护理

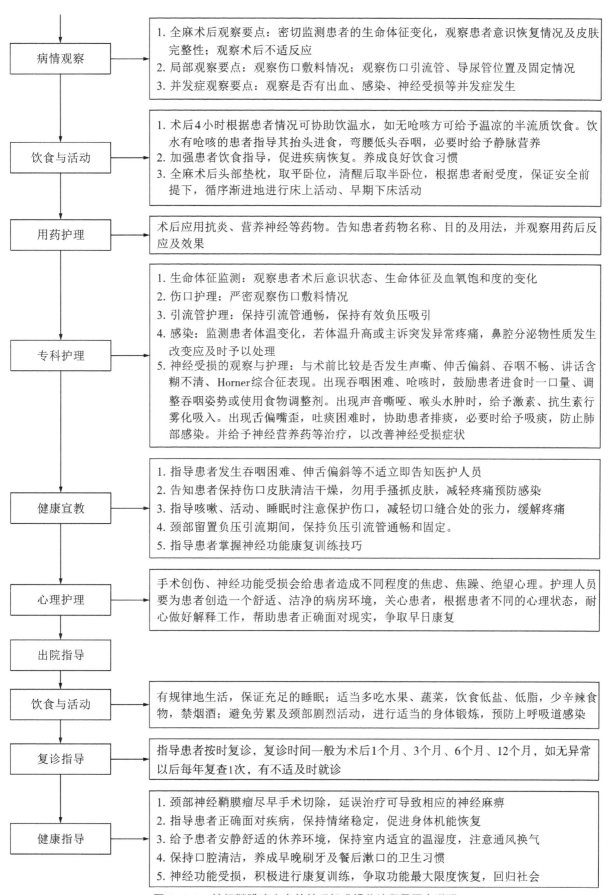

图 2-6-5 神经鞘膜瘤患者的护理标准操作流程及要点说明

六、腮腺肿瘤患者的护理标准操作流程

【目的】

1. 规范腮腺肿瘤手术患者的护理流程，为患者提供全程优质的护理服务。

2. 落实护理措施，及时发现病情变化，对症处理，保障患者安全。

3. 提高患者住院体验。

【规程】

入院接收

1. 主班护士接到患者住院信息通知，了解患者的性别、年龄、疾病史、精神状态、个人史，提前通知责任护士准备好床单位、病房环境（温度、湿度适宜，清洁）、病历。

2. 责任护士热情接待，介绍病房环境，通知医生查看患者。

3. 对患者进行评估。

（1）全身评估。

1）询问患者有无上呼吸道感染史，评估患者有无呼吸困难等不适。

2）了解患者饮食情况，有无进食困难。

3）观察口腔黏膜有无破溃，评估患者有无口腔疾病。

4）评估患者有无过度劳累、受凉、外伤史，有无高血压、糖尿病病史及药物过敏史。

5）对患者进行护理专项评分如营养风险评估、自理能力评分、疼痛评分等。

（2）局部评估：评估患者肿物生长的部位、大小、质地、发现时间、有无压痛及破溃。评估有无面瘫发生。查看腮腺 B 超及 CT、MRI、颞骨 CT、面肌电图等结果。

（3）心理评估：评估患者及其家属心理状况，评估不同年龄、文化程度的患者对疾病的认知程度。

术前护理

1. 心理护理：根据患者的心理状况，为患者做好心理护理。部分患者特别是年轻女性患者术前不愿意多剪头发；担心手术切口瘢痕而出现焦虑不安的情绪；几乎所有的患者都担心手术后出现口角歪斜、眼睑闭合不全等后遗症。向患者讲解疾病的相关知识，使患者对疾病发生、发展及预后有所了解，可让患者与同病种患者互相交流，以增强患者的信心，消除紧张情绪。

2. 病情观察。

（1）观察肿块情况：肿块多出现在耳前区域、耳垂下方。肿瘤为良性时，生长缓慢，患者不会感到疼痛。肿瘤为恶性时，生长则较为迅速，按压时患者可感觉到疼痛，肿块大多形状不规则，质地硬，界限不清，与周围组织粘连而不活动，有时会侵及皮肤，出现表面溃疡。

（2）观察是否有面部麻木、张口受限、吞咽困难及程度：当肿瘤为恶性且发展到晚期时，肿瘤侵犯周围的肌肉、血管、神经等，可能会导致患者出现面部麻木、张口受限、吞咽困难等情况。

3. 饮食护理：术前可进食高蛋白、高热量、富含维生素、易消化的清淡饮食，忌酸辣、刺激性食物，禁烟酒。

4. 健康宣教：嘱患者术后不要进食酸性食物，防止腺体分泌过多。告知患者腮腺是腺体分泌的重要器官，以免引起感染。

5. 术前准备。

（1）完善术前检查，包括常规检查与专科检查，排除手术禁忌。注意患者有无发热、感冒等上呼吸道感染症状，术前监测生命体征，若有异常，应及时告知医生予以处理；女性患者月经来潮时及时告知医生。

（2）皮肤准备：根据医嘱给予患者术前1日备皮。术前严格术区备皮，彻底清洗头发，备皮范围：以耳垂为中心，半径为8 cm的圆形区域；观察有无皮炎、毛囊炎等皮肤感染问题，防止术后切口感染。

（3）做药物过敏试验并记录。

（4）胃肠道准备：给予漱口液漱口，术前按麻醉要求禁饮禁食。

术后护理

1.病情观察。

（1）全麻术后观察要点：观察患者术后意识状态、生命体征及血氧饱和度的变化，如出现烦躁不安、谵妄，立即处理；观察药物作用及用药后反应。

（2）局部观察要点：观察患者伤口敷料及负压引流情况。观察患者颈部腮部伤口敷料包扎是否牢固，伤口有无渗血；观察颈部负压引流固定是否牢固及通畅，引流液的颜色、量及性质；若有异常及时告知医生处理。

（3）并发症观察要点：观察患者有无耳前区麻木、疼痛、发热等不适，观察患者有无面神经麻痹、涎瘘等并发症的发生。

2.饮食与活动。

（1）饮食指导：指导患者正确饮食，进餐前服用抑制唾液分泌药物。嘱患者术后禁食酸辣、刺激性饮食，减少唾液分泌，利于伤口愈合；嘱患者多饮水，进食清淡易消化饮食，将食物放在口腔健侧以利吞咽；面瘫的患者，嘱患者勿进食过烫饮食，以免烫伤；遵医嘱进食前30分钟口服颠茄等抑制唾液分泌的药物，每日3次，防止腮腺瘘发生。

（2）全麻术后头部垫枕，取平卧位，清醒后取半卧位，全麻清醒去枕平卧2~4小时后，给予患者头高位或半卧位。以利于静脉回流，防止术区肿胀、淤血。术后鼓励患者早期下床活动。避免伤口过度拉伸引起伤口撕裂，切口缝线6~7天切除。

3.用药护理：向患者讲解术后用药的目的、药物名称及方法，并且观察用药后的反应。遵医嘱给予患者抗炎、营养神经、抑制腺体分泌药物。

4.专科护理。

（1）生命体征监测：密切观察患者生命体征变化，如有异常及时告知医生。每日测4次体温，若手术后3日体温仍超过38.5℃，有切口感染的危险，要及时处理。

（2）伤口护理：观察颈部伤口敷料情况，并注意观察伤口有无活动性出血。保持伤口敷料有效的加压包扎，一旦脱落或松动应及时告知医生；观察敷料是否清洁干燥，发现异常及时告知医生处理。

（3）负压引流的观察：保持负压引流通畅，妥善固定，防止倒流，观察引流液的颜色、性质及量，并做好记录；保持负压引流的通畅，防止引流管受压或打折而堵塞管道，造成引流不畅，引起伤口感染；负压吸引器应低于伤口水平，避免引流液倒流，防止逆行感染；妥善固定一次性负压吸引器，告知患者不要牵拉引流管，防止脱落。

（4）休养环境：保持病室环境舒适，温度适宜，定期开窗通风，减少探视人员，避免交叉感染；

保持呼吸道通畅，防止上呼吸道感染。

（5）口腔护理：嘱患者按时使用漱口水漱口，保持口腔清洁。患者因使用抑制腺体分泌药物，可导致口腔黏膜干燥，自洁能力下降，易发生感染；术后认真做好口腔护理，每日2次，嘱患者勤漱口，多饮水；张口困难者用注射器抽取生理盐水冲洗口腔，以保持口腔清洁；观察口腔内清洁情况，避免感染的发生。

（6）并发症的观察与护理。

1）面瘫、面神经麻痹：术后注意观察患者有无眼睑闭合不全及口角歪斜等症状，多为手术过程中切断或牵拉面神经所致，故术后要观察患者有无口角歪斜、鼻唇沟变浅、皱眉、闭眼、鼓腮不能等症状，遵医嘱可采取一系列预防治疗措施，如：按医嘱给予肌内注射腺苷钴胺等营养神经药物，并观察用药后的反应；如患者眼睑闭合不全，可给予患者涂抹红霉素眼药膏，覆盖纱布，防止角膜干燥，嘱患者不要用眼过度，注意休息；由于面瘫的患者口腔自洁能力减弱，应加强口腔护理，防止口腔感染；必要时术后2周开始局部热敷或以轻柔缓慢的手法进行面部按摩治疗。

2）涎瘘：观察患者伤口情况及负压引流颜色、性质、量，如有异常及时告知医生。涎瘘也是腮腺手术比较常见的并发症，开始表现为术区皮下聚集液体，如没有及时妥善处理，则形成瘘。防止涎瘘应做到：术后伤口加压包扎；从手术当日起，餐前30分钟遵医嘱给予颠茄口服，抑制腺体分泌，预防涎瘘形成；观察伤口渗液、渗血情况，发现敷料较湿时应及时更换并加压包扎；观察引流液的性质、量等；嘱患者禁食酸辣、刺激性食物。

5. 健康宣教。

（1）告知患者保持伤口皮肤清洁干燥，勿用手搔抓皮肤，减轻疼痛预防感染。

（2）指导咳嗽、活动、睡眠时注意保护伤口，减轻切口缝合处的张力，缓解疼痛。

（3）腮腺肿块切除术后，部分患者在肿物切除的同时会损伤部分颈面部微小神经，常会出现面部麻木；术后用手触摸患者耳前区，询问其有无麻木等异常感觉，向患者讲解相关知识，消除顾虑。

（4）留置负压引流期间，保持负压引流管通畅和固定。指导患者伤口愈合前避免剧烈活动，防止引流管扭曲、受压、脱出。

6. 心理护理：向患者讲解疾病相关知识，消除顾虑，增强信心。向患者讲解术后出现面瘫是暂时的，一般半年后可逐渐恢复，消除患者的顾虑，增强患者战胜疾病的信心；可与同病种患者多交流，传授经验，使患者敢于面对，建立良好的心理状态，促进康复。

出院指导

1. 饮食与活动：告知患者出院后要禁食酸辣、刺激性的食物，减少唾液分泌；要进食易消化、营养丰富、清淡的食物，养成保持口腔卫生的好习惯。恢复期避免剧烈运动，注意保护手术部位伤口。

2. 复诊指导：嘱患者定期复查，有不适随时就诊。告知患者出院后1个月、3个月、6个月、12个月定期复诊，告知患者复查的重要性，复查可及时了解患者伤口愈合的情况，有无肿瘤复发、淋巴结转移及远处转移。

3. 健康指导。

（1）合理安排日常生活，劳逸结合，建议患者戒烟酒，保证良好睡眠，避免精神紧张或过度疲劳。平时应加强锻炼，增强机体抵抗力。

（2）避免接触变应原，如某些药物、食物、有害气体等。

（3）忌食酸辣、刺激性食物 2 周。

（4）绷带加压包扎需要 1~2 周或更长时间。

（5）拆线和拆除绷带后，切口处应防晒，避免摩擦，尽量减少瘢痕增生和色素沉着，以免影响美观。

（6）当咀嚼食物或刺激唾液腺分泌唾液时，术侧局部出现出汗并伴有发红现象，或面部出现麻痹的症状，需警惕出现了味觉性出汗综合征或面神经麻痹，应立即就诊。

【操作流程】

腮腺肿瘤患者的护理标准操作流程及要点说明见图 2-6-6。

操作流程　　　　　　　　　　　　　　要点说明

```
┌─────────────┐
│  入院接收   │
└─────────────┘
       │
       ▼
┌─────────────┐
│  全身评估   │───▶
└─────────────┘
```
1. 询问患者有无上呼吸道感染史，评估患者有无呼吸困难等不适
2. 了解患者饮食情况，有无进食困难
3. 观察口腔黏膜有无破溃，评估患者有无口腔疾病
4. 评估患者有无过度劳累、受凉、外伤史，有无高血压糖尿病病史及药物过敏史
5. 对患者进行护理专项评分如营养风险评估、自理能力评分、疼痛评分等

```
┌─────────────┐
│  局部评估   │───▶
└─────────────┘
```
评估患者肿物生长的部位、大小、质地、发现时间、有无压痛及破溃。评估有无面瘫发生。查看腮腺B超及CT、MRI、颞骨CT、面肌电图等结果

```
┌─────────────┐
│  心理评估   │───▶
└─────────────┘
```
评估患者的心理状态，家庭及社会支持情况

```
┌─────────────┐
│  术前护理   │
└─────────────┘
```

```
┌─────────────┐
│  心理护理   │───▶
└─────────────┘
```
向患者讲解疾病的相关知识，使患者了解疾病发生、发展及预后，让患者与同病种患者互相交流，以增强信心，消除紧张情绪

```
┌─────────────┐
│  病情观察   │───▶
└─────────────┘
```
1. 观察肿块情况：肿块多出现在耳前区域、耳垂下方。肿瘤为良性时，生长缓慢，患者不会感到疼痛。肿瘤为恶性时，生长则较为迅速，按压时患者可感觉到疼痛，肿块大多形状不规则，质地硬，界限不清，与周围组织粘连而不活动，有时会侵及皮肤，出现表面溃疡
2. 观察是否有面部麻木、张口受限、吞咽困难及程度

```
┌─────────────┐
│  饮食护理   │───▶
└─────────────┘
```
术前可进食高蛋白、高热量、富含维生素、易消化的清淡饮食

```
┌─────────────┐
│  健康宣教   │───▶
└─────────────┘
```
嘱患者术后不要进食酸性食物，防止腺体分泌过多。告知患者腮腺是腺体分泌的重要器官，以免引起感染

```
┌─────────────┐
│  术前准备   │───▶
└─────────────┘
```
1. 完善术前检查，包括常规检查与专科检查，排除手术禁忌
2. 皮肤准备：根据医嘱给予患者术前1日备皮。术前严格术区备皮，彻底清洗头发，备皮范围：以耳垂为中心，半径为8 cm的圆形区域
3. 做药物过敏试验并记录
4. 胃肠道准备：给予漱口液漱口，术前按麻醉要求禁饮禁食

```
┌─────────────┐
│  术后护理   │
└─────────────┘
```

```
┌─────────────┐
│  病情观察   │───▶
└─────────────┘
```
1. 全麻术后观察要点：观察患者术后意识状态、生命体征及血氧饱和度的变化
2. 局部观察要点：观察患者颈部腮部伤口敷料包扎是否牢固，伤口有无渗血；观察颈部负压引流固定是否牢固及通畅，引流液的颜色、量及性质；若有异常及时告知医生处理
3. 并发症观察要点：观察患者有无耳前区麻木、疼痛、发热等不适，观察患者有无面神经麻痹、涎瘘等并发症的发生

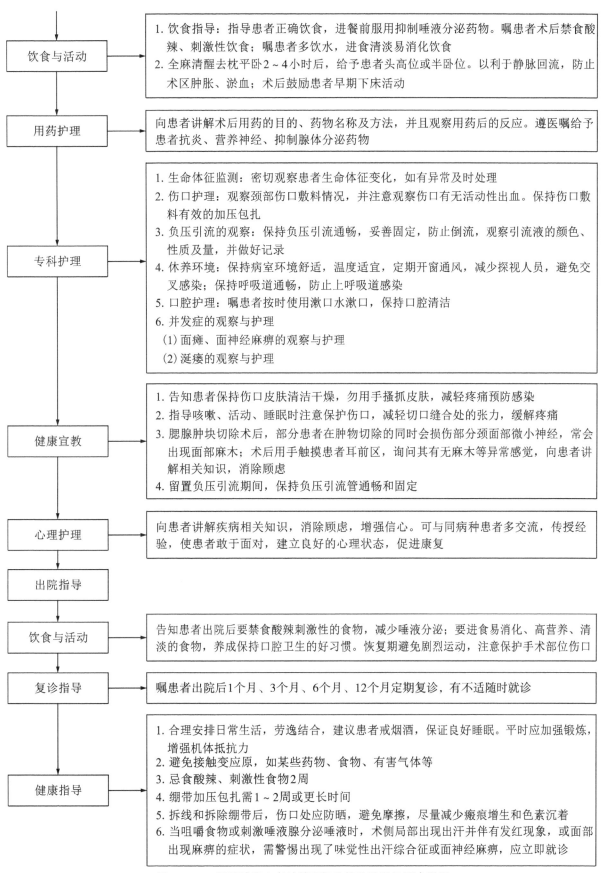

| 饮食与活动 | 1. 饮食指导：指导患者正确饮食，进餐前服用抑制唾液分泌药物。嘱患者术后禁食酸辣、刺激性饮食；嘱患者多饮水，进食清淡易消化饮食
2. 全麻清醒去枕平卧2～4小时后，给予患者头高位或半卧位。以利于静脉回流，防止术区肿胀、淤血；术后鼓励患者早期下床活动 |

| 用药护理 | 向患者讲解术后用药的目的、药物名称及方法，并且观察用药后的反应。遵医嘱给予患者抗炎、营养神经、抑制腺体分泌药物 |

| 专科护理 | 1. 生命体征监测：密切观察患者生命体征变化，如有异常及时处理
2. 伤口护理：观察颈部伤口敷料情况，并注意观察伤口有无活动性出血。保持伤口敷料有效的加压包扎
3. 负压引流的观察：保持负压引流通畅，妥善固定，防止倒流，观察引流液的颜色、性质及量，并做好记录
4. 休养环境：保持病室环境舒适，温度适宜，定期开窗通风，减少探视人员，避免交叉感染；保持呼吸道通畅，防止上呼吸道感染
5. 口腔护理：嘱患者按时使用漱口水漱口，保持口腔清洁
6. 并发症的观察与护理
(1) 面瘫、面神经麻痹的观察与护理
(2) 涎瘘的观察与护理 |

| 健康宣教 | 1. 告知患者保持伤口皮肤清洁干燥，勿用手搔抓皮肤，减轻疼痛预防感染
2. 指导咳嗽、活动、睡眠时注意保护伤口，减轻切口缝合处的张力，缓解疼痛
3. 腮腺肿块切除术后，部分患者在肿物切除的同时会损伤部分颈面部微小神经，常会出现面部麻木；术后用手触摸患者耳前区，询问其有无麻木等异常感觉，向患者讲解相关知识，消除顾虑
4. 留置负压引流期间，保持负压引流管通畅和固定 |

| 心理护理 | 向患者讲解疾病相关知识，消除顾虑，增强信心。可与同病种患者多交流，传授经验，使患者敢于面对，建立良好的心理状态，促进康复 |

| 出院指导 |

| 饮食与活动 | 告知患者出院后要禁食酸辣刺激性的食物，减少唾液分泌；要进食易消化、高营养、清淡的食物，养成保持口腔卫生的好习惯。恢复期避免剧烈运动，注意保护手术部位伤口 |

| 复诊指导 | 嘱患者出院后1个月、3个月、6个月、12个月定期复诊，有不适随时就诊 |

| 健康指导 | 1. 合理安排日常生活，劳逸结合，建议患者戒烟酒，保证良好睡眠。平时应加强锻炼，增强机体抵抗力
2. 避免接触变应原，如某些药物、食物、有害气体等
3. 忌食酸辣、刺激性食物2周
4. 绷带加压包扎需1～2周或更长时间
5. 拆线和拆除绷带后，伤口处应防晒，避免摩擦，尽量减少瘢痕增生和色素沉着
6. 当咀嚼食物或刺激唾液腺分泌唾液时，术侧局部出现出汗并伴有发红现象，或面部出现麻痹的症状，需警惕出现了味觉性出汗综合征或面神经麻痹，应立即就诊 |

图2-6-6 腮腺肿瘤患者的护理标准操作流程及要点说明

第三章

耳鼻咽喉头颈外科技术标准
操作流程及评分细则

第一节 耳鼻咽喉头颈外科专科技术标准操作流程

一、外耳道冲洗标准操作流程

【目的】

1. 规范外耳道冲洗流程。

2. 患者理解并配合外耳道冲洗。

【规程】

1. 严格执行"三查八对"制度：核对医嘱，核对患者身份等。

2. 评估。

（1）了解患者的年龄、病情。

（2）评估患者的自理程度、合作程度。

（3）评估患者耳道局部状况，如耳道有无耵聍、脓液等。

（4）评估操作环境，环境应安静、整洁、舒适。

3. 告知患者实施外耳道冲洗的目的、过程及配合方法。

4. 用物准备：治疗巾、注射器、弯盘、消毒长棉签、棉球、温生理盐水 500 mL、额镜。

5. 护士着装整洁，洗手，戴口罩。

6. 外耳道冲洗。

（1）携用物至患者床旁，核对患者身份，告知患者外耳道冲洗的目的、操作方法及注意事项，取得患者配合。

（2）协助患者取坐位或侧卧位，头偏向健侧，颈肩部铺清洁治疗巾；将弯盘紧贴于患者患侧耳垂下方部皮肤，以便冲洗时水可流入弯盘。

（3）操作者用一只手向后上轻拉患耳，使外耳道成一直线，用另一只手拿注射器抽吸温生理盐水，沿外耳道后壁轻轻推入，反复冲洗，直至将耵聍或异物冲净为止。

（4）用棉签轻拭耳道，将棉球放入外耳道，并为患者清洁面部。

（5）协助患者恢复体位，取舒适体位休息。

7. 协助患者取舒适体位休息。

8. 观察患者反应及效果，并做好记录。

9. 健康指导。

（1）嘱患者不挖耳，如果耵聍过多，应及时来院清理。

（2）告知患者耳冲洗后如出现头晕、恶心等不适，应及时告知医护人员。

（3）嘱患者预防感冒，遵医嘱用药和随访。

9.清理用物，用物规范处置，洗手。

【操作流程】

外耳道冲洗标准操作流程及要点说明见图3-1-1。

操作流程 要点说明

```
┌─────────────────────────────────────┐
│ 核对                                 │
│ 严格执行"三查八对"制度：核对医嘱，核对患者身份等 │
└─────────────────────────────────────┘
                  ↓
┌─────────────────────────────────────┐
│ 评估                                 │
│ 1.患者病史、耳部情况                  │
│ 2.患者心理状态、自理程度、合作程度     │
└─────────────────────────────────────┘
                  ↓
┌─────────────────────────────────────┐
│ 告知外耳道冲洗的相关知识              │
│ 向患者说明外耳道冲洗的目的、注意事项及配合方法 │
└─────────────────────────────────────┘
                  ↓
┌─────────────────────────────────────┐
│ 准备                                 │
│ 1.护士：着装整洁，洗手，戴口罩        │
│ 2.患者：体位舒适，取坐位或侧卧位，头偏向健侧 │
│ 3.用物：准备好治疗巾、注射器、弯盘、消毒长棉 │
│   签、棉球、温生理盐水500 mL、额镜     │
│ 4.环境：宽敞明亮、安静                │
└─────────────────────────────────────┘
                  ↓
┌─────────────────────────────────────┐    ┌─────────────────────────────────────┐
│ 外耳道冲洗                           │    │ 1.冲洗液温度应与正常体温相近，不可过凉或过热， │
│ 1.协助患者摆好体位，颈肩部铺清洁治疗巾；将弯 │    │   以免刺激内耳引起眩晕、耳鸣等不适    │
│   盘紧贴于患者患侧耳垂下方部皮肤      │    │ 2.动作轻柔，冲洗器头宜放在外耳道的外1/3处， │
│ 2.操作者用一只手向后上轻拉患耳，使外耳道成一 │→   │   对着外耳道后上壁注入，冲洗时切勿直射鼓膜， │
│   直线，用另一只手拿注射器抽吸温生理盐水，沿 │    │   避免造成鼓膜损伤                   │
│   外耳道后壁轻轻推入，反复冲洗，直至将耵聍或 │    │ 3.观察患者有无不良反应，注意有无眩晕、恶心、 │
│   异物冲净为止                       │    │   呕吐等内耳刺激症状                 │
│ 3.用棉签轻拭耳道，将棉球放入外耳道，并为患者 │    │ 4.坚硬而嵌塞较紧的耵聍，先用3%～5%的碳酸氢 │
│   清洁面部                           │    │   钠溶液软化后再冲洗                 │
│                                     │    │ 5.外耳道深部不易取出的微小异物或耵聍栓，需要 │
│                                     │    │   专科医生诊疗后处理，患者不能自行处理 │
└─────────────────────────────────────┘    └─────────────────────────────────────┘
                  ↓
┌─────────────────────────────────────┐
│ 观察并记录                           │
│ 密切观察患者冲洗后的反应并记录。发现异常立即 │
│ 告知医生                             │
└─────────────────────────────────────┘
                  ↓
┌─────────────────────────────────────┐
│ 健康指导                             │
│ 1.嘱患者不挖耳，如果耵聍过多，及时来院清理   │
│ 2.嘱患者若有头晕、恶心等不适，及时告知医护人员 │
│ 3.嘱患者预防感冒，遵医嘱用药和随访     │
└─────────────────────────────────────┘
                  ↓
┌─────────────────────────────────────┐
│ 处置                                 │
│ 协助患者取舒适体位，清理用物，用物规范处置，洗手 │
└─────────────────────────────────────┘
```

图3-1-1　外耳道冲洗标准操作流程及要点说明

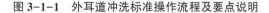

二、外耳道滴药标准操作流程

【目的】

1. 规范外耳道滴药流程。

2. 患者理解并配合外耳道滴药。

【规程】

1. 严格执行"三查八对"制度：核对医嘱，核对患者身份等。

2. 评估。

(1)评估患者的耳部情况，如有无分泌物、耵聍、有无外耳道损伤、破溃等。评估患者配合程度及药物过敏史。

(2)评估患者的年龄、病情及心理状况。

(3)治疗前仔细询问病史，并做好治疗记录。

3. 告知患者实施外耳道滴药的目的、过程及配合方法。

4. 用物准备：滴耳液、长棉签、消毒干棉球、生理盐水、治疗巾。

5. 护士着装整洁，洗手，戴口罩。

6. 外耳道滴药。

(1)核对患者身份、药物名称及有效期。告知患者外耳道滴药的目的、操作方法及注意事项，取得患者配合。

(2)协助患者取坐位或侧卧位，头偏向健侧，患耳朝上。

(3)用长棉签轻轻擦拭外耳道分泌物，必要时用生理盐水反复清洗至清洁为止，使耳道保持通畅。

(4)轻轻将成人耳郭向后上方牵拉，小儿向后下方牵拉，充分暴露外耳道，顺着耳道壁将滴耳液滴入 2~3 滴。滴管末端勿触及耳部边缘，以防污染。

(5)操作者用手指反复轻压耳屏数次，使药液流入中耳腔内并充分与耳道黏膜接触。

(6)让患者保持体位 3~4 分钟，使药物充分吸收。

(7)用干棉球堵塞外耳道口，以免药液流出。

7. 协助患者取舒适体位休息。

8. 观察患者反应及效果，并做好记录。

9. 健康指导。

(1)告知患者勿在家自行用硬物掏耳朵，如果耵聍过多，应及时到医院处理。

(2)必要时教会患者外耳道滴药的方法，提醒患者每次滴药后仍需要休息几分钟再活动，以免出现头痛、头晕等现象。

(3)锻炼身体，提高机体抵抗力，预防感冒。

10. 清理用物，用物规范处置，洗手。

【操作流程】

外耳道滴药标准操作流程及要点说明见图 3-1-2。

操作流程

要点说明

核对
严格执行"三查八对"制度：核对医嘱，核对患者身份等

评估
1. 患者病史、耳部情况
2. 患者心理状态及配合程度

告知外耳道滴药的相关知识
向患者说明外耳道滴药的目的、注意事项及配合方法

准备
1. 护士：着装整洁，洗手，戴口罩
2. 患者：体位舒适，取侧卧位或坐位，头偏向健侧
3. 用物：准备好滴耳液、长棉签、消毒干棉球、生理盐水、治疗巾
4. 环境：宽敞明亮、安静

外耳道滴药
1. 用长棉签轻轻擦拭外耳道分泌物
2. 轻轻将成人耳郭向后上方牵拉，小儿向后下方牵拉，充分暴露外耳道，顺着耳道壁将滴耳液滴入2～3滴。滴管末端勿触及耳部边缘，以防污染
3. 手指反复轻压耳屏数次
4. 让患者保持体位3～4分钟，使药物充分吸收
5. 用干棉球堵塞外耳道口，以免药液流出

1. 认真核对药液，检查药液有无沉淀、变质，是否在有效期内
2. 药液温度应与正常体温相近，不可过凉或过热，以免刺激内耳引起眩晕、耳鸣等不适；药液温度较低时，可将药瓶置于掌心握一会儿，亦可放入40℃左右温水中加热
3. 牵拉耳朵时注意力度适中，动作轻柔
4. 滴药时注意观察患者有无头痛、头晕等不适主诉。一旦有不适，立即停止操作
5. 外耳道有昆虫类异物，可滴入乙醚、75%酒精，或滴入植物油使昆虫麻醉，然后冲出或取出昆虫
6. 鼓膜外伤性穿孔患者禁止滴药

观察并记录
密切观察患者滴药后的反应并记录。发现异常立即告知医生

健康指导
1. 告知患者勿用硬物掏耳朵
2. 预防感冒
3. 养成良好的生活习惯

处置
协助患者取舒适体位，清理用物，用物规范处置，洗手

图 3-1-2　外耳道滴药标准操作流程及要点说明

三、耳部手术备皮标准操作流程

【目的】

1. 规范耳部手术备皮流程。

2. 患者理解并配合耳部备皮。

3. 预防术后切口感染。

【规程】

1. 严格执行"三查八对"制度：核对医嘱，核对患者身份等。

2. 评估。

(1)评估患者的年龄、性别、心理状况、疾病认知情况和合作程度。

(2)了解患者的病情、手术方式、部位及所需要备皮的范围。

(3)评估患者的耳部情况，如有无耳郭红肿、外耳道损伤或异常分泌物等。

3. 告知患者实施耳部备皮的目的、过程及配合方法。

4. 用物准备：理发用品、3%过氧化氢溶液、生理盐水、耳科专用棉签、弯盘、皮筋及发夹、梳子、凡士林或发胶、剪刀(必要时)、治疗巾。

5. 护士着装整洁，洗手，戴口罩。

6. 耳部手术备皮。

(1)核对患者身份、手术方式及部位。告知患者耳部手术备皮的目的、操作方法、配合要点及注意事项，取得患者配合。

(2)根据医嘱及手术需要确定备皮范围，听神经瘤、中耳癌、中耳胆脂瘤等备皮范围一般为患耳周围5 cm；耳前瘘管备皮一般为患耳以上一横指及鬓发；耳郭囊肿根据囊肿大小决定。

(3)协助患者取坐位，肩部围上治疗巾。

(4)剃净患耳周围术野的毛发。

(5)清理术野周围的碎发。

(6)向后上方牵拉耳郭(小儿向后下方)，检查外耳道情况，外耳道有脓液或分泌物时，分别用3%过氧化氢溶液及外用生理盐水清洁外耳道，并用棉签拭干。

7. 协助患者取舒适体位休息。

8. 观察患者反应及效果，并做好记录。

9. 健康指导。

(1)告知患者术日晨将头发梳理整齐，长头发患者将患侧头发梳向健侧，扎成小辫，用皮筋固定，备皮区周围如有短小毛发露出无法用皮筋固定，可用凡士林或发胶将其粘在辫子上或用剪刀剪去。

(2)嘱患者术前1日晚洗干净头发，做好个人清洁卫生，注意预防感冒。

10. 清理用物，用物规范处置，洗手。

【操作流程】

耳部手术备皮标准操作流程及要点说明见图3-1-3。

操作流程 要点说明

核对
严格执行"三查八对"制度：核对医嘱，核对患者身份等

评估
1. 患者病史、手术方式、部位及所需要备皮的范围
2. 患者耳部情况、疾病认知情况和合作程度

告知耳部备皮的相关知识
向患者说明耳部备皮的目的、注意事项及配合方法

准备
1. 护士：着装整洁，洗手，戴口罩
2. 患者：体位舒适，取坐位
3. 用物：理发用品、3%过氧化氢溶液、生理盐水、
   耳科专用棉签、弯盘、皮筋及发夹、梳子、凡士
   林或发胶、剪刀（必要时）、治疗巾
4. 环境：宽敞明亮、安静

耳部手术备皮
1. 根据医嘱及手术需要确定备皮范围
2. 协助患者取坐位，肩部围上治疗巾
3. 剃净患耳周围术野的毛发
4. 清理术野周围的碎发
5. 向后上方牵拉耳郭（小儿向后下方），检查外耳
   道情况，外耳道有脓液或分泌物时，分别用3%过
   氧化氢溶液及外用生理盐水清洁外耳道，并用棉
   签拭干

1. 发辫尽量编紧，防止松脱
2. 编完发辫后，嘱患者朝向健侧卧位，以免弄乱
   发辫
3. 使用发夹固定者，切忌将金属发夹留于头发中

观察并记录
观察患者备皮是否合格并记录

健康指导
1. 告知患者术日晨将头发梳理整齐
2. 嘱患者术前1日晚洗净头发，做好个人清洁卫生
3. 注意预防感冒

处置
协助患者取舒适体位，清理用物，用物规范处置，洗手

图 3-1-3 耳部手术备皮标准操作流程及要点说明

四、鼓膜穿刺抽液标准操作流程

【目的】

1. 规范鼓膜穿刺抽液流程。

2. 患者理解并配合鼓膜穿刺抽液。

3. 抽出鼓室内积液，减轻耳闷感，提高患者听力。

【规程】

1. 严格执行"三查八对"制度：核对医嘱，核对患者身份等。

2. 评估。

(1) 评估患者的年龄、病情、心理状况、配合程度。

(2) 评估患者的耳部情况。

(3) 治疗前仔细询问病史，评估患者有无禁忌证。

3. 告知患者实施鼓膜穿刺抽液的目的、过程及配合方法。

4. 用物准备：无菌耳镜、额镜、鼓膜穿刺针头、1 mL 或 2 mL 注射器、2%丁卡因溶液、0.5%碘伏、75%酒精、无菌棉球、消毒干棉片、治疗巾。

5. 护士着装整洁，洗手，戴口罩。

6. 鼓膜穿刺抽液。

(1) 核对患者身份、药物名称及有效期。告知患者鼓膜穿刺抽液的目的、操作方法及注意事项，取得患者配合。

(2) 协助患者取坐位，儿童最好采用卧位，患耳朝向操作者，铺好治疗巾。

(3) 清除外耳道内的耵聍。

(4) 用 0.5%碘伏棉球消毒耳郭及耳周皮肤，用 75%酒精棉球消毒外耳道及鼓膜。

(5) 用浸有 2%丁卡因液的棉片麻醉鼓膜表面，10~15 分钟后取出。

(6) 连接鼓膜穿刺针头和注射器，调整额镜聚光于外耳道。

(7) 选用适当大小的耳镜显露鼓膜，手持穿刺针缓慢进入外耳道，刺入鼓膜紧张部的后下或前下部位，进入鼓室，固定好穿刺针后抽吸积液。

(8) 抽液完毕后，缓慢拔出针头，退出外耳道。用无菌棉球将流入外耳道内的液体擦拭干净。

7. 协助患者取舒适体位休息。

8. 观察患者反应及效果，并做好记录。

9. 健康指导：穿刺后保持外耳道清洁，1 周内严禁耳内进水，预防感染。

10. 清理用物，用物规范处置，洗手。

【操作流程】

鼓膜穿刺抽液标准操作流程及要点说明见图 3-1-4。

操作流程 | 要点说明

核对
严格执行"三查八对"制度：核对医嘱，核对患者身份等

评估
1. 患者病史、耳部情况
2. 患者心理状态及配合程度

告知鼓膜穿刺抽液的相关知识
向患者说明鼓膜穿刺抽液的目的、注意事项及配合方法

准备
1. 护士：着装整洁，洗手，戴口罩
2. 患者：体位舒适，取坐位，铺好治疗巾
3. 用物：无菌耳镜、额镜、鼓膜穿刺针头、1 mL或 2mL注射器、2%丁卡因溶液、0.5%碘伏、75%酒精、无菌棉球、消毒干棉片、治疗巾
4. 环境：宽敞明亮、安静

鼓膜穿刺抽液
1. 清除外耳道内的耵聍
2. 用0.5%碘伏棉球消毒耳郭及耳周皮肤，用75%酒精棉球消毒外耳道及鼓膜
3. 用浸有2%丁卡因液的棉片麻醉鼓膜表面，10～15分钟后取出
4. 连接鼓膜穿刺针头和注射器，调整额镜聚光于外耳道
5. 选用适当大小的耳镜显露鼓膜，手持穿刺针缓慢进入外耳道，刺入鼓膜紧张部的后下或前下部位，进入鼓室，固定好穿刺针后抽吸积液
6. 抽液完毕后，缓慢拔出针头，退出外耳道。用无菌棉球将流入外耳道内的液体擦拭干净

1. 刺入鼓膜深度不宜过深，位置在最低部，以便抽尽积液
2. 操作时嘱患者头勿动，以免损伤中耳内其他结构
3. 抽吸积液时宜缓慢，不可用力过猛，以防引发眩晕
4. 嘱患者2天后将棉球自行取出，洗澡、洗头时勿让水进入外耳道

观察并记录
观察患者反应及效果，并做好记录

健康指导
1. 穿刺后保持外耳道清洁
2. 1周内严禁耳内进水，预防感染

处置
协助患者取舒适体位，清理用物，用物规范处置，洗手

图3-1-4 鼓膜穿刺抽液标准操作流程及要点说明

五、耳部加压包扎标准操作流程

【目的】

1. 规范耳部加压包扎流程。

2. 患者理解并配合耳部加压包扎。

3. 患者耳部手术或外伤后固定敷料，保护伤口。

【规程】

1. 严格执行"三查八对"制度：核对医嘱，核对患者身份等。

2. 评估。

(1) 评估患者的病情、意识、心理状况、配合程度。

(2) 评估患者的耳部情况。

(3) 仔细询问病史，并做好治疗记录。

3. 告知患者实施耳部加压包扎的目的、过程及配合方法。

4. 用物准备：纱布或敷料、胶布、绷带。

5. 护士着装整洁，洗手，戴口罩。

6. 耳部加压包扎。

(1) 核对患者身份。告知患者耳部加压包扎的目的、操作方法及注意事项，取得患者配合。

(2) 协助患者取坐位或侧卧位，头偏向健侧，患耳朝上。

(3) 观察患者耳部伤口情况，放置无菌纱布或敷料。

(4) 将绷带由上至下包裹患耳，然后经后枕部绕至对侧耳郭上方，绕额包裹1周；之后再次由上至下包裹患耳，重复上述动作至患耳及敷料/纱布全部包住。

(5) 用胶布固定绷带尾部，确认固定良好。

7. 协助患者取舒适体位休息。

8. 观察患者反应及效果，并做好记录。

9. 健康指导。

(1) 告知患者勿打湿、污染绷带，如有异常，告知医生。

(2) 告知患者勿自行抓挠、松解绷带，如发现绷带松脱，告知医生。

10. 清理用物，用物规范处置，洗手。

【操作流程】

耳部加压包扎标准操作流程及要点说明见图3-1-5。

操作流程

要点说明

核对
严格执行"三查八对"制度：核对医嘱，核对患者身份等

评估
1. 患者病史、耳部情况
2. 患者病情、意识、心理状况、配合程度

告知耳部加压包扎的相关知识
向患者说明耳部加压包扎的目的、注意事项及配合方法

准备
1. 护士：着装整洁，洗手，戴口罩
2. 患者：体位舒适，取坐位或侧卧位，头偏向健侧，患耳朝上
3. 用物：准备好纱布或敷料、胶布、绷带
4. 环境：宽敞明亮、安静

耳部加压包扎
1. 观察耳部伤口情况，放置无菌纱布或敷料
2. 将绷带由上至下包裹患耳，然后经后枕部绕至对侧耳郭上方，绕额包裹1周；之后再次由上至下包裹患耳，重复上述动作至患耳及敷料/纱布全部包住
3. 用胶布固定绷带尾部，确认固定良好

1. 包扎时应保持患耳处于正常解剖形态
2. 固定于额部的绷带不可太低，须高于眉毛，以免压迫眼球，影响视线
3. 绷带的松紧应适度，太松会引起绷带和敷料的脱落，太紧会使患者感到头痛等不适
4. 单耳包扎时，绷带应高于健侧耳郭，避免压迫引起不适

观察并记录
密切观察患者加压包扎后的反应并记录。发现异常立即告知医生

健康指导
1. 告知患者勿打湿、污染绷带
2. 告知患者勿自行抓挠、松解绷带

处置
协助患者取舒适体位，清理用物，用物规范处置，洗手

图 3-1-5 耳部加压包扎标准操作流程及要点说明

六、咽鼓管导管吹张标准操作流程

【目的】

1. 规范咽鼓管导管吹张法流程。

2. 咽鼓管通气功能检查、鼓室积液检查。

3. 咽鼓管功能不良及分泌性中耳炎的治疗。

【规程】

1. 严格执行"三查八对"制度：核对医嘱，核对患者身份等。

2. 评估。

(1)评估患者病情、意识状态、合作程度。

(2)评估患者耳道局部状况，如外耳道有无耵聍、分泌物等。

(3)评估患者鼻腔情况，是否有急性鼻炎、脓涕、鼻甲肥大、鼻中隔偏曲。

(4)评估环境，应宽敞明亮，安静、舒适。

3. 告知患者实施咽鼓管导管吹张法的目的、方法及注意事项，取得患者配合。

4. 用物准备：咽鼓管导管、听诊橡皮管、橡皮吹气球、1%呋麻液、2%丁卡因、75%酒精、一次性橡胶手套。

5. 护士着装整洁，洗手，戴口罩。

6. 咽鼓管导管吹张。

(1)备齐用物，核对患者身份，解释操作的目的、方法及注意事项，取得配合。

(2)体位：取正坐位，头稍低，用1%呋麻液收缩鼻黏膜。

(3)嘱患者清除鼻腔及鼻咽部分泌物，再用2%丁卡因滴鼻或喷鼻，做鼻腔及鼻咽部麻醉。

(4)接好听诊橡皮管，将听诊管一头放入患者患侧外耳道口，另一头放入操作者外耳道口。

(5)圆枕法：手持咽鼓管导管尾端，前端弯曲部朝下，插入前鼻孔，顺着鼻腔底部缓慢插入，当导管前端抵达鼻咽后壁时，将导管向受检侧旋转90°，并向外退出少许，此时导管前端越过咽鼓管圆枕进入咽鼓管咽口处，再将导管向外上方旋转约45°。

(6)鼻中隔法。①同侧法：经受检耳同侧的鼻腔插入导管，导管前端抵达鼻咽后壁后，将导管向对侧旋转90°，缓慢退至有阻力感时，再将导管向下、向受检侧旋转180°即进入咽鼓管咽口。②对侧法：当受检侧鼻腔鼻甲肥大，鼻中隔偏曲，导管不易通过时可用此法。经受检耳对侧鼻孔伸入导管，当导管前端抵达鼻咽后壁时，向受检侧旋转90°，退至鼻中隔后缘，再向上旋转45°，同时使前端尽量伸抵受检侧，亦可进入咽鼓管。

(7)固定导管的位置，用橡皮吹气球接导管末端将空气轻轻吹入。

(8)经听诊橡皮管，若听到"呼、呼"声，表示咽鼓管通畅；"吱、吱"声，表示狭窄；水泡声表示有液体；若听不到声音，则表示完全阻塞。

(9)一般每次吹张打气5~10次，每日吹张1次，10日为1个疗程。咽鼓管开放正常，临床症状缓解后停止治疗，一般为2个疗程。

7. 协助患者取舒适体位休息。

8. 观察患者反应及效果，再次向患者讲解注意事项，并做好记录。

9. 健康指导。

(1)告知患者如有不适感，如耳闷胀感、听力下降等反应，立即告知医护人员。

(2)行咽鼓管导管吹张后，注意休息，起身活动时应慢，避免跌倒。

(3)告知患者正确擤鼻的方法。

10. 用物规范处置，洗手。

【操作流程】

咽鼓管导管吹张标准操作流程及要点说明见图3-1-6。

操作流程　　　　　　　　　　　　　　　　　　要点说明

核对
严格执行"三查八对"制度：核对医嘱，核对患者身份等

评估
1. 评估患者病情、意识状态、合作程度
2. 评估患者耳道局部状况
3. 评估患者鼻腔情况

告知咽鼓管导管吹张的相关知识
向患者说明咽鼓管导管吹张的目的、注意事项及配合方法

准备
1. 护士：着装整洁，洗手，戴口罩
2. 患者：正坐位，头稍低
3. 用物：咽鼓管导管、听诊橡皮管、橡皮吹气球、1%麻黄液、2%丁卡因、75%酒精、一次性橡胶手套
4. 环境：安静、整洁、舒适、光线适宜

咽鼓管导管吹张
1. 备齐用物，核对患者身份
2. 取正坐位，头稍低，用1%麻黄液收缩鼻黏膜
3. 嘱患者清除鼻腔及鼻咽部分泌物，再用2%丁卡因滴鼻或喷鼻，做鼻腔及鼻咽部麻醉
4. 接好听诊橡皮管，将听诊管一头放入患者患侧外耳道口，另一头放入操作者外耳道口
5. 圆枕法：手持咽鼓管导管尾端，插入前鼻孔，当导管前端抵达鼻咽后壁时，将导管向受检侧旋转90°，并向外退出少许，再将导管向外上方旋转约45°
6. 鼻中隔法：①同侧法：经受检耳同侧的鼻腔插入导管，将导管向对侧旋转90°，缓慢退至有阻力感时，再将导管向下、向受检侧旋转180°即进入咽鼓管咽口。②对侧法：经受检耳对侧鼻孔伸入导管，当导管前端抵达鼻咽后壁时，向受检侧旋转90°，退至鼻中隔后缘，再向上旋转45°，进入咽鼓管
7. 固定导管的位置，用橡皮吹气球接导管末端将空气轻轻吹入
8. 经听诊橡皮管，若听到"呼、呼"声，表示咽鼓管通畅；"吱、吱"声，表示狭窄；水泡声表示有液体；若听不到声音，则表示完全阻塞
9. 一般每次吹张打气5～10次，每日吹张1次，10日为1个疗程

1. 插管时动作要轻柔，不可用力过猛，切勿损伤鼻腔及鼻咽黏膜
2. 鼻腔有脓液或脓痂皮时，吹张前要清除
3. 吹张时要仔细听诊，询问患者感受，判断导管位置是否正确及咽鼓管的通畅程度
4. 术中如果患者出现喷嚏、咳嗽等，应立即退管，待安静后重新插管吹张
5. 吹张术时用力要均匀，切不可用力过大，防止鼓膜破裂
6. 如患者主诉突然耳痛，应立即停止吹张，并检查患者鼓膜

观察并记录
密切观察患者咽鼓管导管吹张的反应并记录。发现异常立即告知医生

健康指导
1. 告知患者如有耳闷胀感、听力下降等反应，立即告知医护人员
2. 注意休息，起身活动时应慢，避免跌倒

处置
协助患者取舒适体位，清理用物，用物规范处置，洗手

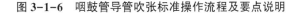

图 3-1-6　咽鼓管导管吹张标准操作流程及要点说明

七、鼻腔冲洗标准操作流程

【目的】

1. 规范鼻腔冲洗操作流程。

2. 患者理解并配合鼻腔冲洗。

3. 通过一定压力使药液输送到鼻腔，深入鼻窦，清洁鼻腔、治疗鼻部疾病。

【规程】

1. 严格执行"三查八对"制度：核对医嘱，核对患者身份。鼻腔冲洗时应遵循操作规范，操作时手卫生应符合医务人员手卫生规范。

2. 评估。

（1）评估患者的年龄、病情、意识状况，是否曾行鼻腔冲洗。

（2）评估患者全身和鼻腔局部情况。有无血液系统、心血管系统疾病及肝肾功能异常情况；鼻腔黏膜有无炎症、充血、水肿、干燥、出血情况等。

（3）治疗前仔细询问病史，并做好治疗记录。

3. 告知患者鼻腔冲洗的操作方法及注意事项，取得患者的配合。

4. 用物准备：可调式鼻腔冲洗器、生理盐水或遵医嘱配制冲洗液、纸巾。

5. 护士着装整洁，洗手，戴口罩。

6. 鼻腔冲洗（以临床常用鼻腔冲洗器为例）。

（1）核对患者身份、药物名称及有效期。告知患者鼻腔冲洗的目的、操作方法及注意事项，做好解释工作，取得患者配合。

（2）指导患者正确擤鼻，清理鼻腔分泌物。

（3）协助患者取坐位或站立位，头部位于盥洗池或盥洗盆上方，低头、身体微向前倾约30°。

（4）根据医嘱配置冲洗液并测试温度，宜控制为32~40℃。

（5）指导患者用鼻腔冲洗器的鼻塞端口与需要冲洗的鼻孔完全闭合。一手握住冲洗器瓶身，同时用食指按住冲洗器气孔，另一手握球囊挤压，使冲洗液缓缓冲入鼻腔并由另一侧前鼻孔或口腔排出，完成一侧鼻腔的冲洗。冲洗时张口缓慢呼吸，不要说话，不做吞咽动作，且应避开鼻中隔。

（6）冲洗完毕后，协助患者清洁面部，指导患者轻轻擤出鼻腔内残余冲洗液。

7. 协助患者取舒适体位休息。

8. 观察患者有无反应，并做好记录。

9. 健康指导：指导患者遵医嘱按时行鼻腔冲洗。冲洗完后须对冲洗器进行全面清洁，悬挂晾干放置，以免细菌滋养。

10. 清理用物，规范处置，洗手。

【操作流程】

鼻腔冲洗标准操作流程及要点说明见图3-1-7。

操作流程

要点说明

核对
严格执行"三查八对"制度：核对医嘱，核对患者身份

评估
1. 患者病史、鼻腔情况
2. 患者意识状况及配合程度

告知鼻腔冲洗的相关知识
向患者说明鼻腔冲洗的目的、注意事项及配合方法

准备
1. 护士：着装整洁，洗手，戴口罩
2. 患者：协助患者取坐位或站立位、低头、身体微向前倾约30°
3. 用物：可调式鼻腔冲洗器、生理盐水或遵医嘱配制冲洗液、纸巾
4. 环境：宽敞明亮安静，符合操作要求

鼻腔冲洗
1. 正确擤鼻，清理鼻腔分泌物
2. 让患者用鼻腔冲洗器的鼻塞端口堵住需冲洗的鼻孔，一手握住冲洗器瓶身，同时用食指按住冲洗器气孔，另一手握球囊挤压，使冲洗液缓缓冲入鼻腔并由另一侧前鼻孔或口腔排出，完成一侧鼻腔的冲洗。冲洗时张口缓慢呼吸，不要说话，不做吞咽动作，且应避开鼻中隔
3. 协助患者清洁面部，指导患者轻轻擤出鼻腔内残余冲洗液

1. 认真检查药液，检查药液有无沉淀、变质，是否在有效期内
2. 药液温度应与正常体温相近，不可过凉或过热；药液温度较低时，可将药瓶置于40℃温水中加热至接近正常体温
3. 冲洗前认真检查冲洗器，有无破损、漏液及密闭性是否完好
4. 冲洗过程中，严密观察有无不适反应，如鼻出血、耳闷等，应立即停止冲洗
5. 冲洗时压力不要过大，否则会使液体冲入咽鼓管，导致中耳炎
6. 鼻出血、脑脊液鼻漏、重度中耳炎感染、鼻-颅底术后、鼻中隔术后3天内，血液疾病、严重心脑血管疾病的患者严禁鼻腔冲洗治疗

观察并记录
密切观察患者鼻腔冲洗后有无不良反应并记录。发现异常立即告知医生

健康指导
1. 告知患者正确擤鼻的方法
2. 遵医嘱按时进行鼻腔冲洗,冲洗完毕,对冲洗器进行清洁、晾干
3. 养成良好的生活习惯

处置
清理用物，规范处置，洗手

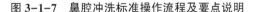

图 3-1-7　鼻腔冲洗标准操作流程及要点说明

八、鼻腔滴药/鼻喷雾标准操作流程

【目的】

1. 规范鼻腔滴药/鼻喷雾操作流程。

2. 患者理解并配合鼻腔滴药、鼻喷雾。

【规程】

1. 严格执行"三查八对"制度：核对医嘱，核对患者身份等。

2. 评估。

(1) 评估患者的鼻腔情况，如有无出血、鼻塞、流涕，近期有无行颅内手术，有无脑脊液鼻漏、鼻部是否处于急性炎症期等。

(2) 评估患者配合程度，既往有无药物过敏史。

(3) 评估患者的年龄、病情及心理状况，如有无高血压、心脏病史。

(4) 治疗前仔细询问病史，并做好治疗记录。

3. 告知患者实施鼻腔滴药/鼻喷雾给药的目的、过程及配合方法。

4. 用物准备：滴鼻液或鼻喷剂、无菌棉球或纸巾。

5. 护士着装整洁，仪表端庄，洗手，戴口罩，符合操作要求。

6. 鼻腔滴药/鼻喷雾。

(1) 携用物于床旁，核对患者身份、药物名称及有效期。告知患者鼻腔滴药/鼻喷雾的目的、操作方法及注意事项，取得患者理解与配合。

(2) 指导患者正确擤鼻。鼻腔内有填塞物时不擤。

(3) 滴鼻时，协助患者仰卧位，肩下垫小枕，颈伸直，头后仰，颏隆突与身体成直角。鼻喷雾时，协助患者取坐位或头向后仰。

(4) 滴鼻前再次核对医嘱并摇匀药液。采用左手轻推患者鼻尖，充分暴露鼻腔，右手持药液在距离鼻孔 1~2 cm 处滴入，每侧鼻腔滴 2~3 滴或遵医嘱，轻轻按压鼻翼两侧，使药液均匀分布于鼻腔黏膜。鼻腔喷药时，趁患者吸气时将药液喷入，让药液随气流进入鼻腔，防止药液流入咽腔。若患者需要自行喷鼻，须要避开鼻中隔，采用左手喷右鼻，右手喷左鼻。

(5) 用药后，保持原位 3~5 分钟，让药液充分被吸收。对于行鼻侧切开的患者，为防止鼻腔或术腔干燥，滴鼻后嘱其向患侧卧，使药液进入鼻腔。

(6) 用棉球或纸巾擦拭外流的药液。

7. 协助患者取舒适体位休息。

8. 观察患者反应及效果，并做好记录。

9. 健康指导。

(1) 告知患者及家属每次滴药或喷药前，需要将药液摇匀。遵医嘱用药，不能随意自行用药或停药。

(2) 滴药时，滴管口或药瓶前端不能触及鼻孔，以免污染药液。

(3) 正确指导体位，滴药时不能做吞咽动作，以免药物进入咽部引起不适。

(4) 注意观察用药后的不良反应，如有头部不适，应及时呼叫医护人员或就近医院处置。

10. 清理用物，规范处置，洗手。

【操作流程】

鼻腔滴药/鼻喷雾标准操作流程及要点说明见图 3-1-8。

操作流程　　　　　　　　　　　　　　　　　要点说明

核对
严格执行"三查八对"制度：核对医嘱，患者身份等

评估
1. 评估患者的鼻腔情况及既往病史
2. 患者心理状态及配合程度，既往有无药物过敏史

告知鼻腔滴药/鼻喷雾的相关知识
告知患者实施鼻腔滴药/鼻喷雾给药的目的、过程及配合方法

准备
1. 护士：着装整洁，仪表端庄，洗手，戴口罩
2. 患者：仰卧位，肩下垫小枕，颈伸直，头后仰
3. 用物：滴鼻液或鼻喷剂、无菌棉球或纸巾
4. 环境：安静舒适，光线充足，符合操作要求

鼻腔滴药/鼻喷雾
1. 滴鼻前再次核对医嘱并摇匀药液。采用左手轻推患者鼻尖，充分暴露鼻腔，右手持药液在距离鼻孔1～2 cm处滴入，每侧鼻腔滴2～3滴或遵医嘱，轻轻按压鼻翼两侧，使药液均匀分布于鼻腔黏膜。鼻腔喷药时，避开鼻中隔，采用左手喷右鼻，右手喷左鼻
2. 保持原位3～5分钟，让药液充分被吸收
3. 用棉球或纸巾擦拭外流的药液

观察并记录
密切观察患者滴药后的反应并记录。发现异常立即告知医生

健康指导
1. 每次滴药或喷药前，需要将药液摇匀。遵医嘱用药，不能随意自行用药或停药
2. 滴管口或药瓶前端不能触及鼻孔，以免污染药液
3. 滴药时，不要做吞咽动作，以免药液进入咽部
4. 注意观察用药后的不良反应，如有不适，及时呼叫医护人员

处置
协助患者取舒适体位，清理用物，规范处置，洗手

—右侧要点说明框—
1. 认真核对药液，检查药液有无沉淀、变质，是否在有效期内
2. 滴管口或药瓶前端不能触及鼻孔，以免污染药液
3. 需要滴入多种药物时，应告知患者先滴入减轻鼻腔黏膜出血的药物
4. 对于高龄或有基础疾病如高血压的患者，协助取肩下垫枕位，并注意防跌倒/坠床
5. 药液温度与正常体温相近，不能过热或过冷
6. 如有鼻腔冲洗治疗时，指导患者先冲洗鼻腔再进行滴鼻

图 3-1-8　鼻腔滴药/鼻喷雾标准操作流程及要点说明

九、剪鼻毛标准操作流程

【目的】

1. 规范剪鼻毛操作流程。

2. 患者理解并配合剪鼻毛操作。

【规程】

1. 核对医嘱,采用两种方式确认患者身份,并向患者解释操作目的和方法。

2. 评估。

(1)评估患者的鼻腔情况,如有无出血、近期有无行颅内手术,有无脑脊液鼻漏、鼻腔黏膜有无红、肿、破溃等。

(2)评估患者自理能力及配合程度。

(3)评估操作环境,光线充足、明亮、整洁。

(4)治疗前仔细询问病史,并做好治疗记录。

3. 告知患者剪鼻毛的目的、过程及配合方法。

4. 用物准备:额镜、操作台光源、手套、纱布、无菌钝头眼科剪、遵医嘱备软膏、碘酒、棉签。

5. 护士着装整洁,仪表端庄,洗手,戴口罩,符合操作要求。

6. 剪鼻毛。

(1)携带用物于操作台旁,再次核对患者身份,告知患者剪鼻毛的目的、操作方法及注意事项,取得患者理解与配合。

(2)指导患者正确擤鼻,擤净鼻涕,清洁鼻腔。协助患者取坐位,头稍后仰,固定。

(3)操作者佩戴额镜,调节光源,使灯光焦点聚焦在患者鼻孔处;再次检查鼻腔情况,并清洁鼻腔。

(4)将软膏用棉签均匀涂抹在剪刀两叶。操作者左手持纱布固定鼻部,将鼻尖轻轻向上推,充分暴露鼻前庭。右手持剪刀,剪刀弯头部分朝向鼻腔,剪刀紧贴住鼻毛根部,将鼻前庭四周的鼻毛剪下,同时检查鼻毛有无残留。

(5)用棉签或纱布清洁散落在鼻前庭的鼻毛。

(6)用碘酒棉签消毒鼻前庭。观察鼻腔黏膜及鼻前庭的皮肤有无破损。

7. 协助患者取舒适体位休息。

8. 观察患者反应及效果,如有不适及时向护士反映。

9. 健康指导。

(1)操作前指导患者正确的擤鼻方法。保持鼻腔清洁。

(2)保持良好的习惯,勿挖鼻、用力擤鼻。

10. 清理用物,规范处置,洗手。

【操作流程】

剪鼻毛标准操作流程及要点说明见图3-1-9。

操作流程

核对
核对医嘱，采用两种方式确认患者身份，解释操作目的和方法

评估
1. 评估患者的鼻腔情况及既往病史
2. 评估患者自理能力及配合程度

告知剪鼻毛的相关知识
告知患者剪鼻毛的目的、过程及配合方法

准备
1. 护士：着装整洁，仪表端庄，洗手，戴口罩
2. 患者：取坐位，头稍后仰，固定
3. 用物：额镜、操作台光源、手套、纱布、无菌钝头眼科剪，遵医嘱备软膏、碘酒、棉签
4. 环境：安静舒适，光线充足，符合操作要求

要点说明

1. 剪鼻毛前向患者解释可能引起轻度瘙痒等不适感
2. 操作时，动作应轻柔，勿伤到鼻腔黏膜导致出血
3. 操作时，灯光焦点应集中于一侧鼻前庭
4. 不能借助剪刀前端来拔开皲襞剃除鼻毛，以防损伤鼻腔黏膜
5. 年纪小或不能配合，以及可能伤及鼻内肿物的患者可以不剪鼻毛
6. 由于操作不慎或患者配合不佳导致黏膜出血时，应马上停止操作，可用棉签按压止血。若不能缓解时，立即告知医生给予相应处理
7. 使用完的鼻毛剪用自来水冲洗干净后再送至供应室集中消毒

剪鼻毛
1. 再次核对患者身份，告知患者剪鼻毛的目的、操作方法及注意事项，取得患者理解与配合
2. 剪鼻毛前指导患者擤净鼻涕，清洁鼻腔。协助患者取坐位，头稍后仰，固定
3. 调节光源，使灯光焦点聚焦在患者鼻孔处
4. 左手持纱布固定鼻部，充分暴露鼻前庭。右手持剪刀，剪刀紧贴住鼻毛根部，将鼻前庭四周的鼻毛剪下。用碘酒棉签消毒鼻前庭。观察鼻腔黏膜的皮肤
5. 用棉签或纱布清洁散落的鼻毛
6. 用碘酒棉签消毒鼻前庭

观察并记录
操作过程中有不适症状应及时向护士反映

健康指导
1. 操作前指导患者正确的擤鼻方法。保持鼻腔清洁
2. 保持良好的习惯，勿挖鼻、用力擤鼻

处置
协助患者取舒适体位，清理用物，规范处置，洗手

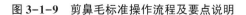

图3-1-9 剪鼻毛标准操作流程及要点说明

十、鼻窦负压置换标准操作流程

【目的】

1. 规范鼻窦负压置换操作流程。

2. 利用吸引器，吸出鼻腔及窦腔内分泌物，达到治疗目的。

3. 患者理解并配合鼻窦负压置换操作。

【规程】

1. 核对医嘱，采用两种方式确认患者身份，并向患者解释操作目的和方法。

2. 评估。

(1) 评估患者的鼻腔情况，是否有填塞物等。

(2) 评估患者病情及既往病史，有无禁忌证，并做好记录。如是否处在急性鼻窦炎或慢性鼻窦炎急性发作期；有无高血压病史，此类患者不宜做该操作，可使患者血压增高，头痛加重；鼻腔肿瘤及局部或全身有病变且鼻腔易出血的患者，不宜用此操作方法；有吞咽功能障碍的患者禁用此操作方法治疗。

(3) 评估患者自理能力及配合程度。

(4) 评估操作环境，光线充足、整洁。

3. 告知患者鼻窦负压置换的目的、过程及配合方法。

4. 用物准备：治疗盘、橄榄式接头、呋麻滴鼻液、负压置换液、中心负压吸引装置、滴管、镊子、少许无菌纱布。

5. 护士着装整洁，仪表端庄，洗手，戴口罩，符合操作要求。

6. 鼻窦负压置换。

(1) 再次核对患者信息，告知患者操作的目的、操作方法及注意事项，取得患者理解与配合，查看患者鼻腔有无异物及填塞物。

(2) 遵医嘱使用呋麻滴鼻液收缩鼻腔黏膜，使窦口开放，指导患者擤净鼻涕。

(3) 协助患者取仰卧位，肩下垫枕、头后仰、使下颌部和外耳道口连线与床平面垂直。每侧鼻腔滴入 2~3 mL 药液，嘱患者张口呼吸，保持卧位同前。

(4) 将橄榄头与负压吸引器连接(负压不超过 180 mmHg)，紧塞一侧鼻孔，同时用另一手指轻压对侧鼻翼以至封闭该侧前鼻孔，嘱患者连续发"开、开、开"声音，使软腭上提，关闭鼻咽腔，同时开启负压吸引 1~2 秒，重复操作 6~8 次，使鼻窦内分泌物吸出的同时，药液进入鼻窦，达到治疗目的。同法吸另一侧鼻腔。若期间分泌物较多，可使用生理盐水吸净橄榄头。

(5) 操作完毕后，协助患者取坐位，吐出口内、鼻腔内药液及分泌物，部分药液将留于鼻腔内。

(6) 用无菌纱布擦拭鼻孔流出的药液。

7. 协助患者取舒适体位休息。

8. 观察患者反应及效果，如有不适及时向护士反映。

9. 健康指导。

(1) 告知患者治疗结束后 15 分钟内避免做擤鼻及弯腰动作。

(2) 保持良好的生活习惯，增强体质，避免感冒。

(3) 遵医嘱用药和按时随访，若有不适或症状加重及时前往医院就诊。

10. 清理用物，规范处置，洗手。

【操作流程】

鼻窦负压置换标准操作流程及要点说明见图 3-1-10。

操作流程

要点说明

核对
核对医嘱，采用两种方式确认患者身份，解释操作目的和方法

评估
1. 评估患者的鼻腔情况
2. 评估患者既往病史，有无禁忌证
3. 评估患者自理能力及配合程度

告知鼻窦负压置换的相关知识
告知患者鼻窦负压置换的目的、过程及配合方法

准备
1. 护士：着装整洁，洗手，戴口罩，符合操作要求
2. 患者：仰卧位，肩下垫枕、头后仰
3. 用物：治疗盘、橄榄式接头、呋麻滴鼻液、负压置换液、中心负压吸引装置、滴管、镊子、少许无菌纱布
4. 环境：安静舒适，光线充足

鼻窦负压置换
1. 再次核对患者信息，查看患者鼻腔有无异物及填塞物；告知患者操作的目的、操作方法及注意事项
2. 遵医嘱使用呋麻滴鼻液收缩鼻腔黏膜，嘱患者张口呼吸，保持仰卧位
3. 橄榄头与负压吸引器连接；紧塞一侧鼻孔，同时用另一手指轻压对侧鼻翼以至封闭该侧前鼻孔，嘱患者连续发"开"的声音，开启负压吸引1~2秒，重复操作6~8次。鼻窦内分泌物被吸出，药液进入鼻窦
4. 分泌物较多时，可使用生理盐水吸净橄榄头

1. 操作时，动作应轻；抽吸时间不宜过长，负压吸引不可过大，调节负压不超过180 mmHg，以免造成鼻腔黏膜出血，导致头痛等不适
2. 处于急性鼻窦炎或慢性鼻窦炎急性发作期的患者，不能用此方法，以免造成感染，甚至加重出血
3. 高血压患者不宜行此操作。在使用呋麻滴鼻液及所取体位和鼻内的真空状态下可使患者血压增高
4. 已明确为鼻腔肿瘤及局部或全身有其他病变而易出血的患者，不宜采用此方法
5. 操作完后，协助患者坐起，吐出口内、鼻腔内药液及分泌物

观察并记录
操作过程中有不适症状应及时向护士反映

健康指导
1. 治疗结束后，15分钟内不能擤鼻、弯腰或从事重体力的活
2. 保持良好的生活习惯，预防感冒，按医嘱用药及随访

处置
协助患者取舒适体位，清理用物，规范处置，洗手

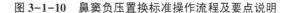

图 3-1-10 鼻窦负压置换标准操作流程及要点说明

十一、经鼻雾化吸入标准操作流程

【目的】

1. 规范经鼻雾化吸入操作流程。

2. 患者理解并配合经鼻雾化吸入操作。

3. 药物除了对鼻腔和咽喉部局部产生疗效外，还可通过肺吸收，达到治疗目的。

【规程】

1. 双人核对医嘱及药物，采用两种方式确认患者身份，并向患者解释操作目的和方法。

2. 评估。

(1)评估患者的鼻腔情况，是否有填塞物、是否鼻腔通畅等。

(2)评估患者病情及既往病史，神志状态、呼吸情况、过敏史、有无禁忌证，并做好记录。处在鼻腔急性炎症期、鼻出血、鼻腔通气障碍、严重呼吸衰竭的患者均不宜用此操作方法。

(3)评估患者自理能力及合作程度，询问是否进食或已进食的时间。

(4)评估操作环境，光线充足、整洁。

3. 告知患者经鼻雾化吸入的目的、过程、配合方法及注意事项。

4. 用物准备：治疗盘、注射器、药物、少许纸巾、雾化装置(压缩雾化吸入/氧气雾化吸入/超声雾化吸入)。

5. 护士着装整洁，仪表端庄，洗手，戴口罩，符合操作要求。

6. 经鼻雾化吸入(以经鼻氧气雾化吸入为例)。

(1)查对医嘱、药物准备并双人核对、检查雾化装置是否完好；核对患者信息，告知患者操作的目的、操作方法及注意事项，取得患者理解与配合。

(2)根据患者目前病情选择合适的体位，如坐位或半坐卧位，以防药液的洒落。

(3)指导患者擤鼻，分泌物较多时，协助其使用生理盐水棉签清洁鼻腔，利于吸入颗粒药物与鼻腔黏膜接触，充分吸收，提高雾化吸入的效果。

(4)操作前再次核对医嘱及已配置的雾化药物；正确连接雾化装置及各管路，保持各管路通畅，调节氧流量为每分钟 5~8 L。流量过小会影响药物吸收与弥散，流量过大会导致鼻腔黏膜不适。

(5)将鼻喷雾器前端轻轻插入一侧鼻前庭，告知患者张口呼吸，药液呈雾状喷入鼻腔，指导患者用食指轻压对侧鼻腔，两鼻腔交替进行；若使用的是雾化面罩，则需要嘱咐患者一手扶好雾化装置，另一手固定面罩，防止面罩移位，导致漏气。并告知患者用鼻深吸气，张口呼气。在吸入的过程中，嘱患者进行缓慢而深的吸气，使得药物能在鼻腔黏膜停留时间长一些，达到更好的治疗效果。

(6)操作过程中，密切观察患者的情况，并进行记录和效果评价。雾化药物使用完后，先取下雾化吸入装置，再关闭氧流量，嘱患者清洁面部。操作完后，再次核对医嘱及药物。

7. 协助患者取舒适体位休息。

8. 观察患者反应及效果，并做好记录。

9. 健康指导。

(1)指导患者操作前需要清洁鼻腔，正确擤鼻，保持鼻腔通畅。

(2)保持良好的生活习惯，增强体质，避免感冒。

(3)有咽喉部炎症的患者，避免食用刺激性食物，戒烟酒。

(4)雾化治疗结束后，清洁面部，注意口腔卫生。

10. 整理用物，规范处置医疗垃圾，洗手。

【操作流程】

经鼻雾化吸入标准操作流程及要点说明见图 3-1-11。

操作流程	要点说明

核对
双人核对医嘱及药物，采用两种方式确认患者身份，解释操作目的和方法

评估
1. 评估患者的病情、神志、鼻腔情况、用药史
2. 评估患者自理能力及配合程度

告知经鼻雾化吸入的相关知识
告知患者经鼻雾化吸入的目的、过程、配合方法及注意事项

准备
1. 护士：着装整洁，仪表端庄，洗手，戴口罩
2. 患者：选择合适的体位，如坐位或半坐卧位
3. 用物：治疗盘、注射器、药物、少许纸巾、雾化装置
4. 环境：安静舒适，光线充足，符合操作要求

经鼻雾化吸入
1. 查对医嘱、药物准备并双人核对、检查雾化装置是否完好
2. 选择合适的体位，如坐位或半坐卧位，以防药液洒落
3. 清洁鼻腔，正确擤鼻，保持鼻腔通畅
4. 正确连接雾化装置及各管路，调节氧流量为每分钟5～8L
5. 将鼻喷雾器前端轻轻插入一侧鼻前庭，告知患者张口呼吸，食指轻压对侧鼻腔，两鼻腔交替进行；若使用的是雾化面罩，一手扶好雾化装置，另一手固定面罩，用鼻深吸气，张口呼气
6. 雾化药物使用完后，先取下雾化吸入装置，再关闭氧流量。嘱患者清洁面部。操作完后，再次核对医嘱及药物

1. 操作前应询问进食时间。经鼻雾化吸入安排在饭前30分钟或饭后2小时，避免因刺激咽喉部引起恶心、呕吐
2. 使用氧气雾化时，应加强环境评估与宣教，严禁使用烟火或易燃物品
3. 鼻中隔明显损伤的患者禁用激素类药物，以免引起鼻中隔穿孔
4. 若使用超声雾化吸入装置时，水槽内忌加温水或热水，水槽无水状态下严禁开机使用
5. 雾化吸入器专人使用，使用后清洗晾干后备用

观察并记录
观察患者反应及效果，并做好记录

健康指导
1. 操作前需清洁鼻腔，正确擤鼻，保持鼻腔通畅
2. 保持良好的生活习惯，增强体质，避免感冒
3. 有咽喉部炎症的患者，避免食用刺激性食物，戒烟酒
4. 雾化治疗结束后，清洁面部，注意口腔卫生

处置
协助患者取舒适体位，清理用物，规范处置，洗手

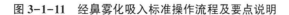

图 3-1-11　经鼻雾化吸入标准操作流程及要点说明

十二、上颌窦穿刺冲洗标准操作流程

【目的】

1.规范上颌窦穿刺冲洗流程。

2.用于上颌窦炎的诊断和治疗。

【规程】

1.严格执行"三查八对"制度：核对医嘱，核对患者身份等。

2.评估。

(1)了解患者病情、鼻窦影像学检查结果、合作程度。

(2)评估患者鼻腔局部情况，有无鼻腔黏膜破损、渗血等情况。

(3)评估环境，应宽敞明亮，安静、舒适。

3.告知患者实施上颌窦穿刺冲洗的目的、方法及注意事项，取得患者配合。

4.用物准备：上颌窦穿刺针、2%麻黄碱棉片、2%丁卡因、棉签、温生理盐水、冲洗液、20 mL注射器、细菌培养瓶、前鼻镜、枪状镊、额镜。

5.护士着装整洁，洗手，戴口罩。

6.上颌窦穿刺冲洗。

(1)备齐用物，核对患者，解释操作的目的、方法及注意事项，取得配合。

(2)患者采取坐位，用枪状镊夹取1%~2%麻黄碱棉片收缩鼻腔黏膜及鼻甲，明确上颌窦解剖位置。

(3)用棉签蘸取2%丁卡因置入下鼻道前、中1/3(距下鼻甲前端1~1.5 cm)穿刺处进行黏膜麻醉，10~15分钟达到麻醉效果。

(4)取出棉签穿刺：在前鼻镜窥视下，操作者一手固定患者枕部，一手将穿刺针对准下鼻道外侧壁前、中1/3交界处，接近下鼻甲附着部，针尖指向同侧眼外眦，针尖斜面向下，轻轻旋转式刺入上颌窦，动作要稳、准，进入窦腔时常有一穿透骨壁的声音和落空感。

(5)固定穿刺针后拔除针芯，连接注射器进行抽吸，若有空气或脓液吸出，证明针已进入窦内。若抽出脓液则送培养。

(6)嘱患者头向前倾、略低，做张口呼吸，然后用注射器抽取温生理盐水进行冲洗。窦内脓液可经窦口流出，嘱患者用手压住对侧鼻腔、轻轻擤鼻，反复冲洗至水清脓净，注入抗菌冲洗液。

(7)洗毕拔出穿刺针，前鼻孔用2%麻黄碱棉片填塞止血。

7.协助患者取舒适体位休息，整理床单位。

8.观察患者反应及效果，再次向患者讲解注意事项，并做好记录。

9.健康指导。

(1)若前鼻孔流出少许血液，告知患者无须紧张。

(2)穿刺完毕后，患者应休息15分钟，无不良反应方可离去。

(3)观察有无面颊部皮下气肿或感染、眶内气肿或感染、气栓等并发症的发生。

10.用物规范处置，洗手。

【操作流程】

上颌窦穿刺冲洗标准操作流程及要点说明见图3-1-12。

操作流程 | 要点说明

核对
严格执行"三查八对"制度：核对医嘱，核对患者身份等

评估
1. 了解患者病情、年龄、意识状态、合作程度
2. 评估患者鼻腔局部情况

告知上颌窦穿刺冲洗的相关知识
向患者说明上颌窦穿刺冲洗的目的、注意事项及配合方法

准备
1. 护士：着装整洁，洗手，戴口罩
2. 患者：取坐位，提前清洁鼻腔
3. 用物：上颌窦穿刺针、冲洗液、2%麻黄碱棉片、2%丁卡因、棉签、20 mL注射器、细菌培养瓶、前鼻镜、枪状镊、额镜
4. 环境：安静、整洁、舒适、光线适宜

上颌窦穿刺冲洗
1. 备齐用物，核对患者，解释操作的目的、方法及注意事项，取得配合
2. 患者取坐位，用枪状镊夹取1%～2%麻黄碱棉片收缩鼻腔黏膜及鼻甲
3. 用棉签蘸取2%丁卡因置入下鼻道前、中1/3（距下鼻甲前端1～1.5 cm）穿刺处进行黏膜麻醉，10～15分钟达到麻醉效果
4. 取出棉签穿刺：在前鼻镜窥视下，操作者一手固定患者枕部，一手将穿刺针对准下鼻道外侧壁前、中1/3交界处，接近下鼻甲附着部，针尖指向同侧眼外眦，针尖斜面向下，轻轻旋转式刺入上颌窦
5. 固定穿刺针后拔除针芯，连接注射器进行抽吸
6. 嘱患者头向前倾、略低，张口呼吸，用注射器抽取温生理盐水进行。反复冲洗至水清脓净，注入抗菌冲洗液
7. 洗毕拔出穿刺针，前鼻孔用2%麻黄碱棉片填塞止血

要点说明：
1. 穿刺部位及方向必须准确，持穿刺针的手必须把持稳固动作，不能滑动
2. 旋转进针时不应用力过猛，注意方向与力量的控制
3. 针刺入窦内后，必须用注射器先抽吸，若阻力大或见回血，应终止操作
4. 确定针在窦腔内方可冲洗，未确定已穿入窦内之前，不要随意灌水冲洗，冲洗时不可用力过大，不要注入空气，以免发生空气栓塞
5. 老幼体弱、过度劳累、饥饿、高血压、心脏病等患者暂缓穿刺。操作中密切观察患者面色及表情，若有面色苍白及休克征象应立即停止操作，卧床救治
6. 此项穿刺治疗不宜空腹进行，避免出现不适症状

观察并记录
密切观察患者上颌窦穿刺冲洗的反应并记录

健康指导
1. 若前鼻孔流出少许血液，告知患者无须紧张
2. 穿刺完毕后，患者休息15分钟，观察无不良反应方可离去
3. 观察有无面颊部皮下气肿或感染、眶内气肿或感染、气栓等并发症的发生

处置
协助患者取舒适体位，清理用物，用物规范处置，洗手

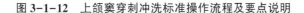
图 3-1-12 上颌窦穿刺冲洗标准操作流程及要点说明

十三、喉部雾化吸入标准操作流程

【目的】

1.规范喉部雾化吸入流程。

2.患者理解并配合喉部雾化吸入。

3.采用雾化装置将药液形成雾滴,经口或气管套管口吸入以达到治疗的效果。

【规程】

1.严格执行"三查八对"制度:核对医嘱,核对患者身份等。

2.评估。

(1)评估患者的病情、意识状态、过敏史、年龄、自理能力、心理反应。

(2)评估患者呼吸功能、咳痰能力及痰液黏稠情况。

(3)自身免疫功能减退的患者应评估患者口腔黏膜有无真菌感染。

(4)评估患者对喉部雾化吸入的认识和合作程度。

(5)评估操作环境:环境应宽敞、明亮、安静;氧气雾化时,严禁烟火及易燃品。

(6)评估雾化设备的功能状态,雾化设备是否适用于患者病情。

3.告知患者实施喉部雾化吸入的目的、方法及注意事项,取得患者配合。

4.用物准备:执行单、治疗车、雾化器、含嘴(面罩)、药液(按医嘱准备)、治疗巾、治疗盘、注射器,使用超声雾化器时需备冷蒸馏水、水温计。

5.护士着装整洁,洗手,戴口罩。

6.喉部雾化吸入。

(1)备齐用物,携用物至患者床旁,核对患者身份、药物名称及有效期。告知患者操作的目的、操作方法及注意事项,取得患者配合。

(2)体位:协助患者取坐位或半卧位。

(3)据患者疾病、用药及减轻不良反应的要求选择适宜的雾化设备。

(4)连接电源/氧源,再次检查雾化器/壁式氧气表状态。

(5)再次核对患者信息及药物名称、剂量等,将药液和溶液置入储药槽中,药液容积勿超过雾化装置的建议量。

(6)连接雾化设备与雾化装置和管路。使用氧气驱动雾化者,应调整氧流量至 6~8 L/min,观察出雾情况。

(7)嘱患者包紧口含嘴(不能使用口含嘴的患者也可使用面罩),教会患者用口深吸气,屏气 1~2 秒后用鼻呼气,气管切开患者可直接将面罩放在气管切开造口处。

(8)雾化时间 15~20 分钟。

(9)雾化完毕,取下口含嘴,关闭调节阀,分离雾化器,嘱患者漱口,清洁面部,进行操作后核对。

7.协助患者取舒适体位休息,整理床单位。

8.观察患者反应及效果,并做好记录。

9.健康指导。

(1)雾化吸入前可先自行咳痰,雾化吸入时有痰要及时咳出。

(2)声带充血、水肿或声带手术的患者禁食刺激性食物,禁烟酒。

(3)每次雾化后加强漱口,尤其是使用了激素类药物后,应立即用清水漱口,以减少口咽部激素沉积,面部不宜使用油性面膏,雾化后应洗脸,减少不良反应。

10.清理用物,用物规范处置,洗手。

11.注意事项。

(1)重度和极重度慢阻肺病患者如使用氧气驱动雾化器,不宜超过15分钟。

(2)注意药物配伍禁忌(表3-1-1)。

(3)注意观察雾化过程中的不良反应。

1)吸入过程中如出现口干、咳嗽、恶心、呕吐、手部震颤等反应,可改成间歇雾化,严重时应暂停雾化。

2)因雾化液温度过低、浓度高或雾量过大诱发支气管痉挛时,应适当减小雾量,仍不缓解时应暂停雾化治疗。

3)吸入过程中如出现胸闷、气短、心悸、呼吸困难、血氧饱和度降低等反应,应暂停雾化治疗,持续加重者应立即告知医生。

表3-1-1 常用雾化药物配伍禁忌

药名	N-乙酰半胱氨酸	氨溴索	布地奈德	倍氯米松	沙丁胺醇	异丙托溴铵
N-乙酰半胱氨酸	—	N	C	N	IC	C
氨溴索	N	—	N	N	N	IC
布地奈德	C	N	—	N	C	C
倍氯米松	N	N	N	—	N	N
沙丁胺醇	C	N	C	N	—	C
异丙托溴铵	C	IC	C	N	C	—

注:C代表有临床研究证实药物同时应用时的稳定性和相容性。

IC代表来自生产厂家的报告证实药物同时应用时的稳定性和相容性。

N代表配伍稳定性的证据不充分,如患者耐受,则分开应用。

【操作流程】

喉部雾化吸入标准操作流程及要点说明见图3-1-13。

操作流程

要点说明

核对
严格执行"三查八对"制度：核对医嘱，核对患者身份等

评估
1. 评估患者的病情、意识状态、过敏史、年龄、自理能力、心理反应
2. 评估患者呼吸功能、咳痰能力及痰液黏稠情况
3. 评估患者口腔黏膜有无真菌感染
4. 评估患者对喉部雾化吸入的认识和合作程度

告知喉部雾化吸入的相关知识
向患者说明喉部雾化吸入的目的、注意事项及配合方法

准备
1. 护士：着装整洁，洗手，戴口罩
2. 患者：体位舒适，取半卧位或坐位
3. 用物：执行单、治疗车、雾化器、含嘴（面罩）、药液（按医嘱准备）、治疗巾、治疗盘、注射器
4. 环境：宽敞、明亮、安静、安全

喉部雾化吸入
1. 备齐用物，携带物至患者床旁，核对患者身份、药物名称及有效期。告知患者操作的目的、操作方法及注意事项，取得患者配合
2. 协助患者取坐位或半卧位
3. 检查雾化器的功能，雾化器是否完好
4. 再次核对，将药液和溶液置入储药槽中
5. 连接雾化设备与雾化装置和管路。使用氧气驱动雾化者，应调整氧流量至每分钟6~8 L，观察出雾情况
6. 嘱患者包紧口含嘴，教会患者用口深吸气，屏气1~2秒后用鼻呼气，气管切开患者可直接将面罩放在气管切开造口处
7. 雾化时间持续15~20分钟
8. 雾化完毕，取下含嘴，关闭调节阀，清洁患者面部，分离雾化器，进行操作后核对

1. 各部件连接紧密，勿漏气
2. 雾化器专人专用，用后按规定消毒、清洗、晾干后备用。停止治疗时，按相关规定处理医疗废物
3. 氧气雾化吸入时，注意严禁接触烟火及易燃品
4. 使用超声雾化吸入时水槽和雾化罐切忌加温水或热水，水槽无水时不可开机
5. 儿童的雾化量应较小，为成年人雾化量的1/3~1/2，且以面罩吸入为佳
6. 使用过程中，如患者出现憋气、发绀等情况，应立即停止雾化吸入，告知医生并协助医生处理
7. 指导患者有效呼吸，即用口深吸气，屏气1~2秒后用鼻呼

观察并记录
密切观察患者喉部雾化吸入后的反应并记录。发现异常立即告知医生

健康指导
1. 雾化吸入前可先自行咳痰，雾化吸入时有痰要及时咳出
2. 声带充血、水肿或声带手术的患者禁食刺激性食物，禁烟酒
3. 每次雾化后加强漱口，尤其是使用了激素类药物后，应立即用清水漱口，以减少口咽部激素沉积，面部不宜使用油性面膏，雾化后应洗脸，减少不良反应

处置
协助患者取舒适体位，清理用物，用物规范处置，洗手

图3-1-13 喉部雾化吸入标准操作流程及要点说明

十四、气管内套管清洗消毒标准操作流程

【目的】

1. 规范气管内套管清洗消毒流程。

2. 维持气管切开患者气道通畅。

3. 预防局部及肺部感染。

【规程】

1. 严格执行"三查八对"制度：核对医嘱，核对患者身份。

2. 评估。

(1)评估患者的年龄、病情、自理合作程度。

(2)评估患者气管套管型号、规格、套管固定情况及套管内痰液的颜色、性质和量。

(3)评估操作环境：安静、整洁、舒适、光线适宜。

3. 告知患者实施气管内套管清洗消毒的目的、方法及注意事项，取得患者配合。

4. 用物准备：一次性无菌橡胶手套2副、无菌治疗碗1个、气管套管毛刷、无菌内套管，根据不同套管类型、消毒方法准备相应的消毒用品。

(1)压力蒸汽灭菌法：送消毒供应中心清洗、灭菌，备不锈钢带盖密封容器。

(2)煮沸消毒法：煮沸消毒器具、无菌治疗碗1个。

(3)浸泡消毒法：消毒液、0.9%氯化钠溶液/无菌水/蒸馏水/冷开水、多酶稀释液、治疗碗2个。

5. 护士着装整洁，洗手，戴口罩，必要时穿防护服或戴护目镜。

6. 气管内套管清洗消毒。

(1)备齐用物，携至患者床旁，核对患者身份，做好解释工作，取得配合。

(2)协助患者取坐位或卧位，戴好手套，必要时经气管套管和口腔充分气道吸引。

(3)一手固定外套管柄两端，另一手顺着套管弯曲弧度取出内套管置于治疗碗中。

(4)处置与消毒。根据气管套管的类型采用不同消毒方法(表3-1-2)。

3-1-2 气管内套管消毒方法

消毒方法	适用类型	操作方法	注意事项
压力蒸汽灭菌法	耐湿、耐热的气管套管(如金属气管套管)，且有多个配套内套管	操作者戴一次性清洁手套，双手操作取出内套管 将污染的内套管放入专门容器送消毒供应中心统一清洗、灭菌 将灭菌好的内套管送回病区备用	双手操作取出内套管：一手固定气管套管的外套管底板，另一手取出内套管；同时将已消毒灭菌的备用内套管立即放入外套管内
煮沸消毒法	耐湿、耐热的气管套管(如金属气管套管等)	操作者戴一次性清洁手套，双手操作取出内套管(方法同上) 放入专用耐高温容器内，煮沸3~5分钟，使痰液凝结便于刷洗 用专用刷子在流动水下清洗内套管内外壁，并对光检查，直至内套管清洁无痰液附着 刷洗干净的内套管应再次放入干净水中，煮沸时间≥15分钟 消毒好的内套管干燥、冷却后立即放回外套管内	煮沸时间应从水沸后开始计时；高海拔地区应适当延长煮沸时间

续表3-1-2

消毒方法	适用类型	操作方法	注意事项
浸泡消毒法	各种材质的气管套管	操作者戴一次性清洁手套,双手操作取出内套管(方法同上) 先用多酶稀释液浸泡3~5分钟,使内套管上附着的有机物被分解,便于刷洗 用专用刷子在流动水下清洗内套管内外壁,并对光检查,直至内套管清洁无痰液附着 将清洗干净的内套管完全浸没于装有消毒液的容器中,加盖浸泡至规定时间 消毒后用0.9%氯化钠溶液、无菌水、蒸馏水或冷开水彻底冲洗干净、干燥后立即放回外套管内	各类消毒液的浸泡时间: 3%过氧化氢:浸泡时间≥15分钟 5.5 g/L的邻苯二甲醛:浸泡时间≥5分钟 75%乙醇:浸泡时间≥30分钟 含有效氯2000 mg/L消毒液:浸泡时间≥30分钟 0.2%过氧乙酸:浸泡时间≥30分钟 2%戊二醛:浸泡时间≥20分钟

(5)更换内套管,一手固定外套管柄两端,另一手顺着套管弧度佩戴另一个消毒备用的内套管,放入后将内套管缺口与外套管上的固定栓错位,以免脱出,同时观察患者呼吸、面色及病情变化。

(6)检查并调节套管系带松紧度,以伸进一指为宜。

7.协助患者取舒适体位休息,整理床单位。

8.观察患者反应及效果,并做好记录。

9.健康指导。

(1)告知患者在活动或咳嗽后检查内、外套管是否在防脱管的位置。

(2)告知患者外套管固定系带不要随意调节,如有不适请随时联系医护人员。

(3)指导患者出院后气管套管清洗消毒的方法,金属气管套管可采用煮沸法,塑料或硅胶气管套管则可采用浸泡消毒法。

10.清理用物,用物规范处置,洗手。

【操作流程】

气管内套管清洗消毒标准操作流程及要点说明见图3-1-14。

操作流程

要点说明

核对
严格执行"三查八对"制度；核对医嘱，核对患者身份等

↓

评估
1. 评估患者的年龄、病情、合作程度
2. 评估患者气管套管型号、规格、套管固定情况及套管内痰液的颜色、性质和量

↓

告知气管内套管清洗消毒的相关知识
向患者说明气管内套管清洗消毒的目的、注意事项及配合方法

↓

准备
1. 护士：着装整洁，洗手，戴口罩，必要时穿防护服或护目镜
2. 患者：体位舒适，取坐位或卧位
3. 用物：一次性橡胶手套2副、无菌治疗碗1个、气管套管毛刷、无菌内套管，根据不同套管类型、消毒方法准备相应的消毒用品
4. 环境：安静、整洁、舒适、光线适宜

↓

气管内套管清洗消毒
1. 备齐用物，携至患者床旁，核对患者身份，做好解释工作，取得患者配合
2. 协助患者取坐位或卧位，戴好手套，必要时经气管套管和口腔充分气道吸引
3. 一手固定外套管柄两端，另一手顺着套管弯曲弧度取出内套管置于治疗碗中
4. 根据套管的类型，采用不同消毒方法
5. 更换内套管，一手固定外套管柄两端，另一手顺着套管弧度佩戴另一个消毒备用的内套管，放入后将内套管缺口与外套管上的固定栓错位，以免脱出
6. 检查并调节套管系带松紧度，以伸进一指为宜

↓

观察并记录
密切观察患者气管内套管清洗消毒的反应并记录

↓

健康指导
1. 告知患者在活动或咳嗽后检查内、外套管是否在防脱管的位置
2. 告知患者外套管固定系带不要随意调节，如有不适请随时联系医护人员
3. 指导患者出院后气管套管清洗消毒的方法，金属气管套管可采用煮沸法，塑料或硅胶气管套管则可采用浸泡消毒法

↓

处置
协助患者取舒适体位，清理用物，用物规范处置，洗手

要点说明：

1. 气管套管、治疗碗、气管套管刷、带盖容器应专人专用，治疗碗、气管套管刷及带盖容器定时消毒
2. 患者气管内分泌物较为干燥不易取出内套管时，宜先用生理盐水充分湿化
3. 取出和放入内套管时动作轻柔，避免套管壁的刺激引起患者不适
4. 内套管刷洗完后将其对着光观察，看是否刷干净
5. 气管内套管宜清洗消毒至少每日2次，分泌物较多的患者及儿童可增加消毒频次；尝试堵管的患者每天消毒内套管1次
6. 内套管消毒完毕后，应及时放入，不宜取出时间过长，否则外套管内分泌物干结，内套管不易再放入
7. 随时检查、固定外套管的系带，并根据情况进行松紧调节。如果系带污染应及时给予更换
8. 对于特殊感染的患者，严格执行消毒隔离制度，最后清洗特殊感染患者的套管，消毒供应中心做好交接

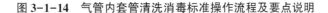

图 3-1-14 气管内套管清洗消毒标准操作流程及要点说明

十五、经气管套管吸痰标准操作流程

【目的】

1. 规范经气管套管吸痰流程。

2. 维持气管切开患者呼吸道通畅。

3. 预防套管堵塞及肺部感染。

【规程】

1. 严格执行"三查八对"制度：核对医嘱，核对患者身份等。

2. 评估。

(1) 了解患者病情、意识状态、合作程度、呼吸状况、有无缺氧症状及痰鸣音。

(2) 评估患者气管套管类型、型号及气道是否通畅，检查气管套管是否固定牢固、松紧适宜。

(3) 评估患者痰液状况，包括痰液颜色、性质、黏稠度及量。

(4) 评估环境，宽敞明亮、安静、温湿度适宜。

3. 告知患者实施经气管套管吸痰的目的、方法及注意事项，取得患者配合。

4. 用物准备：负压吸引装置、吸痰管、0.9%氯化钠溶液2瓶、手套及快速手消毒液。

5. 护士服装整洁，洗手，戴口罩。

6. 经气管套管吸痰。

(1) 备齐用物，核对患者身份，向患者讲解经气管套管吸痰的目的、操作方法及注意事项，取得患者的配合。

(2) 协助患者取合适体位，病情允许、意识清醒能够配合者取坐位或半卧位；危重、昏迷者取平卧位。

(3) 连接负压吸引装置，打开压力开关，检查负压吸引装置的性能是否完好，连接是否正确。

(4) 根据患者情况及痰液黏稠度调节负压、选择合适的吸痰管型号(管径≤气管套管内径的50%)，操作者戴手套，将吸痰管与负压吸引装置连接，检查管路是否通畅、有无漏气。

(5) 吸痰前，给患者高流量吸氧。

(6) 吸痰时，将吸痰管末端与负压吸引装置连接管连接，用0.9%氯化钠溶液湿润并冲洗吸痰管。再将吸痰管头端沿着套管壁弧度插入套管内，然后用手指盖住吸痰管的压力调节孔形成负压，宜浅吸引，若吸引效果不佳则可深吸引，遇到分泌物时可稍作停留，切忌上下抽吸。操作过程中，注意观察患者痰液的颜色、性质、黏稠度及量。

(7) 吸痰后，再次给予患者高流量吸氧，并观察吸痰后患者的呼吸状况。

(8) 抽吸另一瓶0.9%氯化钠溶液冲洗吸痰管和连接管，关上压力开关，将吸痰管用手套翻转包裹后弃之。

(9) 再次确认患者气管套管固定牢固、松紧适宜，防止脱管。

7. 协助患者取舒适体位休息，整理床单位。

8. 观察患者反应及效果，并记录吸痰的时间、痰液的颜色、性状和量。

9. 健康指导。

(1) 卧床患者，床头抬高30°~45°，定时变换体位和叩背，以利于痰液排出。

(2) 可活动的患者，指导其多下床活动，促进患者自行咳痰。

(3) 居住环境应温、湿度适宜。

10. 用物规范处置，洗手。

【操作流程】

经气管套管吸痰标准操作流程及要点说明见图3-1-15。

操作流程

核对
严格执行"三查八对"制度：核对医嘱，核对患者身份等

评估
1. 了解患者病情、意识状态、合作程度、呼吸状况、有无缺氧症状及痰鸣声
2. 评估患者气管套管类型、型号及气道是否通畅，检查气管套管是否固定牢固、松紧适宜
3. 评估患者痰液颜色、性质、黏稠度及量

告知经气管套管吸痰的相关知识
向患者说明经气管套管吸痰的目的、方法及注意事项

准备
1. 护士：着装整洁，洗手，戴口罩
2. 患者：体位舒适，清醒者取坐位或半卧位，昏迷、危重患者取平卧位
3. 用物：负压吸引装置、可调压吸痰管、生理盐水、手套及快速手消毒液
4. 环境：宽敞明亮、安静、舒适

经气管套管吸痰
1. 备齐用物，核对患者身份，向患者讲解操作的目的、方法及注意事项，取得患者的配合
2. 协助患者取合适体位
3. 连接负压吸引装置，打开压力开关
4. 操作者戴手套，将吸痰管与负压吸引装置连接
5. 吸痰前，给患者氧气吸入
6. 吸痰时，将吸痰管末端与负压吸引装置连接管连接，用0.9%氯化钠溶液湿润并冲洗吸痰管。再将吸痰管头端沿着套管壁弧度插入套管内，然后用手指盖住吸痰管的压力调节孔形成负压，采用左右旋转上提方式吸痰，遇到分泌物时 稍作停留，切忌上下抽吸。操作过程中，注意观患者呼吸、面色、痰液的颜色、性质、黏稠度及量，如有异常立即暂停吸引
7. 吸痰后，再次给予患者氧气吸入，并观察吸痰后患者的呼吸状况
8. 抽吸另一瓶0.9%氯化钠溶液冲洗吸痰管和连接管，关上压力开关，将吸痰管用手套翻转包裹后弃之
9. 再次确认患者气管套管固定牢固、松紧适宜，防止脱管

观察并记录
密切观察患者经气管套管吸痰的反应并记录。发现异常立即告知医生

健康指导
卧床患者，给予床头抬高30°~45°，定时变换体位和叩背，以利于痰液排出，可活动的患者，指导其多下床活动，促进患者自行咳痰，减少吸痰的刺激

处置
协助患者取舒适体位，清理用物，用物规范处置，洗手

要点说明

1. 应严格执行无菌操作，插管动作轻柔、敏捷，宜浅吸引，若吸引效果不佳则可深吸引，采用左右旋转、上提吸痰管方式进行吸痰。插入吸引管时应零负压
2. 吸痰时成人负压控制为80~120 mmHg，痰液黏稠者可适当增加负压
3. 每次吸痰时间不应超过15 s，连续吸引应小于3次
4. 吸痰时应观察患者呼吸、面色、痰液颜色、性状和量等，如有异常应立即暂停吸引
5. 吸痰管一人一用，且一根吸痰管只能使用一次，防止交叉感染
6. 进食后30分钟内不宜进行吸痰

图 3-1-15 经气管套管吸痰标准操作流程及要点说明

十六、气管切开换药标准操作流程

【目的】

1. 规范气管切开换药流程。

2. 了解患者气管切开伤口愈合情况，清洁创面，预防感染。

3. 增加患者舒适度。

【规程】

1. 严格执行"三查八对"制度：核对医嘱，核对患者身份等。

2. 评估。

(1) 了解患者病情、年龄、意识状态、合作程度。

(2) 评估患者造口敷料、气管造口周围皮肤情况、分泌物的颜色、性质、量。

(3) 气管套管的位置是否合适，套管是否通畅，患者有无呼吸困难。

(4) 评估负压装置的性能，包括装置的密闭性、负压吸引状况等。

(5) 评估环境，应宽敞、明亮，安静、舒适。

3. 告知患者实施气管切开换药的目的、方法及注意事项，取得患者配合。

4. 用物准备：治疗车、治疗盘、皮肤消毒剂、铺好的无菌换药盘1个(内置弯盘、止血钳、枪状镊、剪口纱布或气切泡沫敷料、生理盐水棉块2~3块)，胶布、一次性橡胶手套1副、无菌橡胶手套1副、测压表(带气囊的气切套管时备)、污物袋、生活垃圾桶、医用垃圾桶、快速手消毒液。

5. 护士着装整洁，洗手，戴口罩。

6. 气管切开换药。

(1) 备齐用物，核对患者，解释操作的目的、方法及注意事项，取得配合。

(2) 打开简易盘，准备用物(酒精或碘伏消毒棉块、生理盐水棉块、污物袋、胶布等)摆放用物，便于操作。

(3) 协助患者取舒适坐位或仰卧，肩下垫枕，充分暴露颈部气管造口。

(4) 戴一次性橡胶手套，为患者吸净套管内痰液，取下气管垫，观察分泌物的颜色、性质、量，取下气管垫放于污物袋内，观察造口皮肤颜色、气味及愈合情况。

(5) 取下手套后洗手，询问患者有无不适。

(6) 戴无菌橡胶手套，用枪状镊夹取酒精或碘伏棉块传递至止血钳，用止血钳夹紧棉块拧干，在距套管柄10 cm处由外向内"Z"字形依次消毒皮肤，直至套管柄周围，消毒面积为切口周围15 cm²，消毒顺序按套管柄的高侧、远侧，再近侧、下侧的原则进行，擦拭过的污棉球放入污物袋内。

(7) 用止血钳夹取棉块擦拭套管柄下方，直至套管根部，每次一块，不得反复擦拭。擦拭时如果套管柄紧贴皮肤，可以用枪状镊轻提套管系带，便于擦拭干净。每次擦拭均应观察酒精棉块上分泌物的量、颜色及性质，注意观察擦拭效果。

(8) 用生理盐水棉块擦净套管柄上的分泌物，将擦拭过的污染棉球放入污物袋内。

(9) 用枪状镊夹取清洁的剪口纱布或泡沫敷料垫于套管柄下，动作轻柔，以免引起患者呛咳，并用胶布固定纱布。

(10) 调节套管系带松紧度，以伸进一个手指为宜。观察患者反应及效果。

7. 脱手套，洗手，整理用物，协助患者取舒适体位休息，整理床单位。

8. 观察患者反应及效果，再次向患者讲解注意事项，再次洗手并记录患者气管套管、造口皮肤、分泌物的情况。

9. 健康指导。

(1) 卧床患者，给予床头抬高30°~45°，定时变换体位和叩背，以利于痰液排出。

（2）可活动的患者，指导其多下床活动，促进患者自行咳痰，防止伤口感染和坠积性肺炎的发生。

（3）嘱病人保持切口处皮肤清洁干燥，洗漱时避免浸湿伤口，预防感染。

（4）注意保持室内空气流通、温湿度适宜。

（5）需要戴管出院的患者应告知其居家护理方法，每日用生理盐水清洁气管造口，并消毒造口皮肤，可使用无菌纱布或医用气切泡沫敷料作为气管套管垫，用无菌纱布气管套管垫应每日更换，如有潮湿、污染时立即更换，如用泡沫敷料则根据产品说明书使用。

10. 用物规范处置，洗手。

【操作流程】

气管切开换药标准操作流程及要点说明见图 3-1-16。

操作流程

要点说明

核对
严格执行三查八对制度：核对医嘱，核对患者身份等

评估
1. 了解患者病情、年龄、意识状态、合作程度
2. 评估患者造口分泌物的颜色、性质、量
3. 评气管套管的位置是否合适，套管是否通畅，患者有无呼吸困难
4. 评估负压装置的性能

告知气管切开换药的相关知识
向患者说明气管切开换药法的目的、方法及注意事项

准备
1. 护士：着装整洁，洗手，戴口罩
2. 患者：体位舒适，取坐位或仰卧位
3. 用物：治疗车、治疗盘、皮肤消毒剂、铺好的无菌换药盘1个（内置弯盘、止血钳、枪状镊、剪口纱布或气切泡沫敷料、生理盐水棉块2~3块）、胶布、一次性橡胶手套1副、无菌橡胶手套1副、测压表、污物袋、生活垃圾桶、医用垃圾桶、快速手消毒液
4. 环境：安静、整洁、舒适、光线适宜

气管切开换药
1. 备齐用物，核对患者，解释操作的目的、方法及注意事项，取得配合
2. 打开简易盘，准备用物（消毒棉块、生理盐水棉块、污物袋、胶布等），摆放用物，便于操作
3. 协助患者取舒适坐位或仰卧，肩下垫枕，充分暴露颈部气管造口
4. 戴一次性橡胶手套，为患者吸净套管内痰液，取下气管垫
5. 取手套洗手，询问患者有无不适
6. 戴无菌橡胶手套，用枪状镊夹取消毒棉块传递至止血钳，拧干，用止血钳夹紧棉块在距套管柄10 cm处由外向内"Z"字形依次消毒皮肤，直至套管柄周围，消毒面积为切口周围15 cm²
7. 用止血钳夹取消毒棉块擦拭套管柄下方，直至套管根部，每次一块，不得反复擦拭
8. 用生理盐水棉块擦净套管柄上的分泌物
9. 用枪状镊夹取清洁的剪口纱布垫于套管柄下，动作轻柔，以免引起患者呛咳，并用胶布固定纱布
10. 调节套管系带松紧度，以伸进一个手指为宜
11. 脱手套、洗手

观察并记录
密切观察患者气管切开换药的反应并记录

健康指导
1. 卧床患者，床头抬高30°~45°
2. 可活动的患者，指导其多下床活动，促进患者自行咳痰，防止伤口感染和坠积性肺炎的发生
3. 嘱患者保持切口处皮肤清洁干燥，洗漱时避免浸湿伤口，预防感染
4. 注意保持室内空气流通、温湿度适宜
5. 需戴管出院的患者应告知其居家护理法

处置
协助患者取舒适体位，清理用物，用物规范处置，洗手

1. 操作过程严格遵循无菌技术，避免跨越无菌区，接触患者的止血钳不可直接进入换药盘内，夹取消毒棉块时应用镊子进行传递，镊子不可触及止血钳
2. 消毒气管套管周围皮肤时，应遵循先高侧、远侧，再近侧、下侧的原则，避免跨越无菌区
3. 消毒皮肤时，每块消毒棉块只使用一次，不可反复使用。注意观察棉块上分泌物颜色、性质、量，若有颜色异常应及时送检，做分泌物培养及药敏试验
4. 操作时动作轻柔，避免套管过度活动摩擦气管壁引起患者咳嗽
5. 操作过程中严密观察患者病情变化，如患者出现咳嗽，可指导患者深吸气；若患者出现咳嗽剧烈、憋气、气道分泌过多时，应暂停操作，及时给患者清理气道分泌物
6. 告知患者消毒皮肤时，由于酒精有一定的刺激性，可能会出现不同程度的咳嗽，指导患者深吸气或示意操作人员暂停
7. 如遇特殊耐药菌感染、铜绿假单胞菌感染等，换药时应严格执行无菌操作，遵循消毒隔离制度，最后进行特殊感染患者换药。操作用物使用一次性物品，防止交叉感染

每日用生理盐水清洁气管造口，并消毒造口皮肤，可使用无菌纱布或医用气切泡沫敷料作为气管套管垫，用无菌纱布气管套管垫应每日更换，如有潮湿、污染时立即更换，如用泡沫敷料，则根据产品说明书使用

图3-1-16 气管切开换药标准操作流程及要点说明

十七、环甲膜穿刺标准操作流程

【目的】

1. 规范环甲膜穿刺流程。

2. 快速开放气道，往气管内注射治疗药物。

3. 为气管切开术争取时间。

【规程】

1. 严格执行"三查八对"制度：核对医嘱，核对患者身份等。

2. 评估。

(1)了解患者病情、意识状态、合作程度、有无呼吸困难。

(2)评估患者有无出血倾向。

(3)评估环境，应宽敞明亮，安静、舒适。

3. 告知患者实施环甲膜穿刺的目的、方法及注意事项，取得患者配合。

4. 用物准备：碘伏、无菌棉签、2%利多卡因、一次性橡胶手套、5 mL 注射器 2 个、环甲膜穿刺针、0.9%氯化钠注射液、气管导管接头、简易呼吸器、氧气、呼吸机、所需治疗药物。

5. 护士服装整洁，洗手，戴口罩。

6. 环甲膜穿刺。

(1)备齐用物，核对患者身份，解释操作的目的、方法及注意事项，取得配合。

(2)体位：若病情允许尽量取仰卧位，肩下垫一薄枕，头后仰。不能耐受者取半卧位，充分暴露颈部。

(3)用碘伏消毒颈部皮肤两遍，消毒范围不少于 15 cm。

(4)戴手套，检查穿刺针是否完好、通畅。一个注射器抽取 2~5 mL 0.9%氯化钠注射液，一个注射器抽取 2%利多卡因备用。

(5)自甲状软骨下缘至胸骨上窝，用 2%利多卡因于颈前正中线做皮下和筋膜下浸润麻醉。紧急情况下可不麻醉。

(6)确定穿刺位置：环甲膜位于甲状软骨下缘和环状软骨之间，正中部位最薄为穿刺部位。

(7)一手固定环甲膜两侧，另一手持穿刺针垂直刺入，注意勿用力过猛，遇落空感且阻力感消失表明针头进入气管。

(8)退出穿刺针芯，连接生理盐水注射器并回抽，可见大量气泡进入注射器。患者出现咳嗽反射，表明穿刺成功。

(9)妥善固定穿刺套管。

(10)将外套管连接到穿刺套管上，将输氧管放入外套管输氧，必要时接简易呼吸器或呼吸机。

7. 协助患者取舒适体位休息，整理床单位。

8. 观察患者反应及效果，再次向患者讲解注意事项，并做好记录。

9. 健康指导。

(1)给予患者人文关怀，嘱其放松情绪，避免过度紧张。

(2)告知患者保持口腔卫生，多漱口，及时吐出口腔血性分泌物。

(3)注意保持室内空气流通、温湿度适宜。

(4)嘱患者勿自行拉扯穿刺套管，以免脱管。

10. 用物规范处置，洗手。

【操作流程】

环甲膜穿刺标准操作流程及要点说明见图 3-1-17。

操作流程　　　　　　　　　　　　要点说明

核对
严格执行"三查八对"制度：核对医嘱，核对患者身份等

评估
1. 了解患者病情、意识状态、合作程度、有无呼吸困难
2. 评估患者有无出血倾向

告知环甲膜穿刺的相关知识
向患者说明环甲膜穿刺的目的、方法及注意事项

准备
1. 护士：着装整洁，洗手，戴口罩
2. 患者：病情允许取平卧，肩下垫一薄枕，头后仰；不能耐受者则取半卧位
3. 用物：碘伏、无菌棉签、2%利多卡因、一次性橡胶手套、5 mL注射器2个、环甲膜穿刺针、0.9%氯化钠注射液、气管导管接头、简易呼吸器、氧气、呼吸机、所需治疗药物
4. 环境：安静、整洁、舒适、光线适宜

环甲膜穿刺
1. 备齐用物，核对患者身份，解释操作的目的、方法及注意事项，取得配合
2. 用碘伏消毒颈部皮肤两遍，消毒范围不少于15 cm
3. 戴手套，检查穿刺针是否完好、通畅。一个注射器抽取2～5 mL生理盐水，一个注射器抽取2%利多卡因备用
4. 自甲状软骨下缘至胸骨上窝，用2%利多卡因于颈前正中线做皮下和筋膜下浸润麻醉。紧急情况下可不麻醉
5. 确定穿刺位置：环甲膜位于甲状软骨下缘和环状软骨之间，正中部位最薄为穿刺部位
6. 一手固定环甲膜两侧，另一手持穿刺针垂直刺入，注意勿用力过猛，遇落空感且阻力感消失表明针头进入气管
7. 退出穿刺针芯，连接生理盐水注射器并回抽，可见大量气泡进入注射器。患者出现咳嗽反射，表明穿成功，妥善固定穿刺套管
8. 妥善固定穿刺套管，将外套管连接到穿刺套管上，将输氧管放入外套管输氧，必要时接简易呼吸器或呼吸机

要点说明：
1. 穿刺时进针不要过深，避免损伤喉后壁黏膜
2. 必须回抽有空气，确定针尖在喉腔内才能注射药物
3. 注射药物时嘱患者勿吞咽及咳嗽，注射速度要快，注射完毕后迅速拔出注射器及针头，用消毒干棉球压迫穿刺点片刻。针头拔出以前应防止喉部上下运动，否则容易损伤喉部的黏膜
4. 注入药物应用等渗盐水配制，pH要适宜，以减少对气管黏膜的刺激
5. 如穿刺点皮肤出血，干棉球压迫的时间可适当延长
6. 术后如患者咳出带血的分泌物，嘱患者勿紧张，一般均在1～2天内即消失
7. 该手术为一种急救措施，应争分夺秒
8. 作为一种应急措施，穿刺套管留置时间不宜超过24小时，患者病情稳定后尽早行普通气管切开术

观察并记录
密切观察患者环甲膜穿刺的反应并记录。发现异常立即告知医生

健康指导
1. 给予患者人文关怀，嘱其放松情绪，避免过度紧张
2. 告知患者保持口腔卫生，多漱口，及时吐出口腔血性分泌物
3. 注意保持室内空气流通、温湿度适宜
4. 嘱患者勿自行拉扯穿刺套管，以免脱管

处置
协助患者取舒适体位，清理用物，用物规范处置，洗手

图3-1-17　环甲膜穿刺准操作流程及要点说明

十八、颈部负压引流器更换标准操作流程

【目的】

1. 规范颈部负压引流器更换流程。

2. 了解病情，观察引流液的颜色、性状、量。

3. 保持引流管通畅，防止感染，促进愈合。

【规程】

1. 严格执行"三查八对"制度：核对医嘱，核对患者身份等。

2. 评估。

（1）评估患者病情、意识状态、合作程度。

（2）评估患者颈部伤口敷料和皮肤情况，各种引流装置连接是否紧密。

（3）评估引流液的量、颜色、性质。

（4）评估环境，应宽敞明亮，安静、舒适。

3. 告知患者实施颈部负压引流器更换的目的、方法及注意事项，取得患者配合。

4. 用物准备：治疗车、治疗盘、止血钳2把、一次性橡胶手套、治疗巾、消毒液、酒精棉、别针、一次性负压引流器。

5. 护士着装整洁，洗手，戴口罩。

6. 颈部负压引流器更换。

（1）备齐用物，核对患者身份，解释操作的目的、方法及注意事项，取得配合。

（2）体位：协助患者摆好正确体位（平卧位或半卧位）。

（3）检查患者伤口，暴露引流管，注意保暖。

（4）检查无菌引流器有效期，包装是否密封。打开外包装检查引流器有无破损。

（5）铺治疗巾于伤口引流管下方，将无菌负压引流器放在治疗巾上。

（6）松开别针，止血钳夹闭伤口引流管尾端上3 cm处，将负压引流器开关夹闭。

（7）碘伏棉签消毒引流管连接处：以接口为中心环形消毒，再向接口以上及以下各纵行消毒2～3 cm。用两块纱布分别包裹接口两端，脱离连接处。将换下的负压引流器弃于医疗垃圾桶内。

（8）再次消毒引流管管口，正确连接无菌负压引流器。松开止血钳，打开负压引流器开关，挤压引流管观察引流管是否通畅，用别针妥善固定于床单或病服上。

7. 协助患者取舒适体位休息，整理床单位。

8. 观察患者反应及效果，再次向患者讲解注意事项，记录引流液颜色、性质和量。

9. 健康指导。

（1）活动时注意引流管位置，避免受压、打折、扭曲、牵拉滑脱。

（2）引流袋的位置一定要低于伤口平面。

（3）躺下时取斜坡卧位，有利于液体的流出，适当下床活动。

10. 用物规范处置，洗手。

【操作流程】

颈部负压引流器更换标准操作流程及要点说明见图3-1-18。

操作流程   要点说明

核对
严格执行"三查八对"制度：核对医嘱，核对患者身份等

评估
1. 评估患者病情、意识状态、合作程度
2. 评估观察各种引流装置是否紧密
3. 评估引流液的量、颜色、性质

告知颈部负压引流器更换的相关知识
向患者说明颈部负压引流器更换的目的、方法及注意事项

准备
1. 护士：着装整洁，洗手，戴口罩
2. 患者：平卧位或半卧位
3. 用物：治疗车、治疗盘、止血钳2把、一次性橡胶手套、治疗巾、消毒液、酒精棉、别针、一次性负压引流器
4. 环境：安静、整洁、舒适、光线适宜

颈部负压引流器更换
1. 备齐用物，核对患者身份，解释操作的目的、方法及注意事项，取得配合
2. 体位：协助患者平卧位或半卧位
3. 检查患者伤口，暴露引流管，注意保暖
4. 检查无菌引流器有效期，包装是否密封。检查引流器有无破损
5. 铺治疗巾于伤口引流管下方，将无菌负压引流器放在治疗巾上
6. 松开别针，止血钳夹闭伤口引流管尾端上3 cm处，将负压引流器开关夹闭
7. 碘伏棉签消毒引流管连接处：以接口为中心环形消毒，再向接口以上及以下各纵行消毒2～3 cm。用两块纱布分别包裹接口两端，脱离连接处
8. 再次消毒引流管管口，松开止血钳，打开负压引流器开关，挤压引流管观察引流管是否通畅，用别针妥善固定于床单或病服上

1. 严格无菌操作，遵循标准预防原则
2. 告知患者及家属引流期间的注意事项及自我观察技巧等，取得患者的配合
3. 妥善固定，防止脱出
4. 定时挤压引流管，保持引流通畅，避免受压、扭曲、折叠
5. 做好病情观察及记录。观察及记录引流液的量、颜色、性质
6. 及时发现异常，积极预防处理与引流管相关的并发症
7. 标识清晰。有两根或两根以上引流管者应标志清晰，摆放整齐有序

观察并记录
密切观察患者反应及效果，并记录

健康指导
1. 翻身、活动时注意引流管位置，避免受压、打折、扭曲、牵拉滑脱
2. 引流袋的位置一定要低于伤口平面
3. 躺下时取斜坡卧位，有利于液体的流出，适当下床活动

处置
协助患者取舒适体位，清理用物，用物规范处置，洗手

图3-1-18 颈部负压引流器更换标准操作流程及要点说明

十九、声带滴药标准操作流程

【目的】

1. 规范声带滴药法流程。

2. 治疗声带炎症。

【规程】

1. 严格执行"三查八对"制度：核对医嘱，核对患者身份等。

2. 评估。

(1)评估患者病情、意识状态、合作程度。

(2)评估患者口腔及咽喉部情况。

(3)评估环境，应宽敞明亮，安静、舒适。

3. 告知患者实施声带滴药的目的、方法及注意事项，取得患者配合。

4. 用物准备：额镜、间接喉镜、乙醇灯、纱布、会厌拉钩、喉喷雾器、空针、1%或2%丁卡因麻醉药、喉头滴管及所需药液。

5. 护士着装整洁，洗手，戴口罩。

6. 声带滴药。

(1)备齐用物，核对患者身份，解释操作的目的、方法及注意事项，取得配合。

(2)体位：患者采取坐位，上身稍前倾，头稍后仰。

(3)嘱患者张口、伸舌，用纱布包裹舌前1/3处，避免下切牙损伤舌系带。

(4)用左手拇指和中指捏住舌前部，把舌拉向前方，示指推向上唇，抵住下列牙齿，固定好。

(5)将额镜的光源通过间接喉镜对好，使焦点光线照射在腭垂前方，嘱患者发长"yī——"音，看清咽喉部及声带状况。确定好水肿及炎症的位置，定好位。

(6)操作者右手持喷雾器将1%或2%丁卡因麻醉药喷入咽部及咽后壁，重复3次，待患者自觉麻醉到位后进行下一步操作。

(7)将弯头喉头滴管与装有药液的注射器连接，嘱患者自拉舌头向前下方，操作者左手持间接喉镜，右手持喉头滴管将会厌后面勾起，嘱患者发长"yī——"音，待声带完全闭合时推注射器，药液经会厌喉面顺利流到声带表面。

7. 协助患者取舒适体位休息，整理床单位。

8. 观察患者反应及效果，再次向患者讲解注意事项，并做好记录。

9. 健康指导。

(1)滴药后禁食禁饮2小时，以免造成误吸，发生危险。

(2)每天的饮水量要充足，注意清淡饮食，禁烟酒，避免大量、高强度的用嗓。

(3)保证充足的睡眠，适当运动，提高免疫力。

10. 用物规范处置，洗手。

【操作流程】

声带滴药标准操作流程及要点说明见图3-1-19。

操作流程

要点说明

核对
严格执行"三查八对"制度：核对医嘱，核对患者身份等

评估
1. 评估患者病情、意识状态、合作程度
2. 评估患者口腔及咽喉部情况

告知声带滴药的相关知识
向患者说明声带滴药的目的、方法及注意事项

准备
1. 护士：着装整洁，洗手，戴口罩
2. 患者：坐位，上身稍前倾，头稍后仰
3. 用物：额镜、间接喉镜、纱布、会厌拉钩、喉喷雾器、空针、1%或2%丁卡因麻醉药、喉头滴管及所需药液
4. 环境：安静、整洁、舒适、光线适宜

声带滴药
1. 备齐用物，核对患者身份，解释操作的目的、方法及注意事项，取得配合
2. 体位：患者采取坐位，上身稍前倾，头稍后仰
3. 张口、伸舌，用纱布包裹舌前1/3处，避免下切牙损伤舌系带
4. 用左手拇指和中指捏住舌前部，把舌拉向前方，示指推向上唇，抵住下列牙齿，固定好
5. 将额镜光源通过间接喉镜使焦点光线照射在腭垂前方，嘱患者发长"yī——"音，定好位
6. 操作者右手持喷雾器将1%或2%丁卡因麻醉药喷入咽部及咽后壁，重复3次
7. 将喉头滴管与装有药液的注射器连接，嘱患者自拉舌头向前下方，操作者左手持间接喉镜，右手持喉头滴管将会厌后面勾起，嘱患者发长"yī——"音，待声带完全闭合时推注射器

1. 喷麻醉药或滴药必须部位准确，否则喷到喉咽部或滴到气管内会引起剧烈呛咳，严重者引起喉气管痉挛
2. 喷雾器避免碰到咽壁，以免引起恶心、呕吐，给操作带来不便
3. 喉头滴管一用一消毒，喷雾器头使用前后需用乙醇纱布擦拭，以免引起交叉感染
4. 喷麻醉药时，先试用少量，不能做吞咽动作，以免引起中毒
5. 密切观察患者面色、表情、脉搏、血压和呼吸，若有不良反应或过敏，立即停药进行抢救
6. 对小儿、孕妇、老年重病者，慎用丁卡因麻醉药，使用时须严格掌握剂量

观察并记录
密切观察患者声带滴药的反应并记录

健康指导
1. 滴药后禁食禁饮2小时
2. 每天的饮水量要充足，注意清淡饮食，禁烟酒，避免大量、高强度的用嗓
3. 保证充足的睡眠，适当运动，提高免疫力

处置
协助患者取舒适体位，清理用物，用物规范处置，洗手

图3-1-19 声带滴药标准操作流程及要点说明

二十、咽喉部喷雾标准操作流程

【目的】

1. 规范咽喉部喷雾法流程。

2. 用于局部消炎、止痛、湿润及麻醉。

【规程】

1. 严格执行"三查八对"制度：核对医嘱，核对患者身份等。

2. 评估。

（1）评估患者病情、意识状态、合作程度。

（2）评估患者口腔及咽喉部情况，黏膜有无破损，有无分泌物。

（3）评估环境，应宽敞明亮，安静、舒适。

3. 告知患者实施咽喉部喷雾的目的、方法及注意事项，取得患者配合。

4. 用物准备：额镜、无菌纱布、喉喷雾器及所用药液、一次性橡胶手套。

5. 护士着装整洁，洗手，戴口罩。

6. 咽喉部喷雾。

（1）备齐用物，核对患者身份，解释操作的目的、方法及注意事项，取得患者的配合。

（2）体位：患者采取坐位或半卧位，协助患者漱口，清洁口腔。

（3）戴一次性橡胶手套，将喷雾器头用酒精擦拭消毒。

（4）如做口咽部喷雾，则嘱病人将舌自然置放于口底，并张口发"ɑ——"音，喷药顺序则自上而下，从右至左，即先悬雍垂及软腭；再咽后壁和舌根；然后右侧扁桃体及舌；咽腭弓，最后是左侧的相应部位。

（5）如作喉部喷雾，在咽部喷雾1~2次后，将喷雾器头弯折向下，嘱患者自己用右手将舌拉出（用纱布裹舌前1/3），口尽量张大并作深呼吸（主要是深吸气动作），然后对准喉部，将药液喷入。

（6）一般需要喷药3~4次，每次捏橡皮球2~3下即可。每次喷药前应先吐出口内残余药液及分泌物。

（7）第一次喷入麻药后，需要观察10分钟左右，不断询问病人的感觉，密切注意面色及表情；若有不良反应，按局麻过敏或中毒加以处理。

7. 协助患者取舒适体位休息，整理床单位。

8. 观察患者反应及效果，再次向患者讲解注意事项，并做好记录。

9. 健康指导。

（1）喷药后禁食禁饮2小时。

（2）用喷雾麻药时告知患者不可下咽，以免引起中毒。

10. 用物规范处置，洗手。

【操作流程】

咽喉部喷雾标准操作流程及要点说明见图3-1-20。

操作流程 　　　　　　　　　　　　　　　　　　　　　　　　　　要点说明

核对
严格执行"三查八对"制度：核对医嘱，核对患者身份等

评估
1. 评估患者病情、意识状态、合作程度
2. 评估患者口腔及咽喉部情况，黏膜有无破损，有无分泌物

告知咽喉部喷雾的相关知识
向患者说明咽喉部喷雾法的目的、方法及注意事项

准备
1. 护士：着装整洁，洗手，戴口罩
2. 患者：采取坐位或半卧位
3. 用物：额镜、无菌纱布、喉喷雾器及所用药液、一次性橡胶手套
4. 环境：安静、整洁、舒适、光线适宜

咽喉部喷雾
1. 备齐用物，核对患者身份，解释操作的目的、方法及注意事项，取得患者的配合
2. 体位：患者采取坐位或半卧位，协助患者漱口，清洁口腔
3. 戴一次性橡胶手套，将喷雾器头用酒精擦拭消毒
4. 如作口咽部喷雾，则嘱患者将舌自然置放于口底，并张口发"ā——"音，喷药顺序则自上而下，从右至左，即先悬雍垂及软腭，再咽后壁和舌根；然后右侧扁桃体及舌；咽腭弓，最后是左侧的相应部位
5. 如作喉部喷雾，在咽部喷雾1～2次后，将喷雾器头弯折向下，嘱患者自己用右手将舌拉出（用纱布裹舌前1/3），口尽量张大并作深呼吸（主要是深吸气动作），然后对准喉部，将药液喷入
6. 一般需喷药3～4次，每次捏橡皮球2～3下即可。每次喷药前应先吐出口内残余药液及分泌物
7. 第一次喷入麻药后，需观察10分钟左右，不断询问患者的感觉，密切注意面色及表情，若有不良反应，按局麻过敏或中毒加以处理

1. 喷雾器头应避免碰到咽壁，以免引起恶心、呕吐
2. 喷雾器头使用前后应用乙醇擦拭消毒

观察并记录
密切观察患者声带滴药的反应并记录。发现异常立即告知医生

健康指导
1. 喷药后不能立即进食、进水或漱口
2. 用喷雾麻药时告知患者不可下咽，以免引起中毒

处置
协助患者取舒适体位，清理用物，用物规范处置，洗手

图3-1-20　咽喉部喷雾标准操作流程及要点说明

第二节　专科技术操作考核评分细则

各专科技术操作考核评分细则见表 3-2-1~表 3-2-20。

一、外耳道冲洗操作考核评分细则

表 3-2-1　外耳道冲洗操作考核评分细则

项目	内容及评分标准	分值	导师指导	得分
准备 (16分)	医嘱准备：打印执行单(1分)，签名(1分)，双人核对(2分)	4		
	环境准备：整洁、安静、光线充足(2分)，温湿度适宜，避免正对空调(2分)	4		
	用物准备：核对物品，物品齐全、摆放有序、在有效期内(少一项扣0.5分)	4		
	护士准备：着装整洁，仪表规范(2分)；洗手(1分)，戴口罩(1分)	4	按要求着装、洗手	
实施 (64分)	核对：携用物至床旁(2分)，核对患者信息(3分)，向患者及家属做好解释工作并取得配合(3分)	8	核对方式正确("三查八对")，沟通流畅	
	评估：患者耳部局部情况，肢体活动度；患者年龄、病情、心理状态、配合程度	10	评估到位，病情掌握全面	
	再次核对医嘱及患者信息	2		
	协助患者取坐位，检查并清洁患者外耳道	5	体位正确，清洁耳道方法正确	
	颈肩部铺清洁治疗巾，将弯盘紧贴于患者患侧耳垂下方部皮肤	5	铺巾方法正确	
	一只手向后上轻拉患耳，使外耳道成一直线，用另一只手拿注射器抽吸温生理盐水，沿外耳道后壁轻轻推入	5	操作顺序正确，冲洗方法正确	
	反复冲洗，直至将耵聍或异物冲净为止	5		
	用棉签轻拭耳道，将棉球放入外耳道	4		
	为患者清洁面部	3		
	核对：再次核对患者信息，洗手	3	操作后核对	
	观察患者反应及效果，并做好记录	3	操作中护理观察到位	
	协助患者取舒适体位休息，整理床单位	4		
	健康宣教	5	正确宣教，沟通到位，体现人文关怀	
	清理用物，用物垃圾规范处置，洗手	2	处理用物正确，垃圾分类正确，洗手正确	
评价 (20分)	未戴口罩、操作顺序错误、冲洗方法错误，符合任意一项不得分	5		
	人文关怀：操作前告知目的(1分)；操作中询问感受并观察病情(2分)；关注安全保护(2分)	5		
	熟练度：冲洗方式正确(4分)；操作轻柔(2分)；操作过程流畅(2分)	8		
	健康教育：有效沟通，有针对性，涉及操作、药物、疾病等相关内容	2		
总分		100		

二、外耳道滴药操作考核评分细则

表 3-2-2　外耳道滴药操作考核评分细则

项目	内容及评分标准	分值	导师指导	得分
准备 (16分)	医嘱准备：打印执行单(1分)，签名(1分)，双人核对(2分)	4		
	环境准备：整洁、安静、光线充足(2分)，温湿度适宜，避免正对空调(2分)	4		
	用物准备：核对物品，物品齐全、摆放有序、在有效期内(少一项扣0.5分)	4	认真核对药液，检查药液有无沉淀、变质，药液温度适宜	
	护士准备：着装整洁，仪表规范(2分)；洗手(1分)，戴口罩(1分)	4		
实施 (64分)	核对：携用物至床旁(2分)，核对患者信息(3分)，向患者及家属做好解释工作，并取得配合(3分)	8		
	评估：患者耳部局部情况，肢体活动度；患者年龄、病史、患者心理状态、配合程度	10		
	再次核对医嘱及患者信息	2		
	协助患者取坐位或侧卧位，头偏向健侧，患耳朝上	5	体位正确	
	用长棉签轻轻擦拭外耳道分泌物，必要时用生理盐水反复清洗至清洁为止，使耳道保持通畅	5	外耳道分泌物擦拭干净才能进行滴药	
	轻轻将成人耳郭向后上方牵拉，小儿向后下方牵拉，充分暴露外耳道，顺着耳道壁将滴耳液滴入2~3滴	5	滴管末端勿触及耳部边缘，以防污染	
	操作者用手指反复轻压耳屏数次，使药液流入中耳腔内并充分与耳道黏膜接触	5		
	让患者保持体位3~4分钟，使药物充分吸收	3	看时间表确定时间	
	用干棉球堵塞外耳道口，以免药液流出	5	棉球位置正确，不宜过深，不宜过浅	
	核对：再次核对患者信息，洗手	2		
	观察患者反应及效果，并做好记录	3		
	协助患者取舒适体位休息，整理床单位	4		
	健康宣教	5	沟通到位，语言亲切、易懂，体现人文关怀	
	清理用物，用物垃圾规范处置，洗手	2	七步洗手法	
评价 (20分)	未戴口罩、药物污染后直接使用、滴药顺序错误，符合任意一项不得分	5		
	人文关怀：操作前告知目的(1分)；操作中询问感受并观察病情(2分)；关注安全保护(2分)	5		
	熟练度：滴药方式正确(4分)，护士操作轻柔(2分)，操作过程流畅(2分)	8		
	健康教育：有针对性，涉及操作、药物、疾病等相关内容	2		
总分		100		

三、耳部手术备皮操作考核评分细则

表 3-2-3　耳部手术备皮操作考核评分细则

项目	内容及评分标准	分值	导师指导	得分
准备 (16 分)	医嘱准备：打印执行单(1 分)，签名(1 分)，双人核对(2 分)	4		
	环境准备：整洁、安静、光线充足(2 分)，温湿度适宜，避免正对空调(2 分)	4		
	用物准备：核对物品、物品齐全、摆放有序、在有效期内(少一项扣 0.5 分)	4		
	护士准备：着装整洁，仪表规范(2 分)；洗手(1 分)，戴口罩(1 分)	4	按要求着装、洗手	
实施 (64 分)	核对：携用物至床旁(2 分)，核对患者信息(3 分)，向患者及家属做好解释工作取得配合(3 分)	8	核对方式正确("三查八对")，沟通流畅	
	评估：患者耳部局部情况；患者年龄、性别、病情、手术方式、手术部位、患者心理状态、配合程度	10	评估到位，病情掌握全面	
	再次核对医嘱及患者信息	3		
	协助患者取坐位，肩部围上治疗巾	5		
	确定需要手术备皮的范围	5	备皮范围评估正确	
	按要求剃净患耳周围术野的毛发	5	备皮干净，动作熟练	
	清理术野周围的碎发，必要时协助患者洗发	5		
	向后上方牵拉耳郭(小儿向后下方)，检查外耳道情况，外耳道有脓液或分泌物时，分别用 3%过氧化氢溶液及外用生理盐水清洁外耳道，并用棉签拭干	5	检查方式正确、检查到位	
	核对：再次核对患者信息，洗手	3	操作后核对	
	观察患者反应及效果，并做好记录	3	操作中护理观察到位	
	协助患者取舒适体位休息，整理床单位	4		
	健康宣教	5	沟通到位，语言亲切、易懂，体现人文关怀	
	清理用物，用物垃圾规范处置，洗手	3	处理用物正确，垃圾分类正确，洗手正确	
评价 (20 分)	未戴口罩、备皮范围错误、未检查外耳道情况，符合任意一项不得分	5		
	人文关怀：操作前告知目的(1 分)；操作中询问感受并观察病情(2 分)；关注安全保护(2 分)	5		
	熟练度：备皮方式合适且正确(4 分)，操作轻柔(2 分)，操作过程流畅(2 分)	8		
	健康教育：有效沟通，有针对性，涉及操作、疾病等相关内容	2		
总分		100		

四、鼓膜穿刺抽液操作考核评分细则

表 3-2-4　鼓膜穿刺抽液操作考核评分细则

项目	内容及评分标准	分值	导师指导	得分
准备 (16分)	医嘱准备：打印执行单(1分)，签名(1分)，双人核对(2分)	4		
	环境准备：整洁、安静、光线充足(2分)，温湿度适宜，避免正对空调(2分)	4		
	用物准备：核对物品、物品齐全、摆放有序、在有效期内(少一项扣0.5分)	4		
	护士准备：着装整洁、仪表规范(2分)；洗手(1分)，戴口罩(1分)	4	按要求着装、洗手	
实施 (64分)	核对：携用物至床旁(2分)，核对患者信息(3分)，向患者及家属做好解释工作取得配合(3分)	8	核对方式正确(三查八对)，沟通流畅	
	评估：患者耳部局部情况；患者年龄、病情、心理状态、配合程度	10	评估到位，病情掌握全面	
	再次核对医嘱及患者信息	2		
	协助患者取坐位，患耳朝向操作者，铺好治疗巾	5	体位正确	
	清除外耳道内的耵聍	3		
	用0.5%碘伏棉球消毒耳郭及耳周皮肤，用75%酒精棉球消毒外耳道及鼓膜	5	消毒方式正确、消毒顺序正确	
	用浸有2%丁卡因液的棉片麻醉鼓膜表面，10~15分钟后取出	5	看时间表确定时间	
	连接鼓膜穿刺针头和注射器，调整额镜聚光于外耳道	2		
	手持穿刺针缓慢进入外耳道，刺入鼓膜紧张部的后下或前下部位，进入鼓室，固定好穿刺针后抽吸积液	5	穿刺方式正确	
	抽液完毕后，缓慢拔出针头，退出外耳道，用无菌棉球将流入外耳道内的液体擦拭干净	4		
	核对：再次核对患者信息，洗手	2		
	观察患者反应及效果，并做好记录	3	操作中观察到位，记录穿刺液的颜色、性状、量	
	协助患者取舒适体位休息，整理床单位	3		
	健康宣教	5	正确宣教，沟通到位，体现人文关怀	
	清理用物，用物垃圾规范处置，洗手	2	处理用物正确，垃圾分类正确，洗手正确	
评价 (20分)	未戴口罩、药物污染后直接使用、穿刺部位错误，符合任意一项不得分	5		
	人文关怀：操作前告知目的(1分)；操作中询问感受并观察病情(2分)；关注安全保护(2分)	5		
	熟练度：穿刺方式正确(4分)，护士操作轻柔(2分)，操作过程流畅(2分)	8		
	健康教育：有效沟通，有针对性，涉及操作、药物、疾病等相关内容	2		
总分		100		

五、耳部加压包扎操作考核评分细则

表 3-2-5　耳部加压包扎操作考核评分细则

项目	内容及评分标准	分值	导师指导	得分
准备 (16 分)	医嘱准备：打印执行单(1 分)，签名(1 分)，双人核对(2 分)	4		
	环境准备：整洁、安静、光线充足(2 分)，温湿度适宜(2 分)	4		
	用物准备：核对物品、物品齐全、摆放有序、在有效期内(少一项扣 0.5 分)	4		
	护士准备：着装整洁，仪表规范(2 分)；洗手(1 分)，戴口罩(1 分)	4	按要求着装、洗手	
实施 (64 分)	核对：携用物至床旁(2 分)，核对患者信息(3 分)，向患者及家属做好解释工作取得配合(3 分)	8	核对方式正确("三查八对")，沟通流畅	
	评估：患者耳部情况；患者病情、意识、心理状况、配合程度	10	评估到位，病情掌握全面	
	再次核对医嘱及患者信息	3		
	协助患者取坐位或侧卧位，头偏向健侧，患耳朝上	5	体位正确	
	观察患者耳部伤口情况，放置无菌纱布或敷料	5		
	将绷带由上至下包裹患耳，然后经后枕部绕至对侧耳郭上方，绕额包裹一周	5	操作方法正确	
	再次由上至下包裹患耳，重复上述动作至患耳及敷料/纱布全部包住	5		
	用胶布固定绷带尾部，确认固定良好	5	绷带固定良好	
	核对：再次核对患者信息，洗手	3	操作后核对	
	观察患者反应及效果，并做好记录	3	操作中护理观察到位	
	协助患者取舒适体位休息，整理床单位	4		
	健康宣教	5	正确宣教，沟通到位，体现人文关怀	
	清理用物，用物垃圾规范处置，洗手	3	处理用物正确，垃圾分类正确，洗手正确	
评价 (20 分)	未戴口罩、包扎方式错误、绷带松脱，符合任意一项不得分	5		
	人文关怀：操作前告知目的(1 分)；操作中询问感受并观察病情(2 分)；关注安全保护(2 分)	5		
	熟练度：包扎方式正确(4 分)，操作轻柔(2 分)，操作过程流畅(2 分)	8		
	健康教育：有效沟通，有针对性，涉及操作、疾病等相关内容	2		
总分		100		

六、咽鼓管导管吹张操作考核评分细则

表 3-2-6　咽鼓管导管吹张操作考核评分细则

项目	内容及评分标准	分值	导师指导	得分
准备 (16分)	医嘱准备：打印执行单(1分)，核对签名(1分)，双人核对(2分)	4		
	环境准备：整洁、安静、光线充足(2分)，温湿度适宜，避免正对空调(2分)	4		
	用物准备：核对物品、物品齐全、摆放有序、在有效期内(少一项扣0.5分)	4	用物准备齐全	
	护士准备：着装整洁，仪表规范(2分)；洗手(1分)，戴口罩(1分)	4		
实施 (64分)	核对：携用物至床旁(2分)，核对患者信息(3分)，向患者及家属做好解释工作取得配合(3分)	8		
	评估：患者病情、意识状态、合作程度、耳道局部及鼻腔情况	10	掌握患者病情	
	再次核对医嘱及患者信息	2		
	协助患者取正坐位，头稍低	5	体位正确	
	先用1%呋麻液收缩鼻黏膜，再用2%丁卡因滴鼻	5	药物使用顺序正确	
	接好听诊橡皮管，一头塞入患者患侧外耳道口，另一头塞入操作者外耳道口	6	正确连接橡皮管	
	将咽鼓管导管顺着鼻腔底部缓慢插入，大约导管插入2/3处，将导管向外耳道方向转90°，如转弯有阻力，可向前或退后调整位置，使导管滑入咽鼓管口	6	咽鼓管导管插入正确	
	固定导管的位置，用橡皮吹气球接导管末端将空气轻轻吹入5~10次	6	根据声音判断咽鼓管通畅情况	
	核对：再次核对患者信息，洗手	2		
	观察患者反应及效果，并做好记录	3		
	协助患者取舒适体位休息，整理床单位	4		
	健康宣教	5	沟通到位，语言亲切、易懂，体现人文关怀	
	清理用物，用物垃圾规范处置，洗手	2	七步洗手法	
评价 (20分)	用物准备不充分、咽鼓管导管连接错误、操作顺序错误，符合任意一项不得分	5		
	人文关怀：操作前告知目的(1分)；操作中询问感受(2分)；观察患者反应(2分)	5		
	熟练度：吹气方式正确(4分)，护士操作轻柔(2分)，操作过程流畅(2分)	8		
	健康教育：有效沟通，有针对性，涉及操作、疾病等相关内容	2		
总分		100		

七、鼻腔冲洗操作考核评分细则

表 3-2-7　鼻腔冲洗操作考核评分细则

项目	内容及评分标准	分值	导师指导	得分
准备 (16分)	核对医嘱：打印治疗单(1分)，签名(1分)，双人核对(2分)	4		
	环境准备：整洁、安静、光线充足(2分)，温湿度适宜(2分)	4		
	用物准备：核对冲洗药物、检查清洗器、摆放有序、在有效期内(少一项扣0.5分)	4	用物准备齐全	
	护士准备：着装整洁，仪表规范(2分)；洗手(1分)，戴口罩(1分)	4		
实施 (64分)	核对：携用物至床旁(2分)，核对患者信息(3分)，向患者及家属做好解释工作，告知操作目的并取得配合(3分)	8		
	评估：患者病情、全身及鼻腔局部情况、心理状态、自理配合程度	8	掌握患者鼻腔局部情况及病情	
	再次核对医嘱及患者信息；正确擤鼻，清理鼻腔分泌物	3		
	协助患者取坐位或站立位，头部位于盥洗池或盥洗盆上方，低头、身体微向前倾约30°	6	体位正确	
	配置冲洗液并测试温度，宜控制在 32~40℃	3	温度适宜	
	正确连接鼻腔冲洗器、一手握住冲洗器瓶身，同时用食指按住冲洗器气孔，另一手握球囊挤压	6	操作手法正确且流畅	
	冲洗过程中低头、张口呼吸、不要做吞咽动作	5	注意要点正确	
	观察患者病情，严密观察有无不适反应，如鼻出血、耳闷等	5	观察有无并发症的发生	
	冲洗过程顺利，安全；冲洗时压力不要过大	5		
	观察患者反应及效果，并做好记录	4		
	协助患者清洁面部，交代注意事项	4		
	健康宣教：沟通到位，语言亲切、易懂，体现人文关怀	5	沟通到位、易理解	
	清理用物，用物垃圾规范处置，洗手	2		
评价 (20分)	人文关怀：操作前告知目的(1分)；操作中询问感受并观察病情(2分)；关注安全保护(2分)	5		
	熟练度：指导正确(4分)，护士操作轻柔(2分)，操作过程流畅(2分)	8		
	健康教育：有效沟通，有针对性，涉及操作、药物、疾病等相关内容	7		
总分		100		

八、鼻腔滴药/鼻喷雾操作考核评分细则

表 3-2-8　鼻腔滴药/鼻喷雾操作考核评分细则

项目	内容及评分标准	分值	导师指导	得分
准备 (16分)	核对医嘱(1分)，检查药物(1分)，双人核对(2分)	4		
	环境准备：整洁、安静、光线充足(2分)，温湿度适宜(2分)	4		
	用物准备：核对药物、滴鼻液或鼻喷剂、无菌棉球或纸巾；检查药物质量、是否在有效期内(少一项扣0.5分)	4	根据医嘱准备药物及用品	
	护士准备：着装整洁，仪表规范(2分)；洗手(1分)，戴口罩(1分)	4	符合操作要求、七步洗手法	
实施 (64分)	核对：携用物至床旁(2分)，核对患者信息(3分)，向患者及家属做好解释工作，告知操作目的并取得配合(3分)	8	两种及以上患者身份识别	
	评估：患者病情、全身及鼻腔情况、手术史、有无脑脊液鼻漏、自理配合程度	10	掌握患者病情	
	操作前再次核对医嘱及患者信息、正确擤鼻、清洁鼻腔	3		
	协助患者仰卧位，肩下垫小枕，颈伸直，头后仰，颏隆突与身体成直角。鼻喷雾时，协助患者取坐位或头向后仰	6	体位正确	
	滴鼻前再次核对医嘱并摇匀药液、检查药液温度	2		
	滴鼻时，左手轻推患者鼻尖，充分暴露鼻腔，右手持药液在距离鼻孔1~2 cm处滴入，每侧鼻腔滴2~3滴或遵医嘱滴入合适的剂量	6	手法正确	
	轻捏鼻翼两侧，使药液均匀分布于鼻腔黏膜	4		
	鼻腔喷药时，趁患者吸气时将药液喷入，让药液随气流进入鼻腔，防止药液流入咽腔	5		
	自行喷鼻时，必须要避开鼻中隔，采用左手喷右鼻，右手喷左鼻	5	手法规范	
	用药后，保持原位3~5分钟	4		
	再次核对医嘱、姓名等；协助患者取舒适体位；交代注意事项	4		
	健康宣教：沟通到位，语言规范、亲切、易懂，体现人文关怀	5	健康指导正确、沟通顺畅、通俗易懂	
	清理用物，用物垃圾规范处置，洗手	2		
评价 (20分)	人文关怀：操作前告知目的(1分)；操作中询问感受并观察病情(2分)；关注安全保护(2分)	5		
	熟练度：指导正确(4分)，护士操作轻柔(2分)，操作过程流畅(2分)	8		
	健康教育：有效沟通，有针对性，涉及操作、药物、疾病等相关内容	7		
总分		100		

九、剪鼻毛操作考核评分细则

表 3-2-9　剪鼻毛操作考核评分细则

项目	内容及评分标准	分值	导师指导	得分
准备 (16分)	核对医嘱	2		
	环境准备：整洁、安静、光线充足(2分)，温湿度适宜(2分)	4		
	用物准备：额镜、操作台光源、手套、纱布、无菌钝头眼科剪、遵医嘱备软膏、碘酒、棉签；摆放有序、是否在有效期内	6	用物准备充分、摆放有序、剪刀无锈渍、缺损	
	护士准备：着装整洁，仪表端庄(2分)；洗手(1分)，戴口罩(1分)	4		
实施 (64分)	核对患者信息(3分)，向患者及家属做好解释工作，告知操作目的并取得配合(3分)	6		
	评估：患者病情、全身及鼻腔情况、手术史，有无脑脊液鼻漏、鼻出血，鼻腔黏膜有无红、肿、破溃	10	评估、掌握患者病情全面	
	再次核对医嘱、反问式核对患者信息	3		
	正确擤鼻、擦净鼻涕；协助患者取坐位，头稍后仰，固定	6	体位正确	
	戴额镜，调节光源，使灯光焦点聚焦在患者鼻孔处；再次检查鼻腔情况，并清洁鼻腔	4		
	将软膏用棉签均匀涂抹在剪刀两叶	4		
	左手持纱布固定鼻部，将鼻尖轻轻向上推，充分暴露鼻前庭。右手持剪刀，剪刀弯头部分朝向鼻腔，剪刀紧贴住鼻毛根部，将鼻前庭四周的鼻毛剪下，同时检查鼻毛有无残留	6	手法正确、操作流畅	
	用棉签或纱布清洁散落在鼻前庭的鼻毛	5		
	用棉签消毒鼻前庭，同法消毒对侧	5		
	再次核对患者信息；观察鼻腔黏膜、鼻前庭皮肤有无破损	4		
	交代注意事项；勿挖鼻、用力擤鼻	4		
	健康宣教：沟通到位，语言规范、亲切、易懂，体现人文关怀	5		
	清理用物，用物垃圾规范处置，七步洗手法	2	用物供应室消毒	
评价 (20分)	人文关怀：操作前告知目的(1分)；操作中询问感受并观察病情(2分)；关注安全保护(2分)	5		
	熟练度：指导正确(4分)，护士操作轻柔(2分)，操作过程流畅(2分)	8		
	健康教育：有效沟通，有针对性，涉及操作、药物、疾病等相关内容	7		
总分		100		

十、鼻窦负压置换操作考核评分细则

表 3-2-10　鼻窦负压置换操作考核评分细则

项目	内容及评分标准	分值	导师指导	得分
准备 (20分)	医嘱准备：打印执行单(1分)，签名(1分)，双人核对(2分)	4		
	环境准备：整洁、安静、安全、光线充足(2分)，温湿度适宜(2分)	4		
	用物准备：治疗盘、橄榄式接头、呋麻滴鼻液、负压置换液、中心负压吸引装置、滴管、镊子、少许无菌纱布；摆放有序、检查用物、药液质量、是否在有效期内	8	用物准备齐全、药液无浑浊、器械无破损	
	护士准备：着装整洁，仪表端庄(2分)；洗手(1分)，戴口罩(1分)	4	符合操作要求、七步洗手法	
实施 (60分)	核对患者信息(3分)，向患者及家属做好解释工作，告知操作目的并取得配合(3分)	6		
	评估：患者病情、既往病史，有无禁忌证；鼻腔有无异物及填塞物	6	病情评估全面	
	呋麻滴鼻液收缩鼻腔黏膜，使窦口开放，擤净鼻涕	3	遵医嘱用药	
	协助患者仰卧位，肩下垫枕、头后仰、使下颌部和外耳道口连线与床平面垂直；每侧鼻腔滴入2~3 mL药液，嘱患者张口呼吸，保持卧位同前	4	体位正确	
	将橄榄头与负压吸引器连接，紧塞一侧鼻孔，同时用另一手指轻压对侧鼻翼以至封闭该侧前鼻孔，嘱患者连续发"开、开、开"声音，使软腭上提，关闭鼻咽腔，同时开启负压吸引1~2秒，重复操作6~8次，同法治疗对侧	10	负压不超过180 mmHg/24 Kpa、抽吸时间不能太长	
	观察患者分泌物的颜色、性质、量；操作中坚持无菌原则	4		
	操作完毕后，协助患者坐位，吐出口内、鼻腔内药液及分泌物	4		
	观察患者呼吸情况、有无不适，及时判断并处理	4	不良反应及时处理	
	用无菌纱布擦拭鼻孔流出的药液	4		
	协助患者取舒适体位休息	4		
	治疗结束后15分钟内避免做擤鼻及弯腰动作	4	交代注意事项	
	健康宣教：沟通到位，语言规范、亲切、易懂，体现人文关怀	5		
	清理用物，用物垃圾规范处置，七步洗手法	2		
评价 (20分)	人文关怀：操作前告知目的(1分)；操作中询问感受并观察病情(2分)；关注安全保护(2分)	5		
	熟练度：指导正确(4分)，护士操作规范(2分)，操作过程流畅(2分)	8		
	健康教育：有效沟通，有针对性，涉及操作、药物、疾病等相关内容	7		
总分		100		

十一、经鼻雾化吸入操作考核评分细则

表 3-2-11 经鼻雾化吸入操作考核评分细则

项目	内容及评分标准	分值	导师指导	得分
准备 (16 分)	核对医嘱(1 分),检查药物(1 分),双人核对(2 分)	4		
	环境准备:整洁、安静、光线充足(2 分),温湿度适宜(2 分)	4	四防标识清楚	
	用物准备:治疗盘、注射器、药物、少许纸巾、雾化装置(压缩雾化吸入/氧气雾化吸入/超声雾化吸入)、摆放有序、包装有无破损	4	根据医嘱准备药物、核对药物质量	
	护士准备:着装整洁,仪表规范(2 分);洗手(1 分),戴口罩(1 分)	4		
实施 (64 分)	携带用物至床旁,核对医嘱、药物名称及患者信息,(5 分),向患者及家属做好解释工作,告知操作目的并取得配合(3 分)	8	两种及以上身份识别	
	评估:患者病情、自理能力及合作程度、是否进食或已进食的时间;患者鼻腔情况、是否有填塞物、是否鼻腔通畅	6	掌握患者病情全面、排除操作禁忌证	
	有无禁忌证;是否处在鼻腔急性炎症期,鼻出血、鼻腔通气障碍、严重呼吸衰竭的患者不宜用此操作方法	4		
	选择合适的体位,如坐位或半坐卧位,以防药液的撒落	6	体位指导正确	
	指导患者擤鼻,分泌物较多时,协助其使用生理盐水棉签清洁鼻腔	5		
	安装氧气雾化吸入装置;检查核对药物名称;正确连接雾化装置及各管路	6	操作前有再次核对药物	
	调节氧流量为每分钟 5~8 L;正确指导患者呼吸	4	氧流量大小适宜、不能过大或过小	
	密切观察患者的情况,并进行记录和效果评价	4		
	雾化药物使用完后,先取下雾化吸入装置,再关闭氧流量,嘱患者清洁面部。操作完后,再次核对医嘱及药物	8	顺序正确	
	再次核对医嘱、患者信息等;协助患者取舒适体位;交代注意事项	6		
	健康宣教:沟通到位,语言规范、亲切、易懂,体现人文关怀	5	宣教到位	
	清理用物,用物垃圾规范处置,洗手、记录签字	2		
评价 (20 分)	人文关怀:操作前告知目的(1 分);操作中询问感受并观察病情(2 分);关注安全保护(2 分)	5		
	熟练度:指导正确(4 分),护士操作轻柔(2 分),操作过程流畅(2 分)	8		
	健康教育:有效沟通,有针对性,涉及操作、药物、疾病等相关内容	7		
总分		100		

十二、上颌窦穿刺冲洗操作考核评分细则

表 3-2-12　上颌窦穿刺冲洗操作考核评分细则

项目	内容及评分标准	分值	导师指导	得分
准备 (16分)	医嘱准备：打印执行单(1分)，核对签名(1分)，双人核对(2分)	4		
	环境准备：整洁、安静、光线充足(2分)，宽敞、温湿度适宜(2分)	4		
	用物准备：核对物品、物品齐全、摆放有序、在有效期内(少一项扣0.5分)	4		
	护士准备：着装整洁，仪表规范(2分)；洗手(1分)，戴口罩(1分)	4		
实施 (64分)	核对：携用物至床旁(2分)，核对患者信息(3分)，向患者及家属做好解释工作取得配合(3分)	8		
	评估：患者病情、意识状态、合作程度，鼻腔局部情况，有无鼻腔黏膜破损、渗血等情况	10		
	再次核对医嘱及患者信息	2		
	协助患者取坐位，必要时用2%麻黄碱棉片收缩鼻腔黏膜及鼻甲	5	体位正确	
	棉签蘸取2%丁卡因置入下鼻道前、中1/3穿刺处进行黏膜麻醉	5	5～10分钟达到麻醉效果	
	取出棉签，操作者将穿刺针对准下鼻道外侧壁前、中1/3交界处，(另一只手固定患者枕部)接近下鼻甲附着部，针尖指向同侧眼外眦，轻轻旋转式刺入上颌窦	6	动作要稳、准，进入窦腔时常有一穿透骨壁的声音和落空感	
	刺入后，行抽吸，有空气或脓液吸出，证明针已进入窦内，嘱患者头向前倾、略低，做张口呼吸，然后以温无菌生理盐水或抗生素稀释液冲洗	6	冲洗方法正确	
	嘱患者用手压冲洗对侧鼻腔、轻轻擤鼻，反复冲洗至水清脓净为止	4	患者按压到位	
	洗毕拔出穿刺针，鼻腔内用2%麻黄碱棉片填塞鼻腔止血	2	止血处理落实到位	
	核对：再次核对患者信息，洗手	2		
	观察患者反应及效果，并做好记录	3		
	协助患者取舒适体位休息，整理床单位	4		
	健康宣教	5	沟通到位，语言亲切、易懂，体现人文关怀	
	清理用物，用物垃圾规范处置，洗手	2	七步洗手法	
评价 (20分)	用物准备不充分、穿刺位置错误、操作顺序错误，符合任意一项不得分	5		
	人文关怀：操作前告知目的(1分)；操作中询问感受(2分)；关注患者反应(2分)	5		
	熟练度：冲洗方式正确(4分)，护士操作轻柔(2分)，操作过程流畅(2分)	8		
	健康教育：有效沟通，有针对性，涉及操作、疾病等相关内容	2		
总分		100		

十三、喉部雾化吸入操作考核评分细则

表 3-2-13 喉部雾化吸入操作考核评分细则

项目	内容及评分标准	分值	导师指导	得分
准备 (16分)	医嘱准备：打印执行单(1分)，核对签名(1分)，双人核对(2分)	4		
	环境准备：宽敞、明亮、安静(2分)，温湿度适宜，严禁烟火及易燃品(2分)	4	氧气雾化时做好四防	
	用物准备：雾化设备功能良好、核对物品、准备齐全、摆放有序、在有效期内(少一项扣0.5分)	4	根据患者病情、药物种类准备适宜的物品	
	护士准备：着装整洁，仪表规范(2分)；洗手(1分)，戴口罩(1分)	4		
实施 (64分)	核对：携用物至床旁(2分)，核对患者信息(3分)，向患者及家属做好解释工作取得配合(3分)	8	严格"三查八对"	
	评估：患者病情、意识状态、过敏史、合作程度、呼吸状况及痰液状况	10		
	再次核对医嘱及患者信息	2		
	患者取坐位或半卧位	4	体位正确	
	选择适宜的雾化设备	2	根据患者病情选择	
	连接电源/氧源，再次检查雾化器/壁式氧气表状态	2	检查装置方法正确	
	再次核对，加入药液，药液容积勿超过雾化装置的建议量	2	注意药物配伍禁忌	
	连接雾化设备与雾化装置和管路。使用氧气驱动雾化者，应调整氧流量至每分钟6~8 L，观察出雾情况	6	调节流量适当	
	嘱患者包紧口含嘴，教会患者用口深吸气，屏气1~2秒后用鼻呼气，气管切开患者可直接将面罩放在气管切开造口处	6	正确雾化指导	
	雾化时间15~20分钟，雾化完毕，取下口含嘴，关闭调节阀	4		
	分离雾化器，嘱患者漱口，清洁面部	2		
	核对：洗手，再次核对患者信息	2		
	观察患者反应及效果，并做好记录	3		
	协助患者取舒适体位休息，整理床单位	4		
	健康宣教	5	沟通到位，人文关怀	
	清理用物，用物垃圾规范处置，洗手	2	七步洗手法	
评价 (20分)	用物不齐全、操作顺序错误，符合任意一项不得分	5		
	人文关怀：操作前告知目的(1分)；操作中询问感受并观察病情(2分)；操作后相关宣教(2分)	5		
	熟练度：操作准确、规范(4分)，护士操作轻柔(2分)，操作过程流畅(2分)	8		
	健康教育：有效沟通，有针对性，涉及操作、疾病等相关内容	2		
总分		100		

十四、气管内套管清洗消毒操作考核评分细则

表 3-2-14　气管内套管清洗消毒操作考核评分细则

项目	内容及评分标准	分值	导师指导	得分
准备 (16分)	医嘱准备:打印执行单(1分),核对签名(1分),双人核对(2分)	4		
	环境准备:清洁、安静、光线充足(2分),温湿度适宜,避免正对空调(2分)	4		
	用物准备:核对物品、物品齐全、摆放有序、在有效期内(少一项扣0.5分)	4		
	护士准备:着装整洁,仪表规范(2分);洗手(1分),戴口罩(1分)	4		
实施 (64分)	核对:携用物至床旁(2分),核对患者信息(3分),向患者及家属做好解释工作取得配合(3分)	8		
	评估:患者病情、意识状态、合作程度、呼吸状况、气管套管及痰液状况	10		
	再次核对医嘱及患者信息	2		
	患者取坐位或卧位,戴手套,为患者吸净气管套管内分泌物	5	体位及吸痰手法正确	
	一手固定外套管柄两端,另一手顺其弧度缓慢取下内套管并置于治疗碗中	5	取内套管方法正确	
	更换手套,取出消毒备用的内套管,顺其弧度放入外套管中,旋转使内套管缺口与外套管上的固定栓错位	5	手法规范、动作轻柔	
	检查并调节套管系带松紧度,以容一指为宜	2	松紧度适宜	
	携用物至处置室,戴手套,将内套管泡在温水里3~5分钟	2	充分浸泡	
	使用患者专用小毛刷在流动水下顺/逆时针反复抽拉式清刷	5	刷洗手法正确	
	对光检查内套管是否刷清洗干净	2	无痰痂残留	
	置于带盖容器内由消毒供应中心集中处理	2		
	核对:洗手,再次核对患者信息	2		
	观察患者反应及效果,并做好记录	3		
	协助患者取舒适体位休息,整理床单位	4		
	健康宣教	5	沟通到位,语言亲切、易懂,体现人文关怀	
	清理用物,用物垃圾规范处置,洗手	2	七步洗手法	
评价 (20分)	未戴口罩、未遵循无菌原则、操作顺序错误,符合任意一项不得分	5		
	人文关怀:操作前告知目的(1分);操作中询问感受(2分);随时观察患者反应(2分)	5		
	熟练度:套管更换、清洗正确(4分),护士操作轻柔(2分),操作过程流畅(2分)	8		
	健康教育:有效沟通,有针对性,涉及操作、疾病等相关内容	2		
总分		100		

十五、经气管套管吸痰操作考核评分细则

表 3-2-15　经气管套管吸痰操作考核评分细则

项目	内容及评分标准	分值	导师指导	得分
准备 (16分)	医嘱准备：打印执行单(1分)，核对签名(1分)，双人核对(2分)	4		
	环境准备：清洁、安静、舒适(2分)，温湿度适宜、光线充足(2分)	4		
	用物准备：核对物品、物品齐全、摆放有序、在有效期内(少一项扣0.5分)	4		
	护士准备：着装整洁，仪表规范(2分)；洗手、戴口罩(2分)	4		
实施 (64分)	核对：携用物至床旁(2分)，核对患者信息(3分)，向患者及家属做好解释工作取得配合(3分)	8		
	评估：患者病情、意识状态、合作程度、呼吸状况、气管套管及痰液状况	10	评估完整	
	再次核对医嘱及患者信息	2		
	患者取合适体位，病情允许、意识清醒能够配合者取坐位或半卧位；危重、昏迷者取平卧位	5	体位正确	
	连接负压吸引装置，检查装置的密闭性及吸引效果	3	检查装置方法正确	
	调节负压吸引器压力、选择合适的吸痰管型号	3	负压压力适当	
	吸痰前，给患者高流量吸氧	2		
	用生理盐水湿润并冲洗吸痰管，将吸痰管放入套管内，手指盖住吸痰管的压力调节孔，旋转吸痰，每次抽吸时间不超过15秒	5	吸痰手法正确	
	观察痰液的颜色、性质、量	2	观察分泌物	
	吸痰后，给予患者高流量吸氧，并观察吸痰后患者的呼吸状况	3		
	冲洗吸痰管和连接管，关闭负压，吸痰管用手套翻转包裹后弃之，确认气管套管情况	5	套管固定牢固、用物处理得当	
	核对：再次核对患者信息，洗手	2		
	观察患者反应及效果，并做好记录	3		
	协助患者取舒适体位休息，整理床单位	4		
	健康宣教	5	沟通到位，语言亲切、易懂，体现人文关怀	
	清理用物，用物垃圾规范处置，洗手	2	七步洗手法	
评价 (20分)	未检查负压、吸痰手法错误、吸痰管处理不当，符合任意一项不得分	5		
	人文关怀：操作前告知目的(1分)；操作中询问感受并观察病情(2分)；关注患者反应(2分)	5		
	熟练度：吸痰方法、顺序正确(4分)，护士操作轻柔(2分)，操作过程流畅(2分)	8		
	健康教育：有效沟通，有针对性，涉及操作、疾病等相关内容	2		
总分		100		

十六、气管切开术后换药操作考核评分细则

表 3-2-16 气管切开术后换药操作考核评分细则

项目	内容及评分标准	分值	导师指导	得分
准备 (16分)	医嘱准备：打印执行单(1分)，核对签名(1分)，双人核对(2分)	4		
	环境准备：宽敞明亮、安静、舒适(2分)温湿度适宜，避免正对空调(2分)	4		
	用物准备：核对物品、物品齐全、摆放有序、在有效期内(少一项扣0.5分)	4		
	护士准备：着装整洁，仪表规范(2分)；洗手(1分)，戴口罩(1分)	4		
实施 (64分)	核对：携用物至床旁(2分)，核对患者信息(3分)，向患者及家属做好解释工作取得配合(3分)	8		
	评估：患者病情、年龄、意识状态、合作程度，造口分泌物的颜色、性质、量，负压装置的性能，气管套管情况	10		
	再次核对医嘱及患者信息	2		
	患者取舒适坐位或仰卧，肩下垫枕，充分暴露颈部气管造瘘口	5	体位正确	
	戴手套，为患者吸净套管内痰液	5	吸痰方法正确	
	取下气管垫，观察分泌物的颜色、性质、量	2		
	洗手，为患者颌下铺巾	2	消毒隔离意识	
	距套管柄10 cm处，由外向内"Z"字形依次消毒皮肤，消毒面积为切口周围15 cm²，消毒顺序为套管柄的高侧、远侧，再近侧、下侧	5	消毒方法、顺序正确	
	随时观察患者病情变化	2		
	用枪状镊夹取清洁的纱布垫于套管柄下，并用胶布固定纱布	5	无菌原则	
	调节套管系带松紧度，以伸进一个手指为宜	2	松紧度适宜	
	核对：再次核对患者信息，洗手	2		
	观察患者反应及效果，并做好记录	3		
	协助患者取舒适体位休息，整理床单位	4		
	健康宣教	5	沟通到位，语言亲切、易懂，体现人文关怀	
	清理用物，用物垃圾规范处置，洗手	2	七步洗手法	
评价 (20分)	不符合无菌原则、用物准备不充分、操作顺序错误，符合任意一项不得分	5		
	人文关怀：操作前告知目的(1分)；操作中询问患者感受(2分)；关注患者气管切开伤口情况(2分)	5		
	熟练度：消毒方法、顺序正确(4分)，护士操作轻柔(2分)，操作过程流畅(2分)	8		
	健康教育：有效沟通，有针对性，涉及操作、疾病等相关内容	2		
总分		100		

十七、环甲膜穿刺操作考核评分细则

表 3-2-17 环甲膜穿刺操作考核评分细则

项目	内容及评分标准	分值	导师指导	得分
准备 (16分)	医嘱准备：打印执行单(1分)，核对签名(1分)，双人核对(2分)	4		
	环境准备：整洁、安静、光线充足(2分)，温湿度适宜，(2分)	4		
	用物准备：核对物品、物品齐全、摆放有序、在有效期内(少一项扣0.5分)	4		
	护士准备：着装整洁，仪表规范(2分)；洗手(1分)，戴口罩(1分)	4		
实施 (64分)	核对：携用物至床旁(2分)，核对患者信息(3分)，向患者及家属做好解释工作取得配合(3分)	8		
	评估：患者病情、意识状态、合作程度，有无呼吸困难，有无出血倾向	10	病情掌握全面	
	再次核对医嘱及患者信息	2		
	协助患者取平卧，肩下垫一薄枕，头后仰	2	体位正确	
	碘伏消毒颈部皮肤两遍，消毒范围不少于15 cm	2	消毒方法正确	
	用2%利多卡因于颈前正中线做皮下和筋膜下浸润麻醉	2	局麻方法正确	
	确定穿刺位置：环甲膜位于甲状软骨下缘和环状软骨之间，正中部位最薄为穿刺部位	5	穿刺位置正确	
	检查穿刺针是否完好、通畅	3		
	戴手套，进行穿刺，针柄与颈长轴的垂直线呈45°角刺入	5	角度正确	
	连接注射器并回抽，患者出现咳嗽反射，表明穿刺成功	5	穿刺成功	
	除去穿刺针芯及注射器，固定套管，外套管接气管导管接头	2	连接正确	
	连接呼吸器，通气	2		
	核对：再次核对患者信息，洗手	2		
	观察患者反应及效果，并做好记录	3		
	协助患者取舒适体位休息，整理床单位	4		
	健康宣教	5	沟通到位，体现人文关怀	
	清理用物，用物垃圾规范处置，洗手	2	七步洗手法	
评价 (20分)	用物准备不充分、穿刺针污染后直接使用、操作顺序错误，符合任意一项不得分	5		
	人文关怀：操作前告知目的(1分)；操作中询问感受(2分)；观察患者病情变化(2分)	5		
	熟练度：穿刺部位正确(4分)，护士操作轻柔(2分)，操作过程流畅(2分)	8		
	健康教育：有效沟通，有针对性，涉及操作、疾病等相关内容	2		
总分		100		

十八、颈部负压引流器更换操作考核评分细则

表 3-2-18 颈部负压引流器更换操作考核评分细则

项目	内容及评分标准	分值	导师指导	得分
准备 (16分)	医嘱准备：打印执行单(1分)，核对签名(1分)，双人核对(2分)	4		
	环境准备：干净整洁、安静、光线充足(2分)，温湿度适宜，避免正对空调(2分)	4		
	用物准备：核对物品、物品齐全、摆放有序、在有效期内(少一项扣0.5分)	4	认真核对一次性负压引流器装置	
	护士准备：着装整洁，仪表规范(2分)；洗手(1分)，戴口罩(1分)	4		
实施 (64分)	核对：携用物至床旁(2分)，核对患者信息(3分)，向患者及家属做好解释工作取得配合(3分)	8		
	评估：患者病情、意识状态、合作程度、引流装置是否紧密、引流液的量、颜色、性质	10		
	再次核对医嘱及患者信息	2		
	协助患者取平卧位或半卧位	5	体位正确	
	戴手套，止血钳夹闭引流管取下负压引流器	5	正确取下负压引流器	
	铺治疗巾于引流管下方，检查并准备负压引流和消毒棉签于治疗巾上	6	无菌原则	
	分离接头，消毒管口，正确连接负压引流器	6	引流器连接正确	
	引流装置连接紧密呈负压状态、引流管通畅、别针固定牢固，位置适当	6	引流管更换后处置妥当	
	核对：再次核对患者信息，洗手	2		
	观察患者反应及效果，并做好记录	3		
	协助患者取舒适体位休息，整理床单位	4		
	健康宣教	5	沟通到位，语言亲切、易懂，体现人文关怀	
	清理用物，用物垃圾规范处置，洗手	2	七步洗手法	
评价 (20分)	用物准备不充分、未遵循无菌原则、引流管连接不紧密、未妥善固定，符合任意一项不得分	5		
	人文关怀：操作前告知目的(1分)；操作中询问患者感受(2分)；关注患者病情变化(2分)	5		
	熟练度：更换引流器方式正确(4分)，护士操作轻柔(2分)，操作过程流畅(2分)	8		
	健康教育：有效沟通，有针对性，涉及操作、疾病等相关内容	2		
总分		100		

十九、声带滴药操作考核评分细则

表 3-2-19　声带滴药操作考核评分细则

项目	内容及评分标准	分值	导师指导	得分
准备 (16分)	医嘱准备：打印执行单(1分)，核对签名(1分)，双人核对(2分)	4		
	环境准备：整洁舒适、安静、光线充足(2分)，温湿度适宜，避免正对空调(2分)	4		
	用物准备：核对物品，物品齐全、摆放有序、在有效期内(少一项扣0.5分)	4	认真核对药液，检查药液有无沉淀、变质，药液温度适宜	
	护士准备：着装整洁，仪表规范(2分)；洗手(1分)，戴口罩(1分)	4		
实施 (64分)	核对：携用物至床旁(2分)，核对患者信息(3分)，向患者及家属做好解释工作取得配合(3分)	8		
	评估：患者病情、意识状态、合作程度、口腔及咽喉部情况	10		
	再次核对医嘱及患者信息	2		
	协助患者取坐位，上身稍前倾，头稍后仰	5	体位正确	
	嘱患者张口伸舌，用纱布包裹舌前1/3处	5	避免下切牙损伤舌系带	
	配戴额镜，使焦点光线照射在腭垂前方，嘱患者发"yī——"音，看清咽喉部及声带状况	6	确定好水肿及炎症的位置，定好位	
	操作者右手持喷雾器将麻醉药喷入咽部及咽后壁，重复3次，待患者自觉麻醉到位后进行下一步操作	6	确保麻醉有效	
	操作者左手持间接喉镜，右手持滴药器，嘱患者发"yī——"音，待声带完全闭合，将药液滴入局部	6		
	核对：再次核对患者信息，洗手	2		
	观察患者反应及效果，并做好记录	3		
	协助患者取舒适体位休息，整理床单位	4		
	健康宣教	5	沟通到位，语言亲切、易懂，体现人文关怀	
	清理用物，用物垃圾规范处置，洗手	2	七步洗手法	
评价 (20分)	未戴口罩、药物污染后直接使用、麻醉及滴药顺序错误，符合任意一项不得分	5		
	人文关怀：操作前告知目的(1分)；操作中询问感受(2分)；观察病情变化(2分)	5		
	熟练度：滴药方式正确(4分)，护士操作轻柔(2分)，操作过程流畅(2分)	8		
	健康教育：有效沟通，有针对性，涉及操作、药物、疾病等相关内容	2		
总分		100		

二十、咽喉部喷雾操作考核评分细则

表 3-2-20　咽喉部喷雾操作考核评分细则

项目	内容及评分标准	分值	导师指导	得分
准备 (16分)	医嘱准备：打印执行单(1分)，核对签名(1分)，双人核对(2分)	4		
	环境准备：整洁舒适、安静、光线充足(2分)，温湿度适宜，避免正对空调(2分)	4		
	用物准备：核对物品、物品齐全、摆放有序、在有效期内(少一项扣0.5分)	4	认真核对药液，检查药液有无沉淀、变质，药液温度适宜	
	护士准备：着装整洁，仪表规范(2分)；洗手(1分)，戴口罩(1分)	4		
实施 (64分)	核对：携用物至床旁(2分)，核对患者信息(3分)，向患者及家属做好解释工作取得配合(3分)	8		
	评估：患者咽喉部局部情况，肢体活动度；患者年龄、病史、患者心理状态、配合程度	10		
	再次核对医嘱及患者信息	2		
	协助患者取坐位或侧卧位	5	体位正确	
	指导患者漱口，清洁口腔	5		
	戴一次性橡胶手套，将喷雾器头用酒精擦拭消毒	5	无菌原则	
	口咽部喷雾：舌自然置放于口底，发"ā——"音，顺序自上而下，从右至左喉部喷雾；在咽部喷雾1~2次后，将喷雾器头弯折向下，将舌拉出，口尽量张大并作深呼吸，然后对准喉部，将药液喷入	10	一般需要喷药3~4次，每次捏橡皮球2~3下即可。每次喷药前应先吐出口内残余药液及分泌物	
	观察10分钟左右，密切注意面色及表情	3	看时间表确定时间	
	核对：再次核对患者信息，洗手	2		
	观察患者反应及效果，并做好记录	3		
	协助患者取舒适体位休息，整理床单位	4		
	健康宣教	5	沟通到位，语言亲切、易懂，体现人文关怀	
	清理用物，用物垃圾规范处置，洗手	2	七步洗手法	
评价 (20分)	用物准备不充分、不符合无菌原则、喷药顺序错误，符合任意一项不得分	5		
	人文关怀：操作前告知目的(1分)；操作中询问感受(2分)；观察患者病情变化(2分)	5		
	熟练度：喷药方式正确(4分)，护士操作轻柔(2分)，操作过程流畅(2分)	8		
	健康教育：有效沟通，有针对性，涉及操作、药物、疾病等相关内容	2		
总分		100		

参考文献

[1] 中华耳鼻咽喉头颈外科杂志编辑委员会咽喉组，中华医学会耳鼻咽喉头颈外科学分会咽喉学组，中华医学会耳鼻咽喉头颈外科学分会嗓音学组. 咽喉反流性疾病诊断与治疗专家共识（2022 年，修订版）[J]. 中华耳鼻咽喉头颈外科杂志，2022，57(10)：1149-1172.

[2] 郑春歌，姜彦. 内镜辅助治疗咽旁间隙肿瘤研究进展[J]. 中国耳鼻咽喉头颈外科，2022，29(4)：236-238.

[3] 黄选兆，汪吉宝，孔维佳. 实用耳鼻咽喉头颈外科学[M]. 北京：人民卫生出版社，2018.

[4] 席淑新，赵佛容. 眼耳鼻咽喉口腔科护理学[M].4 版. 北京：人民卫生出版社，2017.

[5] 孙虹，张罗，耳鼻咽喉头颈外科学[M].9 版. 北京：人民卫生出版社，2018.

[6] 韦明壮，罗绮宁，黄嘉韵. 感染耳前瘘管的临床特征和手术治疗[J]. 中华耳科学杂志，2021，19(1)：27-31.

[7] 魏兴梅，陈彪，崔丹默. 分泌性中耳炎临床应用指南（2004 版修订）[J]. 中国耳鼻咽喉头颈外科，2016，23(8)：454-472.

[8] 韩亮，吴贤敏，陈晓云. 中耳胆脂瘤并发迷路瘘管的临床特征[J]. 中华耳科学杂志，2021，19(1)：11-15.

[9] 耿小凤，田梓蓉. 耳鼻咽喉头颈外科专科护理[M]. 北京：人民卫生出版社，2021.

[10] 王成硕，程雷，刘争，等. 耳鼻咽喉头颈外科围术期气道管理专家共识[J]. 中国耳鼻咽喉头颈外科，2019，26(9)：463-471.

[11] 杨军. 听神经瘤治疗进展[J]. 中国现代神经疾病杂志，2022，22(12)：1011-1016.

[12] 张海霞，刘国旗，段文瑜，等. 预判断及一体化救治急性会厌炎临床分析[J]. 中国耳鼻咽喉头颈外科，2015，22(12)：637-638.

[13] 刘娅，杨军，张杰，等. 临床实践指南：分泌性中耳炎（更新版）[J]. 听力学及言语疾病杂志，2016，24(5)：499-519.

[14] 翟越，虞正红，王颖，等. 护理临床决策支持系统疼痛专项模块的构建及应用[J]. 护理学杂志，2022，37(9)：1-5.

[15] 张标新，胡少华，方常君，等. 基于流程重组理论的头颈颌面创伤患者急救流程构建研究[J]. 中国全科医学，2021，24(S2)：56-58+61.

[16] 龚永书，刘继军. 合并急性喉梗阻的小儿急性喉炎的临床急救与护理对策分析[J]. 重庆医学，2017，46(28)：4026-4027.

[17] 廖虎，刘伦旭. 成人食管异物阻塞的诊断与治疗[J]. 中国胸心血管外科临床杂志，2019，26(4)：404-407.

[18] 刘伟娇，樊悦，陈晓巍. 单、双侧小耳畸形患者心理状况研究[J]. 中华耳科学杂志，2021，19(3)：442-446.

[19] 中华护理学会. 成人雾化吸入护理（T/CNAS 24—2023）[S]. 北京. 中国标准出版社，2023.

[20] 中华护理学会. 非机械通气气管切开术后护理（T/CNAS 23—2023）[S]. 北京. 中国标准出版社，2023.

[21] 孔维佳，周梁. 耳鼻咽喉头颈外科学[M].3 版. 北京：人民卫生出版社，2015.